GERONTOLOGIA NA PRÁTICA DIÁRIA

GERONTOLOGIA NA PRÁTICA DIÁRIA

EDITORES
Alexandre Leopold Busse
Gislaine Gil
Márlon Juliano Romero Aliberti

Atheneu
Rio de Janeiro • São Paulo
2025

EDITORA ATHENEU

São Paulo	—	Rua Maria Paula, 123, 13º andar – Conjuntos 133 e 134 Tel.: (11) 2858-8750 E-mail: atheneu@atheneu.com.br
Rio de Janeiro	—	Rua Bambina, 74 Tel.: (21) 3094-1295 E-mail: atheneu@atheneu.com.br

PRODUÇÃO EDITORIAL/CAPA: Laércio Flenic Fernandes
DIAGRAMAÇÃO: Know-How Editorial

CIP-BRASIL. Catalogação na Publicação
Sindicato Nacional dos Editores de Livros, RJ

G325

Gerontologia na prática diária / editores Alexandre Leopold Busse, Gislaine Gil, Márlon Juliano Romero Aliberti. - 1. ed. - Rio de Janeiro : Atheneu, 2025.
23 cm.

Inclui bibliografia e índice
ISBN 978-65-5586-928-6

1. Gerontologia. I. Busse, Alexandre Leopold. II. Gil, Gislaine. III. Aliberti, Márlon Juliano Romero.

CDD: 612.67
25-96350 CDU: 613.98

Meri Gleice Rodrigues de Souza - Bibliotecária - CRB-7/6439

13/02/2025 18/02/2025

Busse AL; Gil G; Aliberti MJR.
Gerontologia na Prática Diária

EDITORES

Alexandre Leopold Busse

Professor Livre-Docente de Geriatria da Faculdade de Medicina da Universidade de São Paulo (FMUSP). Coordenador do Curso de Gerontogeriatria do Serviço de Geriatria do Hospital das Clínicas da Faculdade de Medicina da Universidade de São Paulo (HC-FMUSP). Coordenador do Curso de Pós-Graduação de Gerontologia e Empreendedorismo da Faculdade Sírio-Libanês (FSL). Especialista em Geriatria e Gerontologia pela Sociedade Brasileira de Geriatria e Gerontologia (SBGG).

Gislaine Gil

Doutora em Ciências Médicas pela Faculdade de Medicina da Universidade de São Paulo (FMUSP). Mestre em Gerontologia Social pela Pontifícia Universidade Católica de São Paulo (PUC-SP). Pós-Graduação, Especialização e Aperfeiçoamento em Avaliação Psicológica e Neuropsicológica pelo Instituto de Psiquiatria do Hospital das Clínicas da Faculdade de Medicina da Universidade de São Paulo (IPq-HC-FMUSP). Especialista em Gerontologia pela Sociedade Brasileira de Geriatria e Gerontologia (SBGG). Titulada em Neuropsicologia pelo Conselho Federal de Psicologia (CFP). Coordenadora da Pós-Graduação Multidisciplinar em Gerontologia e Empreendedorismo da Faculdade Sírio-Libanês (FSL). Docente da Unidade Curricular de Neurociências da FSL. Fundadora do Vigilantes da Memória.

Márlon Juliano Romero Aliberti

Especialista em Geriatria e Gerontologia pela Sociedade Brasileira de Geriatria e Gerontologia (SBGG). Mestre em Saúde Pública pela Universidade Johns Hopkins, nos Estados Unidos. Doutor em Ciências Médicas pela Faculdade de Medicina da Universidade de São Paulo (FMUSP). Professor Colaborador da Disciplina de Geriatria do Departamento de Clínica Médica da FMUSP. Professor de Epidemiologia do Programa de Pós-Graduação do Hospital Sírio-Libanês.

COLABORADORES

Adriana Maria de Fávari Viel

Advogada e Professora. Especialista em Direito Processual Civil e em Políticas e Gestão Governamental com aperfeiçoamento em Direitos da Pessoa Idosa. Ex-Presidente da 166ª Subseção de Vinhedo, abrangência Louveira, da Ordem dos Advogados do Brasil – Secional São Paulo (OAB-SP). Ex-Presidente da Comissão Especial dos Direitos da Pessoa Idosa da OAB-SP. Ex-Membro da Comissão Nacional dos Direitos da Pessoa Idosa (CNDPI) do Conselho Federal da Ordem dos Advogados do Brasil (CF-OAB). Cofundadora do Instituto Brasileiro dos Direitos da Pessoa Idosa (IBDPI). Ex-Presidente do IBDPI. Ex-Primeira Secretária do IBDPI.

Alessandra Negrão Elias Martins

Advogada. Mestre em Gerontologia pela Pontifícia Universidade Católica de São Paulo (PUC-SP). Graduada em Direito pelo Centro Universitário Antônio Eufrásio de Toledo (TOLEDO). Especialista em Direito Civil e Processual Civil pela Escola Paulista de Direito (EPD). Pesquisadora do Grupo de Pesquisa Direito, Cidade e Envelhecimento, do Programa de Pós-Graduação em Gerontologia (PPGGero) da Universidade Federal de São Carlos (UFSCar). Mediadora de conflitos.

Alexandre Elias Romanos

Médico Geriatra pelo Hospital das Clínicas da Faculdade de Medicina da Universidade de São Paulo (HC-FMUSP). Especialização em Sexualidade e Envelhecimento pela FMUSP. Coordenador do Ambulatório de Sexualidade do Serviço de Geriatria do HC-FMUSP.

Amanda Lagreca Venys de Azevedo

Geriatra Graduada pela Faculdade de Medicina da Universidade de São Paulo (FMUSP). Especialista em Geriatria pela Sociedade Brasileira de Geriatria e Gerontologia (SBGG). *Fellow* de Educação em Geriatria pela FMUSP. Médica Assistente do Serviço de Geriatria da FMUSP. Atuação na Área Técnica de Saúde da Pessoa Idosa na Coordenadoria Regional de Saúde Oeste da Secretaria Municipal de Saúde de São Paulo.

André Luis Moreira Sales

Fisioterapeuta. Especialista em Fisioterapia em Unidade de Terapia Intensiva (UTI) pelo Hospital das Clínicas da Faculdade de Medicina da Universidade de São Paulo (HC-FMUSP). MBA em Gestão Executiva em Saúde pela Fundação Getulio Vargas (FGV). Fisioterapeuta do Corpo Clínico do Hospital Sírio-Libanês. Diretor Clínico da Ventimed – Terapia Respiratória e Sono.

Andressa Yuri Arakaki

Enfermeira. Pós-Graduada em Cuidados Paliativos e Terapia de Dor pela Pontifícia Universidade Católica de Minas (PUC-MG).

Beatriz Caruso Soares Frederico

Graduada em Fisioterapia pela Faculdade de Medicina da Universidade de São Paulo (FMUSP). Especialista em Fisioterapia em Geriatria e Gerontologia pelo Hospital das Clínicas da Faculdade de Medicina da Universidade de São Paulo (HC-FMUSP). Integrante do Laboratório de Estudos em Tecnologia, Funcionalidade e Envelhecimento da Universidade de São Paulo (Letefe-USP). Fisioterapeuta da Equipe do Vigilantes da Memória.

Beltrina da Purificação da Côrte Pereira

Jornalista com Especialização e Mestrado em Planejamento e Administração do Desenvolvimento Regional pela Universidad de los Andes, Bogotá/Colômbia. Doutora e Pós-Doutora em Ciências da Comunicação pela Universidade de São Paulo (USP). Pesquisadora do Núcleo de Estudo e Pesquisa do Envelhecimento (NEPE) da Pontifícia Universidade Católica de São Paulo (PUC-SP). CEO do Portal do Envelhecimento e Longeviver.

Blenda Nunes Endlich

Médica Graduada pela Universidade Federal do Espírito Santo (UFES). Residência em Clínica Médica e Pneumologia pela Universidade de São Paulo (USP). Médica Assistente do Serviço de Pneumologia do Hospital das Clínicas e Chefe do Pronto-Socorro de Pneumologia do Instituto do Coração (InCor).

Bruna Freire Marrochi

Graduanda em Medicina pela Universidade Anhembi Morumbi.

Camila Campos Machado

Mestre em Ciências da Reabilitação pela Faculdade de Medicina da Universidade de São Paulo (FMUSP). Especialista em Fisioterapia Hospitalar pela FMUSP. Especialista em Fisioterapia em Neurologia pelo Instituto Israelita de Ensino e Pesquisa Albert Einstein. Fisioterapeuta do Hospital Sírio-Libanês.

Caroline Gabrelian Franco da Silva

Aprimoramento em Doenças e Transplante de Fígado pelo Hospital das Clínicas da Faculdade de Medicina da Universidade de São Paulo (HC-FMUSP). Pós-Graduada em Gerontologia e Empreendedorismo pelo Hospital Sírio-Libanês. Fisioterapeuta do Hospital Sírio-Libanês. Preceptora da Residência do Hospital Sírio-Libanês.

Clara Maria Conde Antunes

Enfermeira pela Universidade Federal de São Paulo (Unifesp). Especialista em Cuidados Paliativos e Tanatologia. Mestre em Ciências pela Unifesp.

Cláudia de Almeida

Fisioterapeuta Especialista em Reabilitação do Assoalho Pélvico do Hospital Sírio-Libanês. Especialista em Fisioterapia Pélvica pela Faculdade Inspirar. Especialista em Fisioterapia Respiratória pela Escola Paulista de Medicina da Universidade Federal de São Paulo (EPM-Unifesp).

Cristiano Mendes Gomes

Professor Livre-Docente de Urologia da Faculdade de Medicina da Universidade de São Paulo (FMUSP).

Deise Ferreira da Silva

Fisioterapeuta. Mestre em Ciências da Reabilitação pela Faculdade de Medicina da Universidade de São Paulo (FMUSP). Especialista em Gerontologia pela Sociedade Brasileira de Geriatria e Gerontologia (SBGG) e pelo Hospital das Clínicas da Faculdade de Medicina da Universidade de São Paulo (HC-FMUSP). Membro do Núcleo de Assistência e Pesquisa em Neuromodulação (NAPeN). Gestora da Especialização de Fisioterapia em Gerontologia e do Ambulatório de Fisioterapia do Instituto Central do Hospital das Clínicas da Faculdade de Medicina da Universidade de São Paulo (IC-HC-FMUSP).

Denise Mazzaferro

Mestre em Gerontologia pela Pontifícia Universidade Católica de São Paulo (PUC-SP). Pós-Graduada em Marketing pela Escola Superior de Propaganda e Marketing (ESPM). Graduada em Administração de Empresas pela Faculdade de Economia, Administração, Contabilidade e Atuária da Universidade de São Paulo (FEA-USP). Autora do livro *Longevidade: os desafios e as oportunidades de se reinventar*.

Diego Felix Miguel

Mestre em Filosofia pela Universidade de São Paulo (USP). Especialista em Linguagens da Arte pela USP. Especialista em Gestão da Saúde para pessoas idosas pela Organização Pan-Americana da Saúde/Organização Mundial da Saúde (OPAS/OMS). Especialista em Gerontologia pela Sociedade Brasileira de Geriatria e Gerontologia (SBGG).

Douglas Cerqueira Ferdinando

Bacharelado e Licenciatura em Educação Física pela Escola de Educação Física e Esporte da Universidade de São Paulo (EEFE-USP). Programa de Mobilização Internacional na Faculdade de Desporto da Universidade do Porto. Especialização em Fisiologia do Exercício na Saúde, na Doença e no Envelhecimento pela Faculdade de Medicina da Universidade de São Paulo (FMUSP). Mestre em Saúde Pública pela Faculdade de Saúde Pública da Universidade de São Paulo (FSP-USP). Doutor em Ciências pela FSP-USP. Coordenador da Academia do Programa de Promoção ao Envelhecimento Saudável do Serviço de Geriatria do Hospital das Clínicas da Faculdade de Medicina da Universidade de São Paulo (HC-FMUSP). Coordenador e Docente na Escola de Educação Permanente do HC-FMUSP.

Elyse Soares Ribeiro

Psicóloga pela Universidade da Amazônia. Especialista em Neuropsicologia pelo Centro de Estudos em Psicologia da Saúde do Hospital das Clínicas da Faculdade de Medicina da Universidade de São Paulo (HC-FMUSP). Mestre pelo Programa de Neurologia da FMUSP.

Fabiana Tintori Shoji

Especialista em Terapia Cognitivo-Comportamental pela Universidade de São Paulo (USP). Pós-Graduada em Saúde Mental pelo Centro de Atenção Integrada à Saúde Mental da Santa Casa de Misericórdia (CAISM-SCM). Integrante da Equipe Multidisciplinar do Vigilantes da Memória. Docente da Especialização em Geriatria e em Gerontologia e Empreendedorismo do Instituto de Ensino e Pesquisa do Hospital Sírio-Libanês (IEP-HSL).

Fausto Orsi Medola

Mestre e Doutor em Ciências pelo Programa de Pós-Graduação Interunidades Bioengenharia da Universidade de São Paulo (PPGIB-USP). Estágio de Doutorado Sanduíche no Georgia Institute of Technology, nos Estados Unidos. Professor do Departamento de Design e Programa de Pós-Graduação em Design da Faculdade de Arquitetura, Artes, Comunicação e Design da Universidade Estadual Paulista (FAAC-Unesp).

Flávia Barreto Garcez-Carvalho

Especialista em Geriatria pelo Hospital das Clínicas da Faculdade de Medicina da Universidade de São Paulo (HC-FMUSP). Doutora em Ciências Médicas pela FMUSP. Professora Adjunta do Departamento de Medicina da Universidade Federal de Sergipe (UFS). Médica Colaboradora do Serviço de Geriatria do HC-FMUSP.

Flavia Ranieri

Especialista em Gerontologia pelo Instituto de Ensino e Pesquisa Albert Einstein. Graduada em Arquitetura e Urbanismo pela Universidade Federal de Minas Gerais (UFMG). Leciona nas instituições de ensino Albert Einstein e Sírio-Libanês. Responsável pela arquitetura de interiores de empreendimentos para idosos, como o BIOOS e o Elissa Village. Responsável pelo novo desenvolvimento do conceito arquitetônico e de interiores da ILPI (instituições de longa permanência para idosos) do Brasil, o Terça da Serra. Foi premiada na Mostra Casacor. Projeta produtos para a longevidade, com destaque para a linha Deca Care.

Giovana Tomal Busse

Graduanda em Medicina pela Universidade São Francisco (USF). Presidente da Liga Acadêmica de Saúde Mental e Vice-Presidente da Liga Acadêmica de Geriatria e Gerontologia da USF.

Heloise Nacarato Santos Colombari

Fonoaudióloga pela Pontifícia Universidade Católica de São Paulo (PUC-SP). Especialista em Motricidade Oral e Disfagia pelo Centro de Educação e Fonoaudiologia (CEFAC). Especialista em Linguagem pela Coordenadoria Geral de Especialização, Aperfeiçoamento e Extensão da Pontifícia Universidade Católica de São Paulo (COGEAE-PUC-SP). Fonoaudióloga no Hospital Sírio-Libanês.

Isabella Mottim Berger

Fellow de Neuropsiquiatria Geriátrica no Hospital das Clínicas da Faculdade de Medicina da Universidade de São Paulo (HC-FMUSP). Residência em Geriatria pelo HC-FMUSP. Residência em Clínica Médica pela Faculdade de Medicina da Universidade de Campinas (FM-Unicamp). Graduada em Medicina pela FM-Unicamp.

Jéssica Madeira

Nutricionista Clínica do Hospital Sírio-Libanês. Graduada pela Faculdade de Medicina de Botucatu da Universidade Estadual Paulista Júlio de Mesquita Filho (FMB-Unesp). Especialista em Saúde do Adulto e Idoso pela FMB-Unesp. Pós-Graduada em Saúde do Idoso, uma Abordagem Interdisciplinar, pela Escola Paulista de Medicina da Universidade Federal de São Paulo (EPM-Unifesp).

Jéssica Maria Ribeiro Bacha

Doutora e Mestre em Ciências pela Faculdade de Medicina da Universidade de São Paulo (FMUSP). Especialista em Gerontologia pela Sociedade Brasileira de Geriatria e Gerontologia (SBGG). Especialista em Gerontologia pelo Instituto de Ensino e Pesquisa Albert Einstein. Pós-Graduanda em Saúde Mental com Abordagens Cognitivo-Comportamentais e Fisioterapeuta pela Pontifícia Universidade Católica de Minas Gerais (PUC-MG).

José Antônio Esper Curiati

Médico Geriatra. Doutor em Medicina pela Faculdade de Medicina da Universidade de São Paulo (FMUSP). Coordenador da Pós-Graduação em Geriatria da Faculdade Sírio-Libanês (FSL).

José Antônio Prezotti

Urologista do Hospital Santa Rita de Cássia, em Vitória, ES.

Júlia Duarte de Souza

Urologista. Doutoranda pela Faculdade de Medicina da Universidade de São Paulo (FMUSP).

Juliana de Toledo Pierri Ribeiro Sampaio

Geriatra pela Faculdade de Medicina da Universidade de São Paulo (FMUSP). Especialista em Geriatria pela Sociedade Brasileira de Geriatria e Gerontologia (SBGG). Oncogeriatra pelo Hospital Sírio-Libanês.

Juliana Masini Garcia

Bacharel e Licenciada pela Universidade de São Paulo (USP). Especialista em Enfermagem em Urgência e Emergência pelo Hospital Sírio-Libanês. Enfermeira do Pronto Atendimento do Hospital Sírio-Libanês.

Juliana Monteiro Antunes

Terapeuta Ocupacional pela Escola Paulista de Medicina da Universidade Federal de São Paulo (EPM-Unifesp). Especialização em Gerontologia pela Unifesp. Especialização em Gestão Geriátrica e Gerontológica pela Pontifícia Universidade Católica do Rio de Janeiro (PUC-RJ).

Letícia Ferreira da Mota

Especialista em Reabilitação Cognitiva pela Faculdade de Medicina da Universidade de São Paulo (FMUSP). Especialista em Neuropsicologia pela FMUSP. Docente do Aperfeiçoamento em Gerontologia e Empreendedorismo do Instituto de Ensino e Pesquisa do Hospital Sírio-Libanês (IEP-HSL). Docente do Curso de Extensão em Neuropsiquiatria Geriátrica pela Medicine Cursos. Integrante da Equipe Multidisciplinar do Programa Cérebro Ativo do Hospital Sírio-Libanês.

Leticia Harumi Sumita

Graduada em Medicina pela Faculdade de Ciências Médicas de Santos (FCMS). Residência Médica em Geriatria pelo Hospital das Clínicas da Faculdade de Medicina da Universidade de São Paulo (HC-FMUSP).

Lilian Liang

Formada em Jornalismo pela Escola de Comunicação e Artes da Universidade de São Paulo (ECA-USP). Mestre em Jornalismo pela Universidade da Califórnia, em Berkeley. Pós-Graduada em Gerontologia pela Universidade Federal de São Paulo (Unifesp). Atuou como Repórter e Editora em diversos veículos no Brasil e no exterior. Atualmente, dedica-se a publicações e projetos na área da Longevidade.

Lilian Ourém Batista Vieira Cliquet

Doutoranda em Gerontologia pela Faculdade de Ciências Médicas da Universidade de Campinas (FCM-Unicamp). Mestre em Ciências pela Escola de Artes, Ciências e Humanidades da Universidade de São Paulo (EACH-USP). Especialista em Gerontologia pelo Instituto de Ensino e Pesquisa Albert Einstein. Fonoaudióloga Especialista em Audiologia Clínica pela Santa Casa de São Paulo.

Lina Menezes

Jornalista e Comunicóloga. Diretora da Faz Muito Bem Saúde e Longevidade. Coordenadora do projeto Tudo sobre Alzheimer. Coautora do livro *Direitos do paciente com Alzheimer*. Coordenadora do Grupo de Referência em Alzheimer (GRAz). Docente em Comunicação e Envelhecimento. Palestrante no segmento de Comunicação, Saúde e Diversidade Etária. Idealizadora e Apresentadora do programa de televisão *+50 Faz Muito Bem*.

Luciana Louzada Farias

Médica Geriatra pelo Hospital das Clínicas da Faculdade de Medicina da Universidade de São Paulo (HC-FMUSP). Titulada pela Sociedade Brasileira de Geriatria e Gerontologia (SBGG). Especialista em Cuidados Paliativos pela Associação Médica Brasileira (AMB).

Luciano Rodrigues de Oliveira

Graduado em Enfermagem pela Universidade de Marília (Unimar). Especialista em Enfermagem Gerontológica e Geriátrica pela Universidade Federal de São Paulo (Unifesp). Especialista em Gerenciamento de Serviços de Enfermagem pela Unifesp. Mestre e Doutorando em Ciências da Saúde pela Unifesp, pela Escola Paulista de Enfermagem, na Linha Gestão, Gerenciamento e Educação em Enfermagem e Saúde.

Luís Cláudio Rodrigues Marrochi

CEO da Saúde Care. Chefe de Clínica Adjunto do Departamento de Medicina da Irmandade da Santa Casa de Misericórdia de São Paulo. Mestre em Saúde Coletiva pela Faculdade de Ciências Médicas da Santa Casa de Misericórdia de São Paulo. MBA em Gestão de Projetos pela Fundação Getulio Vargas (FGV-Strong). Ex-Presidente do Núcleo Nacional das Empresas de Serviços de Atenção Domiciliar (NEAD).

Maisa Carla Kairalla

Geriatra. Presidente da Comissão de Imunização da Sociedade Brasileira de Geriatria e Gerontologia (SBGG). Coordenadora do Ambulatório de Transição de Cuidados da Disciplina de Geriatria e Gerontologia da Universidade Federal de São Paulo (Unifesp).

Marcela Cypel

Médica Especialista em Oftalmologia pelo Conselho Brasileiro de Oftalmologia (CBO). Residência pela Santa Casa de Misericórdia de São Paulo. Especialista em Retina e Vítreo pelo Departamento de Oftalmologia da Universidade de São Paulo (USP). Doutora em Ciências Médicas e Visuais pelo Departamento de Oftalmologia da Universidade Federal de São Paulo (Unifesp). Doutoranda pelo Departamento de Oftalmologia da Unifesp. Membro Associado da Sociedade Brasileira de Geriatria e Gerontologia (SBGG).

Marcos Martinelli

Especialista em Geriatria pela Sociedade Brasileira de Geriatria e Gerontologia (SBGG). Médico Colaborador da Unidade de CardioGeriatria do Instituto do Coração da Faculdade de Medicina da Universidade de São Paulo (InCor-FMUSP). Professor Auxiliar de Clínica Médica da Faculdade de Medicina de Jundiaí (FMJ).

Maria Amélia Santilli

Geriatra pelo Hospital das Clínicas da Faculdade de Medicina da Universidade de São Paulo (HC-FMUSP).

Maria Eliza Gonzalez Manso

Professora Titular do Curso de Medicina do Centro Universitário São Camilo. Professora de Educação Continuada da Pontifícia Universidade Católica de São Paulo (PUC-SP) e Espaço Longeviver. Doutora em Ciências Sociais pela PUC-SP. Pós-Doutora e Mestre em Gerontologia Social pela PUC-SP. Pós-Graduada em Ciências Humanas pela PUC do Rio Grande do Sul (PUC-RS). Pós-Graduada em Direito Sanitário e em Educação em Saúde pela Universidade de São Paulo (USP). Médica. Bacharel em Direito.

Maria Emiliana Carvalho Herrmann

Mestre em Direitos Humanos pela Faculdade de Direito da Universidade de São Paulo (FDUSP). Doutoranda em Direitos Humanos pela FDUSP. Professora Convidada do Curso de Medicina da Faculdade de Medicina Albert Einstein (Eixo Humanidades). Advogada.

Mariana Almeida de Nadai

Acadêmica de Medicina da Faculdade de Medicina da Universidade de São Paulo (FMUSP). Diretora da Liga de Geriatria e Gerontologia da FMUSP.

Mario Chueire de Andrade Junior

Especialista em Fisioterapia Cardiorrespiratória pelo Instituto Dante Pazzanese de Cardiologia (IDPC). Especialista em Gerontologia Clínica e Social pela Universidade Federal de São Paulo (Unifesp). Formação em Ultrassonografia Musculoesquelética pela Harvard Medical School. Mestre em Ciências pela Unifesp. Fisioterapeuta Especialista em Gerontologia e Sarcopenia no Hospital Sírio-Libanês.

Marisa Accioly Rodrigues da Costa Domingues

Assistente Social. Doutora em Saúde Pública e Especialista em Gerontologia pela Sociedade Brasileira de Geriatria e Gerontologia (SBGG). Docente do Curso de Gerontologia da Escola de Artes, Ciências e Humanidades da Universidade de São Paulo (EACH-USP).

Maristela Chaya Tikhomiroff

Docente da Especialização em Fisioterapia em Gerontologia do Hospital das Clínicas da Faculdade de Medicina da Universidade de São Paulo (HC-FMUSP). Fisioterapeuta da Equipe do Vigilantes da Memória. Especialista em Fisioterapia em Gerontologia pelo HC-FMUSP. Capacitação em Estimulação Cognitiva e em Neuromodulação não Invasiva. Graduada em Fisioterapia pelo Centro Universitário São Camilo. Graduada em Comunicação Social pela Universidade Metodista de São Paulo.

Mateus Simões de Barros

Acadêmico de Medicina da Faculdade de Medicina da Universidade de São Paulo (FMUSP). Presidente da Liga de Geriatria e Gerontologia da FMUSP.

Michel Silva Dantas

Especialista em Farmacologia Clínica e no Cuidado ao Paciente Crítico. Mestrando em Ciências da Saúde pelo Instituto de Ensino e Pesquisa do Hospital Sírio-Libanês (IEP-HSL). Farmacêutico Clínico da Unidade de Terapia Intensiva e Membro da Comissão de Gerontologia e Geriatria do Hospital Sírio-Libanês.

Milton Roberto Furst Crenitte

Médico Geriatra. Doutorando em Ciências pela Faculdade de Medicina da Universidade de São Paulo (FMUSP). Coordenador Médico do Ambulatório de Sexualidade da Pessoa Idosa do Hospital das Clínicas da Faculdade de Medicina da Universidade de São Paulo (HC-FMUSP). Professor de Medicina da Universidade Municipal de São Caetano do Sul (USCS). Ponto Focal do Centro Internacional de Longevidade Brasil (ILC-BR).

Mônica Szyszko Pita

Psicóloga Clínica. Especialista em Neuropsicologia pela Faculdade de Medicina da Universidade de São Paulo (FMUSP).

Monira Samaan Kallás

Dentista em consultório, *home care* e ambiente hospitalar. Especialista em Odontologia e Saúde Coletiva pela Faculdade de Odontologia da Universidade de São Paulo (FOUSP). Mestre em Ciências Sociais pela FOUSP. Habilitada em Odontologia Hospitalar pelo Conselho Federal de Odontologia (CFO). Doutora em Ciências da Saúde pelo Instituto de Ensino e Pesquisa do Hospital Sírio-Libanês (IEP-HSL). Membro dos Comitês de Odontologia da Academia Nacional de Cuidados Paliativos (ANCP) e da Associação Brasileira de Leucemia e Linfoma (Abrale).

Murilo Bacchini Dias

Médico Assistente do Serviço de Geriatria do Hospital das Clínicas da Faculdade de Medicina da Universidade de São Paulo (HC-FMUSP). Especialista em Geriatria e Membro da Sociedade Brasileira de Geriatria e Gerontologia (SBGG).

Omar Jaluul

Geriatra no Hospital das Clínicas da Faculdade de Medicina da Universidade de São Paulo (HC-FMUSP) e no Hospital Alemão Oswaldo Cruz. Doutor em Ciências Médicas pela FMUSP.

Paola Vasconcellos Soares Reis

Residência em Clínica Médica e Gastroenterologia pelo Hospital das Clínicas da Faculdade de Medicina da Universidade de São Paulo (HC-FMUSP). Médica da Divisão de Gastroenterologia e Hepatologia do HC-FMUSP. Médica Assistente do Hospital Dia Geriátrico do HC-FMUSP.

Paulo Guilherme de Arruda Miranda

Especialista em Cuidados Paliativos no Adulto pelo Instituto de Ensino e Pesquisa do Hospital Sírio-Libanês (IEP-HSL). *Fellowship* em Distúrbios Cognitivos pelo Serviço de Geriatria do Hospital das Clínicas da Faculdade de Medicina da Universidade de São Paulo (HC-FMUSP). Médico Colaborador do Serviço de Geriatria do HC-FMUSP. Especialista em Geriatria e Clínica Médica pelo HC-FMUSP. Médico pela Faculdade de Medicina do ABC (FMABC).

Pedro Kallas Curiati

Graduado em Medicina pela Faculdade de Medicina da Universidade de São Paulo (FMUSP). Residência Médica em Clínica Médica pelo Hospital das Clínicas da Faculdade de Medicina da Universidade de São Paulo (HC-FMUSP). Residência Médica em Geriatria pelo HC-FMUSP. Doutor em Ciências Médicas pela FMUSP. Médico do Núcleo Avançado de Geriatria (NAGe) e do Pronto Atendimento Geriátrico Especializado (ProAGE) do Hospital Sírio-Libanês.

Pérola Melissa Vianna Braga

Advogada Civilista. Professora Universitária. Mestre em Direito Civil pela Pontifícia Universidade Católica de São Paulo (PUC-SP). Docente na Pós-Graduação em Gerontologia do Instituto de Pesquisa Albert Einstein (Direitos da Pessoa Idosa, Legislação Social e Testamento Vital). Professora Titular e Coordenadora-Geral da Especialização em Gerontologia da Universidade do Vale do Paraíba (Univap). Coordenadora do Núcleo de Estudos do Envelhecimento – Projeto aberto e Vice-Coordenadora da Comissão de Bioética do Hospital Municipal Dr. José de Carvalho Florence, ambos em São José dos Campos, SP.

Pérola Quintans de Almeida

Médica Geriatra pela Escola Paulista de Medicina da Universidade Federal de São Paulo (EPM-Unifesp) e pela Sociedade Brasileira de Geriatria e Gerontologia (SBGG). Mestre em Tecnologias e Atenção à Saúde pela Unifesp.

Priscila Rodrigues Prado Prado Zagari

Especialista em Motricidade Orofacial com Ênfase em Oncologia pelo Hospital A.C. Camargo Cancer Center. Mestre em Fonoaudiologia Clínica pela Pontifícia Universidade Católica de São Paulo (PUC-SP).

Raoana Cássia Paixão Chaves

Graduada em Nutrição e Metabolismo pela Faculdade de Medicina de Ribeirão Preto da Universidade de São Paulo (FMRP-USP), com período de estudo na Faculdade de Ciências da Nutrição e Alimentação da Universidade do Porto, Portugal. Residência Multiprofissional em Envelhecimento pela Universidade Federal de São Paulo (Unifesp). Aprimoramento Interdisciplinar em Transtornos Alimentares pelo Instituto de Psiquiatria da Faculdade de Medicina da Universidade de São Paulo (IPq-FMUSP). Mestranda em Nutrição pela Unifesp.

Raquel Freire Campos

Farmacêutica e Bioquímica pela Faculdade Oswaldo Cruz. Pós-Graduada e Especialista em Cuidado ao Paciente Crítico pelo Instituto de Ensino e Pesquisa do Hospital Sírio-Libanês. Farmacêutica Clínica no Hospital Sírio-Libanês.

Renata Fabiane Lemes Lage

Fonoaudióloga do Hospital Sírio-Libânes. Graduada pela Pontifícia Universidade Católica de São Paulo (PUC-SP). Especialista em Disfagia pelo CEFAC – Saúde e Educação.

Renato Bernhoeft

Graduado em Filosofia. Consultor para processos de transição de gerações, sucessão e continuidade de empresas familiares e pós-carreira/preparação para aposentadoria.

Silvia de Fátima Takahashi

Especialista em Geriatria pela Sociedade Brasileira de Geriatria e Gerontologia (SBGG). Médica Assistente do Serviço de Geriatria do Hospital das Clínicas da Faculdade de Medicina da Universidade de São Paulo (HC-FMUSP).

Valmari Cristina Aranha Toscano

Mestre em Saúde pela Faculdade de Saúde Pública da Universidade de São Paulo (FSP-USP). Especialista em Gerontologia pela Sociedade Brasileira de Geriatria e Gerontologia (SBGG). Especialista em Psicologia Hospitalar, em Neuropsicologia e em Psicanálise. Psicóloga Clínica. Membro da BAÊ, *startup* de Engajamento em Saúde. Membro da Diretoria da SBGG.

Venceslau Antonio Coelho

Médico Geriatra. Colaborador do Serviço de Geriatria do Hospital das Clínicas da Faculdade de Medicina da Universidade de São Paulo (HC-FMUSP).

Vivian Andrade Araujo

Mestre em Gerontologia Social pela Pontifícia Universidade Católica de São Paulo (PUC-SP). Psicóloga Clínica. Professora no Curso de Psicologia (Psicologia do Desenvolvimento Humano) do Centro Universitário Adventista de São Paulo (UNASP).

Aos meus avós, pais e irmãos, pela minha formação
como pessoa.
Ao Prof. Wilson Jacob Filho, aos meus colegas e às
pessoas idosas, pela minha formação profissional.
Aos meus filhos, Giovana e João Vitor, pelo estímulo para
crescer como pessoa e profissional.

Alexandre Leopold Busse

Dedico este livro com todo o meu amor e gratidão à
minha mãe, Maria de Lourdes Bueno Gil, a minha irmã,
Gilvana Gil e ao meu filho, João Vitor Gil Busse, e a todas as
pessoas idosas que generosamente compartilharam comigo
suas valiosas experiências de vida. Vocês me mostram
que envelhecer é uma jornada rica de significados e uma
oportunidade constante de troca de saberes intergeracionais.

Gislaine Gil

Aos meus pais, Antonio e Isaura, pelo amor
e dedicação incomparáveis ao longo da vida.
À minha família, especialmente meus irmãos e sobrinhos,
pelo apoio e torcida constantes. E a tantos
amigos especiais que caminham ao meu lado,
compartilhando experiências e descobertas
na busca por um envelhecimento saudável e uma
sociedade melhor para as pessoas idosas.

Márlon Juliano Romero Aliberti

PREFÁCIO

Senti imensa alegria ao ser convidado a escrever o prefácio deste **Gerontologia na Prática Diária**, por diferentes motivos:

- Gosto de redigir prefácios. Muitos não o leem, mas os que o fazem, como eu, conhecem a opinião de alguém sobre aquilo que leram ou que lerão, o que permitirá uma interessante comparação de percepções entre o leitor e o prefaciador.
- Gosto, de forma intensa e diversificada, dos três Editores desta obra. Conheci Gislaine Gil, Márlon Aliberti e Alexandre Busse em diferentes momentos da minha vida acadêmica e tive o privilégio de poder incorporar muito do que traziam consigo, além de tudo aquilo que nos propusemos a descobrir, conhecer e construir juntos.
- Tenho, com a Gerontologia, uma relação visceral e passional.

Aproveitarei desta oportunidade para explicar melhor este terceiro motivo, relatando uma parte do caminho que me trouxe até aqui.

No início dos anos 1970 assisti a uma aula sobre envelhecimento, na única vez em que o tema foi abordado durante a minha graduação na FMUSP, na qual o Professor, na tentativa de explicar e valorizar esse processo, desenvolveu sua fala repetindo, várias vezes, "não sabemos bem o porquê ...".

Incomodado com isso, procurei-o ao fim da aula para questionar a causa de tanto desconhecimento. Um tanto surpreso com a pergunta, ele me respondeu: "não sabemos, porque ninguém estuda esse tema". Fiquei ainda mais incomodado.

Três anos depois, o meu último estágio do sexto ano do Curso Experimental de Medicina (CEM-USP), que deveria ser realizado em Pariquera-Açu, foi suspenso devido a um surto de arbovirose, com encefalite, naquela região.

Esse fato nos obrigou a procurar um estágio que preenchesse a carga horária que completaria os créditos necessários para a conclusão da graduação.

Fui em busca do Professor Wanderley Nogueira da Silva, do Departamento de Medicina Preventiva, que nos tinha ministrado a aula sobre envelhecimento três anos antes. Expliquei qual era a minha necessidade, lembrando-o daquele episódio na referida aula. Pensou um pouco e, em silêncio, discou um número no enorme telefone que tinha sobre a mesa. Num rápido diálogo, explicou ao interlocutor o que eu pretendia, anotou algo no papel e despediu-se. Sem delongas, entregou-me o papel dizendo "esteja nesse local na próxima segunda- -feira, antes das 8h, e procure pelo Diretor Clínico".

Saí um pouco atônito, mas com a perspectiva de que teria o que precisava para me formar. Na segunda pela manhã, fui em busca do endereço: era do Lar dos Velhos da Sociedade Israelita, na Vila Mariana, onde fui recebido pelo Dr. Moysés Barmak, o interlocutor daquele telefonema, que, após rápidas explicações, entregou-me aos cuidados da Enfermeira-Chefe Nina Valavicius, com a seguinte recomendação, feita em voz firme e desafiadora, com marcante sotaque germânico: "mostre a este menino tudo o que ele precisa saber para cuidar bem dos velhos".

Mal sabia eu, naquele momento, que Moysés Barmak, Wanderley Nogueira da Silva e Ney Perracini (que conheci na sequência) formavam o tripé fundador, em 1976, da Seção São Paulo da Sociedade Brasileira de Geriatria e Gerontologia (SBGG-SP). Tive o privilégio, naquele período, de assistir às suas primeiras reuniões, realizadas na sede da Associação Paulista de Medicina.

Cabe lembrar que a Sociedade Brasileira de Geriatria (SBG) nasceu em 1961, no Rio de Janeiro, e teve a Gerontologia incluída na denominação oficial (SBGG) em 1969, no caminho inverso ao da *International Association of Gerontology* (IAG), fundada em 1950, que incluiu o *& Geriatrics* (IAGG) apenas em 2005.

Voltando ao Lar dos Velhos (que posteriormente denominou-se Nosso Lar, depois Lar Golda Meir e, finalmente, Residencial Albert Einstein), concluí as quatro semanas previstas para o meu estágio lamentando que haviam chegado ao fim, mas com a convicção de que elas foram suficientes para me revelar a extensão do universo que havia por ser conhecido naquele complexo e interativo emaranhado de olhares sobre o envelhecimento.

Assim, este é um dos motivos pelos quais me alegrei em redigir este Prefácio: eu cheguei à Geriatria pelos caminhos da Gerontologia.

Nessas quase cinco décadas que me separam daquele início, esse caminho preferencial tornou-se ainda mais relevante para a escolha das minhas opções, tanto na vida acadêmica como na prática assistencial.

Esse aspecto me credencia, creio eu, a poder prefaciar esta obra, entendendo a razão pela qual os Editores escolheram e encadearam os temas e, principalmente, procuraram os autores mais bem preparados para desenvolvê-los, indo em busca do que existe de mais atualizado dentre as evidências científicas, aliado à necessária praticidade para a aplicação cotidiana desse conhecimento.

O livro propõe, portanto, mais do que um caminho a seguir. Ele desafia o leitor a sentir-se convidado a usar a grande diversidade dos olhares e saberes da Gerontologia em todas as suas atividades assistenciais, desde a anamnese e exame clínico até a orientação terapêutica.

E, por não se contentar com isso, que é muito, mas não tudo, provoca o leitor a ver, ouvir, sentir que há muito mais por saber além daquilo que se lhe apresenta cada capítulo, revelando a extensão e profundidade do saber gerontológico, em constante crescimento diante das novas contribuições, que vão da genômica, em que se buscam as raízes moleculares do envelhecimento, até a mecatrônica, em que se aprimoram recursos para minimizar os limites funcionais dos longevos.

"E a Geriatria? Como se posiciona em meio a tudo isso?", perguntariam os mais afeitos ao conhecimento específico para o exercício da sua função, na expectativa de que exista um conflito de interesses entre os dois universos do saber.

Acalmem-se, pois não há limites entre ambos. Por serem as faces de uma mesma moeda, Gerontologia e Geriatria se complementam e se desafiam constantemente, na busca pelas explicações para cada fenômeno e pelas melhores opções de torná-lo o menos limitante possível.

Aos Editores e aos Colaboradores desta GERONTOLOGIA NA PRÁTICA DIÁRIA, o meu sincero agradecimento pela qualidade e oportunidade desta obra.

Termino aqui o meu Prefácio, repetindo um agradecimento dirigido aos verdadeiros incentivadores da nossa busca pelo conhecimento: "Sempre há aquele que dá início a um movimento, inspira um pensamento ou muda um conceito sem que lhe seja reconhecida a devida importância. Cabe-nos, aqui, ressaltar a relevância de quem, em todos os instantes, nos instiga a ser melhores do que somos, saber mais do que sabemos, fazer melhor do que fazemos. Somos gratos a quem nos entrega suas mazelas na Fé de que seremos capazes de atenuá-las".

Wilson Jacob Filho
Professor Titular de Geriatria da Faculdade de Medicina da Universidade de São Paulo (FMUSP). Diretor da Unidade de CardioGeriatria do Instituto do Coração do Hospital das Clínicas da Faculdade de Medicina da Universidade de São Paulo (InCor-HC-FMUSP).

SUMÁRIO

Seção 1
Gerontologia e Promoção de Saúde

1 Manutenção da capacidade funcional – mente, corpo e espiritualidade

José Antônio Esper Curiati

AUMENTO DA EXPECTATIVA DE VIDA E CONDIÇÕES DE SAÚDE

Nos últimos anos, o Brasil tem experimentado uma notável transformação demográfica, marcada por um expressivo aumento na expectativa de vida. Dados do Instituto Brasileiro de Geografia e Estatística (IBGE) indicam que a expectativa de vida ao nascer saltou de 62 anos em 1980 para cerca de 77 anos em 2021.[1] Essa tendência é confirmada por dados de 2022, mostrando que a população com 65 anos ou mais cresceu para 22.169.101 pessoas, ou seja, 10,9% do total, um incremento de 57,4% desde 2010.[2] Em contraste, em 1980, somente 4% dos brasileiros estavam nessa faixa etária, fazendo do percentual atual o maior já registrado pelos Censos Demográficos do país.[2]

O Estudo Saúde, Bem-Estar e Envelhecimento (SABE),[3] uma iniciativa multicêntrica lançada em 2000 sob os auspícios da Organização Pan-Americana da Saúde, tem como objetivo mapear as condições de vida e saúde dos idosos em diversas metrópoles latino-americanas e caribenhas, incluindo São Paulo.

A análise da capacidade funcional dos idosos na cidade de São Paulo, considerando as Atividades Básicas da Vida Diária (ABVDs), revelou tendências preocupantes. Em 2000, 80,7% dos idosos não reportavam limitações nas ABVDs, mas essa proporção diminuiu para 64,4% em 2010. Simultaneamente, o percentual daqueles enfrentando de 1 a 2 dificuldades em ABVDs subiu de 13,6% em 2000 para 22,7% em 2010, enquanto a fração de idosos com 3 ou mais dificuldades mais do que dobrou no mesmo período.[4]

O estudo também registrou um crescimento na prevalência de doenças crônicas, como hipertensão, diabetes e condições cardiovasculares, particularmente em São Paulo. A hipertensão, por exemplo, teve um incremento de 18,1% entre 2000 e 2010.[4]

No tocante à atividade física entre os idosos paulistanos, apenas 26,6% participam regularmente dessas práticas. Esse envolvimento diminui consideravelmente com o avanço da idade, caindo para meros 13,7% entre aqueles com 75 anos ou mais.[4] A limitada adesão ao exercício físico nessa população é um ponto crítico, podendo afetar negativamente a qualidade de vida e a manutenção da funcionalidade.

CONCEITO DE DALYS – PERDA GLOBAL DE SAÚDE

O termo *Disability-Adjusted Life Years* (DALYs) é uma métrica usada em epidemiologia e saúde pública para estimar tanto a perda de saúde decorrente de doenças e condições incapacitantes quanto a perda de vida relacionada à mortalidade prematura. É uma medida que combina anos de vida perdidos devido à mortalidade prematura com anos vividos com incapacidade decorrente de doenças ou lesões. Essencialmente, o DALY quantifica a "carga de doença" ou o impacto geral de uma doença na população. Um DALY equivale a um ano de "vida saudável" perdido.[5]

A ideia por trás do DALY é fornecer uma imagem mais abrangente do fardo da doença, incorporando tanto a mortalidade quanto a morbidade.

Estudo realizado em 2017 sobre "Anos de Vida Ajustados por Incapacidade (DALYs) e Expectativa de Vida Saudável" em 195 países e territórios, entre 1990 e 2017, teve como objetivo avaliar as mudanças e as desigualdades na saúde global.[6] Para isso, utilizou-se a maior base de dados já disponível, abrangendo 359 causas de doença e lesão, sendo 19 delas novas. Os resultados mostraram que, em média, as pessoas vivem 73 anos, mas apenas 63 anos com saúde plena, o que significa uma diferença de 10 anos de vida com limitações ou incapacidades.

ESTILO DE VIDA E EXPECTATIVA DE VIDA

O estudo "Healthy lifestyle and life expectancy free of cancer, cardiovascular disease, and type 2 diabetes"[7] constitui uma análise prospectiva de coorte realizada a partir dos dados do Nurses' Health Study. Essa pesquisa avalia como a adoção de um estilo de vida saudável pode estender o período de vida livre de doenças crônicas, identificando cinco fatores-chave: abstenção do tabagismo, manutenção de um índice de massa corporal entre 18,5 e 24,9, prática de atividade física de moderada a intensa (mínimo de 30 minutos diários), consumo moderado de álcool e uma dieta de alta qualidade nutricional.

Observou-se que mulheres aos 50 anos que não incorporaram nenhum dos fatores de estilo de vida de baixo risco tinham uma expectativa de vida adicional de 23,7 anos livre de diabetes, doenças cardiovasculares e câncer. Em contrapartida, aquelas que integraram quatro ou cinco desses fatores apresentaram uma expectativa estendida para 34,4 anos. No caso dos homens, a expectativa de vida sem as citadas condições crônicas era de 23,5 anos para os que não adotaram nenhum dos fatores de baixo risco, enquanto para os que adotaram quatro ou cinco fatores a expectativa aumentava para 31,1 anos.

A conclusão é inequívoca: a prática de um estilo de vida saudável em idade mediana está significativamente correlacionada com um aumento na expectativa de vida livre de enfermidades crônicas graves.

PRÁTICAS MENTE-CORPO – MEDITAÇÃO

Entre as práticas mente-corpo, nos últimos anos, as diversas modalidades de meditação, por exemplo o *mindfulness*, emergiram como um foco de interesse significativo, em razão dos seus inúmeros benefícios para a saúde. Investigadas em múltiplos domínios, incluindo o bem-estar mental, a longevidade, a depressão e o impacto econômico no sistema de saúde, as modalidades meditativas têm revelado um amplo espectro de efeitos positivos.[8-11]

A influência potencial da meditação na longevidade também foi objeto de estudo mostrando o aumento da atividade da telomerase,[12] uma enzima vital para a saúde celular e a longevidade. No contexto de cuidados familiares, a meditação alivia sintomas depressivos em cuidadores de indivíduos com demência, oferecendo, ao mesmo tempo, melhorias substanciais na saúde mental e na função cognitiva, em comparação com práticas de relaxamento.[13] A prática da meditação focada na bondade amorosa e na compaixão tem potencial significativo no tratamento de distúrbios psicológicos relacionados a dinâmicas interpessoais.[14] Além dos benefícios para a saúde mental e o bem-estar, a meditação pode também ter um papel significativo na redução de custos de saúde. Um estudo longitudinal com 1.418 praticantes canadenses de Meditação Transcendental demonstrou que, após a adoção da técnica, suas despesas médicas anuais diminuíram em média 15%, contrastando com um grupo de controle. Essa redução é corroborada por estudos adicionais, que relatam diminuições de até 78% nos gastos com saúde, especialmente notáveis em indivíduos acima dos 65 anos.[15]

ESPIRITUALIDADE

Uma definição abrangente da espiritualidade é a da Sociedade Brasileira de Cardiologia,[16] que conceitua a espiritualidade como um conjunto de valores morais, mentais e emocionais que direcionam os pensamentos, comportamentos e atitudes, influenciando tanto as interações interpessoais quanto a autopercepção. Essa visão abrangente não é restrita a qualquer vertente religiosa específica, reconhecendo que a religião é apenas uma das facetas da espiritualidade, que também pode ser vivenciada por agnósticos e ateus por meio de suas próprias crenças e comportamentos. A espiritualidade está intrinsecamente ligada à compaixão, engendrando sentimentos positivos que ressoam no bem-estar do indivíduo. Ela se entrelaça com a qualidade de vida por meio de conceitos como relaxamento e meditação, perdão, gratidão e resiliência, todos contribuindo significativamente para o enriquecimento do viver diário.

Do ponto de vista da evidência científica, estudos observacionais têm consistentemente mostrado uma correlação benéfica entre espiritualidade e saúde cardiovascular. Indivíduos engajados em práticas religiosas regulares, por exemplo, tendem a apresentar índices mais baixos de hipertensão e menor prevalência de doenças cardíacas. Paralelamente, ensaios clínicos randomizados apontam para os efeitos positivos das intervenções espirituais, como meditação e oração, sobre os parâmetros cardiovasculares.[17]

A espiritualidade pode exercer influências benéficas na saúde por meio de uma série de mecanismos interconectados: enfrentamento do estresse e da adversidade;[18] suporte social e senso de comunidade;[19] influência nos comportamentos relacionados à saúde;[20] e efeitos positivos na saúde mental.[21] Dessa maneira, as evidências sugerem que a espiritualidade pode ter um impacto positivo abrangente em diversos aspectos da saúde. Isso inclui melhorias na saúde mental, elevação da qualidade de vida e promoção do bem-estar físico. Os mecanismos subjacentes a esses efeitos benéficos envolvem o manejo do estresse, o fortalecimento do suporte social, a orientação para comportamentos saudáveis e um incremento na saúde mental.

A IMPORTÂNCIA DE RELACIONAMENTOS SAUDÁVEIS

O Estudo de Desenvolvimento Adulto de Harvard, liderado por Robert Waldinger,[22] é um dos estudos longitudinais mais longos já realizados, abrangendo mais de 75 anos. Ele acompanhou a vida de 724 homens, desde a adolescência até a velhice. Ressalta a influência marcante das relações saudáveis no bem-estar e na longevidade, talvez até superando fatores de risco tradicionais, como colesterol elevado e hipertensão. Esse trabalho seminal revela que relações interpessoais enriquecedoras estão diretamente ligadas a uma série de benefícios para a saúde mental e física. Um achado fundamental do estudo é a associação entre vínculos sociais sólidos e a manutenção da função cognitiva na terceira idade, indicando que interações pessoais gratificantes podem retardar o declínio mental. Além disso, a presença de laços sociais fortes está correlacionada com maior longevidade, enquanto o isolamento social tem sido vinculado a um aumento no risco de mortalidade. Quanto à saúde física, as relações interpessoais positivas têm o potencial de diminuir o estresse e a inflamação crônica, ambos conhecidos fatores de risco para doenças cardíacas, entre outras condições de saúde. Outro aspecto destacado é a resiliência emocional que esses laços sociais fortes proporcionam, conferindo suporte emocional que facilita uma recuperação mais ágil diante de enfermidades e desafios. O estudo também aponta que, além de contribuir para uma expectativa de vida mais longa, as relações saudáveis promovem uma existência de maior qualidade, marcada por uma sensação acentuada de felicidade e contentamento.

Assim, o estudo enfatiza a importância de não apenas gerenciar os fatores de risco físicos, mas também de investir na qualidade das relações sociais, um elemento fundamental para uma vida longa e plena.

Em essência: **bons relacionamentos nos mantêm mais felizes e saudáveis**.

SABEDORIA

A sabedoria é um constructo humano complexo, com um papel substancial na saúde mental, física e no bem-estar geral. Pesquisas sugerem que pessoas sábias têm melhor regulação emocional, capacidade de autorreflexão e tendem a comportamentos pró-sociais, além de apresentarem empatia e tolerância a diferentes valores, influenciando positivamente a saúde mental e o bem-estar.[23]

Elkhonon Goldberg, em "O Paradoxo da Sabedoria",[24] traz perspectivas inovadoras sobre o envelhecimento cerebral, propondo que, apesar da redução de certas funções cognitivas, o cérebro ganha habilidades notáveis, como a sabedoria, definida como a capacidade de aplicar conhecimento e experiências acumuladas em decisões eficazes. O autor descreve como o envelhecimento não apenas preserva, mas também realça a "memória genérica", que se concentra em padrões e conexões, diferentemente da "memória singular", que é mais suscetível ao declínio com a idade.

Além disso, Goldberg explora como, inclusive nas etapas avançadas da vida, as pessoas podem alcançar níveis elevados de realização, um fenômeno evidenciado em várias personalidades históricas. A sabedoria, segundo ele, não só traz benefícios individuais, mas também repercute positivamente no tecido social e cultural. Contra a visão tradicional de declínio no envelhecimento, argumenta que tanto a sabedoria quanto a generatividade, ou seja, a capacidade de influenciar gerações futuras, são habilidades que devem ser cultivadas, promovendo o envelhecimento ativo e enriquecendo a tomada de decisões na maturidade.

A sabedoria é vista como um traço evolutivamente vantajoso, desafiando o paradoxo do envelhecimento na teoria evolucionista, que prioriza a sobrevivência dos mais aptos. Os idosos, portadores de vasta experiência e juízo aprimorado, desempenham um papel fundamental na mentoria e na transmissão cultural, contribuindo para a sobrevivência e o sucesso do grupo para além da reprodução física.[25,26]

A sabedoria, juntamente com a geratividade, é considerada intrínseca ao desenvolvimento humano e social. Ela promove a capacidade de entender e tolerar múltiplas perspectivas, enriquecendo as relações interpessoais e a compreensão do mundo. Essa transição para uma abordagem menos autocentrada, é crucial para a contribuição ao bem-estar das futuras gerações e da sociedade como um todo, com a geratividade abarcando o envolvimento em atividades políticas, cívicas e espirituais.[27]

Em resumo, a sabedoria é um atributo complexo associado a diversos aspectos positivos da saúde, e seu cultivo representa um investimento valioso, com benefícios estendendo-se para além do indivíduo, impactando a sociedade de maneira ampla e significativa.

O TERCEIRO ATO DA VIDA

No vídeo “Life’s Third Act”,[28] Jane Fonda redefine o envelhecimento, propondo que a etapa que começa aos 60 anos seja uma fase de crescimento e contribuição, e não apenas uma nota de rodapé na vida de uma pessoa. Ela destaca o aumento de 34 anos na expectativa de vida em comparação aos nossos ancestrais, sugerindo que ainda temos muito a aprender sobre o potencial dessa extensão. Fonda desafia a metáfora do envelhecimento como um declínio, em forma de arco, e oferece uma nova imagem: uma escada simbolizando o contínuo desenvolvimento do espírito humano. Observa que muitos acima de 50 anos relatam um aumento no bem-estar emocional, contradizendo estereótipos negativos sobre a maturidade. Para Fonda, o “Terceiro Ato” é uma oportunidade para introspecção e ganho de sabedoria, por meio de uma revisão de vida que resulta no autoconhecimento. Ela reconhece os desafios do envelhecimento, mas enfatiza que nossa resposta a eles é fundamental para a experiência de envelhecer. A sabedoria seria forjada na reflexão sobre as vivências passadas, e não meramente nas experiências em si. Ao reavaliarmos nossas histórias e ajustarmos nossas percepções, recalibramos nossos "caminhos neurais", adotando uma perspectiva mais positiva da vida. Fonda propõe que essa sabedoria adquirida não só beneficia o indivíduo, mas também enriquece culturalmente a sociedade e serve de inspiração para as gerações futuras.

Assim, a sabedoria é considerada um vetor de crescimento pessoal e um meio para o bem-estar coletivo e o progresso cultural.

Concluímos que a capacidade funcional ao longo da vida depende de vários fatores, entre eles o estilo de vida saudável, os relacionamentos interpessoais positivos, a espiritualidade e a busca da sabedoria. Esses fatores se complementam e contribuem para o bem-estar físico, mental e emocional das pessoas.

Referências bibliográficas

1. Agência IBGE. Em 2019, expectativa de vida era de 76,6 anos. Disponível em: https://agenciadenoticias.ibge.gov.br/agencia-sala-de-imprensa/2013-agencia-de--noticias/releases/29502-em-2019-expectativa-de-vida-era-de-76-6-anos.
2. Agência IBGE. Censo 2022: número de pessoas com 65 anos ou mais de idade cresceu 57,4% em 12 anos. Disponível em: https://agenciadenoticias.ibge.gov.br/agencia-noticias/2012-agencia-de-noticias/noticias/38186-censo-2022-numero-de-pessoas-com-65-anos-ou-mais-de-idade-cresceu-57-4-em-12-anos.
3. Lebrão M, Laurenti R. Saúde, bem-estar e envelhecimento: o estudo SABE no município de São Paulo. Revista Brasileira de Epidemiologia. 2005;8(2):127-41. Disponível em: https://doi.org/10.1590/s1415-790x2005000200005.
4. Nunes D, Brito T, Giacomin K, Duarte Y, Lebrão M. Padrão do desempenho nas atividades de vida diária em idosos no município de São Paulo, nos anos 2000, 2006 e 2010. Revista Brasileira de Epidemiologia. 2018;21(suppl 2). Disponível em: https://doi.org/10.1590/1980-549720180019.supl.2.
5. Gibney K, Sinclair M, O'Toole J, Leder K. Using disability-adjusted life years to set health-based targets: a novel use of an established burden of disease metric. Journal of Public Health Policy. 2013;34(3):439-46. Disponível em: https://doi.org/10.1057/jphp.2013.22.
6. Hay S, Abajobir A, Abate K, Abbafati C, Abbas K, Abd-Allah F et al. Global, regional, and national disability-adjusted life-years (DALYs) for 359 diseases and injuries and healthy life expectancy (hale) for 195 countries and territories, 1990-2017: a systematic analysis for the global burden of disease study 2017. The Lancet. 2018;392(10159):1859-922. Disponível em: https://doi.org/10.1016/s0140-6736(18)32335-3.

7. Li Y, Schoufour J, Wang D, Dhana K, Pan A, Liu X et al. Healthy lifestyle and life expectancy free of cancer, cardiovascular disease, and type 2 diabetes: prospective cohort study. BMJ. 2020:l6669. Disponível em: https://doi.org/10.1136/bmj.l6669.
8. Kwee M. Wherever you go, there you are: mindfulness meditation in everyday life. Behaviour Research and Therapy. 1995;33(8):996. Disponível em: https://doi.org/10.1016/0005-7967(95)90133-7.
9. Pascoe M, Thompson D. Meditation and endocrine health and wellbeing. Trends in Endocrinology &Amp; Metabolism. 2020;31(7):469-77. Disponível em: https://doi.org/10.1016/j.tem.2020.01.012.
10. Alhawatmeh H, Rababa M, Alfaqih M, Albataineh R, Hweidi I, Awwad A. The benefits of mindfulness meditation on trait mindfulness, perceived stress, cortisol, and c-reactive protein in nursing students: a randomized controlled trial. Advances in Medical Education and Practice. 2022;13:47-58. Disponível em: https://doi.org/10.2147/amep.s348062.
11. Whitfield T, Barnhofer T, Acabchuk R, Cohen A, Lee M, Schlosser M et al. The effect of mindfulness-based programs on cognitive function in adults: a systematic review and meta-analysis. Neuropsychology Review. 2021;32(3):677-702. Disponível em: https://doi.org/10.1007/s11065-021-09519-y.
12. Chételat G, Lutz A, Arenaza-Urquijo E, Collette F, Klimecki O, Marchant N. Why could meditation practice help promote mental health and well-being in aging? Alzheimer's Research &Amp; Therapy. 2018;10(1). Disponível em: https://doi.org/10.1186/s13195-018-0388-5.
13. Lavretsky H, Epel E, Siddarth P, Nazarian N, Cyr N, Khalsa D et al. A pilot study of yogic meditation for family dementia caregivers with depressive symptoms: effects on mental health, cognition, and telomerase activity. International Journal of Geriatric Psychiatry. 2012;28(1):57-65. Disponível em: https://doi.org/10.1002/gps.3790.
14. Smallen D. Practicing forgiveness: a framework for a routine forgiveness practice. Spirituality in Clinical Practice. 2019;6(4):219-28. Disponível em: https://doi.org/10.1037/scp0000197.
15. Herron R, Hillis S. The impact of the transcendental meditation program on government payments to physicians in Quebec: an update. American Journal of Health Promotion. 2000;14(5):284-91. Disponível em: https://doi.org/10.4278/0890-1171-14.5.284.
16. Esporcatte R, Avezum Á, Moreira-Almeida A, Pinto I, Moriguchi E. Espiritualidade: do conceito à anamnese espiritual e escalas para avaliação. Revista da Sociedade de Cardiologia do Estado de São Paulo. 2020;30(3):306-14. Disponível em: https://doi.org/10.29381/0103-8559/20203003306-14.
17. Amiri P, Ghadirian F, Parvin P, Cheraghi L, Khalili D, Alamdari S et al. A 10-year cardiovascular risk in adults with different levels of spiritual health: Tehran lipid and glucose study. Global Heart. 2023;18(1):1. Disponível em: https://doi.org/10.5334/gh.1169.
18. Gonçalves J, Lucchetti G, Menezes P, Vallada H. Religious and spiritual interventions in mental health care: a systematic review and meta-analysis of randomized controlled clinical trials. Psychological Medicine. 2015;45(14):2937-49. Disponível em: https://doi.org/10.1017/s0033291715001166.

19. Graham J, Haidt J. Beyond beliefs: religions bind individuals into moral communities. Personality and Social Psychology Review. 2010;14(1):140-50. Disponível em: https://doi.org/10.1177/1088868309353415.
20. Gera T. Spirituality as protective factor of health risk behaviors among adolescents. Mind and Society. 2022;11(02):83-9. Disponível em: https://doi.org/10.56011/mind-mri-112-20229.
21. Shafranske EP. The scientific study of positive psychology, religion/spirituality, and mental health. In: Davis EB, Worthington Jr. EL, Schnitker SA (editors). Handbook of positive psychology, religion, and spirituality. Springer, Cham; 2022. p. 345-58. Disponível em: https://doi.org/10.1007/978-3-031-10274-5_22.
22. Estudo Desenvolvimento Adulto de Harvard com Robert Waldinger. Disponível em: https://youtu.be/2gYTG1Klcjg?si=oZnVadiag39VVdqc.
23. Jeste DV, Lee E, Cassidy C, Caspari R, Gagneux P, Glorioso D et al. The new science of practical wisdom. Perspectives in Biology and Medicine. 2019;62(2):216-36. Disponível em: https://doi.org/10.1353/pbm.2019.0011.
24. Goldberg E. Wisdom paradox: how your mind can grow stronger as your brain grows older. Gotham Books; 2006.
25. Baltes P, Smith J. The fascination of wisdom: its nature, ontogeny, and function. Perspectives on Psychological Science. 2008;3(1):56-64. Disponível em: https://doi.org/10.1111/j.1745-6916.2008.00062.x.
26. Webster J, Westerhof G, Bohlmeijer E. Wisdom and mental health across the lifespan. The Journals of Gerontology Series B: Psychological Sciences and Social Sciences. 2012;69(2):209-18. Disponível em: https://doi.org/10.1093/geronb/gbs121.
27. Igarashi H, Levenson M, Aldwin C. The development of wisdom: a social ecological approach. The Journals of Gerontology: Series B. 2018;73(8):1350-8. Disponível em: https://doi.org/10.1093/geronb/gby002.
28. Fonda J. Life's Third Act. Disponível em: https://youtu.be/lHyR7p6_hn0?si=iBgAVZqNf-TISXxd.

2 Envelhecimento ativo – um desafio para a sociedade

Beltrina da Purificação da Côrte Pereira
Maria Eliza Gonzalez Manso

Envelhecer é um processo que se inicia com o nascimento e termina com a morte, um processo universal pelo qual todos passam, multifacetado, uma rede tecida por componentes entrecruzados, concatenados e condicionados por diferentes contextos, individuais e coletivos, em determinado momento histórico, os quais proporcionam experiências de envelhecimento diversas e singulares.

Às mudanças fisiológicas universais que ocorrem no corpo humano, com o passar dos anos, acrescem-se as subjetividades (experiências de vida, construção da própria identidade, continuar (ou não) a ter um propósito de vida e manter projetos, prosseguir a investir em si mesmo e ter autocuidado, entre outras), os estilos de vida (escolhas individuais, histórica e culturalmente condicionadas, que influenciam os hábitos alimentares, o grau de atividade física e o consumo de álcool, p. ex.) e as condições sociais (consequentes aos efeitos cumulativos das condições de vida, trabalho, educação, moradia, renda, lazer, família, comunidade, participação, acesso, entre outras), todos agindo ora como fatores de fortalecimento e proteção, ora como fatores de desgaste e estresse aos processos biológicos próprios da espécie. A estes, acrescentam-se os determinantes transversais de gênero e cultura, que provocam múltiplas perspectivas de envelhecimento, nem sempre positivas.

Além de multidimensional e contínuo, o envelhecimento é um processo multidirecional, gradual e irreversível; mais do que a soma do tempo que passa, é um fenômeno complexo que se realiza e se constrói ao longo da vida, em que a velhice corresponde a apenas uma fase dela. Assim, cada indivíduo envelhece de maneira singular, o que faz com que não se possa tratar a velhice como um fenômeno padronizado, mas sim como um todo influenciado pela sociedade, pela cultura e por experiências psíquico-físicas individuais e múltiplas, diferenciando-se de pessoa idosa para pessoa idosa, de país para país e ao longo da história.[1]

SURGIMENTO DO "ENVELHECIMENTO ATIVO" COMO AGENDA POLÍTICA

No que tange à discussão internacional a respeito do tema envelhecimento, o primeiro documento que especificamente o aborda originou-se da Primeira Assembleia Mundial sobre o Envelhecimento, ocorrida em Viena, Áustria, no ano de 1982. Trata-se do denominado Plano de Viena, que apresenta o mérito de colocar a questão da velhice como importante para o pensar o mundo e a sociedade. A partir dele, em 1991, a Assembleia Geral da Organização das Nações Unidas (ONU) adotou cinco grandes temas relacionados ao envelhecer: dignidade, participação, cuidados, independência e autorrealização. Já em 1999, a ONU declarou o Ano Internacional da Pessoa Idosa, que culminou com a realização, em 2002, da Segunda Assembleia Mundial sobre o Envelhecimento, da qual se originou o Plano de Ação de Madrid, que incorpora a discussão sobre envelhecimento no debate internacional. Esse plano prioriza a promoção da saúde e ressalta a importância de um entorno propício e de apoio para que as pessoas idosas alcancem o bem-estar na velhice.[2]

A partir do Plano de Madrid, foi elaborado o documento "Envelhecimento Ativo: uma política de saúde", cuja abordagem se baseia no reconhecimento dos direitos humanos dos idosos e nos princípios de independência, participação, dignidade, assistência e autorrealização. O documento esclarece que a palavra "ativo" significa "participação contínua nas questões sociais, econômicas, culturais, espirituais e civis", deixando expresso que esse termo não se refere "somente à capacidade de estar fisicamente ativo ou de fazer parte da força de trabalho".[3]

Trata-se de documento de grande importância para o enfoque da saúde da pessoa idosa, a qual é tida como multiplamente determinada, e para um processo de otimização de oportunidades contínuas de saúde, participação e segurança, a fim de melhorar a qualidade de vida conforme as pessoas se tornam mais velhas. Dessa maneira, os indivíduos devem perceber seu potencial físico, mental e social ao longo do curso da vida, participando continuamente das questões sociais, econômicas, culturais, espirituais e civis, mantendo autonomia e independência.[3]

Tendo como pressupostos que há especificidades no envelhecimento, que as pessoas idosas não constituem um grupo homogêneo e que a diversidade aumenta com a idade, o documento destaca a importante premissa do planejamento das ações, sendo que estas devem considerar não apenas as necessidades de saúde, mas também, e principalmente, a pessoa idosa como sujeito de direitos.[3]

O documento destaca a importância que as doenças crônicas não transmissíveis assumem como causas de morbimortalidade e de incapacidades conforme avança a idade, ressaltando que estas são evitáveis e adiáveis. Assim, pensar no Envelhecimento Ativo enquanto política de saúde é procurar evitar mortes prematuras, deficiências e incapacidades resultantes das doenças crônicas não controladas.[3]

Os programas com base no conceito de Envelhecimento Ativo (que defende a promoção da saúde, da participação social e da produtividade das pessoas idosas), portanto, buscam incentivar não só o autocuidado, estimulando a adoção de práticas saudáveis, mas também a inserção social da pessoa idosa e a solidariedade intergeracional.

Há que se tomar cuidado, entretanto, ao tratar do Envelhecimento Ativo, não superestimando as perdas funcionais, bem como não disseminando a noção de que todas as doenças que acometem a pessoa idosa podem ser evitadas ou recuperadas. Deve-se discutir o envelhecimento sob seus múltiplos determinantes, a fim de não estigmatizar a pessoa idosa como incapaz.

A Organização Mundial da Saúde (OMS), ao substituir a expressão envelhecimento saudável por Envelhecimento Ativo, buscou otimizar a participação, visando a melhoria da qualidade de vida e evidenciando que programas pautados no Envelhecimento Ativo devem favorecer o equilíbrio da responsabilidade pessoal com a responsabilidade familiar e da comunidade.[3]

Salienta também a OMS que, quando são mantidos baixos os fatores de risco (comportamentais e ambientais) relacionados às doenças crônicas e ao declínio funcional, bem como elevados os fatores de proteção, as pessoas desfrutam de maior quantidade e qualidade de vida, permanecendo sadias e capazes de cuidar de sua própria vida à medida que envelhecem. Desse modo, poucas pessoas idosas necessitarão constantemente de tratamentos médicos e serviços sociais onerosos, sendo que devem ter acesso a uma completa gama de serviços sociais e de saúde que atendam a suas necessidades e seus direitos.[3]

Quanto ao Envelhecimento Ativo, vale ressaltar que não se pode simplesmente deslocar a visão da velhice como improdutiva para outra em que haja sempre vitalidade e saúde, não se considerando as singularidades impostas pelas condições de vida e trabalho ao longo do ciclo de vida. Quando o trabalho é apenas prescritivo, não pautado na autonomia e nos direitos, em relação a comportamentos adequados, apenas se desloca a pessoa idosa de uma ideologia predominante que a visualiza como decadente para outra que a visualiza como um ser obrigatoriamente saudável e produtivo, não respeitando as fragilidades próprias a esse grupo, nem sua condição socioeconômica.

Em síntese, ao pensar em envelhecimento, não se deve pensar apenas em perdas ou doenças, mas também não se pode simplesmente negá-las. Pensar no envelhecimento significa assumir que há múltiplos determinantes que permeiam tanto o processo de envelhecer quanto o processo saúde-doença e que se influenciam mutuamente. Pensar em Envelhecimento Ativo significa tratar tanto a saúde do idoso quanto o próprio envelhecimento como processos socialmente produzidos, multiplamente determinados, que variam ao longo do tempo, existindo paralelismo entre os determinantes da saúde e aqueles que condicionam uma velhice saudável.

ENVELHECIMENTO ATIVO INCORPORA A APRENDIZAGEM AO LONGO DA VIDA

O construto Envelhecimento Ativo foi revisto por um grupo independente de pesquisadores em relação à OMS em 2015, mantendo-se as premissas postas no documento original, mas incorporando-se, além de saúde, participação e segurança, um quarto pilar: aprendizagem ao longo da vida.[4] Com ênfase na resiliência, enquanto ter acesso às reservas necessárias a fim de promover adaptação e permitir suportar e aprender com os desafios enfrentados ao longo da vida, destaca que quanto mais aprendizagem, maior participação e maior qualidade de vida e saúde.

A revisão assinala que todos os pilares são interdependentes e se reforçam mutuamente:

> *a saúde é universalmente reconhecida como o requisito mais essencial para a qualidade de vida. A capacidade de participar de todas as esferas de atividade – trabalho, diversão, amor, amizade, cultura – depende, em grande parte, de ter saúde física e mental. A participação, por sua vez, contribui para uma boa saúde. A aprendizagem é um recurso renovável que melhora a capacidade de se manter saudável e de adquirir e atualizar conhecimentos e habilidades para permanecer relevante e melhor assegurar a segurança pessoal. Quanto mais saudável e instruído se é em qualquer idade, maiores as chances de se participar plenamente na sociedade. Saúde e conhecimento são, portanto, fatores-chave para o empoderamento e a participação plena na sociedade.*[4]

Essa revisão evidencia que a aprendizagem ao longo da vida é um pilar que sustenta todos os outros pilares do Envelhecimento Ativo, porque instrumentaliza as pessoas a permanecerem saudáveis, relevantes e engajadas na sociedade. É, portanto, um dos componentes mais importantes do capital humano. Destaca ainda que ter suas necessidades básicas materiais e de saúde supridas e se sentir seguro de ameaças externas são pré-requisitos para o bem-estar, principalmente ante adversidades como a doença. Assim, saúde, engajamento, redes, segurança material, conhecimentos e habilidades constituem as reservas para alcançar a adaptação e o crescimento pessoal que, por sua vez, levam ao bem-estar e à qualidade de vida, construindo reservas para a resiliência.[4]

Deve-se lembrar, por fim, que o Envelhecimento Ativo é uma política intersetorial, e não apenas a realização de atividade física ou participação no mercado de trabalho. Também não se restringe apenas a pessoas idosas com enfermidades, mas inclui desde pessoas saudáveis até aquelas que precisam de cuidados ou estão fragilizadas. Pensar no Envelhecimento Ativo é pensar na manutenção da autonomia e independência em toda a linha de cuidado, que abrange tanto a prevenção de doenças quanto a restauração, a manutenção da funcionalidade e, inclusive, a paliação, sempre a partir das capacidades individuais.[5]

O Envelhecimento Ativo implica na solidariedade intergeracional, no empoderamento e no reconhecimento da pessoa idosa como ser de direito à igualdade de oportunidades, promovendo a responsabilidade individual. A não culpabilização dos indivíduos que envelhecem em condições que não favorecem oportunidades de escolhas saudáveis e de participação ao longo da vida é princípio fundamental.[6]

Portanto, estabelecer políticas e programas com base no Envelhecimento Ativo é capacitar as pessoas para uma gestão mais autônoma da sua saúde e de seu andar a vida, obtendo um impacto positivo na qualidade de vida.

ENVELHECIMENTO ATIVO E SEUS DESAFIOS

Ao assumir a diferenciação do grupo populacional idoso enquanto seres de necessidades diferenciadas em relação à população como um todo, abre-se caminho para a inclusão social. Essa inclusão pode ser alcançada por medidas como a discriminação positiva e a formulação de políticas específicas, sempre com base no princípio bioético da equidade. A construção de uma sociedade inclusiva, que acolhe a diversidade e oferece oportunidades para que todos possam realizar seus potenciais, é um objetivo fundamental. Para alcançar esse objetivo, é importante ter em mente as necessidades específicas das pessoas idosas, que podem incluir:

- **Necessidades de saúde:** as pessoas idosas são mais propensas a ter doenças crônicas e a precisar de cuidados médicos. Isso significa que é necessário investir em serviços de saúde específicos para atender às suas necessidades, como o Programa Acompanhante de Idosos (PAI/SP) ou o Programa Maior Cuidado/BH, Unidade de Referência à Saúde do Idoso (URSI), hospitais especializados, entre outros.
- **Necessidades sociais:** as pessoas idosas podem ser mais propensas a se sentir isoladas e sozinhas. Para combater esse problema, é importante criar programas e atividades que promovam a interação social entre elas, como Núcleos de Convivência para Idosos (NCIs), Centro Dia para Idosos (CDI), Centro de Convivência Intergeracionais (CCinters), Instituições de Longa Permanência para Idosos (ILPIs), entre outros.
- **Necessidades econômicas:** as pessoas idosas podem ter rendas baixas e dificuldade em pagar por bens e serviços essenciais. Isso significa que é necessário garantir que os idosos tenham acesso a programas de assistência social e a preços acessíveis de bens e serviços.

Além de ter em mente as necessidades específicas das pessoas idosas, também é importante superar os desafios que o Envelhecimento Ativo apresenta, como o acesso à saúde, à educação, à cultura e ao lazer, bem como a segurança e a qualidade de vida nos espaços públicos. Para superar esses desafios, é necessário implementar políticas públicas que visem garantir o acesso a esses serviços, além de investir na criação de espaços públicos mais inclusivos e seguros para as pessoas idosas. Alguns desses desafios incluem:

- **Falta de recursos:** muitas vezes, não há recursos suficientes para implementar políticas de inclusão social, até porque a sociedade entende o envelhecimento como gasto, e não investimento. Isso significa que, além de mudar essa mentalidade, é necessário buscar fontes alternativas de financiamento, como parcerias com o setor privado.
- **Discriminação e negação da velhice:** grande parte da população, inclusive da população idosa, nega o envelhecimento, reproduzindo os preconceitos existentes em relação à idade. As pessoas idosas podem ser discriminadas e estigmatizadas, inclusive por profissionais de saúde, o que dificulta o acesso a bens e serviços. Para combater esse problema, é necessário realizar campanhas de conscientização que promovam o respeito às pessoas idosas e combatam a discriminação.

- **Falta de conscientização:** muitas pessoas, inclusive gestores de políticas públicas, não estão cientes das necessidades das pessoas idosas ou de como podem ajudar. Para aumentar a conscientização, é importante realizar campanhas de informação e educação sobre o envelhecimento e as necessidades da população idosa.

A sociedade civil também tem um papel importante a desempenhar na promoção do Envelhecimento Ativo, por meio de ações de conscientização e solidariedade intergeracional. De qualquer maneira, observa-se que, nas sociedades ocidentais, o Envelhecimento Ativo ganhou o estatuto de agenda política e orienta, hoje, os diversos esforços para promover o bem-estar social da população idosa. Esses esforços incluem políticas públicas que visam garantir o acesso à saúde, à educação, à cultura e ao lazer, bem como a criação de oportunidades de trabalho e participação social.

QUESTIONAMENTOS

A política do Envelhecimento Ativo tem sido alvo de diversas críticas, que podem ser sintetizadas em 10 pontos principais:

1. **Visão individualizada e medicalizada do envelhecimento:** a ênfase na produtividade, saúde e independência ignora as desigualdades sociais, econômicas e de gênero que impactam o processo de envelhecimento. A medicalização do envelhecimento coloca a responsabilidade pelo bem-estar individual exclusivamente sobre as próprias pessoas idosas, desconsiderando os determinantes sociais da saúde. Ignora a diversidade das experiências de envelhecimento, valorizando apenas um modelo específico de "envelhecimento bem-sucedido".
2. **Ênfase no trabalho e na produtividade:** a ideia de que as pessoas idosas devem se manter produtivas e ativas no mercado de trabalho pode ser excludente para aquelas que não desejam ou não podem trabalhar por diversos motivos. Desconsidera o valor das atividades não remuneradas realizadas por idosos, como o cuidado com familiares e o trabalho solidário, e pode resultar na exploração do trabalho das pessoas idosas, especialmente em contextos precários e informais.
3. **Falta de consideração das diversidades:** a política do Envelhecimento Ativo não leva em conta as diferentes realidades e necessidades das pessoas idosas, como gênero, raça, classe social, nível educacional e localização geográfica. Ignora as barreiras que

impedem o acesso de muitos idosos aos serviços e programas disponíveis, como pobreza, discriminação e falta de infraestrutura adequada. E as políticas nem sempre são adaptadas às necessidades e realidades dos diferentes grupos populacionais de idosos.

4. **Riscos de culpabilização e responsabilização individual:** o envelhecimento humano, como um processo natural e inevitável que começa na infância e se acelera com a idade, está sempre associado a um declínio gradual das funções fisiológicas, histológicas, bioquímicas ou genéticas. Só que esse processo é multifatorial, com causas intrínsecas (ao sujeito) e extrínsecas (ao meio ambiente), acarretando consequências no comportamento do indivíduo, enquanto ator social. Como assinala Paulo Machado,[7] o individual inscreve-se no social e é parcialmente explicado por este. Ou seja, o envelhecimento do sujeito é uma função parcialmente explicada pela sua história de vida, pela história social do seu grupo e pelo meio em que se integra. Portanto, o foco na responsabilidade individual pelo envelhecimento saudável pode levar à culpabilização das pessoas idosas por seus problemas de saúde ou pela sua falta de autonomia. Ignora o papel do Estado e da sociedade na criação de um ambiente propício ao envelhecimento saudável, como o acesso a serviços de saúde de qualidade, políticas públicas adequadas e ambientes físicos e sociais seguros e inclusivos.
5. **Abordagem genérica e pouco específica:** as diretrizes da OMS são muito gerais e pouco específicas, o que dificulta a implementação eficaz das políticas de Envelhecimento Ativo em diferentes contextos. Há necessidade de políticas públicas mais contextualizadas e sensíveis às necessidades e realidades dos diferentes grupos de idosos.
6. **Falta de investimento e recursos:** a implementação das políticas de Envelhecimento Ativo exige investimentos significativos em recursos humanos, financeiros e infraestruturais. Na prática, muitos países não destinam recursos suficientes para a implementação eficaz dessas políticas, o que limita seu impacto.
7. **Foco no longo prazo e negligência das necessidades imediatas:** o foco no envelhecimento em longo prazo pode levar à negligência das necessidades imediatas das pessoas idosas, como acesso a serviços básicos, proteção social e combate à violência e à negligência. É importante um equilíbrio entre políticas que visam o envelhecimento saudável em longo prazo e ações que atendem às necessidades imediatas dos idosos no presente.

8. **Visão limitada da participação social:** a participação social das pessoas idosas é frequentemente reduzida à participação em atividades voluntárias ou comunitárias. É importante reconhecer e valorizar outras formas de participação social, como o engajamento político, a defesa dos direitos dos idosos e a intergeracionalidade.
9. **Desconsideração dos aspectos éticos e bioéticos do envelhecimento:** a política do Envelhecimento Ativo não aborda questões éticas e bioéticas relacionadas ao envelhecimento, como a qualidade do fim da vida, a autonomia das pessoas idosas e a justiça intergeracional. É importante uma reflexão ética, civilizatória, sobre os desafios e dilemas do envelhecimento populacional.
10. **Falta de mecanismos de monitoramento e avaliação:** há uma carência de mecanismos eficazes para monitorar e avaliar a implementação e o impacto das políticas de Envelhecimento Ativo. É importante ter indicadores claros para medir o progresso e identificar áreas que precisam de melhorias.

Apesar das críticas, a política do Envelhecimento Ativo oferece uma base importante para a promoção do envelhecimento saudável. É fundamental, no entanto, considerar as diversas críticas e buscar alternativas que superem suas limitações, promovendo políticas públicas mais abrangentes, equitativas e eficazes para todos os idosos.

Por fim, vale deixar registrada uma reflexão surgida a partir das experiências das autoras deste capítulo como pesquisadoras que envelheceram no percurso de seus estudos sobre o envelhecimento, somadas a fatos científicos, como as mudanças na mortalidade e na morbidade nas últimas décadas, as quais exigem questionamentos sobre como manter as pessoas idosas ativas. Essas mudanças, que resultaram em um maior número de pessoas mais velhas, levantam dúvidas sobre como manter esses indivíduos ativos e participando da sociedade. Será que a idealização de retardar a morte é compatível com a maneira como a sociedade a vê hoje? A morte, que é um evento irreversível e sem explicação científica, tornou-se um evento hospitalizado e medicalizado, o que a torna invisível na sociedade. Essa invisibilidade pode causar uma dificuldade em lidar com o luto e a morte, além de criar uma falsa sensação de imortalidade.

Na conferência "Ciência como Vocação", Max Weber[8] discutiu a ausência de sentido que a morte tem nas sociedades contemporâneas, em decorrência da racionalização do conhecimento científico. A racionalização, que busca explicar o mundo de modo lógico e objetivo, entra em conflito com a morte. Como se pode conciliar a busca por uma vida longa e saudável com a inevitabilidade da morte? Talvez a política do

Envelhecimento Ativo possa repensar a relação do ser humano com a morte e buscar formas de aceitá-la como parte natural da vida, assim como o envelhecimento.

Referências bibliográficas

1. Sadana R. Decade of healthy ageing: baseline report. Geneva: World Health Organization; 2020.
2. Organização Mundial da Saúde (OMS). Relatório mundial de envelhecimento e saúde [Internet]. 2015 [acesso em 19 jun. 2019]. Disponível em: https://sbgg.org.br//wp-content/uploads/2015/10/OMS-ENVELHECIMENTO-2015-port.pdf.
3. Organização Pan-Americana de Saúde (OPAS). Envelhecimento ativo: uma política de saúde. Brasília: OPAS; 2005.
4. Centro Internacional de Longevidade Brasil (CILC). Envelhecimento ativo: um marco político em resposta a uma revolução da longevidade. Rio de Janeiro: CILC; 2015.
5. World Health Organization (WHO). Global strategy and action plan on ageing and health. Geneva: WHO; 2017.
6. World Health Organization (WHO). Strategic objective 4: patient and family engagement. In: Global Patient Safety Action Plan 2021-2030. Geneva: WHO, 2021.
7. Machado P. Reflectindo sobre o conceito de envelhecimento activo, pensando no envelhecimento em meio urbano. Forum Sociológico. 2007;(17):53-63. Disponível em: https://doi.org/10.4000/sociologico.1646.
8. Caldas PSP. O que restou da Bildung: uma análise de ciência como vocação, de Max Weber. Revista da Sociedade Brasileira de História da Ciência. 2006;4(20):116-19.

3 Promoção da longevidade saudável

Mateus Simões de Barros
Mariana Almeida de Nadai
Douglas Cerqueira Ferdinando
Gislaine Gil
Alexandre Leopold Busse

O envelhecimento faz parte da evolução dos seres vivos desde sua origem, mas a atenção aos seus determinantes e efeitos é bem mais recente, pressupondo que tenha decorrido um longo período em que a fase da vida posterior à plenitude funcional era menos importante e, consequentemente, destituída de valor na compreensão e na atenção. Hipócrates (450 a.C.) analisou o envelhecimento com grande propriedade, numa das primeiras alusões à possibilidade de interferir nas consequências do envelhecer: "As partes do corpo que têm função, se usadas com moderação e exercitadas nas funções a que estão adaptadas, tornam-se desenvolvidas e envelhecem lentamente. Quando inúteis, ficam mais predispostas às doenças, crescem com defeitos e envelhecem rapidamente".[1]

Vivemos um momento sem precedentes na história. Em nenhum outro período da nossa evolução, tivemos uma mudança tão evidente na expectativa de vida e ao mesmo tempo uma diminuição das taxas de fecundidade. Essa mudança demográfica apresenta tanto oportunidades como desafios. A maioria das pessoas aspira viver uma longa e saudável vida, e os idosos podem proporcionar valiosos recursos econômicos, sociais, culturais e familiares. Além da capacidade potencial para trabalhar, incorporam grande reserva de capital humano, especialmente em educação e experiência de trabalho. Uma vida inteira de experiências pode torná-los mais aptos avaliar e abordar uma grande variedade de situações, além de orientar os mais jovens.[2]

ATIVIDADES FÍSICAS

As atividades físicas podem ser relacionadas às nossas atividades diárias, quando realizamos contração muscular. Entretanto, chamamos de exercícios quando as atividades físicas são estruturadas e programadas de forma regular e preferencialmente orientadas e supervisionadas por profissionais capacitados (fisioterapeutas e educadores físicos). Dessa maneira, ser ativo, movimentar-se e envolver-se em programas de exercícios físicos traz benefícios biológicos inegáveis; porém, de igual importância é partir de objetivos claros para saber quais rumos tomar.[3]

As atividades propostas para a qualidade de vida do paciente giram em torno das capacidades de força, potência muscular, condicionamento aeróbio, reabilitação, perda de massa gorda, diminuição ou controle de dores e/ou doenças, flexibilidade e agilidade, ou seja, elementos que integram a aptidão física dele.

É necessário identificar qual é a melhor modalidade, para chegar aos objetivos determinados com o paciente e seus familiares, profissionais de saúde envolvidos no cuidado e educador físico. Nenhuma modalidade, seja ela caminhada, musculação, hidroginástica, corrida, High Intensity Interval Training (HIIT), natação, entre outras, deve ser considerada a melhor ou única opção.

Existem modalidades para ganho de força, outras para hipertrofia, outras para coordenação motora, outras para equilíbrio e assim para diferentes situações. Também se pode usar uma para início do programa de exercícios físicos que contemplará mais de uma necessidade, mas que provavelmente deverá ser revisada após um período de intervenção.

As recomendações da Organização Mundial da Saúde (OMS) para a promoção da saúde do idoso, de acordo com níveis altos de evidências científicas, são pelo menos 150 minutos por semana de exercícios aeróbicos de moderada intensidade, associados a exercícios de fortalecimento de grandes grupos musculares de moderada para alta intensidade, duas vezes por semana, em dias não consecutivos. A adição de exercícios multicomponentes (flexibilidade, equilíbrio e propriocepção) também é indicada, especialmente para prevenção de quedas. Essas recomendações trazem benefícios no aumento da expectativa de vida e diminuição da morbidade entre as pessoas idosas.[4]

Geralmente, a escolha do treinamento resistido (fortalecimento) em aparelhos é a mais assertiva para pessoas idosas, sedentárias, com comorbidades ou com pouca experiência de treinamento, pois o controle de sobrecargas é bem estabelecido, seja ele pela amplitude de movimento, carga utilizada (peso), volume de treino (número de séries e repetições) e estabilização corporal.

Com a evolução da aptidão física, pode ter início exercícios com pesos livres, caminhadas, ciclismo estático, evoluindo para o dinâmico, ou seja, partindo do simples para o complexo, até chegar a um ponto que muitos almejam, que é a liberdade das práticas corporais. Essas são definidas como expressão das diversas formas do ser humano se manifestar por meio de seu corpo, levando sempre consigo sua história, valores, princípios e sentidos ao conteúdo e à intervenção.[5] Na Figura 3.1, é possível ver um esquema sequencial de treinamento conforme a capacidade funcional da pessoa idosa. Cada estágio pode durar meses até poder evoluir para o próximo, de acordo com os resultados obtidos.

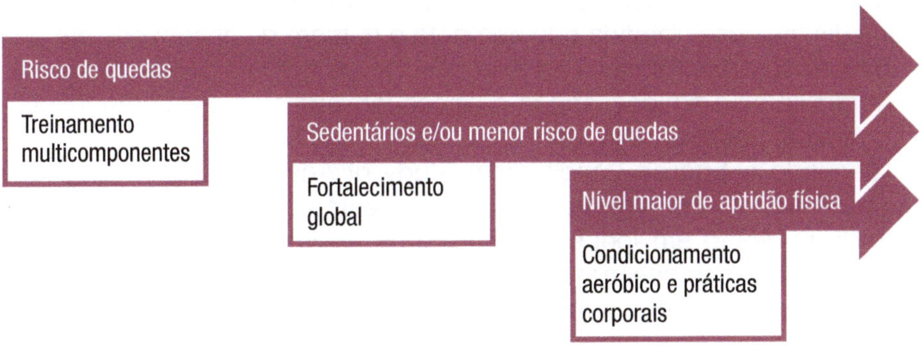

Figura 3.1 – Sequência de treinamento físico para pessoas idosas sedentárias.
Fonte: Desenvolvida pela autoria do capítulo.

Não se trata de um elixir milagroso, mas o treinamento físico proporciona situações de ganhos físicos e funcionais para que esse sujeito possa não apenas sobrepujar certas dificuldades, dores, queixas físicas, mas também experimentar novas possibilidades físicas e sociais.[6,7] É possível ainda manifestar quem se é, o que se deseja e aspira. Viver na potência máxima do que lhe é possível.[8]

PARTICIPAÇÃO SOCIAL

A participação em atividades que sejam desafiadoras, a formação de novas redes neurais e o envolvimento em estimulação cognitiva podem ser abordagens para alcançar o envelhecimento cognitivo bem-sucedido. Programas intergeracionais podem representar um novo modelo de estimulação cognitiva, pois são potencialmente econômicos, viáveis para serem implementados em serviços públicos e privados de saúde e educação, bem como de alto impacto social, uma vez que fortalecem as relações afetivas, gerando sentimentos de cooperação mútua, independentemente de suas idades.

Com vivência na elaboração de programas de promoção de saúde, os autores deste capítulo observam que são necessárias estratégias para uma parcela de idosos que não se interessam por "grupos apenas de idosos". Então, adotar essa ideia de que um programa seria para adultos e idosos traria maior adesão a programas de promoção de saúde. As pessoas podem ter melhor entendimento de si, dos cuidados com seus corpos, e auxiliar positivamente os programas nos quais estão inseridas, muitas vezes se retomando a prática de movimentos, brincadeiras, danças e elementos culturais.[5]

Estudos recentes indicam que a exclusão social múltipla está diretamente ligada à qualidade de vida das pessoas idosas, com o bem-estar geral diminuindo à medida que aumenta o número de dimensões em que são excluídas. A dimensão das relações sociais avalia o contato frequente com familiares e amigos, sendo os laços familiares cruciais para influenciar tanto a mortalidade quanto o bem-estar dos idosos.

Segundo o English Longitudinal Study of Ageing (ELSA), viver com um parceiro, ou com um parceiro e filhos, está associado a menores níveis de exclusão em todas as dimensões sociais. Por exemplo, quase metade (47%) das pessoas solteiras e nunca casadas são consideradas excluídas das relações sociais, enquanto 40% das pessoas sem filhos vivos enfrentam exclusão social, em comparação com 12% de todas as pessoas idosas. A falta de irmãos vivos também aumenta a probabilidade de exclusão social, com 20% dos idosos nessa situação, em comparação com 9% a 11% daqueles com irmãos.[9]

Além disso, condições de saúde como transtornos psicológicos (p. ex., depressão e ansiedade) têm sido associadas à solidão, amplificando os impactos negativos do isolamento social. Com relação ao cuidado informal, estudos anteriores sugerem que relações pessoais de apoio reduzem a solidão emocional. O apoio social, por sua vez, impacta diretamente a solidão social e, indiretamente, a solidão emocional.[10]

Outras pesquisas indicam que o estado civil, particularmente o casamento, pode oferecer suporte emocional protetor contra a diminuição da atividade produtiva. Homens que recebem mais suporte emocional apresentam níveis reduzidos de norepinefrina, epinefrina e cortisol na urina, e tanto homens quanto mulheres demonstram que esse suporte emocional está associado positivamente ao desempenho físico.[11]

Estudos como "The Reciprocal Relationship Between Social Connectedness and Mental Health Among Older European Adults" mostram que fortes laços sociais e interações frequentes estão significativamente associados a melhores resultados de qualidade de vida e saúde mental e a níveis reduzidos de depressão. Esse estudo europeu com 10 mil idosos revelou que aqueles com alta conectividade social apresentavam uma redução de 40% na incidência de depressão e melhor qualidade de vida.[12]

Estratégias voltadas à socialização, como clubes sociais, grupos de apoio e programas comunitários, são essenciais para manter e promover a saúde. Programas comunitários que estimulam a socialização podem reduzir significativamente a solidão e aumentar o bem-estar emocional. Assim, a sociabilidade, especialmente por meio de relacionamentos próximos, emerge como um fator protetivo crucial para a qualidade de vida e o bem-estar dos idosos, mitigando os efeitos negativos da exclusão social em múltiplas dimensões.

DIETA

Alguns tipos de dieta vêm sendo estudados como eficazes para a prevenção de doenças cardiovasculares, sarcopenia e comprometimento cognitivo, como a Dietary Approach to Stop Hypertension (DASH), Diet Intervention for Neurodegenerative Delay (MIND), Anti-Inflammatory Diet, Prudent Healthy Diet. Entretanto, a dieta do Mediterrâneo é a que tem maiores evidências de proteção.

A dieta do mediterrâneo tradicional refere-se a um perfil alimentar caracterizado por alta ingestão de frutas, cereais e legumes; baixo consumo de gorduras saturadas, com o azeite de oliva como principal fonte de gordura; moderado consumo de peixe; ingestão baixa a moderada de laticínios (sob a forma de iogurte e queijo); baixo consumo de carne vermelha e produtos à base de carne; e quantidade moderada de álcool (especialmente vinho), geralmente consumido durante as refeições.[13]

Contudo, existem evidências de que o consumo de alimentos ultraprocessados é deletério para a cognição, a saúde cardiovascular e a longevidade. Assim, tem sido proposta a dieta planetária, que foca na melhora da saúde das pessoas e na sustentabilidade ambiental. Propõe a redução do consumo de carne e açúcar e maior consumo de frutas e hortaliças. A dieta é flexível, respeitando as diferenças regionais e culturais.[14]

Nada como extrair os nutrientes dos próprios alimentos, e não de suplementos, usando produtos frescos, de preferência com preparação sem pressa, entre familiares e amigos.

SAÚDE MENTAL

A saúde mental, frequentemente subestimada, desempenha um papel crucial no envelhecimento saudável, influenciando diretamente a qualidade de vida, a capacidade funcional e a longevidade das pessoas.

A hipótese de reserva cognitiva postula que alguns indivíduos têm maior capacidade de suportar alterações patológicas no cérebro. A escolaridade parece ter uma influência na reserva cognitiva, por provocar mudanças na estrutura cerebral durante o desenvolvimento. No entanto, deve haver influência de outros aspectos da experiência na idade adulta e na velhice, como atividade social, trabalho cognitivamente exigente e propósito de vida. O efeito protetor da escolaridade se dá nos primeiros anos; e ainda não existem evidências para o nível de estudo secundário ou superior.[15]

Existe plausibilidade biológica em assumir que certas atividades podem prevenir o declínio cognitivo pela ampliação da reserva cognitiva. Na intervenção cognitiva, os conceitos de treinamento cognitivo e estimulação cognitiva são as abordagens mais populares. Essas abordagens são complementares e a escolha de uma abordagem específica depende dos objetivos do aprimoramento cognitivo ou sua manutenção e do perfil cognitivo da população visada. O treinamento cognitivo geralmente envolve a prática guiada de tarefas-padrão para aumentar ou manter funções cognitivas específicas, como a memória. Finalmente, a estimulação cognitiva promove o envolvimento em atividades que visam um aprimoramento geral do funcionamento cognitivo e social, sem objetivos específicos.[16]

No estudo multicêntrico randomizado "ACTIVE", envolvendo idosos cognitivamente normais, o treinamento cognitivo resultou em menor declínio na habilidade autorrelatada para executar atividades instrumentais da vida diária em comparação com os controles, após cinco anos.[17] O treinamento cognitivo nesse estudo consistiu em dez sessões de uma hora, ensinando estratégias cognitivas para melhorar a memória, o raciocínio e a velocidade de processamento. O treinamento cognitivo apoia a ideia de que estes podem ter efeitos reais sobre a habilidade cognitiva de indivíduos normais para realizar atividades da vida diária.[18]

O senso de propósito na vida atua como um amortecedor significativo contra os efeitos negativos do estresse na saúde mental das pessoas. Uma pesquisa, publicada por Pfund e colaboradores em 2022, indica que pessoas idosas com um forte senso de propósito apresentaram uma resiliência significativamente maior aos efeitos do estresse, com uma redução de 30% na prevalência de sintomas depressivos. Esse senso pode ser promovido por meio de atividades voluntárias, *hobbies*, engajamento em comunidades religiosas ou outras formas de participação social que ofereçam um sentimento de significado e realização pessoal. Intervenções que incentivam a encontrar e manter um senso de propósito podem ser altamente benéficas para sua saúde mental e bem-estar geral.[19]

Ter um propósito de vida tem sido associado a inúmeros benefícios para a saúde física, mental e emocional dos idosos. No contexto japonês, esse conceito é frequentemente representado pelo termo "Ikigai", que pode ser traduzido como "razão de ser" ou "propósito de vida". O termo é composto por duas palavras: "iki" (生き), que significa "vida", e "gai" (甲斐), que se refere a "valor" ou "merecimento". Juntas, elas expressam a ideia de algo que dá valor à vida ou, mais precisamente, aquilo que faz a vida valer a pena ser vivida. Esse conceito é profundamente enraizado na cultura japonesa e engloba a satisfação e o significado encontrados nas atividades cotidianas, nas relações interpessoais e na contribuição para a sociedade.

Em um estudo longitudinal publicado por Okuzono em 2022, foi investigado como o Ikigai está associado a uma ampla gama de desfechos de saúde entre idosos japoneses. Os resultados mostraram que ter isso está associado a um menor risco de mortalidade por doenças cardiovasculares, depressão e demência. Especificamente, os idosos que relataram ter Ikigai apresentaram uma redução de 31% no risco de desenvolver incapacidade funcional e uma redução de 36% no risco de desenvolver demência durante um período de três anos. Portanto, esse estudo também sugere que o Ikigai contribui para uma melhor saúde mental e física, bem como para uma maior longevidade.[20]

O estudo publicado por Kato e colaboradores em 2023 destacou que o bem-estar relacionado ao Ikigai influencia a motivação para comportamentos saudáveis, como alimentação e exercício. Os autores descobriram que o suporte social e o senso de coerência têm um impacto positivo no Ikigai, que, por sua vez, melhora a motivação autônoma para essas atividades.[21]

No entanto, a ideia de um propósito de vida transcende culturas. Em diversas sociedades, ter um objetivo claro e significativo está associado a melhores resultados de saúde. A aplicabilidade do conceito pode variar, mas sua essência – encontrar significado e satisfação nas atividades cotidianas e nas relações – permanece relevante.

Desenvolver um propósito de vida pode ser alcançado por meio de diversas atividades que promovam engajamento pessoal e social. Participar de voluntariado, por exemplo, oferece a oportunidade de contribuir positivamente para a comunidade, o que pode gerar um forte senso de utilidade e significado. Envolver-se em *hobbies* e atividades recreativas, como jardinagem, artesanato ou prática de esportes, também pode fornecer uma sensação de realização e satisfação pessoal. Além disso, manter conexões sociais robustas por intermédio de grupos de apoio, clubes de interesse ou atividades religiosas pode reforçar o sentimento de pertencimento e propósito. Aprender algo novo, seja um idioma, um instrumento musical ou habilidades tecnológicas, pode não apenas estimular a mente, mas também fornecer metas tangíveis e um sentido contínuo de progresso e desenvolvimento. Essas atividades, combinadas, ajudam a construir um Ikigai sólido, promovendo um envelhecimento saudável e satisfatório.

Outra intervenção promissora no contexto do envelhecimento saudável é a meditação, uma prática milenar que tem demonstrado diversos benefícios para a saúde mental e física dos idosos. A meditação, originária das tradições espirituais do Oriente, especialmente da Índia, evoluiu ao longo dos séculos e agora é amplamente praticada em muitas culturas ao redor do mundo.

Existem várias formas de meditação, cada uma com suas técnicas e objetivos específicos. Estão entre as mais conhecidas:

- ***Mindfulness* (atenção plena):** consiste em focar no momento presente, observando pensamentos, emoções e sensações corporais sem julgamento.
- **Meditação transcendental:** envolve a repetição silenciosa de um mantra específico para alcançar um estado de relaxamento profundo e descanso mental.
- **Meditação guiada:** é conduzida por um instrutor ou gravação, orientando o praticante através de imagens e sons para alcançar um estado de calma.
- **Meditação em movimento:** inclui práticas como *yoga* e *tai chi*, que combinam movimento físico com atenção plena.

Os benefícios da meditação no envelhecimento saudável são bem documentados. Sua prática regular pode ter um impacto significativo na manutenção e na melhoria das funções cognitivas em idosos. Trata-se de uma intervenção promissora para mitigar o declínio cognitivo relacionado à idade. Estudos citados em um editorial indicam que a meditação pode melhorar a memória e as funções executivas, áreas cruciais para a independência e a qualidade de vida dos idosos.[22]

A prática de meditação *mindfulness*, especificamente, tem mostrado melhorar significativamente o controle atencional e a regulação emocional. Prakash, em sua publicação de 2021, relata que a meditação *mindfulness* pode melhorar a atenção focada e reduzir a desregulação emocional, destacando seu potencial para promover a saúde cerebral. A capacidade de manter a atenção e regular as emoções é essencial para os idosos, pois contribui para a resiliência emocional e a capacidade de lidar com o estresse e as mudanças associadas ao envelhecimento.[23]

A meditação emerge como uma ferramenta poderosa para promover um envelhecimento saudável. Os benefícios cognitivos, emocionais e físicos associados à prática meditativa são suportados por uma crescente base de evidências científicas. Integrar a meditação em programas de saúde pública e intervenções individuais pode ser uma estratégia eficaz para melhorar a qualidade de vida dos idosos, ajudando-os a manter a independência, a saúde mental e a resiliência emocional ao longo dos anos. A prática regular de meditação não apenas melhora as funções cognitivas e emocionais, mas também promove mudanças estruturais no cérebro e modula sistemas fisiológicos críticos, contribuindo para a longevidade e a saúde geral.

CONSIDERAÇÕES FINAIS

O envelhecimento saudável é resultante da interação multidimensional entre saúde física, saúde mental, autonomia e independência na vida diária, participação social e suporte familiar. Promover a saúde da pessoa idosa é um desafio para profissionais e instituições de saúde, governo e sociedade.

Referências bibliográficas

1. Morley JE. A brief history of geriatrics. J Gerontol A Biol Sci Med Sci. 2004;59(11):1132-52. doi:10.1093/gerona/59.11.1132.
2. Busse AL, Jacob Filho W. History and prospects of geriatrics. Rev Med (São Paulo). 2016 July-Aug.;95(Special Issue 2):22-6. doi: 10.11606/issn.1679-9836.v95ispe2p22-26.
3. Caspersen CJ. Physical activity epidemiology: concepts, methods, and applications to exercise science. Exercise and Sports Reviews. 1989:423-73.
4. WHO guidelines on physical activity and sedentary behavior: at a glance. 2021 [acesso em 20 ago. 2024]. Disponível em: https://www.who.int/europe/publications/i/item/9789240014886.
5. Ferdinando DC. Práticas corporais promovidas pela unidade básica de saúde "Vila Dalva": visão de usuários [dissertação]. São Paulo: Universidade de São Paulo, Faculdade de Saúde Pública; 2007.
6. Espinosa B. Ética demonstrada à maneira dos geômetras. Carvalho J, Ferreira Gomes J, Simões A. [tradutores]. São Paulo: Nova Cultural; 1997. Col. Os Pensadores, v. "Espinosa".
7. Yabuuti PLK, Jesus GM, Buratti A, Bassani GA, Castro H, Pereira JS et al. O exercício físico na terceira idade como instrumento de promoção da saúde. REAS [Internet]. 3 fev. 2019;11(6):e316. Disponível em: https://acervomais.com.br/index.php/saude/article/view/316.
8. Costa FR, Prudente CM, Souza IF. Equilíbrio, mobilidade e condição de saúde de idosos que frequentam programas públicos de exercícios. Braz Ap Sci Rev (Curitiba). Jan./fev. 2020;4(1):303-18.

9. Barnes M, Blom A, Cox K et al. The social exclusion of older people: evidence from the first wave of the English Longitudinal Study of Ageing (ELSA): final report. Office for the Deputy of Prime Minister. 2006. Disponível em: https://ifs.org.uk/publications/social-exclusion-older-people-evidence-first-wave-english-longitudinal-study-ageing.
10. Dahlberg L, McKee KJ. Correlates of social and emotional loneliness in older people: evidence from an English community study. Aging Ment Health. 2014;18:504-14. Disponível em: https://doi.org/10.1080/13607863.2013.856863 e https://www.tandfonline.com/doi/full/10.1080/13607863.2013.856863?scroll=top&needAccess=true.
11. Rowe JW, Kahn RL. Successful aging. The Gerontologist. 1997 Aug.;37(4):433-40. Disponível em: https://doi.org/10.1093/geront/37.4.433.
12. Schwartz E, Litwin H. The Reciprocal Relationship Between Social Connectedness and Mental Health Among Older European Adults: A SHARE-Based Analysis. J Gerontol B Psychol Sci Soc Sci. 2019 Apr 12;74(4):694-702. doi: 10.1093/geronb/gbx131. PMID: 29126316; PMCID: PMC6460342.
13. Chen X, Maguire B, Brodaty H, O'Leary F. Dietary patterns and cognitive health in older adults: a systematic review. Journal of Alzheimer's Disease. 2019;67(2):583-619.
14. Beal T, Ortenzi F, Fanzo J. Estimated micronutrient shortfalls of the EAT-Lancet planetary health diet. The Lancet Planetary Health. 2023;7(3):e233-7. Disponível em: https://doi.org/10.1016/S2542-5196(23)00006-2.
15. Wilson RS, Yu L, Lamar M, Schneider JA, Boyle PA, Bennett DA. Education and cognitive reserve in old age. Neurology. 2019;92(10):1041-50.
16. Gil G, Busse AL, Shoji FT, Martinelli MD, Mercadante EF. Efeitos de um programa de estimulação cognitiva multidisciplinar intergeracional. Revista Brasileira de Geriatria e Gerontologia. 2015;18:533-43. doi: 10.1590/1809-9823.2015.14165.
17. Tennstedt SL, Unverzagt FW. The ACTIVE study: study overview and major findings. J Aging Health. 2013 Dec.;25(8 Suppl):3S-20S. doi: 10.1177/0898264313518133.
18. Willis S, Rebok G. Overview of the Active Study at 20 years. Innov Aging. 2019 Nov. 8;3(Suppl 1):S432. doi: 10.1093/geroni/igz038.1616. PMCID: PMC6840874.
19. Pfund GN, Spears I, Norton SA, Bogdan R, Oltmanns TF, Hill PL. Sense of purpose as a potential buffer between mental health and subjective cognitive decline. Int Psychogeriatr. 2022 Dec.;34(12):1045-55. doi: 10.1017/S1041610222000680. Epub 2022 Sep. 16. PMID: 36111484; PMCID: PMC11170959.
20. Okuzono SS, Shiba K, Kim ES, Shirai K, Kondo N, Fujiwara T et al. Ikigai and subsequent health and wellbeing among Japanese older adults: longitudinal outcome-wide analysis. Lancet Reg Health West Pac. 2022 Feb. 3;21:100391. doi: 10.1016/j.lanwpc.2022.100391. PMID: 35141667; PMCID: PMC8814687.
21. Kato Y, Kojima A, Hu C. Relationships between IKIGAI well-being and motivation for autonomous regulation of eating and exercise for health: included the relevance between sense of coherence and social support. Int J Behav Med. 2023 Jun.;30(3):376-87. doi: 10.1007/s12529-022-10098-2. Epub 2022 May 13. PMID: 35562560.
22. Foster PP, Baldwin CL, Thompson JC, Espeseth T, Jiang X, Greenwood PM. Editorial: Cognitive and brain aging: interventions to promote well-being in old age. Front Aging Neurosci. 2019 Oct. 15;11:268. doi: 10.3389/fnagi.2019.00268. PMID: 31680930; PMCID: PMC6803512.
23. Prakash RS. Mindfulness meditation: impact on attentional control and emotion dysregulation. Arch Clin Neuropsychol. 2021 Oct. 13;36(7):1283-90. doi: 10.1093/arclin/acab053. PMID: 34651648; PMCID: PMC8517620.

4 Estimulando o cérebro

Gislaine Gil
Alexandre Leopold Busse
Mônica Szyszko Pita

INTRODUÇÃO

- O envelhecimento é acompanhado por modificações estruturais e funcionais:
  - A função executiva sofre maior mudança e, consequentemente, surgem as reclamações feitas pelos idosos de precisar se concentrar em uma tarefa por vez e ter mais tempo para tomar decisões. Isso decorre da diminuição de volume da substância cinzenta e branca, de quase 3% por década,[1] no córtex pré-frontal lateral.
  - As estruturas do lobo temporal medial também são vulneráveis, com taxas anuais de atrofia variando de 0,79% a 2% para o hipocampo e de 0,3% a 2,4% para o córtex entorrinal,[1] e estão associadas às mudanças no desempenho da memória declarativa episódica; isso resulta em queixas de esquecer uma informação recém-apresentada e no uso de maior número de auxílios externos, como lembretes para conseguir recordar.
  - Desregulação da dopamina de base frontal causa uma diminuição da velocidade com que os processos cognitivos podem ser executados e, consequentemente, modificações em várias funções cognitivas, incluindo a memória de trabalho e a fluência verbal, embora haja extensões diferentes, dependendo da complexidade da tarefa. Queixas nessas funções podem ser relatadas pelos idosos, como ter que voltar várias vezes a um parágrafo de um texto, a chamada sensação "leu, mas não

entendeu", e demorar mais para trazer uma palavra com restrição fonêmica ou semântica à mente.

Nas últimas décadas, o envelhecimento ganhou conotação negativa e se tornou sinônimo de deterioração e morte. Se a nossa sociedade aprendesse a valorizar a velhice na mesma medida que hoje se faz para outras faixas etárias, então as pesquisas que visam interromper ou reverter o processo de envelhecimento seriam tão impensáveis quanto a intervenção nos processos de desenvolvimento da juventude. Em vez disso, o que é desejável e comprovadamente alcançável em todos os momentos da vida é a prevenção. Nessa perspectiva, o Treino Cognitivo (TC) pode ser ofertado aos idosos, visto que o treinamento sistemático focado em habilidades cognitivas está associado a melhor desempenho para a realização de atividades instrumentais da vida diária que são essenciais para uma vida independente.[2]

DEFINIÇÃO DE TREINO COGNITIVO

O TC é uma modalidade de intervenção cognitiva centrada na prática guiada de um conjunto de tarefas padronizadas que refletem determinadas funções cognitivas, como memória, atenção, resolução de problemas, raciocínio, velocidade de processamento, entre outras.

Diferencia-se da estimulação, pois acrescenta às tarefas cognitivas o ensino de estratégias para otimização do funcionamento mental.

FORMATO DO TREINO COGNITIVO

- **Unimodal:** voltado para o treino de uma habilidade específica (p. ex., os treinos de memória declarativa episódica, atenção dividida, entre outras).
- **Multimodal:** voltado para o treino de várias habilidades cognitivas.

ESTÍMULOS DO TREINO COGNITIVO

- Lápis e papel.
- Computadorizado.
- Inserção de atividades da vida diária.
  - Todos os tipos de estímulos podem apresentar níveis de dificuldade que variam: fácil, médio e difícil.

MODALIDADES DO TREINO COGNITIVO

- Individual.
- Grupo (intergeracional ou não).

PRESSUPOSTO CIENTÍFICO DA PRÁTICA DE TREINO COGNITIVO

A realização de exercícios mentais e o aprendizado de estratégias cognitivas têm o potencial de melhorar ou, pelo menos, preservar o funcionamento de determinado domínio cognitivo.

Outra premissa é que os efeitos da prática serão generalizados para além do contexto imediato da intervenção.

QUANDO INICIAR O TREINO COGNITIVO

Modificações no funcionamento cerebral relacionadas à idade ocorrem, mais significativamente, em meados dos 60 anos. Já as modificações nas funções instrumentais da vida diária, que abrangem preparação de refeições, trabalho doméstico, finanças, cuidados de saúde, telefone, compras e viagens, ocorrem mais tarde, em meados dos 70 anos até o início dos 80 anos. Logo, o TC pode ser programado para ocorrer antes das mudanças cognitivas,[3] pois quando atividades instrumentais da vida diária são afetadas estamos diante de uma doença e, nesse momento, o idoso necessitará da Reabilitação Cognitiva.

ESCOLHA DOS IDOSOS PARA O GRUPO DE TREINO COGNITIVO

Antes de iniciar o TC é importante mapear a cognição, o humor, a ansiedade e a funcionalidade do participante idoso para verificar se ele apresenta possível quadro demencial e, assim, não ser incluído no grupo de idosos hígidos.

- **Entrevista de anamnese:** deve ser elaborada especialmente para abordar o quadro clínico de saúde atual e pregressa do participante idoso, presença de sintomas emocionais e cognitivos, diagnóstico de transtornos psiquiátricos e diagnóstico de demência.
- **Triagem cognitiva:** uso de instrumento para mapear a cognição e estimar possível quadro demencial. O(s) teste(s) escolhido(s) pode(m) incluir questões e problemas simples em áreas diversas: orientação no tempo e espaço, memória de curto prazo e longo prazo, aritmética, compreensão da linguagem e habilidades motoras básicas.
  - **Possíveis escolhas:** Miniexame do Estado Mental (comercializado pela editora Hogrefe), 10CS ou MoCA (utilizado em idosos de alta escolaridade).
- **Escala funcional:** verificar o impacto das queixas cognitivas na vida diária pela percepção de um informante.
  - **Possíveis escolhas:** Pfeffer ou IQCODE.
- **Humor:** a aplicação de escala de depressão tem como objetivo identificar o grau de sintomas depressivos. Quando a gravidade dos

sintomas for de grau moderado ou grave, aconselha-se não inserir o idoso no grupo de TC.

 - **Possíveis escolhas:** Escala de Depressão Geriátrica de 15 itens ou PHQ-9.

- **Ansiedade:** a aplicação de escala de ansiedade tem como objetivo identificar o grau dos sintomas ansiosos. Quando a gravidade dos sintomas for de grau moderado ou grave, aconselha-se não inserir o idoso no grupo de TC.
  - **Possível escolha:** GAD-7.

AVALIAÇÃO ANTES E APÓS O TREINO COGNITIVO

Avaliação neuropsicológica conduzida em dois momentos diferentes, um imediatamente ao TC (linha de base) e, em seguida, ao términco do TC (desfecho).

- Uma extensa lista de testes que são considerados favoráveis ao uso na prática clínica encontra-se no site do Conselho Regional de Psicologia: https://satepsi.cfp.org.br.
- Não existem testes específicos para a avaliação inicial; o melhor é usar os testes com que o profissional já esteja acostumado.
- Aconselha-se também verificar os apoios externos que o idoso já utiliza na vida diária (p. ex., uso de agenda, calendário, anotações em caderneta, colocar os objetos sempre no mesmo lugar, entre outros).
- Pode-se pensar também em avaliar a cognição durante o TC, a fim de monitorar o desempenho para manter um equilíbrio ideal entre os recursos cognitivos e as demandas das tarefas propostas.[4]

NÚMERO DE IDOSOS NO TREINO COGNITIVO

Há uma enorme heterogeneidade, nos estudos, no número de participantes, mas a média é de 15 a 18 idosos; e essa heterogeneidade impõe ao campo uma dificuldade na condução de estudos de metanálise, que são imprescindíveis para que a área avance.

NÚMERO DE SESSÕES E DURAÇÃO DO TREINO COGNITIVO

Há uma enorme heterogeneidade no número de sessões e em sua duração, mas a média é de 10 a 16, com duração de 60 a 75 minutos. Essa heterogeneidade impõe ao campo uma dificuldade na condução de estudos de metanálise, que são imprescindíveis para que a área avance.

É recomendado o treinamento de reforço para melhorar o desempenho, principalmente de funções como raciocínio e velocidade do processamento da informação. Há uma enorme heterogeneidade relativa a quando ele deve ocorrer, mas a média é de 6 meses a um ano após TC.

FUNÇÕES COGNITIVAS TREINADAS

São recomendados os treinos de memória, raciocínio e velocidade de processamento de informações:

- **Treinamento de memória:** deve ter como objetivo criar várias maneiras de tornar as informações a serem lembradas mais significativas, como relembrá-las categorizando, visualizando e associando-as a algo familiar ou conhecido.
- **Treinamento de raciocínio:** deve ter como objetivo melhorar a capacidade de identificar padrões a partir de uma série de letras, números e palavras, o que auxilia na organização das atividades diárias, como seguir um regime de medicação e, assim, reduzir a sobrecarga na memória.
- **Treinamento de velocidade de processamento de informações:** deve ter como objetivo melhorar a velocidade de processamento mental para que as informações cada vez mais complexas possam ser compreendidas mais rapidamente (p. ex., com que rapidez alguém poderia identificar se um objeto no meio de seu campo visual é um carro ou um caminhão, ao mesmo tempo em que observa onde – em seu campo de visão periférico – outro carro está localizado).

RESULTADOS COM O TREINO COGNITIVO

Duas correntes de trabalho são relevantes para essa resposta. A primeira é a da ampliação, em que se afirma que os maiores ganhos, seja na tarefa treinada, em tarefas intimamente relacionadas e/ou na transferência para tarefas da vida diária, são esperados em idosos que já tenham um bom desempenho. Esse relato pressupõe que idosos de alto desempenho, com mais recursos cognitivos, são mais capazes de obter sucesso e usar novas estratégias e habilidades. Na segunda corrente, que é a da compensação, pressupõe-se que os idosos de baixo desempenho se beneficiarão mais por causa de seu maior potencial de melhoria.[4] Independentemente das correntes apresentadas, o treinamento deve ter efeito no mundo real, como diminuição das dificuldades nas atividades instrumentais de vida diária (p. ex., gerenciamento de medicamentos, preparação de refeições, entre outras).

RELATO DE EXPERIÊNCIA 1 – ACTIVE[3]

O planejamento de grupo de Treino Cognitivo será ilustrado a partir do estudo do National Institute on Aging em parceria com o National Institute for Nursing Research que financiou o Advanced Cognitive Training for Independent and Vital Elderly (ACTIVE), um ensaio randomizado, controlado, cego simples.

Participaram 2.802 idosos, com 65 anos ou mais, representativos da comunidade, advindos de seis centros de referência a idosos: a Universidade do Alabama em Birmingham, o Centro de Reabilitação Hebraica de Boston para Idosos, a Escola de Medicina da Universidade de Indiana, a Universidade Johns Hopkins, a Universidade Estadual da Pensilvânia e a Wayne State University.

A **avaliação inicial** dos idosos englobou:

a) Dados demográficos (idade, sexo, raça, escolaridade e estado civil).

b) História de saúde (autorrelato de diabetes, infarto do miocárdio, angina, insuficiência cardíaca, acidente vascular cerebral, hipertensão, colesterol alto e uso atual de álcool).

c) Avaliação do estado físico, cognitivo, funcional e qualidade de vida, a partir da aplicação das seguintes ferramentas:

   c.1) **Estado físico/qualidade de vida relacionada à saúde:** MOS Short-form 36.

   c.2) **Medidas cognitivas:** MMSE, Hopkins Verbal Learning Test, Rey Auditory-Verbal Learning Test, Rivermead Behavioral Memory Test immediate recal, Letter Series total correct, Letter Sets total correct, Word Series total correct, Useful Field of View e Vocabulary.

   c.3) **Medidas funcionais:** Minimum Data Set for Home Care, Everyday Problems Test, Observed Tasks of Daily Living, Complex Reaction Time e Timed IADL.

As **funções cognitivas treinadas** foram a memória episódica verbal, o raciocínio focado em resolver problemas e a velocidade de processamento, por serem funções que exibem as maiores modificações com o envelhecimento.

O **número de sessões** foi de 10, de 60 a 75 minutos, durante 5 a 6 semanas. As sessões 1 a 5 enfocaram a instrução da estratégia e exercícios para praticar a estratégia; e as sessões 6 a 10 forneceram exercícios práticos adicionais. Quatro sessões de **treinamento de reforço** de 75 minutos foram fornecidas após 11 a 35 meses do treinamento inicial.

As **avaliações de resultado** foram realizadas imediatamente após 1, 2, 3 e 5 anos da intervenção, utilizando os mesmos instrumentos da avaliação inicial.

Os **resultados** apontaram que a intervenção produziu uma melhora imediata nas funções cognitivas treinadas, com alguma dissipação ao longo do tempo; no entanto, os ganhos de treinamento permaneceram no acompanhamento de 5 anos.

O treinamento produziu efeitos específicos de habilidade, por exemplo o treinamento de raciocínio não resultou em melhora na memória ou na velocidade de processamento, indicando que os efeitos do treinamento não foram explicados pelo contato social. As maiores melhorias foram observadas para a intervenção de velocidade de processamento, seguida por raciocínio e memória.

O treinamento de reforço para grupos de treinamento de raciocínio e velocidade produziu um desempenho significativamente melhor (acima do efeito do treinamento inicial). Após 2 anos da intervenção, um total de 193 idosos foram definidos como tendo Comprometimento Cognitivo Leve e, com isso, não se beneficiaram do treinamento de memória, mas mostraram resposta significativa de treinamento às intervenções de raciocínio e velocidade.

Após os 5 anos da intervenção, os idosos relataram dificuldade significativamente menor em realizar atividades instrumentais de vida diária e eram menos prováveis de ter declínio na qualidade de vida do que o grupo controle.

Redução de custos após o treino cognitivo intitulado "ACTIVE"

Dez horas de treinamento cognitivo do ACTIVE diminuiu os gastos médicos previstos em 3,2% entre a linha de base e o acompanhamento de 1 ano após o treinamento.

RELATO DE EXPERIÊNCIA 2 – VIGILANTES DA MEMÓRIA[5]

O planejamento de grupo de intervenção cognitiva multiprofissional intergeracional será ilustrado a partir do programa Vigilantes da Memória.[5]

A importância de grupos intergeracionais foi observada no Plano de Ação Internacional para o Envelhecimento, estabelecido na Conferência de Madrid em 2002. No artigo 16 do Plano de Madrid, reconheceu-se a relevância de fortalecer a solidariedade entre as gerações e as ações intergeracionais, tendo presentes as exigências particulares dos mais velhos e dos mais jovens, e de incentivar as relações solidárias entre gerações, pois a rapidez e a intensidade da transição demográfica exigem, em um curto espaço de tempo, reconfigurações de modelos e práticas sociais, com mudanças de valores, formas de convívio e de interação intergeracional – convívio de pessoas de diferentes faixas etárias que se inter-relacionam nas atividades cotidianas.

O programa contou com 79 participantes, com 40 anos ou mais e nível de escolaridade igual ou acima de 8 anos.

A **avaliação inicial** englobou:

a) Dados demográficos (idade, sexo, raça, escolaridade e estado civil).
b) Avaliação neuropsicológica, a partir da aplicação das seguintes ferramentas: dígitos diretos, dígitos inversos e sequências de números e letras da Wechsler III, o subteste pares associados da WMS-III, Teste Comportamental de Memória de Rivermead versão A (aplicado na avaliação inicial) e B (aplicado na reavaliação), escalas GDS e Ansiedade de Beck e o questionário sobre a memória cotidiana de Sunderland.

As **funções cognitivas treinadas** foram: atenção, planejamento, memória episódica verbal, de trabalho e imediata (treino multimodal). Técnicas comportamentais também foram ensinadas para minimizar sintomas ansiosos e depressivos. Todas as sessões foram iniciadas com a retomada dos objetivos e conquistas do encontro anterior e encerradas com o *feedback* sobre os benefícios dos resultados obtidos nos encontros. Os participantes foram incentivados a aplicar as técnicas aprendidas nas atividades cotidianas, o que proporcionava oportunidades para a assiduidade na rotina com o *feedback* corretivo e generalização.

O **número de sessões** foi de 20, de 100 minutos, durante 5 meses.

As **avaliações de resultado** foram realizadas após a intervenção, utilizando os mesmos instrumentos da avaliação inicial.

Os **resultados** apontaram melhora do desempenho tanto da atenção quanto de memória, mas sem mudança na metamemória. Houve redução de sintomas depressivos e ansiosos. A aprendizagem associativa imediata teve melhora evidente entre os idosos, enquanto a redução dos sintomas ansiosos e depressivos foi maior entre os adultos. Logo, a intervenção cognitiva multidisciplinar intergeracional foi eficaz na melhora do desempenho cognitivo e do humor nos idosos e adultos com queixas de memória.

É pertinente ressaltar que o estímulo dos idosos ao convívio social e o combate ao preconceito em relação a essas pessoas são cruciais para mudar a percepção social da velhice como período de invalidez e incapacidades.

É fundamental a valorização da convivência entre várias faixas etárias e entre estas e os diversos profissionais da saúde (para saber mais sobre o programa, acesse: www.vigilantesdamemoria.com.br) (Figura 4.1).

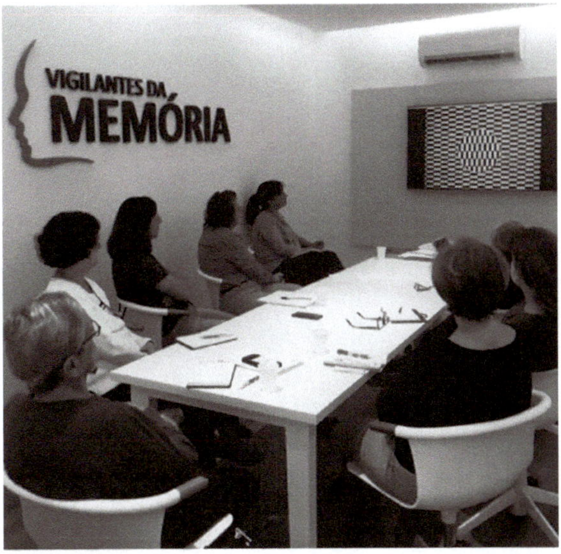

Figura 4.1 – Grupo intergeracional do Vigilantes da Memória em atividade de treino cognitivo.
Fonte: Acervo da autoria do capítulo.

CONSIDERAÇÕES FINAIS

O TC tem o potencial de melhorar ou, pelo menos, preservar o funcionamento cognitivo dos idosos. Quando em grupo, possibilita a interação entre os participantes, criando uma rede de apoio e suporte social.

Referências bibliográficas

1. Riddle M, Taylor WD. Structural changes in the aging brain. In: Hantke N, Etkin A, O'Hara R, editors. Handbook of mental health and aging. 3 ed. Academic Press; 2020. p. 59-69.
2. Fu L, Kessels RPC, Maes JHR. The effect of cognitive training in older adults: be aware of CRUNCH Aging. Neuropsychology, and Cognition. 2020;27(6):949-62. Disponível em: https://doi.org/10.1080/13825585.2019.1708251.
3. Tennstedt SL, Unverzagt FW. The ACTIVE study: study overview and major findings. J Aging Health. 2013;25(8 Suppl):3S-20S. doi:10.1177/0898264313518133.
4. Kessels e Maes, 2020.
5. Gil G, Busse AL, Shoji FT, Martinelli PD, Mercadante EF. Efeitos de um programa de estimulação cognitiva multidisciplinar intergeracional. Rev Bras Geriatr Gerontol. 2015 July-Sep.;18(3). Disponível em: https://doi.org/10.1590/1809-9823.2015.14165.

5 Exercícios físicos e práticas corporais

Douglas Cerqueira Ferdinando

Nem tudo se resolve com a mesma ferramenta. Quando temos um prego, precisamos de um martelo. Quando temos um parafuso, precisamos de uma chave de fenda, e assim por diante.

Com os exercícios físicos e as práticas corporais não é diferente. É preciso analisar cada caso para encaminhar o indivíduo para o lugar correto, para a prática correta.

Saber que ser ativo fisicamente melhora as condições de saúde em primeiro lugar quanto aos aspectos biológicos não é nenhuma novidade. É necessário até que ocorra a recomendação por um médico, ou mesmo por outro profissional de saúde. Assim, o indivíduo poderá dar os primeiros passos para a vida ativa e se beneficiar dos resultados com segurança. Só a informação não basta.

É relevante saber as diferenças entre alguns conceitos de certas nomenclaturas que parecem ser iguais, mas não são.

ATIVIDADE FÍSICA – EXERCÍCIO FÍSICO – PRÁTICAS CORPORAIS

A atividade física é definida por Caspersen[1] como qualquer movimento voluntário promovido pela musculatura esquelética que requeira gasto energético, ou seja, qualquer atividade motora, como caminhar, subir escadas, atividades de lazer e atividades relacionadas à ocupação profissional. Já o exercício físico é definido como uma atividade física estruturada que envolve regularidade e um planejamento, buscando-se uma boa aptidão física. Também se pode caracterizar o exercício como uma atividade com duração, intensidade e frequência estabelecidas.

Entende-se o exercício físico como um subgrupo da atividade física, ou seja, são atividades físicas estruturadas e regulares voltadas a um objetivo, mesmo que este não tenha partido diretamente do sujeito que se submeterá ao treinamento.

Carvalho trata o conceito das práticas corporais como expressão das diversas formas de o ser humano se manifestar por meio de seu corpo.[2] Parte do ser humano em movimento, o qual estuda e considera seus gestos, sua maneira de se expressar corporalmente, levando sempre consigo sua história, seus valores, princípios e sentidos ao conteúdo e à intervenção.

Sejam ocidentais (caminhadas, ginásticas, modalidades esportivas e outras) ou orientais (Tai Chi Chuan, Qi Gong, Lian Gong e outras), as práticas corporais manifestam as várias formas de o ser humano se expressar, pois fazem parte do seu cotidiano, fazem sentido em sua vida, fazem parte da sua história como povo, de suas lendas e crenças. Não é apenas para o corpo, mas para a pessoa, para o grupo. Não é para o corpo, mas pelo corpo vivo.

Existem outras nomenclaturas, conceitos e maneiras de encarar a pessoa em movimento, mas não é o propósito deste texto discutir sobre elas. O que interessa por ora é entender o que fazer, o momento certo e como perpetuar a prática para o maior tempo possível, com eficácia, prazer, análise e reanálise, mudanças quando necessárias, melhorando a qualidade de vida e favorecendo relacionamentos interpessoais saudáveis e desejados.

Isso posto, quando se faz necessário que um paciente se engaje em um programa de exercícios, quer-se que ele tenha compromisso com essas atividades programadas, assim como se deseja que ocorra ao se prescrever os medicamentos, por exemplo. Dessa maneira, há que se deixar claro qual é o ponto de vista médico para que o paciente e sua família procurem o local (instituição, academia, estúdio), o profissional e a atividade (ferramenta) adequados. Dizer para praticar musculação, Pilates, treinamento funcional, hidroginástica ou natação talvez confunda as condutas a serem tomadas pela equipe de intervenção. Ou seja, o médico que encaminha o paciente para um programa de exercícios deve deixar claro para o paciente, sua família e a equipe de intervenção seus objetivos para com aquela pessoa frente ao diagnóstico encontrado.

Um cuidado importantíssimo é não prescrever o protocolo ou programa de exercícios. Isso é competência do profissional de educação física. Este deve avaliar a ferramenta e como será utilizada.

A tríade do sucesso para melhorar a saúde do indivíduo seria, então, a troca de ideias e informações entre a equipe médica, a equipe de intervenção e o paciente e sua família (Figura 5.1).

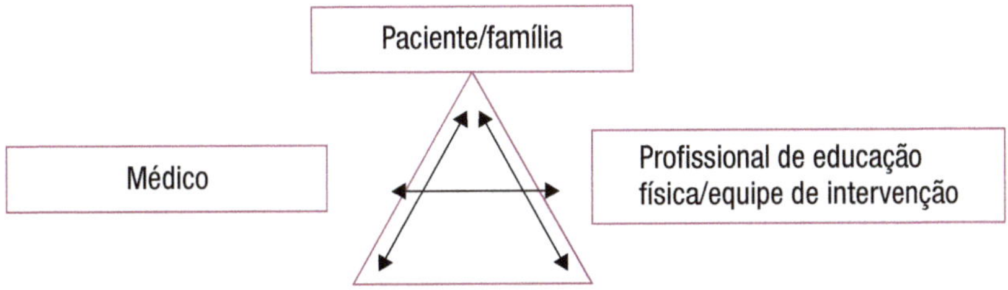

Figura 5.1 – Tríade do sucesso. Representação do relacionamento bem-sucedido para um programa de qualidade de vida.
Fonte: Desenvolvida pela autoria do capítulo.

Com os dados colhidos das avaliações física, clínica, funcional, de cognição e tantas outras informações, é possível traçar um plano de intervenção. Este terá divisões e subdivisões que serão discutidas entre as partes, sem que etapas sejam puladas, para que os objetivos sejam alcançados com as frequências estabelecidas, causando a sensação positiva em lograr êxito e assim continuar na busca do próximo micro-objetivo (microciclo), até se chegar, no momento proposto, ao objetivo final preestabelecido por todas as partes envolvidas.

Do ponto de vista da equipe de profissionais de educação física, quais parâmetros se pode buscar em uma avaliação assertiva?

DAS AVALIAÇÕES FÍSICAS E FUNCIONAIS

Condições cardiorrespiratórias

Com o teste de esforço, pode-se obter as informações da faixa de frequência cardíaca a serem trabalhadas, dependendo da necessidade do indivíduo: condicionamento cardiorrespiratório, perda de gordura, aumento do volume de oxigênio (VO_2) máximo; enfim, só poderá ser traçado um plano, sabendo-se o ponto de partida, ou seja, quais as condições atuais da pessoa.

Caso a equipe de intervenção não tenha esses dados, seria desejável que houvesse a troca de informações com o médico. Entretanto, caso não seja possível, o profissional de Educação Física tem condições de obter parâmetros próximos aos testes com padrão-ouro de pesquisa, para dar início à intervenção. Um deles é o teste de banco de McArdle,[3] que não necessita de muita tecnologia. Embora tenha sido elaborado para avaliação de pessoas mais jovens, existem adaptações seguras para a população mais idosa. O uso desse teste é uma conduta clara de atividade corriqueira, e não para condições de pesquisa científica, embora baseada em evidências científicas. Seus resultados trazem estimativas dos parâmetros calculados por fórmulas preditivas.

Força muscular

Dois testes bastante conhecidos para verificar força e potência muscular são o levantar cinco vezes da cadeira e o teste de flexão de cotovelo (rosca direta) no braço dominante. O primeiro consiste em levantar-se da cadeira, sem a ajuda das mãos, por cinco repetições. O avaliador dever marcar o tempo da execução e comparar à tabela de referência.[4,5] No teste seguinte, é necessário distinguir o gênero do avaliado para compor a carga a ser levantada. Durante o tempo de trinta segundos, o avaliado deverá fazer a flexão total do cotovelo o maior número de vezes que conseguir.[6] Esse teste trará os parâmetros de potência muscular.

O valor do teste pelo dinamômetro manual (*handgrip*) também trará ótimas opções para verificar a situação atual do indivíduo, identificando sua força de preensão palmar.[7]

O teste de equilíbrio estático é bastante útil. Trazendo os valores do tempo de equilíbrio exigido pelo teste, em segundos, pode-se inferir as causas das queixas de falta de equilíbrio ou situações de quedas. O *Timed Up and Go Test* (TUGT) é uma maneira de avaliar o equilíbrio em situação dinâmica.[8,9]

A velocidade de marcha trará as indicações de possíveis situações de vulnerabilidade pela fragilidade ou sarcopenia, por exemplo.[5]

As medidas antropométricas podem contribuir para verificar os riscos cardiorrespiratórios por meio: do índice de massa corporal; da relação cintura/estatura; da circunferência do pescoço; da relação cintura/quadril; da perda de massa corporal e da fragilidade medidas pela circunferência do tríceps sural.[10,11]

Programas sem avaliação e objetivos saem de algum lugar para qualquer outro, podendo deixar a segurança do indivíduo e a eficácia do treinamento à mercê de condições desconhecidas. Nesse ponto, é necessário ponderar a questão de insegurança do profissional que indica um serviço de exercícios físicos. A equipe tem histórico de fazer avaliações e traçar metas? Caso sejam fornecidos os dados necessários, a equipe poderá decifrá-los e criar metas adequadas? Os profissionais estão capacitados para lidar com as ferramentas necessárias? Esses são fatores importantes para estabelecer a confiança entre as equipes envolvidas.

SOBRE AS FERRAMENTAS

As atividades propostas para a qualidade de vida do paciente giram em torno das capacidades de força, potência muscular, condicionamento aeróbio, reabilitação, perda de massa gorda, diminuição ou controle de dores e/ou doenças, flexibilidade e agilidade, ou seja, elementos que integram a aptidão física do sujeito.

Assim como em qualquer outra profissão, é necessário identificar qual é a melhor estratégia para se chegar ao objetivo determinado. Nenhuma ferramenta, seja ela Pilates, High Intensity Interval Training (HIIT), musculação, hidroginástica, corrida, treino concorrente, intervalado, ondulatório, enfim, qualquer que seja ela, deve ser considerada pura e simplesmente o melhor instrumento. A necessidade específica da situação existente exigirá a melhor intervenção.

Muitos médicos e profissionais de saúde acabam escolhendo uma dessas ferramentas para ser seu porto seguro na sugestão de atividade física, muitas vezes mais pelo relato de menor número de casos de lesões ou eventos negativos que chegam ao seu conhecimento no consultório do que pelas evidências científicas relacionadas a elas, frente ao cuidado, ou objetivo, que se esperava da necessidade do paciente.

Há ferramentas para ganho de força, outras para hipertrofia, outras para coordenação motora, outras para equilíbrio, e assim para diferentes situações. Também se pode usar uma para início do programa de exercícios físicos que contemplará mais de uma necessidade, mas que provavelmente deverá ser revisada após um período de intervenção.

Geralmente, a escolha do treinamento resistivo em máquinas é a mais assertiva para pessoas idosas, sedentárias, com comorbidades ou com pouca experiência de treinamento. O controle de sobrecargas é bem estabelecido, seja pela amplitude de movimento, pela carga (peso), pelo volume de treino, ou pela estabilização corporal, por se estar realizando os exercícios em máquinas. Outros fatores que auxiliam a situação seriam o baixo nível de distração, ou elementos distratores, e turmas com poucas pessoas no mesmo período de treino, possibilitando que o instrutor dê a máxima atenção a cada uma delas. Entretanto, haverá um momento em que outros elementos serão incrementados para maior desenvolvimento das habilidades motoras.

O treinamento de força, antes estável nas máquinas, pode dar lugar aos exercícios com pesos livres, exercícios de equilíbrio, caminhadas, ciclismo estático, evoluindo para o dinâmico, ou seja, partindo do simples para o complexo, até chegar a um ponto que muitos almejam, que é a liberdade das práticas corporais.

Parece haver um caminho lógico para uma situação de aumento de independência e autonomia (Figura 5.2). Nem sempre será a de voltar a realizar um esporte que fez parte de sua juventude. Pode ser apenas o fato de conseguir não depender de ninguém na realização das atividades instrumentais da vida diária.

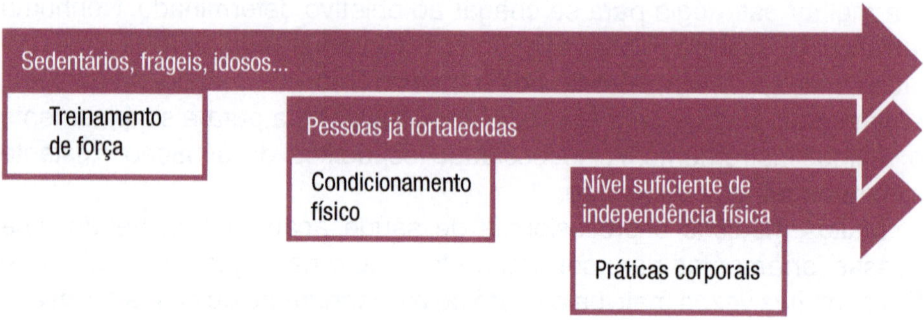

Figura 5.2 – Sequência lógica de evolução de treinamento.
Fonte: Desenvolvida pela autoria do capítulo.

Passo a passo, mudando-se as ferramentas quando houver necessidade, transformando-se o ambiente para a prática de exercícios, elaborando-se práticas para vencer obstáculos possíveis e reais, podendo-se pertencer a um grupo ou time, todos estes são fatores para a criação de hábitos. São eles que conduzirão à constância, ao engajamento em uma vida ativa, e aumentarão relacionamentos interpessoais e a segurança em caminhar por si mesmo, seja física, social ou emocionalmente.

A participação social é primordial para o progresso de programas de promoção da saúde. São sujeitos nesse grau de liberdade e entendimento de si, dos cuidados com seus corpos, que poderão auxiliar positivamente em programas em nível local do ambiente em que estão inseridos, muitas vezes se retomando a prática de movimentos, brincadeiras, danças e elementos culturais.[12]

Enxergar a saúde de maneira mais ampla e holística enfatiza o sujeito, e não a doença que ele carrega, sem diminuir a importância dos aspectos biológicos que poderão ser cuidados ou tratados.

Não se trata de um elixir milagroso e rejuvenescedor para devolver os anos gloriosos de aspectos motores e funcionais. Trata-se de proporcionar situações de ganhos físicos e funcionais não apenas para que esse sujeito possa vencer certas dificuldades, doenças, dores, queixas físicas e emocionais, e tantas outras síndromes e comorbidades, mas também para diminuir essas lastimáveis situações, oferecer-lhe alternativas do que fazer de sua vida, dadas as novas possibilidades físicas e sociais.[13,14] É possível ainda manifestar quem se é, o que se deseja, aspira. Viver na potência máxima do que lhe é possível.[15]

Referências bibliográficas

1. Caspersen CJ. Physical activity epidemiology: concepts, methods, and applications to exercise science. Exercise and Sports Reviews. 1989;17:423-73.
2. Carvalho YM. Promoção da saúde, práticas corporais e atenção básica. Rev Brasileira de Saúde da Família. Brasília: Ministério da Saúde; 2006.
3. McArdle WD, Katch FI, Pechar GS, Jacobson L, Ruck S. Reliability and interrelationships between maximal oxygen intake, physical work capacity and step-test scores in college women. Med Sci Sports. 1972;4:182-6.
4. Fern MS, Furman JM. Clinical measurement of sit-to-stand performance in people with balance disorders: validity of data for the Five-Times-Sit-to-Stand Test. Phys Ther. 2005;85(10):1034-45.
5. Nakano MM. Versão brasileira da Short Physical Performance Battery – Sppb: adaptação cultural e estudo da confiabilidade [dissertação]. Campinas: Universidade de Campinas; 2007.
6. Rikli R, Jones JC. Teste de aptidão física para idosos: Human Kinetics. Bidutte SRC, tradutora. São Paulo: Manole; 2008.
7. Laurenati F et al. Age-associated changes in skeletal muscles and their effect on mobility: an operational diagnosis of sarcopenia. J Appl Physiol. 2003;95:1851-60.
8. Podsiadlo D, Richardson S. The "Timed Up and Go": a test of basic functional mobility for frail elderly persons. J Am Geriatr Soc. 1991;(39):142-8.
9. Bohannon RW. One-legged balance test times. Percept Mot Skills. 1994;78(3):801-2.
10. Corrêa MM et al. Razão cintura-estatura em idosos. Cad Saúde Pública. 2017;33(5):e00195315.
11. Pagotto V et al. Circunferência da panturrilha: validação clínica para avaliação de massa muscular em idosos. Rev Bras Enferm [Internet]. 2018;71(2):343-50.
12. Ferdinando DC. Práticas corporais promovidas pela unidade básica de saúde "Vila Dalva": visão de usuários [dissertação]. São Paulo: Universidade de São Paulo, Faculdade de Saúde Pública; 2007.
13. Espinosa B. Ética demonstrada à maneira dos geômetras. Carvalho J, Ferreira Gomes J, Simões A, tradutores. São Paulo: Nova Cultural; 1997. Col. Os Pensadores, v. "Espinosa".
14. Yabuuti PLK, Jesus GM, Buratti A, Bassani GA, Castro H, Pereira JS et al. O exercício físico na terceira idade como instrumento de promoção da saúde. REAS [Internet]. 3 fev. 2019;11(6):e316. Disponível em: https://acervomais.com.br/index.php/saude/article/view/316.
15. Costa FR, Prudente CM, Souza IF. Equilíbrio, mobilidade e condição de saúde de idosos que frequentam programas públicos de exercícios. Braz Ap Sci Rev (Curitiba). Jan./fev. 2020;4(1):303-18.

6 Arte e convivência para envelhecer melhor

Diego Felix Miguel

CENTROS DE CONVIVÊNCIA PARA PESSOAS IDOSAS – OPORTUNIDADES DE RESSIGNIFICAÇÃO DAS VELHICES

Nunca se falou tanto na importância da convivência de pessoas idosas como na pandemia de Covid-19, justamente num cenário em que, como medida de proteção, se fez necessário manter o distanciamento e o isolamento social, afetando diretamente a saúde mental e fragilizando os vínculos afetivos.

A convivência é um aspecto relevante para a prática do envelhecimento ativo,[1] que, de acordo com a Organização Mundial da Saúde (OMS), é o processo de otimização das oportunidades de saúde, participação social e segurança à medida que as pessoas envelhecem, com estratégias adotadas pelo Estado, por meio de políticas, projetos e incentivos, com foco em ações e atividades que favoreçam o exercício e a manutenção da independência e da autonomia, principalmente nessa fase da vida, marcada por construções socioculturais que desvalorizam e desfavorecem a participação social das pessoas idosas.

Essa estrutura proposta pela OMS foi muito relevante para o planejamento e a estruturação de políticas públicas voltadas para o envelhecimento e a velhice, num momento em que muitos países em desenvolvimento ainda não tinham um planejamento específico para atender às demandas do processo de envelhecimento populacional e assuntos relacionados à velhice ainda eram negligenciados.

O tema "velhice" motivou Simone de Beauvoir, na década de 1970, a lançar o seu livro histórico "A Velhice", com o objetivo de problematizar e dar visibilidade às questões inerentes a essa fase da vida, justamente por não receber seu devido valor e cuidado. Naquela época, pouco se falava sobre o assunto e as pessoas idosas eram submetidas à pobreza pela desvalorização da aposentadoria, isoladas da sociedade por serem consideradas inúteis e estigmatizadas pelo estereótipo da incapacidade e da improdutividade.[2]

Na condição de aposentadas, as pessoas idosas podem ter seus vínculos sociais enfraquecidos, pois deixam de conviver diariamente com os colegas com quem, por muitos anos, compartilharam uma trajetória profissional, passando a vivenciar um novo processo de construção de vínculos pessoais, seja com familiares ou amigos.

Socialmente, com mais tempo livre e com a diminuição da produtividade do capital por meio do trabalho, é vivenciada uma sensação de improdutividade e inutilidade, contexto que as torna ainda mais vulneráveis a uma série de situações que resultam no isolamento social e em doenças que, com o passar dos anos, interferem na sua independência e autonomia.

O aposentado, quase sempre sem ter consciência do que se passa socialmente com ele, sem ter a oportunidade de se preparar para outras atividades, sem o trabalho para o qual se dedicou durante longos anos, muitas vezes desenvolve sintomas depressivos em face das dificuldades de refazer seu projeto de vida de uma maneira socialmente útil. Com a autoestima diminuída, tende a debitar de si mesmo esse seu momento, como fracasso pessoal, e não consegue entender que se trata de um processo socialmente produzido.[3]

É nesse cenário de vulnerabilidade social que surgem políticas públicas para atender de modo emergencial às demandas das pessoas idosas, com o intuito de potencializá-las em seus aspectos biopsicossociais e contribuir, mesmo que a passos pequenos, com uma mudança de paradigma da velhice, comprometendo-se a incentivar novos meios de produção, mantendo-as ativas.

Os centros de convivência para pessoas idosas são modelos de serviços que integram essas políticas, previstos na Tipificação Nacional de Serviços Socioassistenciais,[4] documento organizado pelo Ministério do Desenvolvimento Social (MDS), definindo-os como serviços de convivência e fortalecimento de vínculos sociais, em que, de acordo com a normatização, deve ocorrer:

> *(...) o desenvolvimento de atividades que contribuam no processo de envelhecimento saudável, no desenvolvimento da autonomia e de sociabilidades, no fortalecimento dos vínculos familiares e do convívio comunitário e na prevenção de situações de risco social. A intervenção social deve*

estar pautada nas características, interesses e demandas dessa faixa etária e considerar que a vivência em grupo, as experimentações artísticas, culturais, esportivas e de lazer e a valorização das experiências vividas constituem formas privilegiadas de expressão, interação e proteção social. Devem incluir vivências que valorizem suas experiências e que estimulem e potencializem a condição de escolher e decidir.[4]

Esse modelo de atendimento surgiu no Brasil na década de 1960 e, segundo Ferrigno,[5] foi uma iniciativa do Serviço Social do Comércio de São Paulo (SESC SP), com a proposta de favorecer a convivência, o estímulo das redes de suporte social e de afetividade na velhice, contribuindo com a criação de espaços que fomentem novos conhecimentos, troca de experiências e a elaboração de novos projetos de vida. De acordo com o autor, os grupos de convivência respondem à necessidade básica do ser humano, em qualquer fase da vida, de se sentir pertencendo a determinada geração.

Para Monteiro, a relação humana baseia-se em significações que surgem a partir da experiência pessoal com o outro e é no espaço da convivência que se constitui o modo de ser de cada um, acreditando ele, então, que não existimos, mas **co**existimos, e não vivemos, mas **con**vivemos.[6]

Nesse sentido, os grupos informais de terceira idade constituídos por lideranças comunitárias e pessoas voluntárias, assim como os centros de convivência formais, popularizaram-se, promovendo encontros em salões de igrejas ou em instituições sociais e de saúde, agregando pessoas idosas em diversas práticas: artísticas, físicas, educativas, de orientação à saúde, entre outras propostas, com o objetivo de estimular a convivência por meio do reforço dos vínculos afetivos e da ocupação do tempo livre, proporcionando a vivência do lazer como forma prazerosa, com potencial de ressignificação para essa nova etapa da vida.

De acordo com o sociólogo francês Dumazedier, o lazer é um conjunto de ocupações às quais o indivíduo pode entregar-se de livre vontade, seja para repousar, seja para divertir-se, recrear-se e entreter-se, ou ainda para desenvolver sua informação ou formação desinteressada, sua participação social voluntária ou sua livre capacidade criadora, após livrar-se ou desembaraçar-se das obrigações profissionais, familiares e sociais.[7]

Desse modo, o lazer está associado diretamente à autonomia, com importante potencial de autoconhecimento, novas oportunidades de aprendizagem e emancipação, contribuindo, dessa maneira, com a ampliação de repertórios e possibilidades de se vivenciar as velhices nos espaços destinados à convivência e ao fortalecimento dos vínculos afetivos.

ATIVIDADES ARTÍSTICAS, EMANCIPAÇÃO E PROMOÇÃO DA SAÚDE

A prática artística é um dos caminhos oferecidos em muitos centros de convivência para pessoas idosas, por meio de oficinas de teatro, dança, música, literatura, artes visuais, entre outras linguagens. Alinhada ao trabalho social, assume metodologicamente um potencial socioeducativo, no qual o processo de aprendizagem pode proporcionar a ampliação do conhecimento e da crítica, favorecendo, à pessoa participante, a sua intervenção na realidade, podendo transformá-la.

Para Eisner,[8] a arte e a educação perpassam pelas relações pessoais e sociais do indivíduo e, nesse sentido, não há como vivenciar a leitura, a experiência e a fruição do contato com a arte, ou o fazer artístico, sem relacioná-los com os contextos sociais, a cultura e o processo de autoconhecimento, aspectos que podem favorecer a autonomia da pessoa idosa por meio da experiência.

Hutchison e Miguel[9] também colocam que o processo educativo nos centros de convivência são muito mais que o mero ensino de competências e que o saber-fazer é permeado pelo compromisso com a autonomia, oferecendo recursos para que se possa, além de incluir a pessoa idosa socialmente, reconstruir o sentido de sua existência por meio da ressignificação e da inquietação em prol de mudanças sociais.

Nesse sentido, qual a relação entre os papéis do centro de convivência, a arte e a promoção da saúde?

Existem poucas pesquisas científicas no Brasil que relacionam o processo artístico em pessoas idosas e a promoção em saúde, considerando o conceito ampliado.

Em 2019, o escritório regional da Organização Mundial da Saúde para a Europa (Regional Office for Europe – WHO) lançou um relatório inspirado pela pergunta: quais são as evidências sobre o papel das artes na melhoria da saúde e do bem-estar? A equipe realizou uma revisão de escopo sobre essa questão; e encontrou mais de 900 publicações de países europeus com pesquisas que trataram especificamente dos processos artísticos em vários grupos sociais. Esse estudo concluiu que as artes podem contribuir com uma visão holística sobre condições que muitas vezes são tratadas principalmente como físicas, reforçando que essa abordagem está de acordo com as tendências atuais em saúde, no sentido de dar paridade à saúde mental, bem como de situar as questões de saúde em seu contexto social e comunitário.[10]

Com isso, entende-se que os centros de convivência, alinhados ao estímulo do envelhecimento ativo, podem, por meio das oficinas de arte, tratar questões inerentes ao conceito ampliado de saúde, como estímulo dos vínculos afetivos, fortalecimento da rede de suporte social, prevenção e promoção à saúde, novos projetos de vida, novas oportunidades de aprendizagem, o despertar de aptidões, geração de renda, participação política e tantas outras possibilidades de vivências, experimentações e ressignificações.

Nesse contexto, Miguel[11] apresenta, em sua pesquisa sobre a relação da emancipação e o processo artístico em um grupo de teatro formado por pessoas idosas, quatros aspectos relevantes para a estruturação das atividades artísticas, a fim de tornar seus processos significativos para os participantes: identificação, curiosidade, valorização e ressignificação:

- **Identificação:** conhecer as pessoas idosas antes da prática artística é fundamental para contribuir com a escolha das atividades, a fim de que possam se reconhecer na proposta, aspecto que favorece a entrega e a dedicação durante as vivências.
- **Curiosidade:** é relevante para esse processo que as atividades despertem a curiosidade e instiguem novas descobertas por meio de escolhas, pois é assim que os participantes se motivarão a experimentar o novo e a superar suas próprias expectativas.
- **Valorização:** reconhecer e valorizar o repertório pessoal dos idosos e as atividades que exerceram ao longo da vida também é muito importante para esse processo. Trata-se do acolhimento de suas experiências e tudo que têm para oferecer na construção do processo artístico; um aspecto motivador para superar desafios, permitindo que extrapolem suas experiências e permitam-se o novo.
- **Ressignificação:** é o momento de contextualizar e elaborar a experiência vivida a partir dessa experimentação, ou seja, o momento de compartilhar as percepções subjetivas e coletivas e refletir sobre elas, de modo que, dessa troca, surjam novas possibilidades de caminhos, concepções e escolhas, perspectivas fundamentais para o exercício da autonomia.

Esses aspectos não podem ser tratados como protocolos finalizados, mas sim como direcionamentos para a estruturação das atividades, tornando-as acessíveis, porém sem perder a qualidade técnica e educacional da linguagem artística proposta.

Por isso, é necessário que o condutor da oficina seja um especialista na linguagem artística adotada, para desenvolver uma metodologia com qualidade técnica, mas que também esteja comprometido com a sensibilidade e o conhecimento em gerontologia, a fim de compreender as oportunidades suscitadas por meio do processo artístico e aprofundá-las em outras frentes, por meio de encontros, campanhas e outras atividades focadas na promoção, prevenção e orientação em saúde, contando com a participação de uma equipe multiprofissional especializada.

Mais recentemente, diante das adaptações das atividades para a realidade virtual durante a pandemia de Covid-19, percebeu-se mais um aspecto relevante que permeia os processos artísticos e educativos, mas que muitas vezes não fica tão evidente nas relações cotidianas: o afeto.

Ferreira,[12] numa leitura sobre o afeto pela ótica do filósofo holandês Spinoza, considera que somos diferentes a cada encontro, a cada instante. E cada modificação que experimentamos é absolutamente inédita e singular. E, como cada experiência é única, pode-se considerar cada pensamento e cada modificação do nosso corpo como um traço singular que nos caracteriza durante o nosso percurso existencial.

Nesse sentido, os afetos compartilhados são as transformações que ocorrem internamente quando nos relacionamos com o mundo; portanto, somos afetados (transformados) a cada instante, agregando, a partir da experiência que compartilhamos com as pessoas, as coisas e o espaço, novas oportunidades de percepções e experimentações de ser e estar.

Desse modo, o processo artístico, alinhado metodologicamente às questões que emergem das velhices, pode contribuir, por meio de suas práticas, com o estímulo da independência e da autonomia da pessoa idosa, proporcionando oportunidades de autoconhecimento, ressignificação e contato com novos contextos e realidades, ampliando assim seu repertório pessoal, além de proporcionar um importante canal de comunicação com a equipe multidisciplinar, a fim de estruturar um trabalho focado e direcionado às demandas em saúde das pessoas idosas participantes.

CONSIDERAÇÕES FINAIS

O processo de envelhecimento e a velhice são norteados por construções socioculturais que podem interferir diretamente na autonomia e na independência, por conta dos mitos e estereótipos que condicionam as pessoas idosas a contextos de vulnerabilidade social, entre eles a solidão e o isolamento.

Os centros de convivência são serviços que foram estruturados para atender a essa demanda, os quais, alinhados ao conceito de envelhecimento ativo, dão visibilidade às questões inerentes à velhice em seus aspectos biopsicossociais, assim como favorecem, por meio de suas atividades, o estímulo de vínculos afetivos, o fortalecimento da rede de suporte social, o acesso a novas oportunidades de aprendizagem e a estruturação de novos projetos de vida.

As atividades artísticas, como teatro, dança, música, artes visuais, entre outras linguagens, alinhadas a um trabalho social em caráter socioeducativo, podem contribuir, por meio da vivência da pessoa idosa, com sua intervenção na realidade, em potencial de transformação e ressignificação, além de ser uma oportunidade de aproximação entre os participantes, possibilitando trocas de experiências satisfatórias.

Essa relação também pode favorecer o acesso às demandas das pessoas idosas; com a participação da equipe multidisciplinar, pode-se proporcionar um maior engajamento para ações e atividades focadas na promoção, prevenção e orientação em saúde.

Para isso, é fundamental que o processo seja permeado pela qualidade técnica da linguagem artística desenvolvida, mas também sensível às questões que emergem do envelhecimento e da velhice, em que, com o conhecimento gerontológico, pode-se ampliar o potencial da intervenção, contribuindo com uma velhice ativa e saudável.

Referências bibliográficas

1. Organização Mundial da Saúde (OMS). Envelhecimento ativo: uma política de saúde. Gontijo S, tradutora. Brasília: Organização Pan-Americana de Saúde; 2005. p. 13.
2. Beauvoir S. A velhice. Franco Monteiro MH, tradutora. 5. ed. Rio de Janeiro: Nova Fronteira; 1990.
3. Pacheco JL, Carlos SA. Educação, trabalho e aposentadoria. In: Freitas EV, Py L et al. Tratado de geriatria e gerontologia. 3. ed. Rio de Janeiro: Guanabara Koogan; 2013. p. 1703.
4. Ministério do Desenvolvimento Social (MDS). Tipificação nacional de serviços socioassistenciais. Brasília: Secretaria Nacional de Assistência Social; 2013. p. 18.
5. Ferrigno JC. Educação para os velhos, educação pelos velhos e a coeducação entre gerações: processos de educação não formal e informal. In: Park MB, Groppo LA. Educação e velhice. São Paulo: Setembro; 2009. p. 275.
6. Monteiro PP. Envelhecer: histórias, encontros e transformações. Belo Horizonte: Autêntica; 2003.
7. Dumazedier J. Lazer e cultura popular. 3. ed. São Paulo: Perspectiva; 1973. p. 34.
8. Eisner E. Educating artistic vision. New York: Macmillan; 1972. p. 9.
9. Hutchison AMML, Miguel DF. Caminhos para as velhices: emancipar é preciso! In: Barroso AES, Silva HS, Alcântara AO, Fortunato I. Velhices inéditas, envelhecimento e o Estatuto do Idoso: diálogos com Paulo Freire. São Paulo: Hipótese; 2021. p. 313.
10. Fancourt D, Finn S. What is the evidence on the role of the arts in improving health and well-being? A scoping review. Copenhagen: WHO Regional Office for Europe; 2019. p. 52-3.
11. Miguel DF. Processo artístico e terceira idade: oficinas de teatro como estratégia de emancipação da velhice [dissertação]. São Paulo: Universidade de São Paulo, Escola de Artes, Ciências e Humanidades; 2015.
12. Ferreira A. Introdução à filosofia de Spinoza. São Paulo: Quebra Nozes; 2009. p. 56.

7 Longevidade e a busca de propósito

Denise Mazzaferro
Renato Bernhoeft

Mas não basta estar atento ao corpo; é preciso ainda mais ocupar-se do espírito e da alma.
(Cícero)[1]

INTRODUÇÃO

Uma das maiores conquistas culturais de um povo em seu processo de humanização é o envelhecimento de sua população, refletindo melhorias das condições de vida.

No dicionário Houaiss, o significado da palavra Longevidade é "duração da vida mais longa que o comum".[2] Partindo desse significado, parece mais fácil entender por que todos falam na Longevidade como um fenômeno; afinal de contas, ela está nos obrigando a criar novos padrões de saúde física e mental, ressignificando nosso tempo e revisando vários de nossos valores.

LONGEVIDADE – TEMPO KRONOS *VERSUS* TEMPO KAIRÓS

Mas se estamos vivendo mais tempo, a que tempo nos referimos ao falarmos de Longevidade?

Ao tempo cronológico, aquele em que contamos dias, meses e anos de nossas vidas. Estamos falando do nosso tempo Kronos.

Para Monteiro,[3] tempo vivido – Kronos – é aquele associado ao relógio, "um tempo coisa", com delimitações e escalas numéricas, contável, cronológico. Aquele que rejeita a escolha do indivíduo e, simplesmente, estabelece por meio de números quem é o mais velho e o mais novo de idade.

A Longevidade nos insere na busca de encontrarmos o melhor Kairós para o nosso tempo Kronos.

Kairós é o tempo experienciado, não consensual e oportuno. Um "tempo verbo", aquele que privilegia a história individual, idiossincrática, aproveitada, saboreada, sentida, o tempo das escolhas que relaciona a vida aos aprendizados e nos faz experientes, independentes do Kronos, novos ou velhos.

Kairós, o tempo vivido, nos faz atemporais, únicos, e é nele, nas experiências, que estão nossas afinidades com os demais, independentemente de classificações por critérios Kronos (etárias); ou seja, é no tempo vivido que nos agrupamos de verdade.

Entender o envelhecimento como junção do Kronos e do Kairós é adentrar a realidade que a Gerontologia* pretende apreender, mostrando-o como diverso, desfocando a temporalidade da vida, discutindo a medicalização da velhice, conversando com a identidade do velho; enfim, apontando para os desafios da Longevidade.

BUSCA DE PROPÓSITO

Quando nos referimos a propósito, remetemo-nos a objetivos, intenções, buscas e realizações.

Propósito não significa grandes feitos ou realizações; ele aparece em nosso dia a dia, muito mais próximo do sentido que buscamos para a vida cotidiana, e nos objetivos que traçamos para o hoje e para o amanhã. Afinal de contas, o ontem já passou e nos resta encontrá-lo ora no presente, ora no futuro.

Há um termo em japonês que poderia explicar o viver tanto: "yuimaru", que indica o sentido de pertencimento, a consciência de ser importante para a família e para a sociedade, o desejo de viver, divertir-se e trabalhar. No Japão, as pessoas de mais de 90 anos não pararam necessariamente de trabalhar, praticam artes marciais, são respeitadas e honradas e existe um profundo senso de solidariedade social que as assiste no caso de serem sozinhas. A certeza da presença da família e a espiritualidade também fazem parte desse estilo de vida.

O propósito acaba sendo encontrado no dia a dia quando esse senso de pertencimento está presente na cultura de uma sociedade.

---

* A Gerontologia (do grego "geront(o)" = "velho", acrescido do sufixo "logos/logia" = "estudo"), em seu sentido amplo, busca compreender o processo de envelhecimento em suas dimensões biológicas, psíquicas, filosóficas, sociais, psicológicas, históricas e políticas, considerando os diferentes modos de envelhecer e de viver a velhice, fazendo a interface entre o externo (tempo e lugar) e o interno (a subjetividade do indivíduo) (p. 94).[6]

No Brasil, o **Estatuto do Idoso** (Lei Federal n. 10.741, de 1º de outubro de 2003)[4] estabeleceu os direitos dos idosos, sendo previstas punições a quem os violar, dando aos idosos melhor qualidade de vida. É destinado a regular os direitos assegurados às pessoas com idade igual ou superior a 60 anos.

Aos 87 anos, em seu primeiro livro em que fala de si mesmo, escrito em 1996, Norberto Bobbio[5] diz:

> *A dimensão na qual o velho vive é o passado. O tempo do futuro é para ele breve vir. A velhice, dizia aquele doente, dura pouco. Mas justamente porque ela dura pouco é que devemos empregar o tempo menos para fazer projetos para um futuro distante ao qual já não pertencemos, e mais para entender, se pudermos, o sentido ou a falta de sentido de nossa vida.*

Partindo dessa tão realista reflexão de um velho (Bobbio tinha 87 anos), escrita em 1996, podemos discutir o que ela significaria atualmente nos tempos do fenômeno da Longevidade.

Será que nos distanciamos já o suficiente dessa ideia de velhice e já existe possibilidade de futuro aos velhos?

Ainda dentro da reflexão provocada por Bobbio, quem é velho e a que velhice ele se refere?

A questão identitária da velhice é discutida já por Simone de Beauvoir, em seu tratado sobre a Velhice: "É normal, uma vez que em nós é o outro que é velho, que a revelação de nossa idade venha dos outros. Não consentimos nisso de boa vontade. Uma pessoa fica sempre sobressaltada quando a chamam de velha pela primeira vez" (p. 353).[7]

O envelhecimento, fora de nós, no espelho e para o outro, ocorre no tempo Kronos, independentemente das nossas experiências. Dentro de nós, ele é sentido em tempos distintos, cada um construindo sua história, sua identidade a todo tempo e por suas memórias. Esse possível descompasso entre Kronos e Kairós nos torna vulneráveis ao envelhecimento por não o percebermos.

Apreender esse descompasso entre os tempos Kronos e Kairós é o caminho para entender a heterogeneidade, a diversidade da velhice; é decifrar que somos diferentes em todas as fases de nossa vida, apesar de instituições como a biologia e a medicina nos encararem de formas estanques em suas pesquisas.

Nesse sentido, poderíamos dizer que propósitos são atemporais e existem ou não em nossas vidas nas diferentes fases; ou seja, o propósito não está ligado à cronologia de nossas vidas. Não existe nada que nos limite em tê-los na infância, adolescência, juventude, fase adulta e velhice.

O ESTUDO DAS *BLUE ZONES* REFORÇA A IMPORTÂNCIA DA BUSCA DE PROPÓSITO

No estudo das *Blue Zones*, projeto coordenado por Dan Buettner[8] e pela National Geographic, foram identificados os cinco lugares do mundo com a maior concentração de longevos: Okinawa, Japão; Sardenha, Itália; Nicoya, Costa Rica; Icária, Grécia; e Loma Linda, Califórnia, Estados Unidos.

Os icarianos simplesmente não veem necessidade de reger suas vidas com o relógio. Smagarda Karimali, nascida em 20 de junho de 1921, aos 93 anos conta um pouco da vida que tinha com o marido, falecido em 2011, com quem viveu por 65 anos:

> *[...] levantávamos de madrugada, tomávamos café da manhã e saíamos para o trabalho. Voltávamos na hora do almoço, comíamos, e fazíamos uma siesta de meia hora. Depois retornávamos ao trabalho. Os finais de semana sempre foram dedicados a nos reunirmos em família, visitar e receber amigos. Sempre comemos o que produzimos. Para o café da manhã – leite de cabra, depois vinho caseiro, chá de sálvia, café grego, mel e pão caseiro...*

Os especialistas que estudam Icária apontam para alguns fatores, além da localização e da boa alimentação da população em geral: grande sociabilização e gosto pela vida em comunidade, senso de pertencimento, fortes relações intergeracionais (não se vê uma mesa de um restaurante na qual não haja jovens e velhos juntos), profunda tradição de solidariedade.

Não só em Icária, mas também nos demais locais estudados, os pontos em comum foram:

- Forte engajamento social, representado por uma ampla convivência comunitária.
- Alimentação balanceada: moderado consumo calórico e uma dieta bastante concentrada em legumes e grãos.
- Moderada prática de atividade física, na maioria dos locais relacionada às atividades de prazer e ao trabalho.
- Engajamento em religiosidade e espiritualidade.
- Moderado consumo de álcool; quando acontece, também relacionado ao convívio social.
- Propósito de vida.

Isso só reforça a importância da necessidade de um Projeto de Vida que contemple nossa Reinvenção. Teremos que nos reinventar, pensar fora da caixa, adotar novas formas de trabalho, de prazer, aceitar novos desenhos de família, de moradia, de relacionamentos.

A Longevidade desafia e desafiará cada vez mais nossa criatividade. A vida mais longa nos ensinará esse exercício: num futuro próximo, a criatividade não será mais um atributo do jovem, será do velho que se Reinventa e Ressignifica todos os dias.

Somos todos matemáticos de nossas vidas, administramos nossos números diariamente: quantas horas dormimos, quantas ficamos acordados, quanto dinheiro gastamos, quando ganhamos, quantas calorias ingerimos, quantas gastamos, enfim... mesmo sem percebermos, os números nos rodeiam.

Convidamos a todos os leitores matemáticos, professores, executivos, mães e pais, médicos e outros profissionais a iniciarem o esboço de sua equação. Sem ela, não existe Projeto de Vida; e sem projeto, nosso tempo de existência passa sem significado.

A VIDA DE 100 ANOS

No livro *The 100-Year Life, Living and Working in an Age of Longevity*, escrito por Lynda Gratton e Andrew Scott,[9] professores da London Business School, fica muito explícita a necessidade que temos da buscar significado para essa vida de 100 anos. O trabalho entra não só no contexto formal, mas também como instrumento dentro dessa busca.

Os autores reforçam que a Longevidade trará uma nova realidade, e com isso viveremos várias transformações, entre elas:

- Estamos em uma fase transitória para a vida de 100 anos.
- Existirão novas carreiras e novas habilidades, o que já se transformou de uma tendência em uma realidade. Cada dia mais vemos surgir novos modelos de trabalho e de emprego. O mundo do trabalho se transforma com velocidade e só depende de acompanharmos essa velocidade.
- As pessoas trabalharão até os 70, 80 anos. Por volta da década de 1980, os europeus dividiam a vida em três fases: preparação para o trabalho, trabalho e pós-trabalho, sendo que a fase do pós-trabalho se iniciava aos 60/65 anos. Hoje, a fase do trabalho se alonga, o que implica reinvenções nas carreiras; e a mesma coisa acontece para o pós-trabalho, que também é uma fase mais longa do que anteriormente.
- Ter a situação financeira resolvida não será tudo, precisamos aprender a lidar com nossa saúde física e mental e a ressignificar a vida nas novas fases.

- A vida terá mais estágios. O modelo de vida dividido em três estágios (juventude, meia-idade e velhice) não mais funcionará. Começaremos a enxergar estágios em nossas vidas que não mais serão ditados cronologicamente. A idade deixará de ser determinante para o seu estágio de vida.
- Haverá aumento das relações intergeracionais em nossa vida pessoal e profissional.
- Mais transições serão a norma. Antes tínhamos duas transições centrais (da educação para o trabalho e do trabalho para a aposentadoria), mas faremos cada vez mais transições em nossa vida pessoal e profissional.
- Precisaremos ser mais flexíveis, adquirir mais conhecimento, explorar novas formas de pensar, ver o mundo e os acontecimentos sob diferentes perspectivas, fazer novas relações e deixar velhos preconceitos.
- Recriação será mais importante do que recreação; classificações etárias terminarão.
- Ter opções será cada dia mais valioso.
- Seremos e pareceremos jovens por mais tempo.
- Relações familiares e de trabalho se transformarão.
- Aumentará a experimentação.
- Haverá desafios para políticas públicas.

Evoluímos quando pensamos, instigamos, consideramos, criamos. Quando olhamos para todas as possibilidades e cenários, desde as questões financeiras até as psicológicas, percebemos que a Longevidade requer fundamentalmente um redesenho das nossas vidas e de como encaramos o tempo. Somente dessa forma, conseguimos entendê-la como um presente, e não como um fardo.

Mesmo compreendendo que já percorremos um pedaço desse caminho, sentimos que o que ainda há para ser percorrido é muito longo e trata de mudanças culturais, sociais, familiares, profissionais. Costumamos dizer que ainda temos tudo a fazer e, com certeza, todos nós, profissionais e leitores, somos grandes aspiradores desses benefícios.

E quando começar? Agora!

Afinal, a Longevidade já faz parte das nossas vidas.

Em nosso trabalho diário com profissionais na fase da preparação para a aposentadoria, percebemos que esse planejamento deve começar o quanto antes. Um bom início é na meia-idade, pois já vivenciamos o envelhecimento de parentes próximos e estamos mais maduros para reavaliarmos nosso percurso pessoal e profissional e eventuais desafios futuros.

Somos profissionais da Geriatria e da Gerontologia que atuam em causa própria. Falamos da Longevidade como se falássemos da do outro, mas é da nossa também.

CONSIDERAÇÕES FINAIS

Precisamos de ações individuais, mas, muito mais que isso, precisamos de políticas públicas que transformem nossas palavras neste capítulo em realidade, em ações palpáveis, que nos possibilitem estar no mercado de trabalho, que façam os idosos pertencerem à realidade do mundo sem se sentirem descartados ou descartáveis, que promovam e implementem relações e projetos intergeracionais.

O mundo atual já é tanto intergeracional quanto é digital. Essa é mais uma das nossas aquisições sem volta.

A teoria de Darwin, explicando a evolução humana, previa a sobrevivência dos mais adaptados. Nossa inteligência, grande diferencial, possibilita que nos adaptemos às mais diversas condições. Vivemos um novo momento: a adaptação a um dos grandes ganhos da humanidade: **anos de vida!**

Referências bibliográficas

1. Cícero (103-43 a.C.). Saber envelhecer. Floresta: L&PM.
2. Houaiss A. Grande Dicionário da Língua Portuguesa. Rio de Janeiro: Instituto Antonio Houaiss; 2001.
3. Monteiro P. Somos velhos porque o tempo não para. In: Corte B. Velhice, envelhecimento, complex(idade). São Paulo: Vetor; 2005. p. 57-83.
4. Brasil. Lei Federal n. 10.741, de 1º de outubro de 2003. Dispõe sobre o Estatuto da Pessoa Idosa e dá outras providências. Brasília: Presidência da República; 2003 [acesso em 5 dez. 2024]. Disponível em: https://www.planalto.gov.br/ccivil_03/leis/2003/l10.741.htm.
5. Bobbio N. O tempo da memória: de senectute e outros escritos autobiográficos. Rio de Janeiro: Campus; 1997.
6. Brandão, VMAT, Mercadante, EF. (2009). Envelhecimento ou Longevidade. São Paulo: Paulus.
7. Beauvoir SD. A velhice. Rio de Janeiro: Nova Fronteira; 1990.
8. Buettner D. As zonas azuis da felicidade. São Paulo: nVersos; [s.d.].
9. Gratton L, Scott A. The 100-year life. Londres: Bloomsbury; 2016.
10. Mazzaferro D, Bernhoeft R. Longevidade: os desafios. São Paulo: Évora; 2016.

8 Longeva vida sexual

Juliana de Toledo Pierri Ribeiro Sampaio
Alexandre Elias Romanos
Valmari Cristina Aranha Toscano

A longevidade já é realidade para muitos. Viver muito nem sempre significa viver bem. Para tanto, alguns cuidados são importantes e considerar a sexualidade em sua complexidade é fundamental para quem pretende cuidar da pessoa idosa na construção de uma velhice de qualidade. A ruptura de representações estereotipadas quanto à sexualidade na velhice e o abandono de preconceitos é algo a ser discutido e abolido para que se tenha longeva vida sexual.

É importante reconhecer que muitos idosos mantêm vida sexual ativa e vivenciam experiências prazerosas, não apenas fisicamente, mas que também reforçam sua própria identidade e destacam o quão significativa uma pessoa pode ser para a outra, promovendo sentimentos de afetividade, amor e carinho.[1]

A sexualidade é parte importante da qualidade de vida de muitos idosos e pode ser expressa e vivenciada de forma heterogênea, tal qual durante a juventude.[2] É preciso ir além do binarismo "Normal *X* Patológico", a fim de considerar a diversidade sexual e sua expressão na velhice. Apesar da maior prevalência de dificuldades sexuais em pessoas idosas, estudos mostraram que apenas uma minoria experimenta sofrimento significativo com essas alterações.[3]

A abordagem da sexualidade requer privacidade, respeito e conhecimento. É necessário perceber que muitos idosos costumam comparecer às consultas com familiares e não se sentirem à vontade para discutir assuntos íntimos, e desconfortáveis também, com um profissional mais jovem ou de outro sexo. A proatividade do profissional em abordar a sexualidade é fundamental, trazendo seriedade e respeito com o tema e oferecendo possibilidades de intervenções, evitando que dúvidas sejam ignoradas ou respostas encontradas em vias inadequadas, como redes sociais e conselhos informais de colegas.

É preciso que os profissionais superem dificuldades pessoais, como inseguranças, receios e vergonhas em falar sobre o tema e possíveis preconceitos quanto à sexualidade na velhice. Muitos ainda têm dificuldade em perguntar e não serem bem compreendidos pelo seu paciente, por não saber como orientar ou ter dificuldade em responder dúvidas que podem remeter às suas questões pessoais.

Ponto importante é atentar para as dimensões da comunicação efetiva (verbal e não verbal) para uma abordagem livre de preconceitos e julgamentos. Também pode ser útil iniciar a conversa pedindo permissão para fazer perguntas mais pessoais, como as sugeridas a seguir:[4]

- Você tem alguma questão de sexualidade que gostaria de discutir?
- Você está experimentando algum problema em sua vida sexual?
- Algumas pessoas que utilizam o(s) mesmo(s) medicamento(s) que você percebem problemas sexuais. Isso está acontecendo com você de alguma forma?
- Algumas vezes, quando as pessoas se sentem para baixo e deprimidas, elas perdem o interesse por sexo. Você acha que isso é um problema para você?
- Frequentemente, mulheres na perimenopausa podem sofrer não apenas de fogachos, mas também de problemas sexuais, como secura vaginal. Isso está acontecendo com você?

CICLO SEXUAL

Conhecer o ciclo sexual normal e compreender os estágios envolvidos nas dificuldades ou disfunções sexuais pode ser importante para o acolhimento das angústias envolvidas, assim como pensar nos possíveis fatores etiológicos associados. O modelo atual do ciclo sexual normal é dividido em cinco estágios:[5]

1. **Desejo (ou libido):** impulso fisiológico, fantasias e pensamento sexuais.
2. **Excitação:** provocada pelo desejo, influenciada pelas alterações hormonais associadas, com ou sem estímulo físico; manifestada por mudanças físicas locais, como ereção peniana, ingurgitamento vascular pélvico e lubrificação vaginal; além de sistêmicas, como aumento da frequência cardíaca e respiratória.
3. **Platô:** sensação eufórica, iminência de orgasmo.
4. **Orgasmo:** pico da satisfação sexual (físico e emocional). Nos homens, traduzido pela ejaculação; nas mulheres, por contrações rítmicas das paredes vaginais.

5. **Resolução:** sensação de relaxamento físico e emocional após o orgasmo; o organismo fica quase incapaz de nova excitação e orgasmo (período refratário).

ALTERAÇÕES DA SEXUALIDADE NO ENVELHECIMENTO

O envelhecimento normal está associado a um declínio variável na vivência da sexualidade, quando estudada a frequência de atividade sexual ao longo dos anos.[6] Nem sempre se trata de dificuldades relacionadas a causas patológicas. Conforme o envelhecimento, os indivíduos podem enfrentar alterações fisiológicas em cada uma das fases do ciclo sexual, sem que isso impeça sua vivência ou sua capacidade de obtenção de prazer. Algumas situações podem dificultar a expressão da sexualidade, como a falta de parceria, medicamentos e suas interações e até mesmo a falta de privacidade em instituições de longa permanência ou residência.[7]

Entre as mulheres, após a privação de estrogênio que ocorre com a menopausa, além dos fogachos e possíveis alterações do humor e do sono, também podem ocorrer alterações pélvico-vaginais que impactam de maneira negativa a vivência da sexualidade; entre elas, o adelgaçamento das paredes e menor lubrificação vaginal, que aumentam o risco de lesão e dor nas relações com penetração.[8] Essas alterações físicas podem ser acompanhadas da redução de libido e da frequência de relação sexual.

Entre os homens, o declínio nos níveis de testosterona pode estar associado à diminuição da libido e da função sexual, mas seu impacto é bastante variável. Entre as mudanças fisiológicas mais prevalentes, encontram-se: tempo mais prolongado para a obtenção do orgasmo, ereções penianas que requerem mais estímulo físico e são reduzidas em frequência e durabilidade, volume da ejaculação reduzido ou até ausente e período refratário mais prolongado.[9-11]

Dificuldades podem ser superadas por meio do acolhimento das angústias geradas pela situação, com trabalho interdisciplinar e educação em saúde sexual (p. ex., explicar alterações normais do envelhecimento e orientar condutas adaptativas, estimulando a realização de preliminares para melhor lubrificação, a descoberta de zonas erógenas; e o encaminhamento ao especialista que pode avaliar a indicação de reposição hormonal se necessária).[12] O envelhecimento traz maturidade emocional que, associada à intimidade dos parceiros, permite que alterações sejam superadas e ocorram relações sexuais de melhor qualidade.[12]

As disfunções sexuais são multifatoriais, envolvem fatores fisiológicos, psíquicos e socioculturais, o que pode gerar mais dificuldades na abordagem, no diagnóstico e no tratamento.

PRINCIPAIS DISFUNÇÕES SEXUAIS EM HOMENS

Disfunção erétil

Incapacidade consistente ou recorrente de adquirir ou manter uma ereção de rigidez e duração suficientes para a relação sexual. Embora seja uma desordem benigna, afeta a saúde física e psicológica e tem um impacto significativo sobre a qualidade de vida dos portadores, seus parceiros e famílias. Aproximadamente 5% a 20% dos homens têm disfunção erétil (DE) moderada a severa.[13]

Existem muitas causas para a DE: vascular, neurológica, fatores penianos locais, hormonais, uso de drogas e psicogênica. Além da idade, os maiores preditores de DE são diabetes *mellitus*, hipertensão, obesidade, dislipidemia, doença cardiovascular, tabagismo e uso de medicamentos.[14,15]

É importante perceber que a DE pode ser sinal de outras morbidades e fatores de risco, principalmente cardiovasculares.[16] Assim, é essencial a avaliação médica, a fim de esclarecer o quadro e estimular mudanças de estilo de vida, como alimentação saudável, prática de atividade física e cessação do tabagismo. Fatores psicológicos (depressão, ansiedade e conflitos no relacionamento) também ocupam lugar importante no contexto de DE,[18] sendo primordial o papel da abordagem interdisciplinar para suporte emocional, redução da ansiedade relacionada à prática da atividade sexual e auxílio na harmonia do relacionamento.[19] Quando não contraindicado, existe também a possibilidade de auxílio medicamentoso para a queixa de DE.

Ejaculação precoce

Sua definição requer a presença de três características para o diagnóstico:[20]

1. Ejaculação que sempre ou quase sempre ocorre antes ou dentro de até um minuto da penetração, presente desde a primeira experiência sexual ou algo novo.
2. Incapacidade de retardar a ejaculação em todas ou quase todas as relações.
3. Consequências pessoais negativas, como sofrimento, aborrecimento, frustração e/ou evitação da intimidade sexual.

O manejo da ejaculação precoce (EP) deve ser individualizado, conforme a etiologia do quadro. A associação de tratamento farmacológico e psicoterápico está indicada em quase todos os casos e a abordagem inicial deve incluir a educação. Ter um ambiente seguro para o paciente possibilita conversar sobre opções para ampliar o repertório de atividades sexuais prazerosas, bem como sobre maneiras de abordar o assunto com parceiros, diálogos de suma importância na eficácia do tratamento.[21]

PRINCIPAIS DISFUNÇÕES SEXUAIS EM MULHERES

Desejo sexual hipoativo

É a persistência ou recorrência da falta de fantasias ou pensamentos sexuais e desejos e de receptividade para a atividade sexual que causa sofrimento. Pode ser primário, condição de vida toda, ou secundário, quando o desejo deixou de existir a partir de determinado momento; também pode ser generalizado, presente em todas as relações, independentemente da situação ou parceria, ou situacional, relacionado a parceria específica. Na maioria dos casos, trata-se de uma condição secundária e situacional, multifatorial e de difícil tratamento.[8,22]

Antes de considerar tratamentos farmacológicos, a condição requer abordagem interdisciplinar dos potenciais influenciadores: dificuldades relacionais (descontentamento, violência, traições); causas psicológicas (depressão, ansiedade); falta de autoconhecimento/educação em saúde; uso de medicamentos (inibidores seletivos da recaptação de serotonina – ISRS, sedativos); motivação pela busca de tratamento e expectativas (pressão da parceria, medo de não satisfazer, falta de vontade de buscar melhorar).[8,12]

Dispareunia e secura vaginal

Conhecida como síndrome geniturinária da menopausa, as alterações pélvico-vaginais relacionadas à privação estrogênica englobam três grupos de sintomas importantes para a saúde geniturinária e sexual:

1. **Sintomas genitais:** secura vaginal, com prurido e irritação locais.
2. **Sintomas urinários:** flacidez da musculatura pélvica e atrofia vaginal com disúria, incontinência e infecção urinária de repetição.
3. **Sintomas sexuais:** dispareunia e falta de lubrificação vaginal.

A abordagem interdisciplinar e a educação sexual são de suma importância para o sucesso do tratamento. Estratégias para lidar melhor com a incontinência (micções programadas), bem como seu tratamento não farmacológico, com fisioterapia pélvica, são importantes.[23-24] O suporte no enfrentamento das alterações corporais do envelhecimento e a orientação do aumento no tempo de preliminares para melhor lubrificação antes da relação com penetração são valiosos.

SEXUALIDADE, ENVELHECIMENTO E PECULIARIDADES

Conhecendo-se as alterações sexuais do envelhecimento e as principais queixas, é importante considerar também algumas comorbidades que podem impactar a vida sexual dos pacientes. A presença de algum prejuízo cognitivo com impacto funcional, como nas demências, pode fazer com que familiares e até profissionais da saúde ignorem a biografia sexual do paciente desde o momento do diagnóstico.[25] Muitos perdem privacidade ou são polimedicados por comportamentos naturais que são considerados inapropriados nesses casos. Há dificuldade pelos profissionais de saúde e cuidadores em diferenciar o que é expressão da sexualidade de sintomas comportamentais. Nesses casos, é necessária a identificação da capacidade da tomada de decisão da pessoa envolvida, sendo fundamental a avaliação de um especialista.

Muitos pacientes têm vínculos familiares frágeis, por vezes envolvendo traições, abusos e ressentimentos, e em momento de fragilidade precisarão ser cuidados por alguém com traumas emocionais do passado revividos com a proximidade dos cuidados. É essencial que a intervenção leve em consideração o que é próprio do quadro clínico, orientações quanto ao manejo de comportamentos inapropriados e suporte emocional aos familiares e cuidadores.

Dores crônicas, especialmente articulares relacionadas à osteoartrite (OA), são muito presentes nessa população; e nem sempre corretamente tratadas, pois familiares e profissionais consideram o quadro como normal da idade. Além do prejuízo físico, psicológico e cognitivo, também há prejuízo sexual, seja por dor ou restrição de movimentos/posições. Sabe-se que a dor é multifatorial e a ansiedade um pilar essencial a ser tratado para o seu controle e que a vida sexual tem impacto positivo comprovado no controle da ansiedade e na qualidade de vida da população idosa.[26,27] Além das medicações e tratamentos não farmacológicos para controle álgico, a prática de diferentes posições sexuais, o descanso antes do ato sexual e o uso de relaxantes musculares ou analgésicos são recomendados.[28]

A sexualidade é marcada por diversidade em todo o seu curso, e na velhice não é diferente; não basta saber seu funcionamento, é fundamental conhecer o sujeito que envelhece e exerce sua sexualidade. Romper preconceitos é imprescindível, quanto não só à existência da sexualidade na velhice, mas também a suas formas de expressão. A maturidade traz liberdade para muitas pessoas idosas e com ela a possibilidade de exercer desejos antes reprimidos. A orientação sexual vivenciada por toda uma vida pode ser questionada e a homoafetividade assumida e praticada.

Nesse caso, falamos de uma população que, além do etarismo, sofre também com a LGBTfobia e pode ter maior dificuldade para falar sobre sua sexualidade, seja nos serviços de saúde ou na vida social, ficando mais exposta a uma vida sexual prejudicada por falta de informações e aconselhamentos. Sendo um tema delicado e muitas vezes ignorado, essa parcela da população escolhe não procurar serviços de saúde e, por vezes, pode ter um menor suporte social, com prejuízo não só da vida sexual, mas da saúde de modo geral.

Apesar das diversas comorbidades que podem impactar a vida sexual e que necessitam de avaliação e cuidados, a sexualidade na velhice pode ser vivenciada de maneira satisfatória e longeva. Abordagem coerente e capacitada faz toda a diferença nesse processo. Não é necessário que o profissional saiba todas as respostas e receitas, mas sim que esteja aberto ao tema, livre de preconceitos e disposto ao aprendizado contínuo que o tema pede e que a ciência pode oferecer.

Referências bibliográficas

1. Almeida T, Lourenço ML. Envelhecimento, amor e sexualidade: utopia ou realidade. Rev Bras de Geriatria e Gerontologia. 2007;10(jan/abr. 2007):101-13.
2. Lindau ST, Schumm LP, Laumann EO, Levinson W, O'Muircheartaigh CA, Waite LJ. A study of sexuality and health among older adults in the United States. N Engl J Med. 2007 Aug 23;357(8):762-74. doi: 10.1056/NEJMoa067423.
3. Santos-Iglesias P, Byers ES, Moglia R. Sexual well-being of older men and women. Can J Hu Sex. 2016;25(2):86-98. Disponível em: https://doi.org/10.3138/cjhs.252-A4.
4. Taylor A, Gosney MA. Sexuality in older age: essential considerations for healthcare professionals. Age and Ageing. 2011;40:528-43.
5. Masters WH, Johnson VE. Human sexual response. Boston: Little, Brown & Company; 1966.
6. Graham CA, Mercer CH, Tanton C, Jones KG, Johnson AM, Wellings K et al. What factors are associated with reporting lacking interest in sex and how do these vary by gender? Findings from the third British national survey of sexual attitudes and lifestyles. BMJ Open. 2017 Sep 13;7(9):e016942. doi: 10.1136/bmjopen-2017-016942. PMID: 28903968; PMCID: PMC5722087.
7. Ehrenfeld M, Bronner G, Tabak N, Alpert R, Bergman R. Sexuality among institutionalized elderly patients with dementia. Nurs Ethics. 1999;6:144-9.
8. Ambler DR, Bieber EJ, Diamond MP. Sexual function in elderly women: a review of current literature. Rev Obstet Gynecol. 2012;5(1):16-27. PMID: 22582123; PMCID: PMC3349920.
9. Agronin ME, Westheimer RK. Sexuality and sexual disorders in late life. Principles and Practice of Geriatric Psychiatry; 2011. p. 523-46.
10. DeLamater J, Koepsel E. Relationships and sexual expression in later life: a biopsychosocial perspective. Sex Relatsh Ther. 2015;30(1):37-59. Disponível em: https://doi.org/10.1080/14681994.2014.
11. Agronin ME. Sexuality and aging. In: Steffens DC, Blazer DG, Thakur ME, editors. Textbook of geriatric psychiatry. American Psychiatric Publishing; 2015.
12. Thomas HN, Hamm M, Hess R, Thurston RC. Changes in sexual function among midlife women: "I'm older... and I'm wiser". Menopause. 2018 Mar;25(3):286-92. doi: 10.1097/GME.0000000000000988. PMID: 29088016.

13. Wespes E, Amar E, Eardley I, Giuliano F, Hatzichristou D, Hatzimouratidis K et al. Diretrizes para disfunção sexual masculina: disfunção erétil e ejaculação prematura. Mar. 2009.
14. Feldman HA, Goldstein I, Hatzichristou DG et al. Impotence and its medical and psychosocial correlates: results of the Massachusetts Male Aging Study. J Urol. 1994;151:54.
15. Laumann EO, Paik A, Rosen RC. Sexual dysfunction in the United States: prevalence and predictors. JAMA. 1999;281:537.
16. Grover SA, Lowensteyn I, Kaouache M et al. The prevalence of erectile dysfunction in the primary care setting: importance of risk factors for diabetes and vascular disease. Arch Intern Med. 2006;166:213.
17. Fung MM, Bettencourt R, Barrett-Connor E. Heart disease risk factors predict erectile dysfunction 25 years later: the Rancho Bernardo Study. J Am Coll Cardiol. 2004;43:1405.
18. McCabe MP, Althof SE. A systematic review of the psychosocial outcomes associated with erectile dysfunction: does the impact of erectile dysfunction extend beyond a man's inability to have sex? J Sex Med. 2014.
19. Corona G, Petrone L, Mannucci E et al. Assessment of the relational factor in male patients consulting for sexual dysfunction: the concept of couple sexual dysfunction. J Androl. 2006.
20. Althof SE, Abdo CH, Dean J et al. International Society for Sexual Medicine's guidelines for the diagnosis and treatment of premature ejaculation. J Sex Med. 2010;7:2947.
21. McMahon CG, Jannini E, Waldinger M, Rowland D. Standard operating procedures in the disorders of orgasm and ejaculation. J Sex Med. 2013 Jan;10(1):204-29. doi: 10.1111/j.1743-6109.2012.02824.x.
22. Castiglione F, Albersen M, Hedlund P, Gratzke C, Salonia A, Giuliano F. Current pharmacological management of premature ejaculation: a systematic review and meta-analysis. Eur Urol. 2016 May;69(5):904-16. doi: 10.1016/j.eururo.2015.12.028. Epub: 2015 Dec 31. PMID: 26749092.
23. Pauls RN, Kleeman SD, Karram MM. Female sexual dysfunction: principles of diagnosis and therapy. Obstet Gynecol Surv. 2005;60(3):196-205.
24. Frank JE, Mistretta P, Will J. Diagnosis and treatment of female sexual dysfunction. Am Fam Physician. 2008 Mar 1;77(5):635-42. Erratum in: Am Fam Physician. 2009 Feb 1;79(3):180. PMID: 18350761.
25. Bamford S-M. The last taboo: a guide to dementia, sexuality, intimacy and sexual behaviour in care homes. ILC-UK. 2011.
26. Souza Júnior EV et al. Associação entre sexualidade e qualidade de vida em idosos. Revista da Escola de Enfermagem da USP. 2021;55.
27. Souza Júnior EV et al. Efeitos das experiências de sexualidade na ansiedade e na qualidade de vida dos idosos. Escola Anna Nery. 2023;26.
28. Almeida PHTQ, Ferreira CC, Kurizky PS, Muni LF, Mota L. Como o reumatologista pode orientar o paciente com artrite reumatoide sobre função sexual. Revista Brasileira de Reumatologia. 2014.

9 Toda boca tem um corpo

Monira Samaan Kallás

INTRODUÇÃO – SAÚDE BUCAL E SAÚDE GERAL

A saúde começa pela boca.

A boca não é um órgão isolado do corpo. Já é claro que a cavidade bucal pode atuar como local de origem para disseminação de organismos patogênicos para locais distantes do corpo.[1-3] Infecções odontogênicas podem ultrapassar os limites das raízes dentárias e invadir os espaços mastigatórios sublingual, submandibular e parotídeo. Podem também ocorrer: infecção do espaço da mucosa faríngea, retrofaríngea e carótida; infecção da glândula salivar, angina de Ludwig ou facite necrosante.[4]

As doenças periodontais são consideradas focos infecciosos, por apresentarem as seguintes características: uma área circunscrita de tecido infectado com micro-organismos patogênicos, implicando um foco ou lesão de infecção existente; uma infecção de natureza bacteriana e capacidade de disseminação, resultando em infecção sistêmica de partes contíguas ou não.

Os mecanismos biologicamente plausíveis publicados e que podem explicar uma ligação causal entre a periodontite e doenças sistêmicas estão descritos na Figura 9.1, que foi traduzida do artigo de Hajishengallis, de 2021.[5,6]

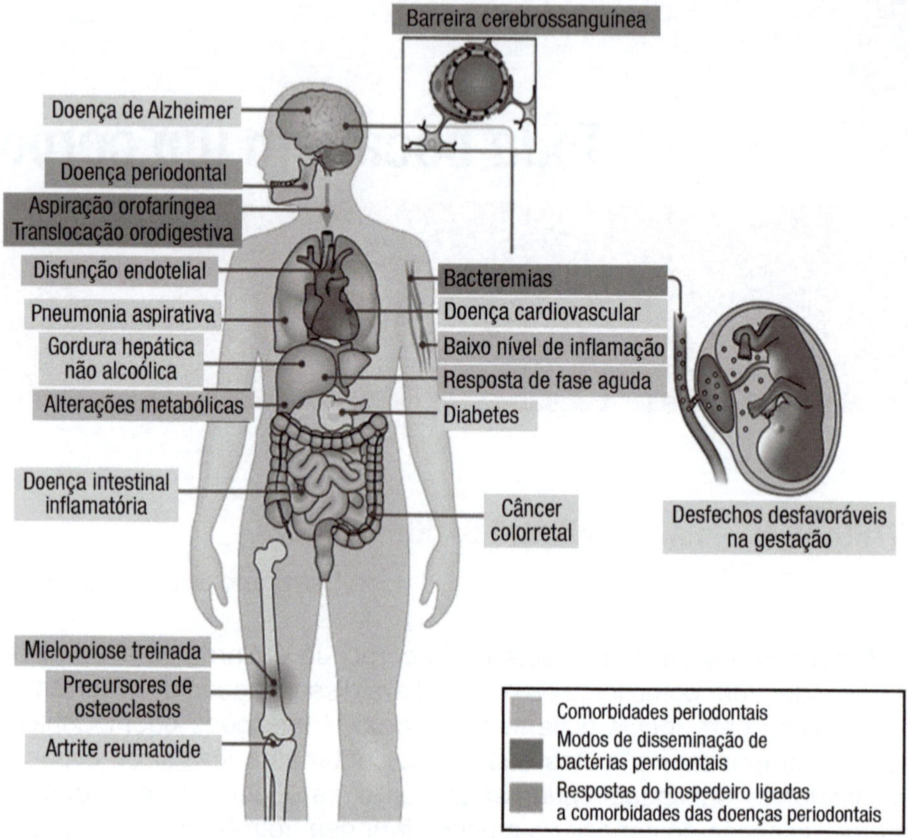

Figura 9.1 – Repercussões sistêmicas da periodontite.
Fonte: Adaptada de Hajishengallis, 2021.

QUEIXAS ODONTOLÓGICAS – ELAS VÊM ATÉ O PROFISSIONAL OU ELE PRECISA BUSCÁ-LAS?

Sua boca fala o que está dentro da sua alma
e do seu coração.
E eu?
Te escuto.

Os primeiros cuidados que o cirurgião-dentista deve tomar ao atender o paciente idoso são: verificar o conforto postural na cadeira odontológica; adequar o tom de voz à acuidade auditiva; conversar sentado em frente ao paciente; e conferir se houve entendimento sobre os combinados antes, durante e após a consulta.[7]

Apesar da gama de possibilidades de manifestações bucais, em razão de sua característica indolor a cavidade bucal pode ser facilmente negligenciada pela equipe de saúde, principalmente quando são tratados pacientes institucionalizados, imunossuprimidos ou com dependência parcial ou total para atividades de vida diária.

No caso dos pacientes que não verbalizam dor ou são totalmente dependentes, o dentista pode contar com a ajuda de um cuidador principal, devidamente indicado pela família, podendo ou não ser membro dela.

Será esse o profissional que cuidará da higiene bucal do paciente e muitas vezes o primeiro a identificar alguma queixa odontológica. Isso torna importante incluir no cuidado curativo ao idoso uma rotina de avaliações periódicas de saúde bucal, ou seja, prevenção e promoção de saúde. Os períodos para nova consulta de avaliação podem ser estabelecidos segundo a junção dos seguintes aspectos: doenças presentes, hábitos de higiene oral e classificação de risco para novos agravos.

SENESCÊNCIA E SENILIDADE BUCAL

A saúde bucal tem a cara de quem envelhece.

O Quadro 9.1 compara as alterações bucais nos idosos senescentes e nos senis. Não esgota todas as doenças bucais, mas serve de guia durante o exame clínico.

Quadro 9.1 – Comparação entre condições bucais na senescência e na senilidade.

Condição bucal	Senescência	Senilidade
Posição dos dentes	Desvio mesial dos dentes, apinhamento	Atrição dentária decorrente do bruxismo, de maneira patológica
Próteses	Mesmo em próteses bem adaptadas, há perda da capacidade mastigatória	Quando mal-adaptadas, podem causar lesões na mucosa, perda severa na função mastigatória, fonatória e social
Dentes	Cor Diminuição da sensibilidade à dor Mudanças na dentina e calcificações	Extrusão de dentes decorrente da falta do dente antagonista
Raízes dentárias	Aumento da espessura da raiz por aposição do cemento	Cáries de colo decorrentes do conjunto retração gengival, menor higiene oral, menor dureza do cemento e diminuição do fluxo salivar
Oclusão	Desgaste dos dentes	Desgaste severo por má oclusão ou bruxismo

(Continua)

Quadro 9.1 – Comparação entre condições bucais na senescência e na senilidade (continuação).

Condição bucal	Senescência	Senilidade
Gengivas e periodonto	Retração marginal da gengiva	Aumento de placa bacteriana, presença de cálculo – gengivite e periodontite
Mucosa oral	Diminuição da espessura do epitélio e redução da elasticidade, deixando-a mais frágil	Xerostomia, queilite angular, estomatite protética, candidíase pseudomembranosa
Língua	Atrofia das papilas filiformes a deixa lisa, os alimentos amargos ficam mais desagradáveis e a gustação pode diminuir a doce e salgado	Saburra lingual por má higiene, fumo ou candidíase
Glândulas salivares	Atrofia e consequente redução do fluxo, leve xerostomia	Sialorreia Xerostomia
Osso alveolar	Atrofia dos rebordos	Perda dentária por periodontite Osteonecrose dos maxilares decorrente do uso de bifosfonatos, por exemplo

Fonte: Oliveira, 2015.[8]

PLANO DE TRATAMENTO ODONTOLÓGICO EM IDOSOS

Sua saúde bucal?
Vamos construí-la juntos?

O plano de tratamento odontológico está intimamente ligado ao plano de tratamento geriátrico e ambos permeiam o entendimento de senescência e senilidade, as patologias bucais, os problemas médicos e o reconhecimento das implicações orais nas condições sistêmicas, bem como o conhecimento de farmacologia e doenças bucais causadas por medicamentos.

Estão também inseridas nesse contexto as habilidades interpessoais para se comunicar com o paciente e/ou seus familiares e cuidadores, técnicas de comunicação com idosos com déficits sensoriais e prática em tomada de decisões para cada paciente.

Finalmente, completam o raciocínio e devem ser considerados para elaboração do tratamento os cinco níveis de cuidados:[9]

1. **Cuidado extensivo com necessidades complexas:** inclui reabilitações da dentição com próteses fixas e a habilidade em aceitar esse tratamento.

2. **Cuidado extensivo:** pode ser a combinação de próteses fixas ou removíveis e a habilidade de suportar esse tratamento.
3. **Cuidado intermediário:** requer alternativas à terapia convencional.
4. **Cuidado limitado:** destina-se a pacientes que não conseguem tolerar muito tempo na cadeira do dentista e precisam de consultas curtas e um tratamento simplificado.
5. **Cuidado muito limitado:** destina-se a pacientes que devem ser tratados para alívio de dor e controle de infecção.

Uma vez identificado déficit cognitivo ou motor para a realização do autocuidado bucal, torna-se imprescindível a presença de um cuidador eleito, no caso de pacientes totalmente dependentes. Para pacientes que apresentam dificuldades, pode-se lançar mão do trabalho em equipe, segundo o item a seguir.

A ODONTOLOGIA E A GERONTOLOGIA – ESPECIALIDADE POR ESPECIALIDADE

Estou sem minhas dentaduras.
Sorrio?
Sim, mas sem mostrar os dentes.

A premissa da importância da interdisciplinaridade no atendimento ao idoso também se aplica à odontologia. É o que sinaliza o título deste capítulo: toda boca tem um corpo, ou seja, a relação bidirecional entre condições sistêmicas e condições bucais também deve ser levada em consideração durante o tratamento dentário.

Assim, o Quadro 9.2 descreve as atuações mais comuns entre dentistas e os demais profissionais da gerontologia.

Quadro 9.2 – Atuações conjuntas da Odontologia e especialidades da Gerontologia.

Especialidade da Gerontologia	Atuações em conjunto com a Odontologia
Assistência social	• Violência doméstica
Cuidadores	• Colaboração na higiene bucal • Identificação de sinais e sintomas de dor em pacientes que não verbalizam dor
Cuidados paliativos	• Controle de dor e sintomas, sendo os mais comuns: xerostomia, sialorreia, infecções dentárias, identificação e tratamento de lesões de autoinjúria, remoção de bordas cortantes de dentes ou próteses

(Continua)

Quadro 9.2 – Atuações conjuntas da Odontologia e especialidades da Gerontologia (continuação).

Especialidade da Gerontologia	Atuações em conjunto com a Odontologia
Enfermagem	• Cuidados bucais de higiene durante a internação hospitalar ou após procedimentos como extrações dentárias ou cirurgias bucomaxilares • Colaboração na identificação de sinais e sintomas de problemas bucais, como dor e candidíase oral
Familiares	• Discussão do planejamento • Discussão da manutenção de higiene oral
Fisioterapia	• Broncoaspiração • Bruxismo, trismo, ranger de dentes
Fonoaudiologia	• Deglutição • Disfagia • Trismo e bruxismo
Medicina	• Lesões bucais • Candidíase • Lesões de autoinjúria • Cuidados paliativos – cuidados bucais em cada tipo de paciente – desde o que pode até o de cuidados paliativos
Neuropsicologia	• Identificação e tratamento de lesões ou doenças que causam déficits cognitivos e psicológicos, geralmente relacionados ao cérebro
Nutrição	• Adaptação da dieta à condição dentária • Orientação dietética em caso de xerostomia, cáries e/ou mucosite por tratamento quimioterápico
Psicologia	• Investigar se quadros de depressão ou isolamento social podem ter causa bucal • Colaborar no diagnóstico e no tratamento de bruxismo, por meio da terapia
Terapia ocupacional	• Adaptação motora para higiene bucal diária • Inserção da higiene bucal nos cuidados diários

Fonte: Desenvolvido pela autoria do capítulo.

O DENTISTA NA GERONTOLOGIA MUITO ALÉM DO CONSULTÓRIO – EM *HOME CARE*, HOSPITAIS, INSTITUIÇÕES DE LONGA PERMANÊNCIA E TELEODONTOLOGIA

Pra conhecer o Brasil,
do Oiapoque ao Chuí, e pra falar a verdade.
Eu tenho muita saudade,
De tudo que conheci.
Teodoro e Sampaio

O cirurgião-dentista que cuida de pacientes idosos está apto a atender em âmbito hospitalar e domiciliar, além do ambulatorial. Os mesmos recursos físicos disponíveis no consultório para a realização de procedimentos dentários existem também fora dele (aparelhos de raio X portáteis, *scanners* bucais, sugadores e motores elétricos).

Trata-se de uma opção de atendimento interessante, principalmente para pacientes acamados, com dificuldades de locomoção e/ou totalmente dependentes. Além disso, em muitos casos é benéfica ao paciente a internação hospitalar para a realização de procedimentos odontológicos sob anestesia geral. São pacientes para os quais, por imperativo clínico, há impossibilidade de atendimento ambulatorial: idosos frágeis com focos infecciosos bucais; pacientes com perdas cognitivas que não permitem atendimento odontológico; ou pacientes com alterações sistêmicas que necessitem de cuidados hospitalares como retaguarda do procedimento dentário.[10]

Além dessas modalidades de atendimento, vale ressaltar o legado deixado pela pandemia de Covid-19, a qual sedimentou a importância da incorporação de tecnologias de informação e comunicação às rotinas dos serviços de saúde bucal e da inauguração de uma nova forma de organização dos serviços, promovida por recursos tecnológicos.

No que se refere à teleodontologia, está suficiente e cientificamente consagrada, sendo capaz de resolver questões importantes, como:[11-14]

- Custo-efetividade para os serviços de saúde (otimização do deslocamento do paciente e de profissionais da saúde).
- Ampliação de acesso ao serviço (teleatendimento, teleconsultoria).
- Prevenção e promoção da saúde (tele-educação).
- Discussão de casos pelos profissionais (teleconsultoria).

Estudos de diversos autores testaram, validaram e publicaram a acurácia do exame clínico presencial em relação ao virtual e o uso deste último como importante ferramenta de triagem de pacientes cujo acesso à saúde seria impossível por questões demográficas ou socioeconômicas.[11,15] Estão incluídos nesse tema trabalhos bem-sucedidos com idosos institucionalizados, tanto em nível clínico como em relação a custo-efetividade.[12,13,16]

HIGIENE BUCAL

Em boca fechada não entra mosca,
nem a escova de dentes.

A diminuição funcional característica de muitos idosos pode prejudicar sua higiene bucal, à medida que essa atividade de vida diária requer coordenação motora fina para uso do fio dental, apreensão da escova de dentes, acuidade visual e habilidade para bochechar e cuspir.

O Quadro 9.3 mostra opções de dispositivos facilitadores da higiene bucal. No caso de pacientes com perda de força para a empunhadura da escova, dispositivos podem ser confeccionados e adaptados por dentistas em conjunto com os terapeutas ocupacionais.

Para pacientes totalmente dependentes, os dispositivos de higiene bucal (e como e quando será realizada) devem ser discutidos e estabelecidos em conjunto com o cuidador que realizará essa tarefa. A partir disso, o dentista e o cuidador principal podem gravar um vídeo de como realizar a higiene bucal do paciente e disponibilizá-lo para toda a equipe que cuida deste. Esse padrão minimiza dificuldades que podem ser encontradas nas trocas de plantões ou quando da admissão de um novo cuidador.

Quadro 9.3 – Opções de dispositivos facilitadores da higiene bucal.

Escovas de dentes	• Macias • Elétricas • Escova unitufo • Fazer adaptações em caso de diminuição da força de apreensão
Pastas de dentes e bochechos	• Para xerostomia • Para inflamações gengivais ou por lesões bucais • Antienzimáticas • Fluoretadas
Fio dental	• Fio dental forquilha • Passa-fio • Escova interdental
Flúor	• Bochechos • Géis tópicos • Verniz fluoretado
Higienização de dentaduras	• Escova de dentes macia e sabão neutro • Imergir à noite em água filtrada limpa • Pastilhas • Imersão em solução de hipoclorito de sódio 2% por 5 minutos e depois lavar com água em abundância

Fonte: Desenvolvido pela autoria do capítulo.

MENSAGENS PRINCIPAIS

Pouca coisa é necessária para transformar inteiramente uma vida: amor no coração e sorriso nos lábios.
Martin Luther King

A cavidade bucal tem outras funções além da mastigação: fonação, deglutição e socialização.

Há frequentes problemas de saúde bucal em idosos que precisam do dentista e de outro(s) profissional(is) da Gerontologia para melhor condução do tratamento.

O plano de tratamento odontológico ao paciente idoso envolve expectativas e desejos do paciente, tipo e severidade da necessidade dentária, impacto na qualidade de vida, alternativas racionais de tratamento, habilidade em tolerar o estresse do tratamento, fontes pagadoras e capacidades do dentista.

Referências bibliográficas

1. Gendron R, Grenier D, Maheu-Robert L-F. The oral cavity as a reservoir of bacterial pathogens for focal infections. Microbes Infect [Internet]. 2000 Jul.;2(8):897-906. Disponível em: http://linkinghub.elsevier.com/retrieve/pii/S1286457900003919.
2. Duval X, Millot S, Chirouze C, Selton-Suty C, Moby V, Tattevin P et al. Oral streptococcal endocarditis, oral hygiene habits, and recent dental procedures: a case-control study. Clin Infect Dis [Internet]. 2017;64(12):1678-85. Disponível em: https://www.scopus.com/inward/record.uri?eid=2-s2.0-85021110829&doi=10.1093%2Fcid%2Fcix237&partnerID=40&md5=5b0c1b055920d792c250b9d3882107e2.
3. Scannapieco FA, Dasanayake AP, Chhun N. Does Periodontal Therapy Reduce the Risk for Systemic Diseases? Dental Clinics of North America. 2010.
4. Matsumoto Y, Ikeda T, Yokoi H, Kohno N. Association between odontogenic infections and unilateral sinus opacification. Auris Nasus Larynx [Internet]. 2015 Aug.;42(4):288-93. Disponível em: http://www.ncbi.nlm.nih.gov/pubmed/25638394.
5. Hajishengallis G. Periodontitis: from microbial immune subversion to systemic inflammation. Nat Rev Immunol [Internet]. 2015 Jan. 23;15(1):30-44. Disponível em: https://www.ncbi.nlm.nih.gov/pmc/articles/PMC4276050/pdf/nihms-645848.pdf.
6. Hajishengallis G, Chavakis T. Local and systemic mechanisms linking periodontal disease and inflammatory comorbidities. Nat Rev Immunol [Internet]. 2021;21(7):426-40. Disponível em: http://dx.doi.org/10.1038/s41577-020-00488-6.
7. Campostrini E. Odontogeriatria. Thieme Revinter; 2004. 265 p.
8. Oliveira NP. Envelhecimento e saúde bucal [Internet]. Núcleo Técnico Científico de Telessaúde MT. 2015. Disponível em: http://www.telessaude.mt.gov.br/Arquivo/Download/2081.
9. Ettinger RL. Treatment planning concepts for the ageing patient. Aust Dent J. 2015;60(S1):71-85.
10. Geddis-Regan A, Walton G. A guide to treatment planning in complex older adults. Br Dent J [Internet]. 2018 Sep.;225(5):395-9. Disponível em: http://www.nature.com/articles/sj.bdj.2018.742.
11. Queyroux A, Saricassapian B, Herzog D, Müller K, Herafa I, Ducoux D et al. Accuracy of teledentistry for diagnosing dental pathology using direct examination as a gold standard: results of the Tel-e-dent Study of Older Adults Living in Nursing Homes. J Am Med Dir Assoc. 2017 Jun.;18(6):528-32.
12. Oishi MM, Childs CA, Gluch JI, Marchini L. Delivery and financing of oral health care in long-term services and supports: a scoping review. J Am Dent Assoc [Internet]. 2021 Mar.;152(3):215. Disponível em: https://search.ebscohost.com/login.aspx?direct=true&db=c8h&AN=152906351&lang=pt-br&site=ehost-live.

13. Tynan A, Deeth L, McKenzie D, Bourke C, Stenhouse S, Pitt J et al. Integrated approach to oral health in aged care facilities using oral health practitioners and teledentistry in rural Queensland. Aust J Rural Health [Internet]. 2018 Aug.;26(4):290-4. Disponível em: https://search.ebscohost.com/login.aspx?direct=true&db=c8h&AN=131279401&lang=pt-br&site=ehost-live.
14. Haddad AE, Rendeiro M, Correia ADMS, Bavaresco C, Morita MC, Skelton-Macedo MC et al. Experiência da rede brasileira de teleodontologia. J Bras TeleSSaúde [Internet]. 2013 Jun. 1;2(2). Disponível em: http://www.e-publicacoes.uerj.br/index.php/jbtelessaude/article/view/8133.
15. Carrard V, Roxo Gonçalves M, Rodriguez Strey J, Pilz C, Martins M, Martins M et al. Telediagnosis of oral lesions in primary care: the EstomatoNet Program. Oral Dis [Internet]. 2018 Sep.;24(6):1012-9. Disponível em: https://onlinelibrary.wiley.com/doi/10.1111/odi.12851.
16. Grzegorz Broda L, Oseni T, Stranieri A, Marino R, Robinson J, Yates M. The design of a smartbrush oral health installation for aged care centres in Australia. In: 5th International Conference on Medical and Health Informatics (ICMHI) 2021 [Internet]. Federation University, Ballarat, Australia: Association for Computing Machinery; 2021. p. 176-80. Disponível em: https://www.scopus.com/inward/record.uri?eid=2-s2.0-85118663678&doi=10.1145%2F3472813.3473186&partnerID=40&md5=9c2c4a551ec38cd6d3708004cc9b7e30.

10 Nutrição e envelhecimento saudável

Raoana Cássia Paixão Chaves

INTRODUÇÃO

Embora, em todo o mundo, observem-se o envelhecimento populacional e o aumento da expectativa de vida, essa longevidade nem sempre é acompanhada pela melhora da saúde e da qualidade de vida.[1,2] Pelo contrário, estima-se que, entre 1990 e 2017, o tempo em que os idosos vivem com piores condições de saúde aumentou de 8,9 para 10,2 anos.[3] Para garantir que o envelhecer seja saudável e acessível a todos, é necessário identificar e compreender os determinantes de saúde, assim como os fatores de risco para o desenvolvimento de doenças.[4]

NUTRIÇÃO E ENVELHECIMENTO SAUDÁVEL

O processo de envelhecimento saudável é multifatorial; entretanto, a nutrição em todas as fases da vida desempenha um importante papel como um dos seus principais determinantes.[5-7] A alimentação equilibrada em micro e macronutrientes, necessária para garantir o crescimento e o desenvolvimento adequados, além de prevenir doenças crônicas não transmissíveis, como diabetes, hipertensão, doenças cardiovasculares e câncer,[8] também contribui para minimizar o risco de condições e comorbidades relacionadas à idade, como osteoporose, fragilidade, quedas e sarcopenia.[8,3]

O estímulo à adoção de padrões alimentares que contribuam para a promoção da saúde e o combate ao excesso de peso correspondem a importantes estratégias para garantir qualidade de vida e bem-estar aos idosos.[1,3,9] Apesar de os mecanismos não serem totalmente compreendidos, acredita-se que alguns nutrientes específicos presentes nos alimentos sejam capazes de reduzir a inflamação e o estresse oxidativo consequentes do envelhecimento.[1]

ALIMENTAÇÃO NAS DIFERENTES FASES DA VIDA

Evidências epidemiológicas indicam que a adesão a padrões alimentares saudáveis e a manutenção de um peso corporal adequado desde a infância, além de serem protetores contra o desenvolvimento de doenças crônicas não transmissíveis, também são capazes de influenciar o declínio funcional e cognitivo observados com o envelhecimento.[5,10]

Um estudo longitudinal com 2.203 adultos franceses demonstrou que, após cinco anos entre aqueles que envelheceram de maneira mais saudável, 7,6% dos casos foram associados à manutenção do índice de massa corporal (IMC) correspondente a eutrofia (18,5 kg/m^2 < IMC < 25 kg/m^2) e 7,8% à boa qualidade alimentar. A associação foi linear e, quando combinados, a alimentação saudável e o peso corporal adequado potencializaram os efeitos benéficos no envelhecimento.[11]

Em idosos, dietas ricas em frutas, verduras, alimentos integrais, carnes magras e laticínios com baixo teor de gordura parecem impactar positivamente na qualidade de vida e na mortalidade.[8,10] Yuebin e colaboradores observaram uma associação direta entre a diversidade da dieta e a sobrevida em 28.780 idosos longevos.[12] Em outro estudo longitudinal com idosos, com idade entre 60 e 80 anos, a maior diversidade alimentar também foi associada a melhor função cognitiva e capacidade funcional.[13]

Em uma coorte americana, os idosos que apresentaram, durante os 10 anos de acompanhamento, alto consumo de alimentos fontes de gordura e açúcar tiveram risco de mortalidade 1,4 vez maior do que os que se alimentavam de acordo com as recomendações nutricionais.[16] Do mesmo modo, Liu e colaboradores também observaram que em idosos longevos a qualidade da dieta foi inversamente associada à mortalidade.[15]

PADRÕES ALIMENTARES

Padrões alimentares parecem ser mais importantes do que os efeitos isolados de um único nutriente no processo de envelhecimento. Acredita-se que os processos metabólicos que ocorrem com o avançar da idade são influenciados principalmente pelas interações entre os nutrientes presentes nos alimentos, somadas às características genéticas e às condições ambientais dos indivíduos.[7,16]

Dietas que incluem o consumo de quantidades adequadas de vegetais, frutas, alimentos integrais, proteínas magras e laticínios com baixo teor de gordura apresentam efeito protetor no desenvolvimento de doenças cardiovasculares, diabetes tipo 2, comprometimento funcional e fragilidade, condições que impactam negativamente no envelhecimento saudável.[6,7,17,18]

Entretanto, é importante cautela ao avaliar e orientar isoladamente um padrão alimentar, pois muitos dos estudos disponíveis até o momento foram realizados com adultos e, além da alimentação, incluíram outras intervenções.[8] Deve-se também lembrar que o processo de envelhecimento é influenciado por diferentes determinantes; assim, a alimentação deve ser contextualizada e estimulada junto a outros comportamentos, como a prática de atividade física.[17]

Dieta do Mediterrâneo

O nome "dieta do Mediterrâneo" surgiu por volta dos anos 1960 para descrever os hábitos alimentares dos povos que habitavam aquela região.[20] Além de ser rica em frutas e vegetais frescos, leguminosas, oleaginosas, peixe e ter como principal fonte de gordura o azeite, essa dieta também é caracterizada pelo consumo reduzido de carnes vermelhas e laticínios e pela ingestão moderada e regular de vinho tinto produzido localmente.[20-23]

Ao longo dos anos, a dieta do Mediterrâneo tem se destacado por sua associação com desfechos favoráveis em saúde.[23] Evidências científicas têm demonstrado que a sua prática corresponde a um fator protetor contra diversos tipos de câncer, doenças cardiovasculares, obesidade, osteoporose e declínio cognitivo especificamente em idosos.[20,22,23] A adesão a essa dieta por mais de cinco anos parece reduzir em 41% o risco de degeneração macular consequente do envelhecimento.[3]

Acredita-se que essa ação protetora possa estar associada ao fato de que, por meio dessa alimentação de baixo índice glicêmico, ocorra o consumo elevado de nutrientes com ação antioxidante e anti-inflamatória, como ácidos graxos ômega-3, magnésio, vitaminas K e C, carotenoides, selênio, potássio, flavonoides, polifenóis e fitoestrogênios.[16,21,22]

Dieta DASH (*Dietary Approaches to Stop Hypertension*)

Desenvolvida para prevenir e tratar a hipertensão, é caracterizada pelo alto consumo de alimentos fontes de proteína de origem vegetal e pelo consumo limitado de alimentos ricos em gordura saturada, colesterol e açúcar. Em idosos, além dos benefícios para a pressão arterial, parece melhorar a cognição.[8]

Dieta MIND (Mediterrânea-DASH)

Corresponde à combinação da dieta do Mediterrâneo com a dieta DASH. Em idosos de uma comunidade, a adesão a essa alimentação foi associada a menor risco de comprometimento cognitivo.[24]

OBESIDADE

Estilos de vida pouco saudáveis, caracterizados por sedentarismo, consumo reduzido de alimentos *in natura* e consumo excessivo de alimentos processados e ultraprocessados, culminaram com a epidemia mundial da obesidade.[1,3,10] O excesso de peso, associado a inflamação sistêmica e crônica, contribui para o desenvolvimento de diversas comorbidades, inclusive as relacionadas ao envelhecimento.[1]

Em adultos com média de idade de 43 anos e IMC ≥ 25 kg/m^2, o excesso de peso foi associado a um risco 2,5 vezes maior de demência.[1] A obesidade em idosos também pode resultar em comprometimento físico e cognitivo, fragilidade, osteoartrite, apneia obstrutiva do sono, incontinência urinária, degeneração macular, catarata e hipoacusia, com consequente diminuição da capacidade funcional e da qualidade de vida.[1,10]

MÚSCULOS E OSSOS

O consumo adequado de proteínas corresponde a uma das principais ações preventivas para o desenvolvimento de sarcopenia e osteoporose. Preconiza-se o consumo diário de pelo menos 1 g de proteína/kg de peso, podendo esse valor ser ajustado de acordo com as outras condições de saúde, para retardar a perda de massa muscular e óssea decorrente do processo de envelhecimento.[9]

Além da ingesta de proteínas, para que seja possível prevenir a osteoporose é necessário também garantir um pico de densidade mineral óssea máximo por meio do consumo adequado de fontes de cálcio desde a infância.[3]

COGNIÇÃO

Manter uma dieta adequada ao longo de toda a vida parece ser capaz de modular a estrutura e a função cerebral,[28] sendo alguns nutrientes – como os ácidos graxos poli-insaturados ômega-3 (PUFA n-3), polifenóis e vitaminas do complexo B – considerados protetores da função cognitiva.[5]

Baixos níveis de ácido fólico e de algumas vitaminas do complexo B foram associados ao prejuízo dos processos de metilação, com consequente impacto negativo na expressão gênica e piora cognitiva.[5]

Do mesmo modo, a ingestão de alimentos ricos em flavonoides, como frutas, vegetais e oleaginosas em quantidades recomendadas, parece resultar em um risco reduzido de demências.[3,25] Em um estudo longitudinal com 17.700 idosos da comunidade sem o diagnóstico inicial de demência, observou-se menor risco de desenvolvimento dessa comorbidade nos indivíduos que consumiram diariamente, durante os seis anos de acompanhamento, pelo menos três porções de vegetais e duas de frutas.[26]

Os PUFA n-3 são classificados como ácidos graxos essenciais, uma vez que os seus níveis corporais dependem do consumo alimentar. Suas principais fontes são peixes de água fria, frutos do mar, soja, oleaginosas, sementes, verduras verde-escuras e leguminosas. Além de ser um dos principais componentes da membrana celular, sua ação antioxidante parece ser a responsável por proteger o cérebro contra o envelhecimento.[5,27]

Em estudos com animais, a deficiência de PUFA n-3 foi associada a déficits de memória e redução da neuroplasticidade, enquanto a suplementação resultou em melhora das habilidades de aprendizagem e memória.[27]

Nos estudos longitudinais com humanos, o consumo das principais fontes alimentares de PUFA n-3 e a avaliação dos seus biomarcadores sanguíneos sugerem um potencial papel preventivo contra o declínio cognitivo associado à idade. Entretanto, ensaios clínicos com a suplementação desses ácidos graxos mostram resultados controversos.[27]

ALIMENTOS INTEGRAIS/MICROBIOTA

A nutrição corresponde a um dos principais moduladores da microbiota intestinal. Uma vez estabelecida durante a infância, a sua composição tende a manter-se estável, de acordo com os padrões alimentares e as condições de saúde do indivíduo. Entretanto, quando presente, a disbiose intestinal pode desencadear um processo inflamatório, comprometendo o envelhecimento saudável.[28]

Muitos dos benefícios da microbiota intestinal parecem resultar de sua capacidade de fermentar componentes dietéticos, especialmente as fibras, produzindo componentes benéficos à saúde, como os ácidos graxos de cadeia curta, por exemplo.[29]

Estudos observacionais e ensaios clínicos sugerem que o consumo de fibras de acordo com as recomendações nutricionais impacta positivamente o metabolismo e a composição (quantidade e diversidade) das bactérias intestinais.[29]

Observa-se uma tendência mundial de aumento de consumo de alimentos ultraprocessados pobres em fibras em detrimento do de grãos integrais.[30] Um estudo com 3.349 homens e mulheres com idade superior a 50 anos demonstrou uma associação positiva entre a ingestão em quantidades adequadas de grãos integrais e o envelhecimento bem-sucedido.[30]

CONSIDERAÇÕES FINAIS

Para promover o bem-estar e o envelhecimento bem-sucedido, é essencial compreender quais fatores determinam e influenciam as escolhas e o consumo dos alimentos, de modo que seja possível intervir desde a infância, estimulando padrões alimentares mais saudáveis associados à promoção da independência, da capacidade funcional e da qualidade de vida nos idosos.

Referências bibliográficas

1. Wickramasinghe K, Mathers JC, Wopereis S, Marsman DS, Griffiths JC. From lifespan to healthspan: the role of nutrition in healthy ageing. Journal of Nutritional Science. 2020;9(33):1-10.
2. Kalache A, Hoogh AI, Howlett SE, Kennedy B, Eggersdorfer M, Marsman DS et al. Nutrition interventions for healthy ageing across the lifespan: a conference report. European Journal of Nutrition. 2019;58:1-11.
3. Roberts SB, Silver RE, Das SK, Fielding RA, Gilhooly CH, Jacques PF et al. Healthy aging-nutrition matters: start early and screen often. Adv Nutr. 2021:1-11.
4. Foscolou A, Magriplisa E, Tyrovolasa S, Soulisa G, Bountzioukaa V, Mariolis A. Lifestyle determinants of healthy ageing in a Mediterranean population: the multinational MEDIS study. Experimental Gerontology. 2018;110:35-41.
5. Calder PC, Carding SR, Christopher G, Kuh D, Langley-Evans SC, McNulty H. A holistic approach to healthy ageing: how can people live longer, healthier lives? J Hum Nutr Diet. 2018.
6. Steinberg FM, Batchelor-Murphy MK, Young HM. Eating for healthy aging. Am J Nurs. 2019 Nov.;119(11):43-51.
7. Goshen A, Goldbourt U, Shohat T, Shimony T, Keinan-Boker L, Gerber Y. Diet quality in relation to healthy ageing: the Israeli Longitudinal Study on Aging (ILSA): a study protocol. BMJ Open. 2019.
8. Black M, Bowman M. Nutrition and healthy aging. Clin Geriatr Med. 2020;36:655-69.
9. Woo J. Nutritional strategies for successful aging. Med Clin N Am. 2011:477-93.
10. Position of the Academy of Nutrition and Dietetics: food and nutrition for older adults: promoting health and wellness. Journal of The Academy of Nutrition and Dietetics. 2012;112(8):1255-77.
11. Atallah N, Adjibade M, Lelong H, Hercberg S, Galan P, Assmann KE et al. How healthy lifestyle factors at midlife relate to healthy aging. Nutrients. 2018;10(854):1-10.
12. Yuebin LV, Kraus VB, Gao X, Yin Z, Zhou J, Mao C et al. Higher dietary diversity scores and protein-rich food consumption were associated with lower risk of all-cause mortality in the oldest old. Clin Nutr. 2021.

13. Zhang J, Ai Zhao. Dietary diversity and healthy aging: a prospective study. Nutrients. 2021;13(1787):1-15.
14. Anderson AL, Harris TB, Tylavsky FA, Perry SE, Houston DK, Hue TF. Dietary patterns and survival of older adults. J Am Diet Assoc. 2011 Jan.;111(1):84-91.
15. Liu Y-H, Gao X, Mitchell DC, Wood GC, Still CD, Jensen GL. Diet quality is associated with mortality in adults aged 80 years and older: a prospective study. J Am Geriatr Soc. 2019;67(10):2180-5.
16. Bifulco M, Pisanti S. The mystery of longevity in Cilento: a mix of a good dose of genetic predisposition and a balanced diet based on the Mediterranean model. European Journal of Clinical Nutrition. 2017:1-2.
17. Koehler K, Drenowatz C. Integrated role of nutrition and physical activity for lifelong health. Nutrients. 2019;11(1437):1-3.
18. Schwenke DC. Dietary patterns to promote healthy aging. Lipidology. 2020;31(4):260-1.
19. Ortola R, Garcıa-Esquinas E, Garcıa-Varela G, Struijk EA, Rodrıguez-Artalejo F, Lopez-García E. Influence of changes in diet quality on unhealthy aging: the Seniors-ENRICA Cohort. The American Journal of Medicine. 2019;132(9):1091-102.
20. Foscoloua A, D'Cunhab NM, Naumovski N, Tyrovolasa S, Chrysohooue C, Rallidis L. The association between the level of adherence to the Mediterranean diet and successful aging: an analysis of the ATTICA and MEDIS (MEDiterranean Islands Study) epidemiological studies. Archives of Gerontology and Geriatrics. 2020.
21. Assmann KE, Adjibade M, Andreeva VA, Hercberg S, Galan P, Kesse-Guyot E. Association between adherence to the Mediterranean diet at midlife and healthy aging in a cohort of French adults. J Gerontol A Biol Sci Med Sci. 2017;00(00):1-7.
22. Craig JV, Bunn DK, Hayhoe RP, Appleyard WO, Lenaghan EA, Welch AA. Relationship between the Mediterranean dietary pattern and musculoskeletal health in children, adolescents, and adults: systematic review and evidence map. Nutrition Reviews. 2017;75(10):830-57.
23. Critselis E, Panagiotakos D. Adherence to the Mediterranean diet and healthy ageing: current evidence, biological pathways, and future directions. Critical Reviews in Food Science and Nutrition. 2019.
24. McEvoy CT, Guyer H, Langa KM, Yaffe K. Neuroprotective Diets are associated with better cognitive function: the health and retirement study. J Am Geriatr Soc. 2017;65(8):1857-62.
25. Miller MG, Thangthaeng N, Poulose SM, Shukitt-Hale B. Role of fruits, nuts, and vegetables in maintaining cognitive health. Experimental Gerontology. 2016.
26. Lee ATC, Richards M, Chan WC, Chiu HFK, Lee RSY, Lam LCW. Lower risk of incident dementia among Chinese older adults having three servings of vegetables and two servings of fruits a day. Age and Ageing. 2017;0:1-6.
27. Cutuli D. Functional and structural benefits induced by omega-3 polyunsaturated fatty acids during aging. Current Neuropharmacology. 2017;15(4):534-42.
28. Kim S, Jazwinski SM. The gut microbiota and healthy aging. Gerontology. 2018;64(6):513-20.
29. Hervert-Hernández D. Microbiota intestinal y fibra de cereales: evidencia y recomendaciones prácticas. Nutr Hosp. 2021;38(2):13-6.
30. Foscolou A, D'Cunha NM, Naumovski N, Tyrovolas S, Chrysohoou C, Rallidis L. The association between whole grain products consumption and successful aging: a combined analysis of MEDIS and ATTICA Epidemiological Studies. Nutrients. 2019;11(1221):1-12.

11

Mitos e verdades sobre vacinação

Maisa Carla Kairalla
Pérola Quintans de Almeida

Todo paciente deveria esperar que seu médico recomendasse uma terapêutica embasada nas melhores evidências científicas disponíveis; no entanto, recentemente, até mesmo de maneira contraditória com relação à necessidade social epidemiológica, durante a pandemia de Covid-19 aflorou-se a antiga discussão sobre negacionismo científico e *fake news*.

O fenômeno da "pós-verdade" aumentou significativamente nos últimos anos; em 2016, o dicionário de Oxford elegeu o termo como palavra do ano. Esse termo passa a ideia de que a verdade foi ocultada: os fatos são passados de maneira menos objetiva e apela-se a emoções e crenças pessoais. Chegou-se assim ao conceito de viés cognitivo – padrão sistemático de desvio de uma norma estabelecida ou de racionalidade no julgamento[1] –, resultando em uma negação da realidade e na criação de uma "nova realidade". A mentira tenta afastar as pessoas da correta apreensão da realidade. O viés cognitivo é naturalmente amplificado pela tendência do ser humano em seguir cegamente a ação dos outros, simplesmente por medo de perder algo.[1] Somada a isso, há a politização da vacinação como se vê acontecer nos movimentos antivacina em todo o mundo.

Um estudo realizado pela Faculdade São Leopoldo Mandic, de Campinas, em parceria com a London School of Hygiene and Tropical Medicine, do Reino Unido, mostrou que 76 dos 1 mil pais entrevistados hesitavam em vacinar seus filhos. Entre as razões mais comuns, foram citados: problemas de confiança (41,4%), questionamentos sobre eficácia/segurança da vacina (25,5%) e o medo de eventos adversos (23,6%).[2]

Em nosso país, a chamada hesitação vacinal tem como principais motivos: a crença na falta de segurança das vacinas (30%), a crença na falta de efetividade (15%) ou a ideia de que elas não são necessárias (11%). O que impactou nessa percepção dos entrevistados foram conversas que tiveram com pessoas conhecidas que relataram algum prejuízo ao tomarem vacinas.[3] A hesitação é maior quanto maior é a renda e a escolaridade.

Um dos mitos sobre vacinação mais ouvidos pelos médicos é que existem tratamentos alternativos tão eficientes quanto as vacinas tradicionais ou mais do que elas.

Acontece que o conteúdo falso sobre vacinas é criado, algumas vezes, por profissionais que vendem "curas alternativas". Jaime Brunig, autor do livro "A saúde brota na natureza", tem os vídeos antivacinação mais populares no Brasil; ele oferece terapias naturais e atende na cidade de Americana, em São Paulo. Seus vídeos atingiram mais de 1 milhão de visualizações no YouTube e compartilhamentos no WhatsApp.[4]

Aproximadamente 67% dos brasileiros acreditam em ao menos uma afirmação imprecisa sobre vacinação. Pesquisa qualitativa realizada para a Sociedade Brasileira de Imunizações (SBIm) mostrou que os médicos entrevistados, apesar de exortarem as vacinas como algo de grande importância, não viviam a teoria na prática. Esses médicos, nos seis meses anteriores, só haviam recomendado a vacina contra gripe, febre amarela e difteria/tétano/coqueluche, dentre os 15 tipos de vacinas listadas. E uma parcela deles não se vê, na prática, como responsável pela difusão das vacinas. A recorrência de prescrição foi mais elevada na geriatria, mas foi principalmente focada na vacina contra gripe.[5]

O profissional de saúde mais propenso a prescrever vacinas é aquele que está devidamente vacinado: é o que mostra uma revisão de 185 artigos sobre hesitação vacinal entre pessoas que trabalham na área da saúde.[6]

Em conclusão de revisões sistemáticas, não foram encontradas evidências fortes de intervenções específicas para tentar diminuir essa questão dos mitos na vacinação. As intervenções devem apresentar mais de um componente e devem estar voltadas para uma estratégia de comunicação, mídia, mobilização social e ferramentas para os profissionais da saúde.[7]

VACINAÇÃO – O QUE A VERDADE DA CIÊNCIA NOS DIZ

Durante a avaliação clínica do idoso, é fundamental investigar sua situação vacinal, respeitando-se as recomendações do calendário de imunização.[8] Estudos mostram que o fator idade e, principalmente, as comorbidades cardíacas, pulmonares e diabetes *mellitus* são fatores de risco diretamente correlacionados com o aumento da incidência das doenças infecciosas, sobretudo pneumonias, *influenza* e herpes-zóster, bem como aumento da taxa de mortalidade.[9]

O calendário vacinal proposto pela SBIm e serve de guia para a indicação rotineira da imunização no idoso (Tabela 11.1).

Tabela 11.1 – Calendário de vacinação para adultos maiores de 60 anos, segundo a Sociedade Brasileira de Imunizações (SBIm).

Calendário de vacinação SBIm idoso (60+ anos)

Recomendações da Sociedade Brasileira de Imunizações (SBIm) – 2024/2025

- Os comentários devem ser consultados.
- Algumas vacinas podem estar especialmente recomendadas para pessoas com comorbidades ou em outra situação especial. Consulte os "Calendários de vacinação SBIm pacientes especiais".

Vacinas	Quando indicar	Esquemas e recomendações	Comentários	Disponibilização das vacinas	
				Gratuitas nas Unidades Básicas de Saúde (UBS)	Clínicas privadas de vacinação
Rotina					
Influenza (gripe)	Rotina	Dose única anual, preferencialmente com a vacina quadrivalente de alta concentração (*high dose*, HD4V) Na impossibilidade, usar a vacina disponível e, nesses casos, em situação epidemiológica de risco, considerar uma segunda dose a partir de três meses após a dose anual	• Viajantes para o Hemisfério Norte ou brasileiros que vivem na Região Norte do país, a depender da vacina disponível e da compatibilidade com cepas circulantes, podem se beneficiar de uma dose extra da vacina	SIM, 3V	SIM, 3V, 4V e HD4V
Pneumocócicas conjugadas VPC20, VPC15 ou VPC13 e polissacarídica VPP23	Rotina	• VPC20 em dose única ou • Esquema sequencial iniciando com VPC15 ou, na sua impossibilidade,	• Se a opção for com a vacina VPC20, não há indicação de esquema sequencial com VPP23 • Para aqueles que já receberam uma dose de VPP23, recomenda-se o	NÃO, VPC20, VPC15. SIM, VPC13 nos CRIE para algumas indicações	SIM, VPC20, VPC15, VPC13 e VPP23

(Continua)

Tabela 11.1 – Calendário de vacinação para adultos maiores de 60 anos, segundo a Sociedade Brasileira de Imunizações (SBIm) (continuação).

Vacinas	Quando indicar	Esquemas e recomendações	Comentários	Disponibilização das vacinas	
				Gratuitas nas Unidades Básicas de Saúde (UBS)	Clínicas privadas de vacinação
Rotina					
		com a VPC13, seguida de uma dose de VPP23 6 a 12 meses depois, e uma segunda dose de VPP23 cinco anos após a primeira	intervalo de um ano para a aplicação de VPC20, VPC15 ou VPC13. Para os que optaram pela VPC20, não há recomendação para uma segunda dose da VPP23. Para os que optaram pelo esquema sequencial iniciado com VPC15 ou VPC13, uma segunda dose de VPP23 deve ser feita cinco anos após a primeira, mantendo intervalo de 6 a 12 meses da VPC15 ou VPC13 • Para os que já receberam duas doses de VPP23 e nenhuma VPC, recomenda-se uma dose de VPC20 ou de VPC15, na impossibilidade, utilizar a VPC13. Qualquer delas com intervalo mínimo de um ano após a última dose de VPP23 • Para aqueles com esquema incompleto com VPC15 ou VPC13 e/ou VPP23, é possível finalizar a vacinação com dose única de VPC20, respeitando intervalo de dois meses da última dose da VPC15 ou VPC13 ou um ano da vacina polissacarídica VPP23	(no esquema sequencial com a VPP23) e a VPP23 para grupos de risco e como rotina para asilados e institucionalizados	

(Continua)

Tabela 11.1 – Calendário de vacinação para adultos maiores de 60 anos, segundo a Sociedade Brasileira de Imunizações (SBIm) (continuação).

Vacinas	Quando indicar	Esquemas e recomendações	Comentários	Disponibilização das vacinas	
				Gratuitas nas Unidades Básicas de Saúde (UBS)	Clínicas privadas de vacinação
Rotina					
			• Para aqueles com esquema sequencial completo com VPC15 ou VPC13 e VPP23, uma dose de VPC20 pode ser recomendada a critério médico, respeitando intervalo de um ano da dose de VPP23 e de 2 meses da VPC15, VPC13		
Herpes-zóster	Se não vacinado aos 50, a qualquer momento	• Rotina a partir de 50 anos • Esquema: vacina inativada (VZR) – duas doses com intervalo de dois meses (0-2)	• A vacinação está recomendada mesmo para aqueles que já desenvolveram a doença. Intervalo entre quadro de HZ e vacinação: seis meses ou após resolução do quadro, considerando a perda de oportunidade vacinal • A VZR está recomendada para vacinados previamente com a vacina atenuada (VZA), respeitando intervalo mínimo de dois meses entre elas • Uso em imunodeprimidos: VZR recomendada (consulte os "Calendários de vacinação SBIm pacientes especiais")	NÃO	SIM, VZR

(Continua)

Tabela 11.1 – Calendário de vacinação para adultos maiores de 60 anos, segundo a Sociedade Brasileira de Imunizações (SBIm) (continuação).

Vacinas	Quando indicar	Esquemas e recomendações	Comentários	Disponibilização das vacinas	
				Gratuitas nas Unidades Básicas de Saúde (UBS)	Clínicas privadas de vacinação
Rotina					
Tríplice bacteriana acelular do tipo adulto (difteria, tétano e coqueluche) – dTpa ou dTpa-VIP Dupla adulto (difteria e tétano) – dT	Rotina	Atualizar dTpa independentemente de intervalo prévio com dT ou TT • **Com esquema de vacinação básico completo:** reforço com dTpa a cada dez anos • **Com esquema de vacinação básico incompleto:** uma dose de dTpa a qualquer momento e completar a vacinação básica com uma ou duas doses de dT (dupla bacteriana do tipo adulto) de forma a totalizar três doses de vacina contendo o componente tetânico • **Não vacinados e/ou histórico vacinal desconhecido:** uma dose de dTpa e duas doses de dT no esquema 0-2-4 a 8 meses	• A vacina está recomendada mesmo para aqueles que tiveram a coqueluche, já que a proteção conferida pela infecção não é permanente • Considerar antecipar reforço com dTpa para cinco anos após a última dose de vacina contendo o componente *pertussis* para idosos contactantes de lactentes • Para idosos que pretendem viajar para países nos quais a poliomielite é endêmica, recomenda-se a vacina dTpa combinada à pólio inativada (dTpa-VIP) • A dTpa-VIP pode substituir a dTpa, se necessário	SIM, dT e dTpa para profissionais da saúde	SIM, dTpa e dTpa-VIP

(Continua)

Tabela 11.1 – Calendário de vacinação para adultos maiores de 60 anos, segundo a Sociedade Brasileira de Imunizações (SBIm) (continuação).

Vacinas	Quando indicar	Esquemas e recomendações	Comentários	Disponibilização das vacinas	
				Gratuitas nas Unidades Básicas de Saúde (UBS)	Clínicas privadas de vacinação
Rotina					
Hepatite B	Para idosos não vacinados previamente	Três doses, no esquema 0-1-6 meses		SIM	NÃO
Febre amarela	Para idosos não vacinados previamente	• **Recomendação PNI:** se aplicada a partir dos 5 anos de idade: dose única. A partir dos 60 anos, o serviço de saúde deverá avaliar a indicação, considerando o risco da doença e o risco de eventos adversos nessa faixa etária e/ou decorrentes de comorbidades • **Recomendação SBIm:** duas doses. Como há possibilidade de falha vacinal, está recomendada uma segunda dose com intervalo de 10 anos	• O uso em imunodeprimidos deve ser avaliado pelo médico (consulte os "Calendários de vacinação SBIm pacientes especiais") • Essa vacina pode ser exigida para emissão do CIVP, atendendo a exigências sanitárias de alguns destinos internacionais. Nesse caso, deve ser aplicada até dez dias antes de viajar	SIM	SIM

(Continua)

Tabela 11.1 – Calendário de vacinação para adultos maiores de 60 anos, segundo a Sociedade Brasileira de Imunizações (SBIm) (continuação).

Vacinas	Quando indicar	Esquemas e recomendações	Comentários	Disponibilização das vacinas	
				Gratuitas nas Unidades Básicas de Saúde (UBS)	Clínicas privadas de vacinação
Rotina					
Vírus sincicial respiratório	A partir dos 60 anos, recomendada para pessoas com maior risco de evolução grave ou descompensação da doença de base pela infecção pelo VSR (ver Comentários) Indicada como rotina a partir dos 70 anos, independentemente de fatores de risco	• **Duas vacinas disponíveis:** Arexvy® (GSK) e Abrysvo® (Pfizer) • Uma dose. Aplicar a qualquer momento, independentemente da sazonalidade	• A partir dos 60 anos, recomendada para pessoas com maior risco de evolução grave ou descompensação da doença de base pela infecção pelo VSR, como: cardiopatia, pneumopatia, diabetes, obesidade, nefropatia, hepatopatia e imunossupressão. Também deve ser recomendada para pessoas fragilizadas, acamadas e/ou residentes em instituições de longa permanência • Por serem vacinas inativadas, o uso concomitante com outras vacinas recomendadas para a idade é permitido. Porém, estudos de segurança e imunogenicidade de aplicação simultânea estão em andamento • Dados atuais demonstram proteção sustentada por duas temporadas	NÃO	SIM
Covid-19	Acesse os dados atualizados sobre a disponibilidade de vacinas e os grupos contemplados pelo PNI em https://www.gov.br/saude/pt-br/assuntos/covid-19				

(Continua)

Tabela 11.1 – Calendário de vacinação para adultos maiores de 60 anos, segundo a Sociedade Brasileira de Imunizações (SBIm) (continuação).

Vacinas	Quando indicar	Esquemas e recomendações	Comentários	Disponibilização das vacinas	
				Gratuitas nas Unidades Básicas de Saúde (UBS)	Clínicas privadas de vacinação
Em situações especiais					
Hepatite A	Após avaliação sorológica ou em situações de exposição ou surtos	Duas doses, no esquema 0-6 meses	• Na população com mais de 60 anos, é incomum encontrar indivíduos suscetíveis. Para esse grupo, portanto, a vacinação não é prioritária. A sorologia pode ser solicitada para definição da necessidade ou não de vacinar. Em contactantes de pacientes com hepatite A, ou durante surto da doença, a vacinação deve ser recomendada	NÃO	SIM
Hepatites A e B	Quando recomendadas as duas vacinas	Três doses, no esquema 0-1-6 meses	• A vacina combinada para as hepatites A e B é uma opção e pode substituir a vacinação isolada para as hepatites A e B	NÃO	SIM
Meningocócicas conjugadas ACWY ou C	Surtos e viagens para áreas de risco	Uma dose. A indicação da vacina, assim como a necessidade de reforços, dependerá da situação epidemiológica	• Na indisponibilidade da vacina meningocócica conjugada ACWY, substituir pela vacina meningocócica C conjugada	NÃO	SIM

(Continua)

Tabela 11.1 – Calendário de vacinação para adultos maiores de 60 anos, segundo a Sociedade Brasileira de Imunizações (SBIm) (continuação).

Vacinas	Quando indicar	Esquemas e recomendações	Comentários	Disponibilização das vacinas	
				Gratuitas nas Unidades Básicas de Saúde (UBS)	Clínicas privadas de vacinação
Em situações especiais					
Tríplice viral (sarampo, caxumba e rubéola)	Situações de risco aumentado	Uma dose. A indicação da vacina dependerá de risco epidemiológico e da situação individual de suscetibilidade	• Na população com mais de 60 anos, é incomum encontrar indivíduos suscetíveis ao sarampo, caxumba e rubéola. Para esse grupo, portanto, a vacinação não é rotineira. Porém, a critério médico (em situações de surtos, viagens, entre outros), pode ser recomendada. Contraindicada para imunodeprimidos	NÃO	SIM
09/09/2024 • Sempre que possível, preferir vacinas combinadas. • Sempre que possível, considerar aplicações simultâneas na mesma visita. • Qualquer dose não administrada na idade recomendada deve ser aplicada na visita subsequente. • Eventos adversos significativos devem ser notificados às autoridades competentes.					

Fonte: Adaptada de SBIm, 2024-2025.[10]

Acrescentam-se a seguir algumas informações sobre a importância das principais vacinas indicadas para idosos.

Vacina tríplice viral (difteria, tétano e coqueluche)

O tétano é uma doença rara, mas nos Estados Unidos os idosos não vacinados ou subimunizados são os mais acometidos. Aproximadamente 60% dos casos de tétano naquele país ocorrem em pacientes com mais de 60 anos.[11] É interessante indicar a tríplice viral, ou seja, a vacina contendo a proteção contra coqueluche, também para os idosos, pois há relatos de surtos da doença entre pacientes dessa faixa etária.[12]

Vacina *influenza*

Uma metanálise de 2018 mostrou que o uso dessa vacina reduziu a incidência de *influenza* de 6% para 2,4%. Estavam incluídos nela oito ensaios clínicos e mais de 5 mil adultos com idade maior ou igual a 65 anos.[13] Dados sugerem que a vacina inativada em alta dose para pessoas acima de 60 anos confere maior proteção contra a infecção por *influenza* do que a vacina inativada na dose padrão.[14]

Vacina antipneumocócica

A doença pneumocócica é uma causa significativa de morbidade e mortalidade em adultos mais velhos. Tanto a incidência de doença pneumocócica quanto a taxa de mortalidade aumentam após os 50 anos e mais acentuadamente após os 65 anos.[15]

Comorbidades como doença cardiovascular, pulmonar, hepática, renal, diabetes e imunossupressão são frequentes em pacientes acima de 60 anos e são fatores de risco bem estabelecidos para a doença invasiva pulmonar.

Em uma metanálise com avaliação de mais de 64.500 indivíduos, a vacina antipneumocócica 23 (polissacarídica) reduziu o risco de doença invasiva pulmonar (14 *versus* 140 eventos; *odds ratio* [OR] 0,18, IC 95% 0,1 a 0,31).[16] Já a vacina conjugada, antipneumocócica 13, em um grande estudo com mais de 84 mil adultos com idade maior ou igual a 65 anos – em que um dos grupos recebia placebo –, mostrou eficácia de 75% contra a doença invasiva; a eficácia persistiu durante todo o estudo, que durou quatro anos.

Vacina contra herpes-zóster

Aproximadamente 3% dos pacientes acometidos por herpes-zóster (HZ) são hospitalizados. A principal complicação do HZ é a neuralgia pós-herpética (NPH). Aproximadamente 10% a 18% dos pacientes com HZ são acometidos pela NPH, que: interfere negativamente nas atividades de vida diária, piorando a qualidade de vida; pode durar meses ou anos; frequentemente é refratária ao tratamento e apresenta manifestação clínica heterogênea.

A vacina zóster recombinante (VZR), de nome comercial Shingrix, é constituída da glicoproteína E do vírus varicela-zóster (VVZ) combinada a um adjuvante A. Pode ser administrada em imunossuprimidos. Estudo com mais de 15.411 indivíduos com 50 anos ou mais mostrou que houve uma redução de 97,2% no risco de desenvolver HZ naqueles pacientes que tomaram a vacina recombinante em relação aos que receberam placebo.[17] Em outro estudo com 13.900 adultos com 70 anos ou mais, a eficácia da recombinante em relação ao placebo na prevenção do HZ foi de 90% e na prevenção de NPH foi de 89%. A VZR foi imunogênica mesmo em pacientes considerados frágeis ou pré-frágeis.[18]

Vacina contra Covid-19

A vacinação para prevenir a síndrome respiratória aguda grave por SARS-CoV-2 é altamente eficaz. Sabe-se que os adultos mais velhos correm mais risco de morbidade e mortalidade relacionadas à doença.[19] No European Congress of Clinical Microbiology & Infectious Diseases (ECCMID) de 2023, foram apresentados dados mostrando a efetividade da vacina bivalente na prevenção de casos graves. Esse estudo foi feito em Israel; a eficácia vacinal foi de 72% para combate de internação e de 68% contra óbitos.[20]

Recentemente, foram revisadas pela Organização Mundial da Saúde (OMS) recomendações para as doses de reforço, e optou-se por três níveis de prioridade para a vacinação contra Covid-19: alto, médio e baixo. A divisão baseia-se principalmente no risco de doença grave e morte e consideram-se o desempenho da vacina, sua custo-efetividade, os fatores programáticos e a aceitação da comunidade. Como alta prioridade incluem-se idosos, adultos mais jovens com comorbidades significativas (entre elas: diabetes e doenças cardíacas), pessoas imunocomprometidas, crianças a partir de seis meses de idade, gestantes e profissionais de saúde da linha de frente. Para o grupo de alta prioridade, foi recomendado um reforço adicional de 6 ou 12 meses após a última dose, com o intervalo dependendo de fatores como idade e imunocomprometimento.[21]

Como limitação desses dados, vale lembrar que é bastante complexo distinguir internações e, eventualmente, óbitos de pacientes com Covid-19 de mortes causadas pela doença.[21]

Vacina contra vírus sincicial respiratório

Já temos aprovadas duas vacinas contra o vírus sincicial respiratório: Arexvy da GlaxoSmithKleine e Abrysvo da Pfeizer. Ambas com recomendação de dose única, independente da sazonalidade. Todos os anos, o vírus é responsável por 60 a 120 mil internações e 6 a 10 mil mortes entre idosos residentes nos Estados Unidos. A vacinação mostrou boa custo-efetividade entre pessoas idosas e foi se ampliando com idades mais avançadas. Houve diminuição de mortalidade, das hospitalizações e de perdas funcionais.[22]

CONSIDERAÇÕES FINAIS

Há muito tempo, o envelhecimento populacional tem sido motivo de discussões socioeconômicas, bem como de preocupação com gastos de saúde público-privada. Sabe-se que o envelhecimento acarreta maiores gastos com a saúde, no que tange à prevenção de doenças, ao aumento do número de hospitalizações e ao controle de doenças crônicas. Quando se aborda o pilar da prevenção, indiscutivelmente a imunização é uma forte aliada para a diminuição da incidência das doenças infecciosas que impactam em maior morbidade, mortalidade e grave piora funcional, gerando gastos e prejudicando a qualidade de vida.

Referências bibliográficas

1. Landucci F, Lamperti M. A pandemic of cognitive bias. Intensive Care Medicine. 2020 Oct. 27.
2. Brown A, Sperandio M, Turssi C, Leite R, Ferro Berton V, Succi R et al. Vaccine confidence and hesitancy in Brazil/Confiança nas vacinas e hesitação em vacinar no Brasil/Confianza y renuencia a las vacunas en Brasil. Cad Saúde Pública [Internet]. 2018 [acesso em 12 dezembro 2024];34(9):11618. Disponível em: http://www.scielo.br/pdf/csp/v34n9/1678-4464-csp-34-09-e00011618.pdf.
3. Fundação Oswaldo Cruz (FIOCRUZ). Artigos/CSP – Cadernos de Saúde Pública [Internet]. 2018 [acesso em 12 dezembro 2024]. Disponível em: http://cadernos.ensp.fiocruz.br/csp/artigo/551/confianca-nas-vacinas-e-hesitacao-emvacinar-no-brasil.
4. Medscape. Notícias falsas e desinformação: o problema das vacinas no Brasil [Internet]. [acesso em 12 dezembro 2024]. Disponível em: http://portugues.medscape.com/verartigo/6504274#vp_3.
5. Sociedade Brasileira de Imunizações (SBIm). Sete a cada dez brasileiros acreditam em informações falsas sobre vacinação [Internet]. [acesso em 12 dezembro 2024]. Disponível em: https://sbim.org.br/noticias/1139-sete-a-cada-dez-brasileiros--acreditam-em-informacoes-falsas-sobre-vacinacao.
6. The Global Immunization Action Network Team (GIANT). Immunization, vaccines and biologicals improving vaccination demand and addressing hesitancy [Internet]. [acesso em 12 dezembro 2024]. Disponível em: https://www.giant-int.org/wp-content/uploads/2020/12/Improving-vaccination-demand-and-addressing-hesitancy.pdf.
7. Sato APS. What is the importance of vaccine hesitancy in the drop of vaccination coverage in Brazil? Revista de Saúde Pública [Internet]. 2018 Nov. 22 [acesso em

12 dezembro 2024];52:96-6. Disponível em: http://www.revistas.usp.br/rsp/article/view/152007/148790.

8. UpToDate. Seasonal influenza vaccination in adults [Internet]. [acesso em 12 dezembro 2024]. Disponível em: https://www.uptodate.com/contents/seasonal-influenza-vaccination-in-adults.
9. Sociedade Brasileira de Imunizações (SBIm). Guia de vacinação geriatria SBIm/SBGG 2019/2020 [Internet]. [acesso em 12 dezembro 2024]. Disponível em: http://www.sbim.org.br.
10. Sociedade Brasileira de Imunizações (SBIm). Calendário de vacinação SBIm IDOSO: recomendações da Sociedade Brasileira de Imunizações (SBIm) 2024/2025 [Internet]. [acesso em 9 dez. 2024]. Disponível em: https://sbim.org.br/images/calendarios/calend-sbim-idoso.pdf.
11. Centers for Disease Control and Prevention (CDC). Tetanus-Kansas, 1993. MMWR morbidity and mortality weekly report [Internet]. 1994 May 6 [acesso em 12 dezembro 2024];43(17):309. Disponível em: https://pubmed.ncbi.nlm.nih.gov/8159158/.
12. Liang JL, Tiwari T, Moro P, Messonnier NE, Reingold A, Sawyer M et al. Prevention of pertussis, tetanus, and diphtheria with vaccines in the United States: recommendations of the Advisory Committee on Immunization Practices (ACIP). MMWR Recommendations and Reports [Internet]. 2018 Apr. 27 [acesso em 12 dezembro 2024];67(2):1-44. Disponível em: https://www.cdc.gov/mmwr/volumes/67/rr/rr6702a1.htm?s_cid=rr6702a1_x.
13. Demicheli V, Jefferson T, Di Pietrantonj C, Ferroni E, Thorning S, Thomas RE et al. Vaccines for preventing influenza in the elderly. Cochrane Database of Systematic Reviews. 2018 Feb. 1.
14. Lee JKH, Lam GKL, Shin T, Samson SI, Greenberg DP, Chit A. Efficacy and effectiveness of high-dose influenza vaccine in older adults by circulating strain and antigenic match: an updated systematic review and meta-analysis. Vaccine. 2021 Jan.
15. SSD7, CDC/NCIRD. Active Bacterial Core Surveillance (ABCs) Report [Internet]. 2012 [acesso em 12 dezembro 2024]. Disponível em: http://www.cdc.gov/abcs/reports-findings/survreports/spneu10-orig.pdf.
16. Moberley S, Holden J, Tatham DP, Andrews RM. Vaccines for preventing pneumococcal infection in adults. Cochrane Database of Systematic Reviews. 2013 Jan. 31.
17. Lal H, Cunningham AL, Godeaux O, Chlibek R, Diez-Domingo J, Hwang SJ et al. Efficacy of an adjuvanted herpes zoster subunit vaccine in older adults. New England Journal of Medicine. 2015 May 28;372(22):2087-96.
18. Cunningham AL, Lal H, Kovac M, Chlibek R, Hwang SJ, Díez-Domingo J et al. Efficacy of the herpes zoster subunit vaccine in adults 70 years of age or older. New England Journal of Medicine. 2016 Sep. 15;375(11):1019-32.
19. Centers for Disease Control and Prevention (CDC). Getting a Covid-19 vaccine [Internet]. 2021 [acesso em 12 dezembro 2024]. Disponível em: https://www.cdc.gov/coronavirus/2019-ncov/vaccines/recommendations/specific-groups.html.
20. Arbel R, Peretz A, Sergienko R, Friger M, Beckenstein T, Duskin-Bitan H et al. Effectiveness of a bivalent mRNA vaccine booster dose to prevent severe Covid-19 outcomes: a retrospective cohort study. 2023 Apr. 1.
21. Medscape. Atualização do ECCMID 2023: vacinas bivalentes para covid-19 em idosos [Internet]. [acesso em 12 dezembro 2024]. Disponível em: https://portugues.medscape.com/verartigo/6509526.
22. Hutton DW, Prosser LA, Rose AM, Mercon K, Ortega-Sanchez IR, Leidner AJ, Havers FP, Prill MM, Whitaker M, Roper LE, Pike J, Britton A, Melgar M. Cost-effectiveness of vaccinating adults aged 60 years and older against respiratory syncytial virus. Vaccine. 2024 Oct 24;42(24):126294. doi: 10.1016/j.vaccine.2024.126294. Epub 2024 Sep 5. PMID: 39241353.

Seção 2
Síndromes Geriátricas e Gerontológicas

12 Aspectos psicológicos do envelhecimento

Vivian Andrade Araujo

INTRODUÇÃO

Somente à partir da metade do século XX, observa-se um prolongamento da vida humana e, por consequência, a velhice enquanto fenômeno mundial. De acordo com a Organização Mundial da Saúde (OMS),[1] não há um idoso "típico", e a diversidade de capacidades e necessidades provém de eventos que ocorrem ao longo do desenvolvimento da vida. Nesse sentido, o envelhecimento constitui um processo universal, evolutivo, natural, gradativo, resultado da combinação de vários fatores, como os relacionados à cultura e ao gênero, ao acesso aos serviços sociais e de saúde. Além disso, refere-se a fatores econômicos e àqueles ligados aos aspectos pessoais, sociais e comportamentais.[2]

Apesar de ser um fenômeno universal e acontecer em escala mundial, está longe de ser vivenciado pelas pessoas da mesma maneira. Cada ser humano envelhece de formas, e em ritmos, diferentes, processos que resultam de uma interação entre aspectos biológicos, psicológicos e sociais.[3]

Este capítulo se dedica a compreender o que as teorias do desenvolvimento podem nos dizer sobre a personalidade nessa fase do ciclo de vida e sobre os aspectos psicossociais e oportunidades relacionadas ao envelhecimento, que constituem recortes sobre a Psicologia do Envelhecimento. Além disso, apresentam-se os padrões comportamentais, as mudanças adjuntas a esse processo natural do ser humano, para, então, compará-los aos que são observados em outras fases do desenvolvimento.

TEORIA DO DESENVOLVIMENTO DA PERSONALIDADE AO LONGO DA VIDA

Para os teóricos dos estágios normativos, o crescimento pessoal depende da execução das tarefas psicológicas de cada fase da vida, de modo emocionalmente sadio.[4]

O psicólogo Erik Erikson[5] é um dos autores que compreendem o desenvolvimento assentado nessa perspectiva. Para ele, o desenvolvimento ocorre em oito fases, caracterizadas por crises evolutivas. O autor discute o ciclo de vida do nascimento até o envelhecimento, bem como trata da continuidade entre os estágios. Esse ciclo teria início no nascimento, com o estágio denominado "Confiança *versus* Desconfiança Básica", e culminaria no oitavo e último estágio, chamado "Integridade do Ego *versus* Desesperança", vivenciado na velhice. As pessoas passam por esses estágios e experimentam um processo de reintegração de tópicos psicossociais, que estão relacionados a fases anteriores e contribuirão para a solução da crise enfrentada no momento.[2]

O último estágio trazido por Erikson,[5] integridade *versus* desespero, acontece a partir dos 65 anos de idade. Nesse período, as perdas decorrentes do processo natural do envelhecimento, como as perdas sensoriais, cognitivas e afetivas, fazem a pessoa repensar sua vida, dando significado para o que viveu e o que deixou de viver. Isso também pode resultar em uma experiência de desespero ao perceber a morte se aproximando, levando-a a viver as lembranças e tristezas por sua velhice. Outra forma de se passar por esse estágio consiste em vivenciar um processo de aceitação da vida, sem arrependimentos, o que resulta em uma sensação de satisfação, dignidade e integridade.

Nesse último estágio, os adultos mais velhos lutam para apoderar-se de um senso de coerência e totalidade, ao invés de se entregarem ao desespero por sua incapacidade de reviver o passado. Segundo Erikson,[6] a pessoa que é bem-sucedida nessa empreitada obtém o entendimento do significado de sua vida, e a virtude que pode se desenvolver nessa etapa, e em outras, é a sabedoria. Sabedoria, nesse sentido, constitui aceitação da vida que se viveu sem maiores arrependimentos. Para o autor,[6] a sabedoria é compreendida como os hábitos arraigados e o conhecimento sobre a vida, os assuntos humanos e sua aplicação, os quais são adquiridos ao longo do processo de existência e consistem nos estímulos e desafios – oriundos da integridade de ego –, bem como na reflexão sobre o passado.

A vulnerabilidade e a transitoriedade da condição humana, bem como os próprios infortúnios e oportunidades perdidas, são motivo de algum desespero nesse período. Os fenômenos psicológicos devem ser compreendidos de uma maneira abrangente, considerando-se que, nos vários estágios da vida, há pontos fortes e fracos, e as mudanças geram tanto perdas quanto ganhos.[4]

ESTRATÉGIAS DE ENFRENTAMENTO

Com o avançar da idade, uma nova realidade é revelada: a possibilidade do aparecimento de algum tipo de comprometimento, seja ele físico ou psíquico. Essa realidade gera no idoso uma necessidade de encontrar formas para se adaptar a essa nova condição. Assim, precisa criar estratégias para o enfrentamento, a fim de que possa compreender a nova realidade e lidar com ela.[7]

As estratégias de enfrentamento, ou *coping*, constituem o conjunto de medidas utilizadas pelas pessoas para se adaptarem às circunstâncias adversas que se apresentam. Esses esforços são cognitivos e comportamentais, para administrar demandas, sejam internas ou externas.[8]

O *coping* pode ser dividido em dois tipos: estratégias focadas no problema, a fim de que se altere o problema existente e se encerre a fonte de sofrimento; e estratégias focadas na emoção, que visam mudar o estado emocional da pessoa quando não é possível alterar a circunstância.[9]

As estratégias cognitivas e comportamentais utilizadas pelos idosos podem impactar, de maneira positiva ou negativa, seu bem-estar físico, mental e social, o que, por sua vez, constitui mais um aspecto relevante para a garantia de um envelhecimento saudável.

BEM-ESTAR PSICOLÓGICO

O conceito de bem-estar psicológico evidencia uma sensação de felicidade mais duradoura, relacionada a um propósito de vida, à autorrealização e a potencialidades.[10] Propósito de vida, autonomia, crescimento pessoal, domínio sobre o ambiente, relações positivas e autoaceitação constituem dimensões estruturais do funcionamento psicológico.[11]

O bem-estar psicológico regula o sentimento de satisfação com a vida e o crescimento pessoal; não declina com o passar do tempo, porém pode ser afetado pelas dificuldades e limitações vivenciadas.[12] O processo de envelhecimento é caracterizado por diversas mudanças físicas, psicossociais e psicológicas. Algumas alterações envolvem múltiplos fatores, como a viuvez, a redução de mobilidade, a aposentadoria, os quais, por sua vez, podem afetar hábitos adquiridos ao longo da vida, gerar desconforto e sensação de incapacidade.[13]

O envelhecimento afeta, diretamente, a qualidade de vida do idoso, em relação a sua saúde mental e física. A respeito dessa realidade, um papel fundamental para o tratamento (e a prevenção) de doenças psicológicas que interferem na funcionalidade do sujeito incide sobre o psicólogo, em conjunto com outros profissionais, a fim de que atuem com o objetivo de contribuir para um maior bem-estar psicológico e qualidade de vida dessa população.[10]

RELACIONAMENTOS SOCIAIS

O suporte emocional é um fator colaborativo para manter a satisfação na vida, melhorando a saúde e o bem-estar. Contudo, relacionamentos difíceis ou desagradáveis podem ser geradores de estresse.[4]

Os relacionamentos familiares são um fator de grande influência quanto às características e aos comportamentos dos idosos. Em uma família dotada de afeto e cuidado, há a condição de uma velhice com melhor estado de bem-estar. Em uma família com características diferentes, o resultado pode ser um idoso fragilizado e isolado socialmente.[14]

Atualmente, é possível o contato, em virtude do prolongamento da longevidade humana, de várias gerações de membros de uma mesma família, o que pode ser enriquecedor, em termos de interação, embora não impeça a possibilidade de conflitos e mal-entendidos. Um dos motivos de tensão pode ser exemplificado por um idoso responsável pelos cuidados de outros idosos mais velhos e com a saúde comprometida. Na maioria das vezes, atribui-se essa responsabilidade de assistência e cuidado às mulheres.[4]

As relações familiares, as relações sociais e o apoio social, juntamente a aspectos como autorrealização, autoaceitação, bem-estar e satisfação com a vida, são elementos que se articulam à sensação de felicidade relatada por idosos.[15]

Em contraposição aos benefícios dos relacionamentos sociais, aquele que experimenta a solidão pode evidenciar insatisfação com suas relações interpessoais, bem como experienciar sensações de vazio, que podem aparecer mesmo que haja pessoas ao seu redor. A solidão tem se associado ao isolamento social, a morar sozinho, depressão, ideação suicida, entre outros aspectos. E há evidências de que interações grupais impactam, positivamente, na saúde mental de idosos.[16]

CONSIDERAÇÕES FINAIS

Entende-se o envelhecimento como um processo multidimensional, que envolve diversos fatores, incluindo os biológicos, psicológicos, sociais e culturais, apresentando, inclusive, múltiplos significados.[17]

A sabedoria construída ao longo da vida pode trazer uma nova perspectiva ao envelhecimento, apesar de, ainda, estar-se focando no declínio das habilidades na velhice; porém, não se pode recusar uma solidariedade entre as gerações. O caminho para as mudanças sociais está na interação entre as pessoas e na sabedoria que elas produzem com base em seus afetos, não sendo possível prever o futuro, mas o seu modo de ser e estar no mundo pode promover novos significados, o que possibilita as mudanças tão necessárias.[18]

Referências bibliográficas

1. Organização Mundial da Saúde (OMS). Relatório mundial de envelhecimento e saúde. Estados Unidos: Organização Mundial de Saúde; 2015.
2. Soares EC. O idoso de bem com a velhice: um estudo envolvendo idosos que relatam o envelhecimento como satisfatório [tese]. São Paulo: Universidade de São Paulo; 2017.
3. Antunes MC, Almeida N. Envelhecer com sucesso: contributos da educação. Revista Kairós-Gerontologia. 2019;22(1):81-107.
4. Papalia DE, Martorell G. Desenvolvimento humano. 14. ed. Porto Alegre: Artmed; 2021.
5. Erikson EH. Childhood and society. New York: Norton; 1959.
6. Erikson E. Identidade, juventude e crise. 2. ed. Rio de Janeiro: Zahar; 1976.
7. Frota RS, Spaziani AO, Alves AFRFB, Alves BRFB, Azeredo L, Santos MVF et al. A interferência do sedentarismo em idosos com doenças crônicas não transmissíveis. Brazilian Journal of Health Review. 2020;3(4):10518-29.
8. Marconcin P, Espanha M, Yázigi F, Marques A, Campos P, Rosado A. O impacto dos sintomas da osteoartrose nas estratégias de coping em idosos. Psicologia, Saúde & Doenças. 2019;20(1):160-9. Disponível em: http://dx.doi.org/10.15309/19psd200113.
9. Silva ODLD, Caldeira SN, Sousa Á, Mendes M. Estratégias de coping e resiliência em estudantes do Ensino Superior. Revista E-Psi. 2020;9(1):118-36. Disponível em: http://hdl.handle.net/10400.3/5524.
10. Oliveira DS, Lima MP, Ratto CG, Rossi T, Baptista RR, Irigaray TQ. Avaliação de bem-estar psicológico e sintomas depressivos em idosos. Estudos e Pesquisas em Psicologia. 2020;1. doi:10.12957/epp.2020.50796 ISSN 1808-4281 (online version).
11. Ryff CD. Psychological well-being revisited: advances in the science and practice of eudaimonia. Psychotherapy and Psychosomatics. 2014;83(1):10-28. doi:10.1159/000353263.
12. Nakano TC, Machado WL, Abreu ICC. Relações entre estilos de pensar e criar, bem-estar, saúde percebida e estresse na terceira idade. Revista Psico USF. 2019;24(3):555-68. doi:10.1590/1413-82712019240312.
13. Silva AR, Sgnaolin V, Nogueira EL, Loureiro F, Engroff P, Gomes I. Doenças crônicas não transmissíveis e fatores sociodemográficos associados a sintomas de depressão em idosos. Jornal Brasileiro de Psiquiatria. 2017;66(1):45-51. doi:10.1590/0047-2085000000149.

14. Lopes VM, Scofield AMTS, Alcântara RKL, Fernandes BKC, Leite SFP, Borges CL. O que levou os idosos à institucionalização? Jornal O Nusing UFPE online. 2018;12(9):2428-35.
15. Valero CNA, Meira TFG, Assumpção D, Neri AL. Significados de ser feliz na velhice e qualidade de vida percebida segundo idosos brasileiros. Rev Bras Geriatr Gerontol. 2021;24(2).
16. Cachioni M, Delfino LL, Yassuda MS, Batistoni SST, Melo RC, Domingues MARCD. Bem-estar subjetivo e psicológico de idosos participantes de uma Universidade Aberta à Terceira Idade. Rev Bras Geriatr Gerontol. 2017;20(3):340-52. Disponível em: http://dx.doi.org/10.1590/1981-22562017020.160179.
17. Castro JLC, Passos ALV, Araújo LF, Santos JVO. Análise psicossocial do envelhecimento entre idosos: as suas representações sociais. Actualidades en Psicología. 2020;34(128):1-15. Disponível em: http://revistas.ucr.ac.cr/index.php/actualidades. DOI: 10.15517/ap.v34i128.35246.
18. Gomes ACS, Lodovici FMM, Fonseca SC. Envelhecimento? O que temos com isso? Considerações sobre o contexto do envelhecimento na sociedade atual. Revista Portal de Divulgação. 2017;51:3-9.E.

13 Ansiedade e depressão – aspectos particulares no envelhecimento

Giovana Tomal Busse
Gislaine Gil
Paulo Guilherme de Arruda Miranda
Maria Amélia Santilli
Omar Jaluul

INTRODUÇÃO

A ansiedade e o medo, características compartilhadas pelos transtornos ansiosos, são normais e necessários na vida do ser humano, sendo a ansiedade a antecipação de uma ameaça futura e o medo uma resposta emocional a uma ameaça iminente. Da mesma maneira, a tristeza e a falta de motivação, características de transtornos depressivos, fazem parte da vida do ser humano. A partir do momento em que esses sentimentos se tornam excessivos, persistentes e desadaptativos e afetam o comportamento do paciente que os sente, pode-se referir a eles como um transtorno propriamente dito.[1]

Aproximadamente 13% dos idosos a partir dos 70 anos sofre com um transtorno mental, sendo a ansiedade e a depressão os principais causadores. Estima-se, de maneira geral, uma prevalência dos transtornos ansiosos de aproximadamente 15% na população idosa. Apesar da alta prevalência, vale ressaltar que, assim como qualquer transtorno mental, os transtornos ansiosos não são condição inerente do envelhecimento e mesmo assim constantemente são subdiagnosticados e subtratados.[2,3]

Os transtornos depressivos, majoritariamente representados pelo transtorno depressivo maior (TDM; ou depressão unipolar) e pelo transtorno depressivo persistente (distimia), são atualmente as condições psiquiátricas mais prevalentes entre os indivíduos com 60 anos ou mais. Com estimativas apontando para a ocorrência de sintomas depressivos clinicamente significativos em 8% a 16% dos idosos da comunidade, a prevalência de síndromes depressivas nessa população tende a aumentar com o avançar da idade e com a coexistência de outras afecções médicas, chegando a afetar em torno de 30% a 50% dos indivíduos com mais de 90 anos e até 37% dos idosos após internação em unidade de terapia intensiva (UTI).[3]

Os idosos são suscetíveis a diversos fatores de risco, assim como o restante da população; no entanto, estão sujeitos a riscos próprios da idade avançada, o que os torna um grupo mais vulnerável aos transtornos ansiosos e depressivos. Esses fatores envolvem fatores biológicos/genéticos, ambientais, psicológicos, sociais e físicos: sexo feminino, viuvez, baixa renda, baixa escolaridade, histórico familiar, abuso de substâncias, diminuição da funcionalidade, dor musculoesquelética, luto/experiências recentes de perdas, abuso físico, falta de apoio social e familiar, isolamento social, preconceito etário, comorbidades psiquiátricas, comorbidades médicas gerais, como síndrome metabólica, sedentarismo, histórico de quedas e hospitalizações recentes, baixo uso de serviços de saúde mental e viver em instituições de longa permanência (ILPIs).[4-10]

TRANSTORNOS ANSIOSOS

Os transtornos ansiosos são classificados, segundo o Manual Diagnóstico e Estatístico de Doença Mental (DSM-5), em: transtorno de ansiedade generalizada (TAG), fobia específica (nos idosos, em especial, o medo de quedas), transtorno de ansiedade social (nos idosos pode mais facilmente exacerbar sintomas físicos de doenças médicas preexistentes, além do que os idosos costumam apresentar níveis menores de ansiedade em uma gama maior de situações quando comparados aos mais jovens), agorafobia, transtorno do pânico, transtorno de ansiedade de separação, mutismo seletivo, induzido por substâncias/medicamento ou outras condições médicas e transtorno não especificado. Vale lembrar que, embora uma vez inseridos dentro dos transtornos ansiosos, o transtorno obsessivo compulsivo (TOC) e o transtorno de estresse pós-traumático (TEPT) não entram mais nessa classificação, estando à parte. Assim como na população geral, o TAG é o mais prevalente entre os transtornos ansiosos, podendo chegar a 10%, portanto terá mais destaque neste capítulo.[2]

O transtorno de ansiedade generalizada (TAG) é caracterizado pelo estado permanente de ansiedade excessiva, desadaptativa e desproporcional à realidade. Há dificuldade persistente em controlar preocupações, as quais, nos idosos, permeiam, principalmente, sua própria saúde e segurança e de seus familiares. Esse sentimento é também acompanhado de manifestações físicas, como falta de ar, palpitações, sudorese, parestesia, nervosismo persistente, irritabilidade, dificuldade de concentração, tremores, tensão muscular, perturbações do sono e desconforto epigástrico.[2]

O quadro clínico da ansiedade em pacientes idosos é de certa maneira atípico, muitas vezes com queixas inespecíficas. Particularmente, os idosos têm a tendência de dar mais importância aos sintomas somáticos, como dores nas costas, epigastralgia, sudorese, náusea, diarreia e cefaleia, em detrimento dos emocionais. Esses fatos têm como consequência uma menor procura aos serviços de saúde específicos de saúde mental e maior aos serviços gerais, corroborando para o subdiagnóstico.[11]

Grande parte dos pacientes da geriatria com transtorno de ansiedade tiveram o início do quadro após os 50 anos. Os idosos com um início mais precoce de TAG parecem estar sujeitos a um curso mais grave, com sintomas mais incapacitantes do que os de início tardio. Além disso, o TAG com início mais tardio está mais relacionado a comorbidades médicas, pior qualidade de vida e maiores incapacidades.[12]

Diagnóstico do transtorno de ansiedade generalizada

A avaliação adequada dos transtornos de ansiedade no idoso envolve uma série de fatores, assim como, além do paciente, pode ser necessário envolver familiares ou cuidadores. Ademais, é preciso compreender a gravidade dos sintomas e o quanto eles afetam a qualidade de vida, o nível de funcionamento cognitivo e as comorbidades do paciente, bem como avaliar se o quadro atual é o primeiro episódio ou se há um histórico.[4]

Os idosos frequentemente apresentam diversas comorbidades que confundem os profissionais e camuflam o transtorno ansioso, cujos sintomas frequentemente são atribuídos a outras patologias clínicas. De fato, os sintomas psiquiátricos podem ser manifestações de outras patologias orgânicas neurológicas, infecciosas, inflamatórias ou metabólicas, por exemplo. Dessa maneira, no curso da investigação dos transtornos ansiosos, é imprescindível a busca por diagnósticos diferenciais, como *delirium*, efeito de medicações, comprometimento cognitivo, disfunções tireoidianas, doenças cardiovasculares, respiratórias e gastrointestinais, diabetes e deficiência de vitamina B12. Em condições nas quais houve um início abrupto, ausência de transtorno mental prévio, evidências no exame físico e falha terapêutica com medicações psiquiátricas, a busca ativa por diferenciais, com recursos de exames complementares, laboratoriais e de imagem, é fundamental para um diagnóstico acurado da ansiedade.[12]

No que tange às comorbidades psiquiátricas, a ansiedade nos idosos está frequentemente acompanhada de um transtorno depressivo. Cerca de 20% dos pacientes com transtorno ansioso têm associação com diagnóstico de depressão.[2]

Classicamente, a ansiedade generalizada segue os critérios do DSM-5 (Quadro 13.1), com ansiedade e preocupação excessivas, difícil controle das preocupações que cercam o indivíduo, associação com sintomas como inquietação, fadiga, dificuldade de concentração, irritabilidade, tensão muscular e insônia e com sofrimento ou prejuízo para o paciente.[1]

Quadro 13.1 – Resumo dos critérios diagnósticos de TAG de acordo com o DSM-5-TR.

a) Ansiedade e preocupação excessivas (expectativa apreensiva), ocorrendo na maioria dos dias por pelo menos seis meses, com diversos eventos ou atividades (p. ex., desempenho escolar ou profissional)
b) O indivíduo considera difícil controlar a preocupação
c) A ansiedade e a preocupação estão associadas a três (ou mais) dos seguintes seis sintomas (com pelo menos alguns deles presentes na maioria dos dias nos últimos seis meses):
   1. Inquietação ou sensação de estar com os nervos à flor da pele
   2. Fatigabilidade
   3. Dificuldade de concentração ou sensações de "branco" na mente
   4. Irritabilidade
   5. Tensão muscular
   6. Perturbação do sono (dificuldade em conciliar ou manter o sono, ou sono insatisfatório e inquieto)
d) A ansiedade, a preocupação ou os sintomas físicos causam sofrimento clinicamente significativo ou prejuízo no funcionamento social, profissional ou em outras áreas importantes da vida do indivíduo
e) A perturbação não é atribuível aos efeitos fisiológicos de uma substância (p. ex., droga de abuso, medicamento) ou a outra condição médica (p. ex., hipertireoidismo)
f) A perturbação não é mais bem explicada por outro transtorno mental

Fonte: Adaptado de American Psychiatric Association (APA), 2023.[1]

Devido aos desafios do diagnóstico, os critérios diagnósticos e as ferramentas de rastreio clássicos têm menor sensibilidade e não são acurados para a ansiedade no idoso, uma vez que uma parcela dessa população pode não preencher critério para isso, mesmo na vigência do transtorno. Para tanto, métodos já validados na população idosa são mais recomendados.

A Escala de Hamilton para Ansiedade (Hamilton Scale for Anxiety – HAM-A) é composta de 14 sintomas, divididos originalmente em dois grupos: o primeiro são sintomas psíquicos, contemplando humor ansioso, humor deprimido, tensão, medo, insônia, dificuldades intelectuais e comportamento; e o segundo abrange sintomas somáticos, sendo eles motores, sensoriais, respiratórios, cardiovasculares, gastrointestinais, geniturinários e neurovegetativos. Cada item pontua de 0 a 4, resultando então um valor de 0 a 66 pontos.[13]

Outra ferramenta fácil e rápida a ser utilizada é o Generalized Anxiety Disorder – 7 itens (GAD-7), que se baseia em sete perguntas sobre presença e frequência de sintomas nas últimas duas semanas, cuja pontuação varia de 0 a 21; assim, quanto maior a pontuação, maior a gravidade dos sintomas.[14]

Manejo terapêutico do transtorno de ansiedade generalizada

O manejo terapêutico da ansiedade é especialmente complexa nos idosos, uma vez que são menos responsivos às opções de tratamento, têm mais chances de cronicidade e refratariedade e, ainda, são mais suscetíveis a intervenções iatrogênicas. A associação entre tratamento medicamentoso e não medicamentoso é essencial, trazendo melhor resposta e melhor prognóstico, visando-se sempre a remissão completa dos sintomas ansiosos. Vale ressaltar a importância de intervir nos fatores de risco modificáveis da ansiedade, como prover o manejo das comorbidades, prevenir quedas, cessar abuso de substâncias, instigar a prática de atividade física, identificar e prevenir violência contra o idoso e reduzir o isolamento social.[15]

A psicoeducação, tanto com o paciente quanto com seus familiares ou cuidadores, é necessária para diminuir estigmas sobre a doença e elucidar a importância da adesão ao tratamento adequado para melhoria da qualidade e da expectativa de vida. Além disso, opções como técnicas de relaxamento e a terapia cognitivo-comportamental (TCC) são fundamentais para o tratamento, sendo a terapia de exposição com prevenção de resposta uma das técnicas da TCC mais eficientes para os idosos com transtornos ansiosos.[16]

A farmacoterapia para os idosos demanda grande atenção, principalmente por apresentarem alterações farmacocinéticas e dinâmicas relacionadas a, por exemplo, diminuição da função renal, menor metabolização hepática e débito cardíaco prejudicado, além da redução da atividade de receptores-alvo. Dessa maneira, há maior chance de efeitos adversos, como sonolência, tontura, confusão mental, dificuldades cognitivas, delírio, alterações pressóricas, obstipação e retenção urinária.[17]

Também é de suma importância atentar-se ao risco de interações medicamentosas, situação frequente em pacientes nessa faixa etária.

Da mesma maneira, é essencial a cautela com as doses medicamentosas ofertadas aos idosos, os quais são mais suscetíveis à toxicidade. As medicações devem obrigatoriamente ser iniciadas em doses baixas e aumentadas gradualmente, conforme a boa tolerabilidade de cada paciente.[17]

A primeira linha de medicações são os antidepressivos inibidores seletivos da recaptação de serotonina (ISRS). Objetivando minimizar os efeitos colaterais, a preferência para os idosos é o escitalopram e a sertralina, cujos efeitos principais são cefaleia e náuseas.[17]

Como segunda linha, os inibidores da recaptação de serotonina e noradrenalina (IRSN) são eficazes para os idosos; no entanto, apresentam fatores adversos mais notáveis, como a elevação da pressão arterial. Desse grupo, a predileção é pela duloxetina e pela venlafaxina.

Por fim, a manutenção correta do tratamento da ansiedade no idoso é indispensável para sua eficácia, a fim de diminuir o risco de cronificação e refratariedade; assim, a medicação deve ser mantida por 6 a 12 meses após a remissão dos sintomas e a redução da dose deve ser lenta, evitando-se recaídas, as quais já são frequentes nos idosos com comorbidades.[16,17]

TRANSTORNOS DEPRESSIVOS

Como já mencionado, os transtornos depressivos, majoritariamente representados pelo transtorno depressivo maior (TDM; ou depressão unipolar) e pelo transtorno depressivo persistente (distimia), são atualmente as condições psiquiátricas mais prevalentes entre os indivíduos com 60 anos ou mais. Com estimativas apontando para a ocorrência de sintomas depressivos clinicamente significativos em 8% a 16% dos idosos da comunidade, a prevalência de síndromes depressivas nessa população tende a aumentar com o avançar da idade e com a coexistência de outras afecções médicas, chegando a afetar em torno de 30% a 50% dos indivíduos com mais de 90 anos e até 37% dos idosos após internação em UTI. Contudo, os distúrbios do humor entre idosos ainda são com frequência subdiagnosticados e subtratados mesmo quando reconhecidos, sobretudo na atenção primária, onde mais de 80% dos pacientes com depressão recebem tratamento. Assim, é fundamental reconhecer que nem a depressão nem os quadros demenciais são uma consequência natural do envelhecimento, podendo haver para o idoso deprimido enormes repercussões em termos de qualidade de vida, funcionalidade, *status* nutricional e cognitivo, uso dos serviços de saúde e mortalidade.[18]

Cabe também destacar que certos aspectos biológicos e socioambientais da vida do idoso conferem maior risco para o desenvolvimento de transtornos depressivos, sendo os mais citados na literatura: sexo feminino, viuvez, isolamento social, institucionalização, baixo *status* socioeconômico, dor crônica não controlada, multimorbidade (com destaque para condições como insuficiência cardíaca, diabetes, câncer, doença coronária e cerebrovascular), insônia, demência e declínio funcional. Cumpre ressaltar, finalmente, que o bom controle de fatores de risco, como as condições clínicas já citadas, e o manejo adequado de fatores sabidamente perpetuadores de sintomas depressivos, como dor e insônia, são estratégias de cuidado que aumentam sobremaneira as chances de sucesso no tratamento dos transtornos depressivos.

Diagnóstico dos transtornos depressivos

Particularmente nos indivíduos que experimentam seu primeiro episódio depressivo a partir dos 60 anos de idade, parece haver certa influência de processos neurodegenerativos e lesões vasculares envolvendo circuitarias e regiões cerebrais mais específicas, como a via frontoestriatal e o córtex orbitofrontal, o que poderia justificar as alterações do funcionamento executivo muitas vezes observadas em idosos deprimidos. Mais ainda, essas alterações parecem marcar uma menor resposta a psicofármacos comumente empregados no tratamento dos transtornos depressivos, refletindo uma tendência já observada de maior cronicidade e recorrência dos quadros depressivos entre os idosos em relação à população mais jovem.[18]

Também a atipicidade do quadro clínico, fenômeno comum a diversas doenças da prática clínica no universo geriátrico, contribui para dificultar o diagnóstico de depressão entre os idosos. No idoso deprimido, os critérios do DSM-5 para o diagnóstico de TDM podem não ser integralmente satisfeitos, mas os sintomas impactam em sua funcionalidade e qualidade de vida.

Vale salientar que entre os idosos há maior prevalência de indivíduos com sintomas depressivos que não preenchem os cinco critérios mínimos para o diagnóstico de depressão maior ou TDM, sendo esses indivíduos tecnicamente categorizados como portadores de "outros transtornos depressivos especificados", também chamada de depressão menor. Nunca é demais reforçar que essa entidade nosológica, além de mais prevalente entre idosos, também representa uma importante fonte de sofrimento, morbimortalidade e aumenta consideravelmente desfechos ruins comumente reportados em estudos observacionais, como uso do sistema de saúde, declínio funcional e suicídio, não devendo ser uma condição menos valorizada pelo médico que lida com o paciente idoso.[1]

Nos idosos, pode ser menos frequente a queixa de tristeza ou humor deprimido, sendo mais comum o relato de irritabilidade, sintomas ansiosos, apatia, sentimentos de inutilidade, vazio ou ausência de propósito, além de queixas somáticas vagas (dor, desconforto abdominal, tontura) e sinais subjetivos e objetivos de comprometimento da cognição, principalmente nos domínios da atenção, memória e função executiva.[3]

Algumas pistas na história clínica do paciente podem aumentar a suspeição para transtornos depressivos: má adesão ou má resposta ao tratamento de outras condições coexistentes, pouco engajamento do paciente com o plano de cuidados, uso abusivo de álcool, queixas somáticas desproporcionalmente intensas e pacientes multi-investigados para condições não psiquiátricas, como neoplasias, doenças cardiovasculares e metabólicas, sem um diagnóstico estabelecido. Outra forma de discernir se os sintomas são esperados ou fazem parte da doença é comparar o indivíduo com ele mesmo, sem maiores julgamentos. Por exemplo, no caso de uma pessoa que nunca foi agressiva, irritada ou apática começar a apresentar esses sintomas, não se pode explicar essas mudanças simplesmente pelo processo de envelhecimento, deve-se procurar causas para essas mudanças de comportamento.[3]

Sabendo-se do impacto que esses distúrbios do humor têm em termos de saúde individual e coletiva, foram criados instrumentos de rastreio para depressão validados não apenas para pesquisa, mas também para aplicação na prática clínica, sendo os mais utilizados no contexto geriátrico a Escala de Depressão Geriátrica (Geriatric Depression Scale – GDS), principalmente com suas variações reduzidas GDS-4 e GDS-15.[19] Muito utilizado no âmbito da atenção primária, o Patient Health Questionnaire-9 (PHQ-9) encerra em suas nove perguntas todos os itens contemplados nos critérios diagnósticos de depressão maior do DSM-5, sendo uma ferramenta auxiliar no diagnóstico de depressão e quantificação da resposta ao tratamento, já que pontua cada um de seus nove critérios, de acordo com a frequência dos sintomas, sendo também bastante útil no seguimento longitudinal dos pacientes com depressão.[20]

O Quadro 13.2 apresenta os critérios para o diagnóstico de TDM, segundo a quinta edição do DSM-5.

Quadro 13.2 – Critérios para o diagnóstico de TDM de acordo com a quinta edição do DSM-5.

Cinco ou mais dos seguintes sintomas presentes durante o período de duas semanas, sendo pelo menos um dos sintomas o humor deprimido (1) ou a perda do interesse ou prazer (2):
1. Humor deprimido a maior parte do dia, quase todos os dias
2. Acentuada diminuição do interesse ou prazer em todas ou quase todas as atividades na maior parte do dia, quase todos os dias
3. Perda ou ganho significativo de peso sem estar fazendo dieta ou redução ou aumento do apetite
4. Insônia ou hipersonia
5. Agitação ou retardo psicomotor (objetivamente observado)
6. Fadiga ou perda de energia
7. Sentimentos de inutilidade ou culpa excessiva ou inapropriada (que podem ser delirantes)
8. Capacidade diminuída para pensar ou se concentrar ou indecisão
9. Pensamentos recorrentes de morte, ideação ou planejamento suicida ou tentativa de suicídio

Fonte: Adaptado de American Psychiatric Association (APA), 2023.[1]

Manejo terapêutico dos transtornos depressivos

Frequentemente negligenciadas na prática clínica, as intervenções não farmacológicas envolvendo modificações do estilo de vida, como a prática regular de exercícios de moderada intensidade, engajamento em atividades sociais e prazerosas para o indivíduo, além de certas linhas de psicoterapia, já se mostraram eficazes em reduzir sintomas depressivos em diversos estudos observacionais e de intervenção na literatura.

Especificamente em relação à psicoterapia, convém registrar que a maior parte dos ensaios clínicos explorou em suas intervenções modalidades terapêuticas de curto prazo (8 a 12 semanas), sendo aquelas com maior nível de evidência e grau de recomendação: a Terapia Cognitivo-Comportamental (TCC), a Terapia Interpessoal e a Terapia de Solução de Problemas, esta última melhor indicada para remissão de sintomas e ganho de funcionalidade entre aqueles pacientes com algum grau de comprometimento cognitivo associado.[21]

Em que pese seu importante papel como estratégia de cuidado do idoso deprimido, as intervenções não medicamentosas podem muitas vezes não ser suficientes quando empregadas de maneira isolada nos transtornos depressivos nessa faixa etária, sobretudo nos casos moderados a graves. Para esses casos, convém iniciar tratamento medicamentoso que segue o racional já discutido no tratamento do transtorno de ansiedade generalizada, apresentado neste capítulo. Os antidepressivos inibidores seletivos de recaptação de serotonina (ISRS) são considerados de primeira linha de tratamento, não apenas por sua eficácia documentada em grandes estudos clínicos, mas sobretudo por seu perfil mais favorável de efeitos colaterais. Dentre os diversos medicamentos estudados nesse grupo, o escitalopram e a sertralina parecem ser as escolhas mais seguras.[22]

Figuram como segunda linha de tratamento, mais por seu maior potencial de reações adversas do que propriamente pela sua eficácia se comparados aos ISRS, os inibidores de recaptação de serotonina e noradrenalina (IRSN), também chamados de "duais", aqui representados principalmente pela duloxetina e pela venlafaxina (especialmente em sua versão de liberação prolongada). Usados na falência do tratamento com ISRS, os duais parecem ser medicações bastante úteis em pacientes com dor crônica, devendo-se sempre atentar para seu efeito hipertensor (aumento dose-dependente da pressão diastólica) e menor tolerabilidade entre idosos frágeis e institucionalizados.[22]

As evidências admitem opções terapêuticas de segunda linha, com destaque para a bupropiona e a mirtazapina: a primeira, por seu efeito dopaminérgico ativador, bastante útil em pacientes com quadros depressivos marcados por anergia/fadiga e disfunção sexual associada a ISRS; e a segunda, por sua ação sobre receptores histaminérgicos interessante em idosos com queixa de insônia e inapetência/perda de peso. Também vieram integrar o já farto arsenal terapêutico dos antidepressivos os chamados moduladores de serotonina, como a trazodona (em doses mais altas do que as habitualmente utilizadas para tratamento de insônia) e, mais recentemente, a vortioxetina (que apresenta um desejável perfil de efeitos colaterais, principalmente em relação à sexualidade e à cognição).[23]

Vale mencionar que a eletroconvulsoterapia (ECT) deve ser fortemente considerada no contexto da depressão geriátrica, tendo taxas de remissão entre 30% e 50% para idosos da comunidade em geral e de até 70% a 90% para idosos que não responderam a pelo menos um *trial* com antidepressivos. A refratariedade, no entanto, não configura a única indicação dessa modalidade de tratamento. A presença de ideação suicida, a concomitância de sintomas psicóticos e a ocorrência de sintomas depressivos graves determinando alto risco de desnutrição e declínio funcional constituem outras clássicas indicações na literatura para a ECT. Como alternativa à ECT, há também a estimulação magnética transcraniana, com menores taxas de remissão, mas sem a necessidade de anestesia ou efeitos colaterais comumente observados em paciente submetidos à ECT (confusão pós-ictal e alterações transitórias de memória).[23]

Vale frisar que o objetivo do tratamento é a remissão total dos sintomas depressivos, sendo recomendada uma primeira reavaliação entre 2 e 4 semanas após o início da medicação para identificar efeitos colaterais, bem como realizar ajustes posológicos para evitar o subtratamento do quadro depressivo. A duração do tratamento é ainda uma área de incerteza na literatura, mas há certa concordância entre especialistas de que, para um primeiro episódio depressivo, é adequada a manutenção da medicação por pelo menos 6 a 12 meses após a remissão completa dos sintomas, com quadros recorrentes demandando usualmente tratamento por tempo indefinido.

CUIDADOS NA ABORDAGEM DOS TRANSTORNOS ANSIOSOS E DEPRESSIVOS

Considerando-se a complexidade que é manejar os transtornos ansiosos e depressivos em pacientes idosos, cuidados adicionais, como uma avaliação laboratorial, devem ser tomados na vigência do tratamento para garantir a segurança do medicamento utilizado. Por exemplo, os ISRS podem causar síndrome da secreção inapropriada de hormônio antidiurético, sendo imprescindível a dosagem sérica de sódio se suspeita de hiponatremia. Do mesmo modo, o uso de benzodiazepínicos, apesar de frequente, deve ser evitado no tratamento de quadros ansiosos no idosos por aumentarem o risco de quedas e o declínio cognitivo, além de serem causadores de tolerância e dependência. É prudente, em uma primeira avaliação, sempre afastar condições não psiquiátricas, como anemia, deficiência de vitamina B12 e ácido fólico e hipotiroidismo.[2,3]

CONSIDERAÇÕES FINAIS

Os idosos com transtornos ansiosos ou depressivos estão sujeitos a um prognóstico mais reservado devido a fatores intrínsecos relacionados à senescência e a comorbidades. As repercussões impactam a qualidade de vida, a nutrição, a cognição e a funcionalidade, além de aumentarem consideravelmente o uso de serviços de saúde geral e a morbimortalidade, em especial por doenças cardiovasculares e declínio cognitivo.

As comorbidades não só dificultam o diagnóstico como também pioram o prognóstico, mesmo na vigência do tratamento. Deve-se ter mais atenção para com as pessoas idosas, evitando-se a fragmentação entre os cuidados gerais e os cuidados com a saúde mental. É necessário evitar que o diagnóstico de uma doença mental leve a negligenciar os cuidados com a sua saúde física.

Referências bibliográficas

1. American Psychiatric Association (APA). Manual diagnóstico e estatístico de transtornos mentais (DSM-5-TR). 5. ed., texto revisado. Porto Alegre: Artmed; 2023.
2. Organização Mundial da Saúde (OMS). Relatório mundial de saúde mental: transformando a saúde mental para todos. OMS; 2022.
3. Organização Mundial da Saúde (OMS). Depressão e outros transtornos mentais comuns: estimativas de saúde global. OMS; 2017.
4. Petrova NN, Khvostikova DA. Prevalência, estrutura e fatores de risco para transtornos mentais em idosos. Avanços em Gerontologia. 2021;11:409-15.
5. Organização Pan-Americana da Saúde (OPAS). Relatório mundial sobre o idadismo. Washington, D. C.: OPAS; 2022.
6. Berto LF, Suemoto CK, Moreno AB, Fonseca MJM, Nunes MAA, Molina MDCB et al. Aumento da prevalência de depressão e ansiedade entre indivíduos com Síndrome Metabólica no Estudo Longitudinal Brasileiro de Saúde do Adulto (ELSA-Brasil). Jornal da Academia de Psiquiatria de Ligação de Consulta. 2022;63(6):529-38.
7. Sousa ILM, Silveira R, Takito MY, Pereira AL, Lucianelli-Junior D, Carmona GS et al. O impacto do isolamento social na saúde mental dos idosos brasileiros (ansiedade e depressão) durante a pandemia de Covid-19. Fronteiras em Psiquiatria. 2022;13:888234.
8. Vasiliadis HM, Desjardins F, Roberge P, Grenier S. Diferenças sexuais em transtornos de ansiedade em adultos mais velhos. Relatórios Atuais de Psiquiatria. 2020;22:1-9.
9. Welzel FD, Stein J, Rohr S, Fuchs A, Pentzek M, Mosch E et al. Prevalência de sintomas de ansiedade e sua associação com a experiência de perda em uma grande amostra de coorte de idosos mais velhos. Resultados do Estudo Age/CoDe/AgeQualiDe. Fronteiras em Psiquiatria. 2019;10:285.
10. Carmona-Torres JM, Cobo-Cuenca AI, Popuzelo-Carrascosa DP, Latorre-Román PA, Párraga-Montilla JA, Laredo-Aguilera JA. Atividade física, saúde mental e consumo de medicamentos em pré-idosos: Pesquisa Nacional de Saúde 2017. Revista Internacional de Pesquisa Ambiental e Saúde Pública. 2021;18(3):1100.
11. Lopes AB, Souza LL, Camacho LF, Nogueira SF, Vasconcelos ACMC, Paula LT et al. Transtorno de ansiedade generalizada: uma revisão narrativa. REAC. 2021; 35:e8773.
12. Munir S, Takov V. Transtornos de ansiedade generalizada. StatPearls. 2021;1(2):1-4.
13. Hamilton M. A avaliação dos estados de ansiedade por classificação. Br J Med Psychol. 1959;32:50-5.
14. Spitzer RL, Kroenke K, Williams JB, Löwe B. Uma breve medida para avaliar o transtorno de ansiedade generalizada: o GAD-7. Estagiário de Arquitetura Med. 2006;166:1092-7.
15. Papola D, Miguel C, Mazzaglia M, Franco P, Tedeschi F, Romero AS et al. Psicoterapias para transtorno de ansiedade generalizada em adultos: uma revisão sistemática e meta-análise em rede de ensaios clínicos randomizados. Psiquiatria JAMA. 2024;81(3):250-9.
16. Fagan HÁ, Baldwin DS. Tratamento farmacológico dos transtornos de ansiedade generalizada: prática atual e direções futuras. Revisão Especializada em Neuroterapia. 2023;23(6):535-48.

17. Garakani A, Murrough JW, Freire RC, Thom RP, Larkin K, Bom FD et al. Farmacoterapia dos transtornos de ansiedade: opções de tratamento atuais e emergentes. Fronteiras em Psiquiatria. 2020;11:595584.
18. Petrova NN, Khvostikova DA. Prevalence, structure and risk factors for mental disorders in older people. Advances in Gerontology. 2021;11:409-15.
19. Amadori K, Herrmann E, Püllen RK. Comparison of the 15-item geriatric depression scale (GDS-15) and the GDS-4 during screening for depression in an in-patient geriatric patient group. J Am Geriatr Soc. 2011 Jan.;59(1):171-2. doi: 10.1111/j.1532-5415.2010.03212.x.
20. Levis B, Benedetti A, Thombs BD. DEPRESsion Screening Data (DEPRESSD) Collaboration. Accuracy of Patient Health Questionnaire-9 (PHQ-9) for screening to detect major depression: individual participant data meta-analysis. BMJ. 2019 Apr. 9;365:l1476. doi: 10.1136/bmj.l1476. Erratum in: BMJ. 2019 Apr. 12;365:l1781. doi: 10.1136/bmj.l1781.
21. Cuijpers P, Karyotaki E, Eckshtain D, Ng MY, Corteselli KA, Noma H et al. Psychotherapy for depression across different age groups: a systematic review and meta-analysis. JAMA Psychiatry. 2020 Jul. 1;77(7):694-702. doi: 10.1001/jamapsychiatry.2020.0164.
22. Kok RM, Reynolds CF. 3rd Management of depression in older adults: a review. JAMA. 2017 May 23;317(20):2114-22. doi: 10.1001/jama.2017.5706.
23. Steffens DC. Treatment-resistant depression in older adults. N Engl J Med. 2024 Feb. 15;390(7):630-9. doi: 10.1056/NEJMcp2305428.

14

Terapia cognitivo-comportamental

Fabiana Tintori Shoji

INTRODUÇÃO

No campo científico da Psicologia, existem modelos de psicoterapia que diferem uns dos outros na maneira como compreendem o funcionamento e o sofrimento humano. Entre as abordagens psicológicas, a terapia cognitivo-comportamental (TCC) preconiza a ênfase no presente, sem perder de vista uma perspectiva longitudinal, já que as dificuldades atuais muitas vezes se relacionam com vivências ocorridas no passado.

Qual a teoria desse modelo de psicoterapia?

Segundo o psiquiatra americano Aaron Beck, a maneira como a pessoa processa cognitivamente as informações interfere no que sente e em como se comporta.[1]

Em que consistem as intervenções propostas pela terapia cognitivo-comportamental?

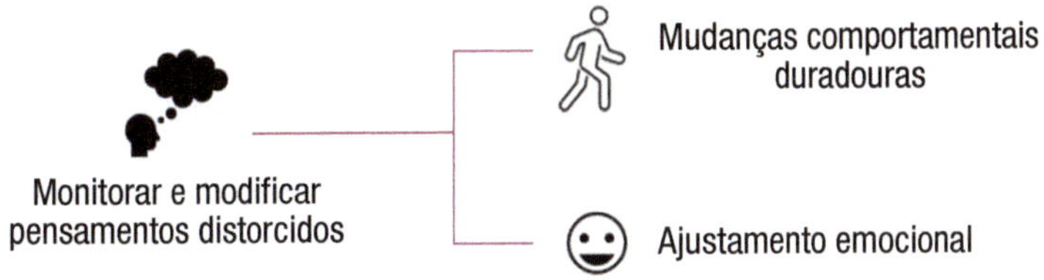

Figura 14.1 – Intervenções propostas pela TCC.
Fonte: Desenvolvida pela autoria do capítulo.

As intervenções se baseiam somente nas dificuldades da pessoa?

Não! Apesar de o olhar terapêutico se pautar nas cognições distorcidas e nos desajustes comportamentais, as habilidades da pessoa, que por vezes ficam como pano de fundo em meio à problemática que ela traz, servem como recurso inicial de enfrentamento a essas dificuldades.

FUNDAMENTOS CENTRAIS DA TERAPIA COGNITIVO-COMPORTAMENTAL

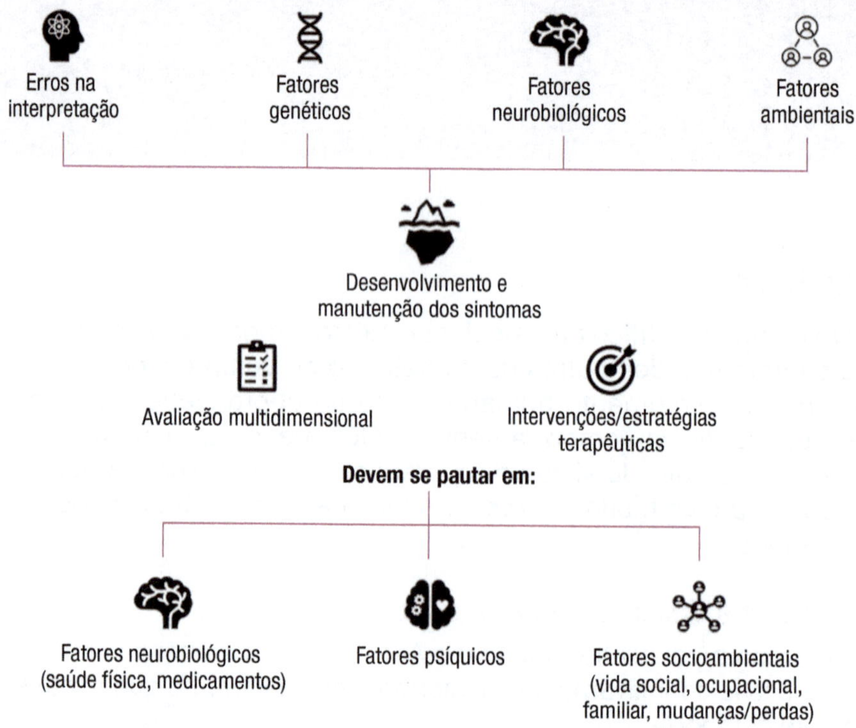
Erros na interpretação
Fatores genéticos
Fatores neurobiológicos
Fatores ambientais
Desenvolvimento e manutenção dos sintomas
Avaliação multidimensional
Intervenções/estratégias terapêuticas
Devem se pautar em:
Fatores neurobiológicos (saúde física, medicamentos)
Fatores psíquicos
Fatores socioambientais (vida social, ocupacional, familiar, mudanças/perdas)

Figura 14.2 – Fundamentos centrais da TCC.
Fonte: Desenvolvida pela autoria do capítulo.

Etapas iniciais do processo em terapia cognitivo-comportamental

1ª) Avaliação multidimensional

2ª) Conceituação cognitiva → Compreender a dinâmica do caso, identificando o funcionamento da pessoa a partir de crenças e pensamentos que gerenciam suas emoções e seus comportamentos, e propor formas mais eficazes de intervenção.[3,4]

Cognições – três níveis de processamento cognitivo

1. **Crenças centrais:** pensamentos cristalizados da pessoa sobre si mesma, os outros e o mundo, desenvolvidos desde a tenra infância. Formam-se a partir das interações com o mundo externo. Diante da necessidade de extrair sentido sobre as vivências, ela elabora entendimentos.
2. **Crenças intermediárias:** regras ou suposições que norteiam o comportamento da pessoa e estão diretamente relacionadas às crenças centrais. São identificadas a partir de afirmações do tipo "se...".
3. **Pensamentos automáticos:** nem sempre são perceptíveis, no entanto atuam diretamente na maneira como a pessoa entende as situações de vida. Também advêm das crenças centrais.[1]

3ª) Intervenção cognitivo--comportamental → Uso de estratégias para ampliar o novo olhar sobre contingências da vida e redirecionar os pensamentos.

Como é feita a escolha das estratégias?

Estratégias cognitivas e comportamentais se interconectam, logo, se complementam. A escolha se dá a partir da conceituação cognitiva, que mostrará o que é necessário trabalhar.

4ª) Generalizar o aprendizado e manter os ganhos terapêuticos → Treino sistemático em sessão em busca do novo olhar sobre as contingências e expansão dessa leitura para pensamentos que ocorrem no dia a dia, bem como generalização comportamental.

→ Proporciona independência (pessoa sente-se capaz de se autogerenciar).

CASO CLÍNICO

A sra. Cláudia, 73 anos, casada e mãe de 4 filhos, apresenta dificuldade de adormecer e de manter o sono ao longo da noite, sentimentos de angústia e desânimo frequentes, aumento de apetite, fuga/esquiva de situações que antes eram prazerosas.

Na **avaliação multidimensional**, Cláudia refere que sempre foi dotada de boa saúde física, apesar de atualmente fazer acompanhamento cardiológico e uso de medicação para controle da pressão arterial. Realiza caminhadas em baixa frequência, quando se sente motivada. Os sintomas relativos à queixa a acompanham há 4 anos aproximadamente, mesmo período em que o último filho saiu de casa e o marido recebeu o diagnóstico da doença de Parkinson. Ao longo da história de vida, Cláudia sempre se dedicou integralmente à família, ausentando-se do ambiente de casa somente para trabalhar. Aposentou-se há cinco anos por escolha pessoal e referiu se sentir realizada com a vida profissional a qual se dedicou na carreira de professora. Atualmente, sente-se em constante apreensão e mantém contato diário com os filhos para saber como estão, senão não consegue relaxar. Por mais que auxilie o esposo nas dificuldades diárias e o acompanhe nas consultas médicas, martiriza-se quando perde a paciência com ele; e não entende que se sentir desconfortável com a situação dele é perfeitamente natural, o que evidencia sua grande autocobrança. Refere, ainda, sentir medo de como a condição de saúde dele pode se agravar ao longo do tempo, por conta da evolução da doença. Com o desprendimento dos filhos da casa da família, acredita que não pode faltar para o marido, pois não saberia como seria a vida dele sem seus cuidados. Tem dificuldade de pedir ajuda para as pessoas e esforça-se para dar conta de tudo (casa, marido, filhos adultos, parentes próximos).

Como antecedentes de vida (vivências de infância), refere que era a filha mais nova de uma prole de quatro irmãos. Ouvia incessantemente o pai dizer: "Para ser digno, dê conta de suas responsabilidades sempre. Falhar é para os fracos". Lembra do pai com carinho e o descreve como uma pessoa sempre muito exigente e crítica, que não aceitava falhas dos filhos e da esposa. Nessas situações, ele ficava indignado e falava sem parar sobre o erro cometido.

A partir de pensamentos automáticos como "Só posso ter errado muito como mãe para que meu filho pense tão diferente de nós" e "Não posso faltar, pois, se isso acontecer, não sei o que será do meu esposo", foi possível identificar a crença central que rege muitas das interpretações distorcidas de Cláudia: "Não sou digna" (**Conceituação cognitiva**). Foi importante identificar e tornar clara para Cláudia essa crença, para que ela percebesse o que ampara a dificuldade em lidar com situações de incontrolabilidade, já que não se permite falhar enquanto mãe e esposa, precisa dar conta de tudo, o que traz à tona uma forte autocobrança. Ao longo do processo terapêutico, Cláudia aprendeu a observar as emoções e os sentimentos decorrentes dos pensamentos automáticos distorcidos (angústia, ansiedade, tristeza, entre outras), assim como os comportamentos (fuga/esquiva de situações prazerosas; comer em demasia para inibir sensações negativas temporariamente, apesar de se sentir mal pouco tempo depois; deitar-se na cama com o celular ao lado e ficar vígil, para o caso de os filhos precisarem acessá-la).

Tendo em vista o funcionamento de Cláudia, foram usadas as seguintes estratégias (**Intervenção cognitivo-comportamental**): automonitoramento a partir do Registro Diário de Pensamento Disfuncional, Reestruturação Cognitiva (readequar os pensamentos distorcidos), Ativação Comportamental (ampliar as atividades prazerosas), Treino Respiratório e Relaxamentos (ajustar os níveis de ansiedade), Controle de Estímulos e Higiene de Sono (auxiliar no adormecer e na manutenção do sono). Diante do aumento da percepção de Cláudia acerca de seus pensamentos, emoções e comportamentos, ela foi demonstrando confiança e autonomia ao trazer para a sessões leituras prontas acerca desse funcionamento no dia a dia, redimensionando os pensamentos nas próprias situações e, com isso, entrando em contato com emoções/sentimentos mais positivos, assim como performances comportamentais ajustadas a partir de escolha de alimentação balanceada, retorno a atividades artesanais que sempre a agradaram, desconexão do celular 30 minutos antes de dormir para se engajar em leitura de livro de interesse, por exemplo (**Generalização e manutenção dos ganhos terapêuticos**).

TERAPIA COGNITIVO-COMPORTAMENTAL DOS IDOSOS

TCC não leva em conta a idade da pessoa em si, mas a forma como ela funciona a partir do substrato orgânico que a regula → Ajuste/seleção das estratégias para lidar com as possíveis barreiras

Curso da vida

- ← Menor plasticidade cerebral e funcional
- → Maior tempo de latência de resposta motora
  - Ajustar a proposta para proporcionar exposição positiva à atividade de demanda física

Menor plasticidade comportamental / Lentidão no processo de aprendizagem

- ↓ O número de informações por sessão
- Ajustar nível de dificuldade da estratégia
- Repetir o conteúdo em sessões seguintes
- Sessões mais curtas, mais vezes na semana
- Antecipar e graduar mudanças ambientais para que a pessoa consiga se adaptar a elas

Mudanças sensoriais

- **Adequar ambiente:** luz e ruídos
- **Ajuste na postura:** tom de voz e velocidade de fala adequados, contato visual ao interagir
- **Ajuste no material:** controle de estímulos (fonte, imagens etc.)[5,6]

Terapia cognitivo-comportamental em grupo para idosos

Mecanismos de autorregulação se mantêm preservados ao longo do envelhecimento, o que garante bom funcionamento psicossocial e do bem-estar subjetivos do idoso.[7]

Intervenção em grupo

- Exercício do contato humano para restauro; suporte social
- Expor ideias permite compartilhar problemas comuns (identificação)[8]
- Observar os demais para refletir sobre novas possibilidades de se comportar (inserir estratégias de automonitoramento, ampliando repertório comportamental)
- Observar como cada um pensa e interpreta, ressignificando pensamentos desadaptativos; propor estratégias de resolução de problemas e enfrentamento

TCC em grupo de idosos apresenta ótimos resultados comprovados para tratar quadros depressivos de base ou sintomatologia depressiva advinda de condições físicas, doenças, alterações cognitivas, mudanças psicossociais.[9]

Efetividade da terapia cognitivo-comportamental para idosos

TCC de consultório em paciente idoso → Demanda frequente → Quadros depressivos leves a moderados; Sintomas ansiosos

Ainda é reduzido o número de pesquisas sobre a efetividade da terapia em idosos em comparação a outras faixas etárias. No entanto, revisões sistemáticas e metanálises indicam as TCCs como eficazes no tratamento de idosos com depressão,[10,11] tanto em casos de recidiva quanto na remissão e na redução de sintomas depressivos, individual e em grupo.[12]

Intervenções com TCC de forma profilática também são importantes!

Alta prevalência de sentimento de solidão em idosos + Cognições mal-adaptativas = Dificuldade de estabelecer e manter novas interações ← Trabalhar a cognição social e os níveis de solidão para evitar quadros psiquiátricos[13]

Insônia – prevalente entre idosos e comum em quadros depressivos

Sintomas de insônia: TCC demonstra eficácia no manejo da insônia em idosos e é recomendada como opção de tratamento de primeira linha, em comparação a medicamentos hipnóticos[14]

TCC para pacientes demenciados com sintomas depressivos ou comprometimento cognitivo leve

- → Doença de Alzheimer
- → Reabilitação cognitiva + TCC
- → Melhora no humor, comportamento e relação familiar[15]

- → Sintomas depressivos
- → Reabilitação cognitiva + TCC + reminiscência
- → Redução de sintomas depressivos, efeitos positivos mantidos em *follow-up*[16]

Quadros de ansiedade patológica

Embora as terapêuticas medicamentosas se mostrem mais eficazes em relação à psicoterapia nos idosos em casos de transtornos ansiosos, estudos preliminares apontam efetividade da TCC para tratamento dos transtornos de ansiedade generalizada em idosos.[17]

Com a inserção do medo de cair no Manual Diagnóstico e Estatístico de Doença Mental (DSM-5), a frequência diagnóstica das fobias específicas tende a aumentar na população idosa.[18]

PTOFOBIA = medo de cair → Perda de confiança; ↓ Exposição física e social; Reduz mobilidade; Alteração de humor[19] → TCC + Abordagem fisioterápica[20]

Transtorno de acumulação

Comumente se observa a combinação de comportamentos de negligência, comorbidades psiquiátricas/médicas e disfunção executiva, que contribuem para o aumento dos sintomas.[21]

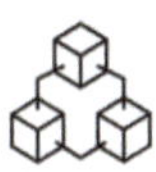

Acumulação → Atendimento em TCC individual/grupo → Sintomas ligados a desordem e descarte de pertences; Auxiliar no comprometimento funcional[22]

TCC para pacientes idosos hospitalizados: Implementação de protocolo de TCC aos processos de reabilitação a pacientes amputados idosos diante de melhoria de qualidade de vida e autoestima[23]

CONSIDERAÇÕES FINAIS

A terapia cognitivo-comportamental para idosos configura-se como uma abordagem de tratamento psicoterápico, com embasamento científico e teórico, que apresenta custos reduzidos e possibilidade de tratamento em menor espaço de tempo.

Referências bibliográficas

1. Beck AT. Thinking and depression: theory and therapy. Arch Gen Psychiatry. 1964;10(6):561-71.
2. Cordioli AV, Knapp P. A terapia cognitivo-comportamental no tratamento dos transtornos mentais. Braz J Psychiatry. 2008;30(suppl 2).

3. Neufeld CB, Cavenage CC. Conceituação cognitiva de caso: uma proposta de sistematização a partir da prática clínica e da formação de terapeutas cognitivo--comportamentais. Revista Brasileira de Terapias Cognitivas. 2010;6(2):3-36.
4. Wenzel A. Basic strategies of cognitive behavioral therapy. Psychiatric Clinics of North America. 2017;40(4):597-609.
5. Ferreira HG, Batistoni SST. Terapia cognitivo-comportamental para idosos com depressão. In: Freitas ER, Barbosa AJ, Neufeld CB. Terapias cognitivo-comportamentais com idosos. Novo Hamburgo: Sinopsys; 2016.
6. Mahncke HW, Bronstone A, Merzenich MM. Brian plasticity and functional losses in the aged: scientific bases for a novel intervention. Progress in Brain Research. 2006;157:81-109.
7. Fontes AP. Desenvolvimento na velhice: fundamentos para psicoterapeutas. In: Freitas ER, Barbosa AJ, Neufeld CB. Terapias cognitivo-comportamentais com idosos. Novo Hamburgo: Sinopsys; 2016.
8. Kotradyová K. The psychosocial aspects of the genesis of depression in old age and the possibilities of using group psychotherapy. Kontakt. 2016;18(3):e194-202.
9. Ferreira HG, Lima DMXS, Zerbinatti R. Atendimento psicoterapêutico cognitivo--comportamental em grupo para idosos depressivos: um relato de experiência. Rev SPAGESP (Ribeirão Preto). 2012;13(2):86-101.
10. Jayasekara R et al. Cognitive behavioural therapy for older adults with depression: a review. Journal of Mental Health. 2015;24(3):168-71.
11. Palazzolo J. Cognitive-behavioral therapy for depression and anxiety in the elderly. Ann Depress Anxiety. 2015;2(6).
12. Oliveira AC. Eficácia da terapia cognitivo-comportamental no tratamento da depressão: revisão integrativa. Revista Bras de Terapias Cognitivas. 2019;15(1).
13. Jarvis MA, Padmanabhanunni A, Chipps J. An evaluation of a low-intensity cognitive behavioral therapy mHealth-supported intervention to reduce loneliness in older people. International Journal of Environmental Research and Public Health. 2019;16(7).
14. Patel D, Steinsberg J, Patel P. Insomnia in the elderly: a review. J Clin Sleep Med. 2018;14(6):1007-24.
15. Dainez ECL. Reabilitação neuropsicológica e terapia cognitivo-comportamental aplicadas a paciente com doença de Alzheimer. Rev Bras de Ter Comp Cogn. 2017;XIX(1):146-54.
16. Tonga JB et al. Managing depressive symptoms in people with mild cognitive impairment and mild dementia with a multicomponent psychotherapy intervention: a randomized controlled trial. International Psychogeriatrics. 2021;33(3):217-31.
17. Hall J et al. Efficacy of cognitive behavioral therapy for generalized anxiety disorder in older adults: systematic review, meta-analysis, and meta-regression. The American Journal of Geriatric Psychiatry. 2016;24(11):1063-73.
18. Grenier S et al. Association of age and gender with anxiety disorder in older adults: a systematic review and meta-analysis. International Journal of Geriatric Psychiatry. 2019;34(3):397-407.
19. Birhanie G, Melese H, Solomon G et al. Fear of falling and associated factors among older people living in Bahir Dar City, Amhara, Ethiopia: a cross-sectional study. BMC Geriatr. 2021;21:586.

20. Santos WH, Santos KO. Medos de cair em idosos e modelos de intervenção psicoterápica. Revista Hupe (Rio de Janeiro). 2014;13(2):62-8.
21. Roane DM et al. Hoarding in the elderly: a critical review of the recent literature. International Psychogeriatric. 2017;29(7):1077-84.
22. Tolin DF et al. Cognitive behavioral therapy for hoarding disorder: a meta-analysis. Depression and Anxiety. 2015;32(3):158-66.
23. Alavi M, Molavi H, Molavi R. The impact of cognitive behavioral therapy on self--esteem and quality of life of hospitalized amputee elderly patients. Nursing and Midwifery Studies. 2017;6(4):162-7.

15 Cognição – efeitos do envelhecimento

Alexandre Leopold Busse
Gislaine Gil

Embora comprometimentos neurocognitivos sejam frequentes nos idosos, grande parte das queixas podem estar relacionadas à senescência, ou seja, ao processo natural de envelhecimento. É notável que as pessoas idosas, seus familiares, profissionais de saúde, a comunidade científica e alguns setores governamentais têm se preocupado muito com as possíveis repercussões dessas queixas. Assim, espera-se que pesquisadores se aprofundem no tema e que especialistas procurem educar e esclarecer a sociedade.

As modificações cognitivas que acompanham o processo normal de envelhecimento são bem documentadas na literatura científica. Algumas habilidades cognitivas, como o vocabulário, são resistentes ao envelhecimento cerebral e podem até melhorar com a idade. Outras habilidades, como o raciocínio conceitual, a memória e a velocidade de processamento, diminuem gradualmente ao longo do tempo. Existe uma heterogeneidade significativa entre os idosos na taxa de declínio em algumas habilidades, como medidas de raciocínio perceptual e velocidade de processamento.[1]

A velocidade de processamento refere-se à velocidade com que as atividades cognitivas são realizadas, bem como à velocidade das respostas motoras. Essa capacidade fluida começa a diminuir na terceira década da vida e continua ao longo da vida útil.[2] Muitas das mudanças cognitivas relatadas em idosos saudáveis são o resultado de uma velocidade de processamento mais lenta. Essa "desaceleração" pode impactar negativamente o desempenho em muitos testes neuropsicológicos projetados para medir outros domínios cognitivos (p. ex., a capacidade de fluência verbal). Assim, um declínio na velocidade de processamento pode ter implicações em uma variedade de domínios cognitivos.

A atenção é uma função que inclui um sortimento de destrezas, processos e estados cognitivos,[3] e há mudanças no desempenho em muitas habilidades que requerem concentração intensa em idosos, diferentemente do que acontece com os adultos, que são capazes de se desligar de fatores de distração em potencial e se concentrar. Isso ocorre porque, com o envelhecimento, há diminuição na capacidade de inibir estímulos interferentes, ou seja, de manter a atenção seletiva.[4] Logo, a mais ínfima interrupção pode distrair os idosos, fazendo-os mudar o seu foco de pensamento e, no final, necessitar que outros o ajudem a trazer o pensamento de volta ao ponto de partida.

A capacidade de dividir a atenção entre duas fontes é igualmente reduzida. Logo, falar ao telefone e ouvir alguém dizendo algo ao lado é muito difícil. Não há dúvida de que o desempenho em tarefas duplas é com frequência mais afetada pela idade do que o desempenho em ambas as fontes separadamente.[5] Entretanto, os resultados de vários estudos meramente refletiram um aumento de carga total em vez de um déficit específico na capacidade de coordenar duas tarefas simultaneamente.[6]

Com isso, se uma pessoa idosa já apresenta maior dificuldade em cada tarefa individualmente, não é de se surpreender que ela enfrente mais dificuldade em desempenhar as duas ao mesmo tempo.

A memória de trabalho exige que a pessoa retenha e manipule simultaneamente informações, e no idoso o desempenho se modifica, o que se observa em tarefas de memorização de palavras não relacionadas e que depois tenham que ser lembradas em ordem alfabética.[7]

A memória declarativa episódica, referente à recordação de livros recém-lidos, refeições que terminaram pouco tempo atrás, eventos lembrados da própria vida da pessoa; em geral, altera-se ao longo dos anos, altera-se ao longo dos anos. Estudos corroboram que existe um empobrecimento da evocação, diminuindo os detalhes e aumentando a necessidade de pistas.[8]

A memória semântica, que se mede por meio do conhecimento de vocabulário, continua a crescer ligeiramente com a idade; portanto, torna-se algo mais extensivo em idosos do que em adultos. O conhecimento de fatos históricos igualmente aumenta com a idade, mas a velocidade e a confiabilidade do acesso declinam.[9]

A linguagem é um domínio cognitivo complexo, composto de habilidades cognitivas tanto cristalizadas como fluidas. A habilidade linguística geral permanece intacta com o envelhecimento. O vocabulário permanece estável e até melhora ao longo do tempo. Algumas exceções à tendência geral de estabilidade com a idade merecem destaque. A nomeação por confronto visual, ou a capacidade de ver um objeto comum e nomeá-lo, permanece aproximadamente a mesma até a idade de 70 anos, mas declina nos anos subsequentes.[10]

As habilidades de construção visual, que envolvem a capacidade de reunir partes individuais para criar um todo coerente, diminuem ao longo do tempo. Em contraste, as habilidades visuoespaciais permanecem estáveis. Essas habilidades incluem: a percepção do objeto, a capacidade de reconhecer objetos familiares, como itens domésticos ou rostos; e a percepção espacial, a capacidade de apreciar a localização física dos objetos, sozinhos ou em relação a outros objetos.[11]

O funcionamento executivo inclui uma ampla gama de habilidades cognitivas, como a capacidade de se automonitorar, planejar, organizar, argumentar, ser mentalmente flexível e resolver problemas. Pesquisas mostraram que a formação de conceitos, a abstração e a flexibilidade mental diminuem com a idade, especialmente após os 70 anos, já que os idosos tendem a pensar mais concretamente do que os adultos mais jovens.[12]

O envelhecimento também afeta a inibição da resposta, que é a capacidade de inibir uma resposta automática em favor da produção de uma nova resposta. As habilidades executivas que exigem um componente motor acelerado são particularmente suscetíveis ao efeito da idade. Outros tipos de funções executivas, como a capacidade de avaliar semelhanças e de descrever o significado de provérbios, permanecem estáveis ao longo da vida.[12]

CONSIDERAÇÕES FINAIS

O aumento significativo da prevalência de demências traz grandes desafios aos países em desenvolvimento, como o Brasil, que apresentam envelhecimento populacional acelerado e deficiências críticas nos sistemas de atenção à saúde do idoso. A demência compromete a qualidade de vida não apenas do seu portador, mas também daqueles que o cercam. Familiares diretamente responsáveis pelos cuidados apresentam risco substancial de sobrecarga financeira, sofrimento psíquico e isolamento social.

Assim, os profissionais de saúde devem conhecer quais são as mudanças cognitivas esperadas com o processo de senescência, para assim poderem suspeitar e diagnosticar possíveis transtornos cognitivos em fases iniciais.

Referências bibliográficas

1. Wisdom N, Mignogna J, Collins R. Variability in Wechsler Adult Intelligence Scale – IV subtest performance across age. Archives of Clinical Neuropsychology: the Official Journal of the National Academy of Neuropsychologists. 2012;27:389-97.
2. Salthouse T. Consequences of age-related cognitive declines. Annual Review of Psychology. 2012;63:201-26.
3. Ponsford J. Attention deficits following closed head injury. Journal of Clinical and Experimental Neuropsychology. 1992;14:822-38.
4. Hasher L, Zacks R, May C. Inhibitory control, circadian arousal and age. In: Gopher A. Attention and performance, XVII, cognitive regulation of performance: interaction of theory and application. Cambridge: Mit Press; 1999. p. 653-75.
5. Riby L, Perfect T, Stollery B. The effects of age and task domain on dual task performance: a meta-analysis. European Journal of Cognitive Psychology. 2004;16:863-91.
6. Baddeley A, Anderson M, Eysenck M. Memory. Psychological Press: Taylor & Francis Group; 2009.
7. Craik F. A functional account of age difference in memory. In: Klix F. Human memory and cognitive capabilities: mechanisms and performance. New York: Elsevier Science; 1986. p. 409-22.
8. Wilson B, Cockburn J, Baddeley A. The development and validation of a test battery for detecting and monitoring everyday memory problems. Journal of Clinical and Experimental Neuropsychology. 1989;11:855-70.
9. Burke D, Mackay D, Worthley J. On the tip of the tongue: what causes word-finding failures in young and older adults. Journal of Memory and Language. 1991;30:542-79.
10. Zec R, Markwell S, Burkett N, Larsen D. A longitudinal study of confrontation naming in the "normal" elderly. Journal of the International Neuropsychological Society (JINS). 2005;11:716-26.
11. Howieson D, Holm L, Kaye J, Oken B, Howieson J. Neurologic function in the optimally healthy oldest old. Neuropsychological Evaluation. Neurology. 1993;43:1882-6.
12. Oosterman J, Vogels R, van Harten B. Assessing mental flexibility: neuroanatomical and neuropsychological correlates of the Trail Making Test in elderly people. The Clinical Neuropsychologist. 2010;24:203-19.

16 Transtornos neurocognitivos – como identificar

Isabella Mottim Berger
Giovana Tomal Busse

INTRODUÇÃO

O progressivo aumento da expectativa de vida e da prevalência da população idosa no mundo traz consigo o aumento da incidência de doenças crônicas não transmissíveis, entre as quais, especialmente nos idosos, estão os transtornos neurocognitivos (TNCs).[1] No mundo, há cerca de 55 milhões de pessoas com demência,[2] sendo a estimativa de 152 milhões até 2050.[3] Mesmo diante desse cenário, o manejo dos TNCs enfrenta um grande subdiagnóstico, principalmente em países em desenvolvimento. No Brasil, há uma prevalência de demência de 5,1% a 17,5%, no entanto sem considerar a parcela de pessoas que não são diagnosticadas, representada por pelo menos 77%.[1] Além disso, a prevalência para demência cresce exponencialmente com a idade: cerca de 1% a 2% aos 65 anos e até 30% aos 85 anos.[4] Esses dados representam como é imprescindível o conhecimento da abordagem, do rastreamento e do diagnóstico dos TNCs.

DIAGNÓSTICO

A mais poderosa ferramenta para diagnóstico de uma síndrome demencial é a história clínica, com o paciente e com os familiares.

É importante identificar fatores de risco que corroborarão o diagnóstico. A idade (o mais importante fator de risco para os TNCs), sexo feminino (principalmente na doença de Alzheimer), raça negra, etnia hispânica e fatores genéticos (como apolipoproteína E – apoE) se enquadram em fatores de risco não modificáveis.[4,5] No entanto, há fatores modificáveis que merecem atenção na hora do diagnóstico e na prevenção; os principais deles são: hipertensão, obesidade, inatividade física, diabetes, tabagismo, consumo excessivo de álcool, baixa escolaridade, deficiência auditiva, depressão, baixo contato social, lesão cerebral traumática e poluição do ar.[3]

A anamnese deve caracterizar a **natureza** (domínio cognitivo afetado), a **magnitude** (impacto na funcionalidade diária) e o **curso** (temporal) das mudanças cognitivas.[5] Por meio da anamnese, somada ao exame cognitivo, consegue-se classificar a queixa cognitiva em envelhecimento normal, transtorno cognitivo subjetivo (TCS), comprometimento cognitivo leve (CCL), também chamado de transtorno neurocognitivo leve, ou transtorno neurocognitivo maior (demência) (Quadro 16.1). Uma parcela dos pacientes com TCS e CCL evoluem para demência, de modo que é importante nesses casos sempre investigar causas potencialmente reversíveis e atuar sobre os fatores de risco modificáveis. Cerca de 14% dos indivíduos com TCS evoluem para síndrome demencial e 27% para CCL,[6] assim como entre os indivíduos com CCL cerca de 38% evoluem para síndrome demencial.[7]

Quadro 16.1 – Aspectos do diagnóstico na senilidade cognitiva, segundo o World Alzheimer Report 2021.

	Transtorno cognitivo subjetivo	Comprometimento cognitivo leve	Transtorno neurocognitivo maior
Característica	Percepção subjetiva persistente de declínio na capacidade cognitiva em comparação com capacidade prévia	Preocupação sobre o declínio cognitivo com performance anormal na avaliação cognitiva sem impacto funcional	Declínio com relação ao padrão prévio em pelo menos um domínio cognitivo com perda funcional
Teste cognitivo	Normal	Alterado	Alterado
Funcionalidade	Normal	Normal	Alterada

Fonte: Adaptado de Alzheimer's Disease International (ADI), McGill University, 2021.[2]

O TCS pode apresentar algumas características que o classificam como maior preditor de evoluir para uma síndrome demencial, conhecidos como transtorno cognitivo subjetivo *plus*. Para configurar TCS *plus,* deve incluir pelo menos um dos seguintes critérios: declínio subjetivo no domínio da memória; início dos sintomas com menos de 5 anos; início dos sintomas a partir dos 60 anos; preocupação associada ao declínio cognitivo e declínio percebido também por outra pessoa do convívio.[6]

O CCL também pode ser classificado de acordo com o tipo e o número de domínios afetados. Podendo ser amnéstico de único domínio, amnéstico de múltiplos domínios, não amnéstico de único domínio e não amnéstico de múltiplos domínios.

Para firmar o diagnóstico de demência, é necessário, portanto, o declínio cognitivo em pelo menos um dos domínios cognitivos, somado ao impacto na independência cotidiana. Esses déficits não podem ocorrer no contexto de *delirium* e não podem ser melhor explicados por outro transtorno mental (p. ex., transtorno depressivo maior).[4]

Entre os domínios cognitivos avaliados pelo Manual Diagnóstico e Estatístico de Transtornos Mentais (DSM-5) para configurar o diagnóstico de CCL ou de demência, incluem-se: atenção complexa, função executiva, aprendizado e memória, linguagem, funções perceptomotoras e cognição social. Note-se que se trata de uma avaliação muito mais ampla do que a avaliação apenas de memória, e a identificação do domínio inicialmente afetado é importante para a classificação etiológica dos transtornos neurocognitivos.

AVALIAÇÃO COGNITIVA

Segundo o US Preventive Task Force, ainda não há dados suficientes para recomendar rastreio cognitivo em nível populacional. Deve-se realizá-lo na presença de queixa cognitiva do paciente, relato de informante ou quando há percepção da equipe de declínio.[8] São opções de avaliações de rastreio:

- **Mini Exame do Estado Mental (MEEM):** é o mais utilizado no mundo, com enfoque nos domínios de linguagem e visuoespacial com pouca avaliação de função executiva. Apresenta baixa acurácia para casos leves e tem efeito teto para alta escolaridade.
- **10-point Cognitive Screener (10-CS)** (Quadro 16.2): um teste ultrarrápido e com acurácia superior à do MEEM; não requer materiais específicos e pode ser aplicado em pacientes com déficit motor ou visual.[9]
- **Montreal Cognitive Assessment (MoCA):** apresenta maior sensibilidade para o diagnóstico de CCL. Varia de 0 a 30 pontos; pontuação maior ou igual a 26 é considerada normal.[10] O MoCA não é recomendado para escolaridade inferior a 8 anos.
- **Bateria Breve de Rastreio Cognitivo:** especialmente útil para baixa escolaridade, é composta por subtestes de memória de figuras (nomeação, memória incidental, memória imediata, aprendizado, evocação tardia e reconhecimento de 10 figuras), com teste de fluência verbal e teste do relógio entre as etapas de aprendizado e evocação tardia.[11]

Quadro 16.2 – 10-point Cognitive Screener (10-CS).

1. Em que ano estamos?		0	1
2. Em que mês estamos?		0	1
3. Que dia do mês é hoje?		0	1
Agora vou dizer três palavras. Espere eu terminar e repita as três palavras. Tente memorizá-las, porque eu vou perguntar de novo em alguns minutos. Carro – Vaso – Tijolo (até 3 tentativas, se necessário. A repetição não é pontuada.)			
4. Agora vou marcar um minuto no relógio e quero que você me diga o maior número de animais que conseguir, o mais rápido possível. Vale qualquer tipo de animal ou bicho. Podemos começar?			
	0 a 5 animais:		0
	6 a 8 animais:		1
	9 a 11 animais:		2
	12 a 14 animais:		3
	15 ou mais animais:		4
5. Agora me diga as três palavras que eu pedi para você memorizar:			
	Carro	0	1
	Vaso	0	1
	Tijolo	0	1
Ajuste para escolaridade (10-CS-Edu): + 2 pontos: sem educação formal + 1 ponto: 1 a 3 anos de escolaridade (Máximo de 10 pontos) **10-CS-Edu: ___**	**Interpretação do 10-CS-Edu:** ≥ 8 pontos: normal 6 a 7 pontos: comprometimento possível 0 a 5 pontos: comprometimento provável		

Fonte: Adaptado de Apolinario *et al.*, 2016.[9]

A avaliação neuropsicológica é fortemente recomendada principalmente nos casos em que não se conseguiu fechar o diagnóstico após a avaliação inicial com testes de rastreio e investigação de causas reversíveis. Isso se mostra ainda mais importante nos indivíduos com alta escolaridade, no CCL e para avaliação mais aprofundada dos principais domínios cognitivos.[2]

AVALIAÇÃO FUNCIONAL

Para firmar o diagnóstico de demência, é necessária a documentação de um comprometimento funcional, quando comparado ao seu estado prévio, secundário ao declínio cognitivo. Para determinar o impacto na funcionalidade, é essencial a entrevista com algum informante de convívio próximo e para isso existem algumas ferramentas utilizadas. Uma das mais conhecidas é o Questionário de Atividades Funcionais de Pfeffer. A pontuação varia de 0 a 30; quanto maior o valor, maior é o grau de dependência (Quadro 16.3).[12]

Quadro 16.3 – Questionário de atividades funcionais.[12]

Pontuação*	0	1	2	3	0	1
Preenche cheques, paga contas, verifica o saldo no talão de cheque, controla as necessidades financeiras						
Faz seguro, lida com negócios ou documentos, faz imposto de renda						
Compra roupas, utilidades domésticas e artigos de mercearia sozinho						
Joga baralho, xadrez, faz palavras cruzadas, trabalhos manuais ou tem algum outro passatempo						
Esquenta água, faz café ou chá e desliga o fogão						
Prepara uma refeição completa						
Presta atenção, entende e comenta novelas, jornais ou revistas						
Acompanha os eventos atuais no bairro ou nacionalmente						
Lembra de compromissos, tarefas domésticas, eventos familiares e medicações						
Sai do bairro, dirige, anda, pega ônibus, trem ou avião						
* 0 – Independente; 1 – Faz sem auxílio, porém com dificuldade; 2 – Faz, porém necessita de auxílio; 3 – Dependente; 0 – Nunca fez, mas seria capaz; 1 – Nunca fez e não seria capaz.						

Fonte: Adaptado para o português por Sanchez *et al.*, 2011.[13]

Há, ainda, o índice de Katz, que mensura a capacidade funcional no desempenho de seis atividades básicas de vida diária: tomar banho, vestir-se, ir ao banheiro, transferir-se, ter continência e alimentar-se. Já o índice de Lawton avalia a capacidade de realizar atividades instrumentais, mais complexas.[14] De modo geral, as atividades instrumentais são as primeiras a serem impactadas nas demências, enquanto as atividades básicas são afetadas nos estágios mais avançados.

O impacto funcional vai determinar a gravidade e o grau de acometimento cerebral. A evolução ao longo dos anos varia, dependendo do indivíduo e de sua reserva cognitiva e funcional.[15]

DIAGNÓSTICO ETIOLÓGICO

O diagnóstico etiológico da demência depende predominantemente da história clínica e da evolução, somadas ao exame físico e aos exames complementares. A avaliação laboratorial básica inclui: vitamina B12, TSH, função hepática, renal, sorologias (HIV e sífilis) e neuroimagem (idealmente ressonância) para avaliação de padrão de atrofia e possíveis causas reversíveis.[2]

Características típicas das etiologias mais comuns estão detalhadas no Quadro 16.4.

Quadro 16.4 – Características das principais demências.

Demência	Características
Doença de Alzheimer (DA)	Perda lenta e progressiva da memória, com dificuldade de aprender novas informações. Padrão mais repetitivo, esquece compromissos Principais domínios afetados: memória episódica, visuoespacial e linguagem (anomia). Sintomas associados: apatia, depressão
Demência vascular (DV)	Relação temporal entre o evento isquêmico e o início do declínio cognitivo, curso em degraus. História de risco cardiovascular (diabetes, hipertensão, evento isquêmico prévio). Domínio cognitivo afetado depende da topografia do evento isquêmico, predomina função executiva e atenção. No exame físico, pode haver déficit neurológico focal
Demência por corpúsculos de Lewy (DCL)	Início lento e progressivo, com flutuações de nível de atenção e cognição. Transtorno do comportamento do sono REM precede declínio cognitivo, cursa com parkinsonismo (especialmente bradicinesia, rigidez e marcha) e alucinações visuais. Domínio cognitivo mais afetado: visuoespacial, com relativa preservação da memória
Demência frontotemporal (DFT)	É um espectro de doenças, sendo a variante comportamental a mais comum. Inicialmente cursa com alteração comportamental e de personalidade (desinibição e apatia), hiperoralidade e hipersexualidade. Principal domínio inicialmente afetado é a função executiva. Alteração na linguagem e fluência semântica, com relativa preservação da memória

Fonte: Adaptado de Arvanitakis *et al.*, 2019;[5] e Alzheimer's Dement, 2020.[15]

CONSIDERAÇÕES FINAIS

Os transtornos neurocognitivos são prevalentes na população idosa e exigem um olhar atento de todas as áreas da gerontologia para o seu diagnóstico precoce.

Referências bibliográficas

1. Leal LR. Prevalência de transtornos mentais em idosos e comparação de instrumentos breves para rastreamento de transtorno neurocognitivo na atenção básica. 2020. Disponível em: https://www.teses.usp.br/teses/disponiveis/17/17148/tde-03112020-122548/.
2. Alzheimer's Disease International (ADI), McGill University. World Alzheimer Report 2021. 2021. Disponível em: https://www.alzint.org/resource/world-alzheimer-report-2021/.

3. Livingston G, Huntley J, Sommerlad A, Ames D, Ballard C, Banerjee S et al. Dementia prevention, intervention, and care: 2020 report of the Lancet Commission. Lancet. 2020;396(10248):413-46.
4. Sena T. Manual Diagnóstico e Estatístico de Transtornos Mentais – DSM-5, estatísticas e ciências humanas: inflexões sobre normalizações e normatizações. Revista Internacional Interdisciplinar INTERthesis. 2014;11:96 p.
5. Arvanitakis Z, Shah RC, Bennett DA. Diagnosis and management of dementia: review. JAMA – J Am Med Assoc. 2019;322(16):1589-99.
6. Jessen F, Amariglio RE, Buckley RF, van der Flier WM, Han Y, Molinuevo JL et al. The characterisation of subjective cognitive decline. Lancet Neurol. 2020;19(3):271-8.
7. Mitchell AJ, Shiri-Feshki M. Rate of progression of mild cognitive impairment to dementia: meta-analysis of 41 robust inception cohort studies. Acta Psychiatr Scand. 2009;119(4):252-65.
8. Owens DK, Davidson KW, Krist AH, Barry MJ, Cabana M, Caughey AB et al. Screening for cognitive impairment in older adults: US Preventive Services Task Force recommendation statement. JAMA – J Am Med Assoc. 2020;323(8):757-63.
9. Apolinario D, Lichtenthaler DG, Magaldi RM, Soares AT, Busse AL, Das Graças Amaral JR et al. Using temporal orientation, category fluency, and word recall for detecting cognitive impairment: the 10-point cognitive screener (10-CS). Int J Geriatr Psychiatry. 2016;31(1):4-12.
10. Nasreddine ZS, Phillips NA, Bédirian V, Charbonneau S, Whitehead V, Collin I et al. The Montreal Cognitive Assessment, MoCA: a brief screening tool for mild cognitive impairment. J Am Geriatr Soc. 2005;53(4):695-9.
11. Nitrini R, Bucki SMD, Yassuda MS, Fichman HC, Caramelli P. With heterogeneous educational background. 2021;15(2):173-85.
12. Pfeffer RI, Kurosaki TT, Harrah Jr CH, Chance JM, Filos S. Measurement of functional activities in older adults in the community1. J Gerontol [Internet]. 1982 May 1;37(3):323-9. Disponível em: https://doi.org/10.1093/geronj/37.3.323.
13. Sanchez MAS, Correa PCR, Lourenço RA. Cross-cultural adaptation of the "functional activities questionnaire – FAQ" for use in Brazil. Dement e Neuropsychol. 2011;5(4):322-7.
14. Veras RP. Instituto Paulista de Geriatria e Gerontologia. 2015. Disponível em: http://www.saude.sp.gov.br/resources/ipgg/guias-e-manuais/ipgg-avaliacaofuncionaldoidoso.pdf.
15. 2020 Alzheimer's disease facts and figures. Alzheimer's Dement. 2020;16(3):391-460.

17 Estratégias para lidar com pessoas com problemas de memória

Gislaine Gil
Alexandre Leopold Busse

INTRODUÇÃO

É comum que pessoas com demência apresentem perda de memória. Isso ocorre porque a demência é causada por danos ao cérebro, e esses danos podem afetar áreas envolvidas na codificação e na evocação de memórias.

A perda de memória pode ser um sintoma de qualquer tipo de demência. Para pessoas com doença de Alzheimer, costuma ser um dos primeiros sinais.

ESTRATÉGIAS GERAIS

- Ajudar a pessoa a realizar tarefas dividindo-as em etapas menores e mais simples.
- Escrever instruções curtas.
- Considerar a hora do dia em que a pessoa geralmente é mais capaz de se concentrar e tentar agendar tarefas para esses horários, se possível.
- Tentar manter a rotina normal da pessoa. Por exemplo, se ela sempre assiste ao noticiário às 19 horas ou vai ao supermercado às quintas-feiras, continuar com essa rotina pode ajudá-la a se manter orientada e engajada.
- Reduzir as distrações, como ruídos de fundo, para ajudar a pessoa a se concentrar na tarefa em questão.
- Certificar-se de que os itens que a pessoa usa regularmente estão claramente visíveis para ela. Facilite as tarefas colocando para fora

os itens de que ela precisará para concluí-la – por exemplo, coloque o café solúvel e o sachê do adoçante perto da xícara.

- Usar lembretes, como *post-it* ou um calendário de parede, para tarefas únicas. Configurar lembretes mais permanentes para tarefas regulares – por exemplo, colocar um aviso na porta da frente da casa para lembrar a pessoa de pegar as chaves e a carteira se ela for sair de casa.
- Pensar no uso de tecnologia assistiva. Trata-se de dispositivos que podem ajudar as pessoas com demência a administrar as atividades cotidianas – por exemplo, por meio do uso de válvulas de gás e alarmes de fumaça.[1,2]

ESTRATÉGIAS ESPECÍFICAS E INDIVIDUALIZADAS

Para criar estratégias específicas e individualizadas para a pessoa com demência, um profissional de reabilitação cognitiva (RC) deverá ser consultado.

DEFINIÇÃO DE REABILITAÇÃO COGNITIVA

A RC é o processo de reaprender habilidades cognitivas que foram perdidas em decorrência da alteração cerebral. Se essas habilidades não puderem ser reaprendidas, outras capacidades serão usadas para compensar as funções cognitivas alteradas.[3]

Na demência por doença de Alzheimer (DA), compensar as funções cognitivas para minimizar o impacto funcional é o objetivo. Isso é possível, pois, em seu estágio inicial, algumas funções, como as memórias não declarativas, estão preservadas e podem ser alvo de intervenção. Logo, métodos compensatórios são utilizados para promover mais autonomia e qualidade de vida pelo maior período possível, aprimorando as habilidades dos pacientes para compensar a alteração do funcionamento cognitivo.[4] Os benefícios da RC permanecem até um ano após seu término.[5]

PRINCÍPIOS DE PLASTICIDADE CEREBRAL NA REABILITAÇÃO COGNITIVA

O envelhecimento traz alterações estruturais e funcionais, incluindo o funcionamento neuromodulatório. Entretanto, descobriu-se que o sistema nervoso tem a capacidade de ajustar sua organização estrutural em resposta ao meio ambiente, ou seja, o cérebro é capaz de se reestruturar para se adaptar às circunstâncias em mudança decorrentes de novos estressores.[6]

Em um estudo controlado randomizado, simples-cego,[4] consistindo em RC *versus* sem tratamento nos pacientes com DA leve, encontrou-se um aumento nos sinais dependentes de oxigênio no sangue no grupo submetido a RC em áreas que fazem parte da rede para codificação associativa visual e aprendizagem (área fusiforme direita, córtex para-hipocampal direito, junção do córtex parietotemporal direito, córtex pré-frontal medial direito). Os sujeitos-controle mostraram atividade reduzida. Assim, há evidência de que o sistema nervoso central pode alterar dinamicamente sua estrutura, graças à sua plasticidade neural, mesmo em pessoas idosas com DA.

ESTRATÉGIAS COGNITIVAS UTILIZADAS NA REABILITAÇÃO COGNITIVA

Ao planejar o cuidado do paciente em reabilitação cognitiva, é fundamental avaliar os pontos fortes e fracos da cognição, a partir da avaliação neuropsicológica, que deverá incluir, além dos testes cognitivos, a escala funcional.

Depois de realizada a avaliação neuropsicológica, o profissional determinará as queixas cognitivas que afetam as tarefas e rotinas diárias do paciente e verificará como ele as gerencia. Além disso, identificará as áreas em que está mais preparado e motivado para alcançar mudanças, o que ajuda a estabelecer metas pessoalmente significativas.[2,4]

Em certas situações, pode ser apropriado e desejável incluir membros da família ou cuidador para permitir que sejam identificadas metas realistas. Por exemplo, para um paciente com demência, lembrar os nomes de todas as pessoas que conhece pode simplesmente não ser alcançável. Se lembrar os nomes é crucial para o paciente, um conjunto limitado deles precisará ser especificado. Definido o objetivo, na sequência o profissional de reabilitação recrutará as melhores estratégias cognitivas para alcançá-lo.

Como relatado anteriormente, pacientes com DA apresentam intacta a memória não declarativa, também conhecida como implícita; logo, estratégias cognitivas que a envolvam serão fundamentais para o sucesso da RC.

Tipos de estratégias

São muitas as estratégias cognitivas, sendo as mais utilizadas a aprendizagem sem erros, o desaparecimento de pistas e a recuperação espaçada:

- **Aprendizagem sem erros:** é um procedimento projetado para ensinar habilidades que reduz ou elimina erros de aprendizado ou o emparelhamento incorreto de informações. Evitando-se os erros de aprendizagem, fortes conexões associativas são formadas para sequências de habilidades corretas. De início, o treinamento é altamente estruturado e muitas dicas e sugestões são fornecidas para incentivar o aprendizado bem-sucedido e a recordação de informações de treinamento. Com o tempo, à medida que essas associações se fortalecem, as sugestões ambientais podem ser removidas. Por exemplo, ao ensinar uma pessoa os passos para fazer ovos mexidos, o ambiente de treinamento pode inicialmente ser montado de modo a estimular cada um dos passos e, conforme essas sequências de ações se tornam mais automáticas e implícitas, as sugestões ambientais podem ser removidas lentamente.
- **Desaparecimento de pistas:** é uma técnica de redução sistemática de informações. Quando o paciente com DA está aprendendo alguma informação, começa-se com uma quantidade de pistas para que ele tenha sucesso na evocação da informação e, então, lentamente se diminuem as sugestões. Ao final da tarefa, o profissional de RC estará sempre trabalhando com a quantidade mínima de sugestões necessárias para que, por exemplo, o paciente recorde onde mora.
- **Recuperação espaçada (RE):** ajuda a aumentar a retenção de informações, sendo benéfica em associações nomes-rostos, nomeação de objetos, memória para localização de objeto, utilização de um calendário, auxílio para a pessoa se lembrar de usar o caderno de anotações para responder perguntas (p. ex., "Quando meu filho vem me visitar?) e outras atribuições da memória prospectiva (lembrar-se de uma intenção no futuro). Na RE, os ensaios ocorrem em intervalos de expansão gradual. Por exemplo, ao mostrar uma foto de um rosto junto com um nome, o paciente deverá lembrá-lo após vários intervalos definidos (p. ex., 5 segundos, 10 segundos, 30 segundos, 1 minuto, 2 minutos, 5 minutos). Se uma resposta correta for dada, o intervalo é expandido. Se não, a resposta correta é ensaiada, pedindo-se ao paciente que repita a resposta correta, e o intervalo é encurtado para o intervalo anterior em que a recordação bem-sucedida ocorreu. As sessões de teste ocorrem dentro do contexto de uma situação que proporciona interação social e reduz as demandas, como uma conversa casual.

OBSTÁCULOS À REABILITAÇÃO COGNITIVA

Assim como em todas as terapias, sejam elas medicamentosas ou não, há obstáculos[3,7] também na RC. Pessoas com DA podem ter dificuldades para aderir à reabilitação, decorrentes de:

- **Anosognosia:** é muito comum que pacientes com demência por doença de Alzheimer neguem a presença ou a gravidade dos prejuízos cognitivos e funcionais, apesar de evidências palpáveis ao contrário. A anosognosia tem sido descrita como uma falta de consciência ou percepção da doença, que pode representar um mecanismo de defesa, um prejuízo nos processos cognitivos que sustentam o *insight*, ou ambos.
- **Depressão:** é uma doença relatada com grande frequência em pacientes com doença de Alzheimer em estágios iniciais. Pode ser um fator confundidor significativo em qualquer tipo de programa de RC, porque exacerba ou pode ser a causa de déficits cognitivos, em vez da deterioração relacionada à DA. A depressão em si parece ser um fator de risco para DA. Independentemente da etiologia, a depressão pode provocar uma espiral descendente de desesperança e prejudicar o engajamento do paciente em RC.
- **Pensamentos disfuncionais:** crenças derrotistas são esquemas disfuncionais automaticamente gerados em resposta a sentimentos de desesperança (p. ex., "Se não consigo lembrar esse nome, sou um fracasso completo e não adianta fazer o resto da reabilitação"). Esses pensamentos disfuncionais levam os pacientes a assumirem o pior resultado e contribuem para um fraco senso de autocompetência, que influencia tanto o humor quanto o comportamento e, portanto, piora as habilidades cognitivas e funcionais, impedindo que eles usem até suas habilidades cognitivas mais intactas.
- **Entendimento da importância da tarefa:** outro fator que contribui para o pouco engajamento na RC é a compreensão do paciente sobre o propósito por trás de tarefas específicas. Embora algumas tarefas de RC tenham alto engajamento, como lembrar nomes de pessoas conhecidas, para outras tarefas, como atividades de atenção sustentada que envolvem o rastreamento de um alvo na tela de um computador, esse propósito pode não ser evidente. Em casos como esse, é imperativo que uma justificativa adequada para tarefas específicas seja fornecida ao paciente repetidamente. Pode-se explicar que praticar o rastreamento de um alvo na tela de um computador pode melhorar a concentração, e essa concentração é o primeiro passo para lembrar detalhes importantes, como o nome de um ente querido.

ESTRATÉGIAS PARA PROMOVER A ADERÊNCIA

Se por um lado há obstáculos, por outro existem estratégias para promover a aderência[3,7] ao tratamento em RC. São elas:

- **Envolvimento da família e/ou do cuidador:** para alguns pacientes com DA, pode ser fundamental envolver membros da família ou o cuidador para ajudar a alertar ou relembrar as atividades aprendidas na RC. Eles também podem fornecer uma avaliação independente do nível atual das metas que o paciente estabeleceu e atingiu na RC.
- **Intervenção realista e motivacional:** a RC deve se concentrar em situações reais da vida cotidiana. A identificação de onde e por que as dificuldades específicas surgem no envolvimento ou na conclusão de uma atividade facilitará a seleção de metas realistas e realizáveis e planos de intervenção mais eficazes e motivadores.
- **Senso de autoeficácia:** identificar algo que pode ser modificado para melhorar a situação atual e trabalhar com esse objetivo pode ajudar a melhorar o senso de autoeficácia (que é a crença de poder influenciar ou exercer controle sobre aspectos da própria situação) e bem-estar. A realização bem-sucedida do objetivo desejado pode criar uma sensação de satisfação.

O tratamento em RC se mostra cada vez mais promissor e seu sucesso demonstra estar entrelaçado às estratégias cognitivas e aos fatores que impactam na adesão e promovem a aderência. Envolver a família e o cuidador no tratamento é fundamental, pois objetiva esclarecimentos sobre o quadro clínico e sua evolução, com apontamento de habilidades e dificuldades do paciente, além de problemas de comportamento possíveis. Além disso, há orientações para auxiliar a generalização das aquisições em RC para o ambiente doméstico e o compartilhamento de medos e angústia quanto ao futuro.

CASO CLÍNICO

O sr. R. C. M. foi encaminhado para a avaliação neuropsicológica por seu geriatra, a fim de investigar seu funcionamento cognitivo e seu humor, em razão da suspeita de quadro demencial, para posterior tratamento em RC.

Havia 7 meses que R. C. M. não conseguia reter as informações do jornal e, com isso, repetia informações antigas; também esquecia onde colocara seus pertences (óculos, chaves, documentos) e passava muito tempo procurando-os, o que o atrasava para seu tratamento em fisioterapia.

A avaliação neuropsicológica de R. C. M. apontou para alterações significativas da memória declarativa episódica (domínio memória) e dificuldade de planejamento (domínio funções executivas). As demais funções cognitivas mostraram-se intactas. No instrumento de atividades de vida diária preenchido pela esposa, os déficits cognitivos de R. C. M. interferiam na independência em atividades da vida diária, especificamente as instrumentais. Não preencheu critérios para transtorno de ansiedade ou humor. Portanto, o perfil neuropsicológico mostrou-se compatível com o transtorno neurocognitivo maior, provável Alzheimer, e indicou-se RC.

A partir dos resultados da avaliação neuropsicológica e das queixas do paciente e dos familiares, a neuropsicóloga definiu as metas para o processo de RC, sendo que estas devem ser realistas, manter a motivação e proporcionar objetivos específicos, pois é mais fácil para a pessoa se concentrar em atividades que sejam relevantes à sua vida.

1º Passo da reabilitação cognitiva – identificação de metas

O trabalho terapêutico de reabilitação iniciou-se com a identificação de situações da vida cotidiana que poderiam ser modificadas para minimizar as queixas, criar uma sensação de satisfação e melhorar o senso de autoeficácia, que é a crença de que se pode influenciar ou exercer controle sobre uma situação cotidiana, como mencionado anteriormente.

O sr. R. C. M. gosta muito de ler, mas estava tendo problemas para isso, assim como para achar seus pertences de maneira eficaz. A partir dessa descrição, três metas iniciais foram selecionadas com o paciente para iniciar o trabalho terapêutico:

1. "Eu vou ler uma notícia do jornal, com no máximo 5 parágrafos, 5 dias por semana".
2. "Eu vou determinar um local específico para colocar os óculos, as chaves e os documentos".
3. "Eu vou colocar os pertences sempre no mesmo lugar".

Observações:

- As metas devem ser declaradas em primeira pessoa (como já visto) e de maneira positiva.
- O número de metas definidas tem de ser flexível, mas pode-se selecionar um número fixo (nesse caso, foram três metas) e determinar um intervalo de tempo (nesse caso, ler 5 vezes por semana).
- É preferível, normalmente, ter metas em mais de um domínio cognitivo, mas, no contexto da intervenção, pode-se decidir um único domínio cognitivo (neste exemplo, foram dois domínios cognitivos: memória e funções executivas).

Após a definição de metas, o sr. R. C. M. pontuou cada uma delas com valores de 1 a 10 (Tabela 17.1), cujo objetivo foi verificar o grau de sucesso com que ele julgava estar realizando-as atualmente.

Tabela 17.1 – Pontuação das metas do sr. R. C. M.

Metas	Avaliação inicial (linha de base)
1. "Eu vou ler uma notícia do jornal, com no máximo 5 parágrafos, 5 dias por semana".	2
2. "Eu vou determinar um local específico para colocar os óculos, as chaves e os documentos".	2
3. "Eu vou colocar os pertences sempre no mesmo lugar".	3

Observação:

- A pontuação serve como linha de base para se verificar, após determinadas sessões de RC, a melhora de desempenho.

2º Passo da reabilitação cognitiva – identificação das técnicas cognitivas

Para a meta 1, foi escolhida a estratégia cognitiva "O que fazer quando se acaba de ler um texto e não se lembra do que estava escrito?".

Para as metas 2 e 3, foi escolhida a estratégia cognitiva "O que fazer quando a pessoa esquece o local onde colocou alguma coisa?".

3º Passo da reabilitação cognitiva – avaliação do nível de progresso da RC

O progresso para alcançar as metas foi reavaliado após seis meses. Depois, o sr. R. C. M. pontuou novamente o desempenho que ele considerava ter obtido em cada meta, após esse período de RC (Tabela 17.2).

Tabela 17.2 – Avaliação do nível de progresso do sr. R. C. M.

Metas	Avaliação inicial (linha de base)	Acompanhamento após 6 meses
1. "Eu vou ler uma notícia do jornal, com no máximo 5 parágrafos, 5 dias por semana".	2	7
2. "Eu vou determinar um local específico para colocar os óculos, as chaves e os documentos".	2	8
3. "Eu vou colocar os pertences sempre no mesmo lugar".	3	10

O sr. R. C. M. mostrou ter alcançado totalmente a meta 3, portanto as sessões utilizadas para essas metas são finalizadas. As metas 1 e 2 tiveram evolução, mas ainda não totalmente. Dessa maneira, deve-se continuar as sessões com as estratégias cognitivas propostas e objetivar novas metas.

Observações:

- A pontuação sempre deve se referir ao que a pessoa está fazendo no momento atual, e não a como ela acha que poderia fazer se estivesse envolvida na atividade.
- Quando o profissional achar oportuno, um familiar ou um cuidador pode ser solicitado a fazer uma avaliação independente da pessoa com problema de memória, para cada meta e na mesma escala de 10 pontos. Isso pode ser feito ao se definir as metas e ao se avaliar o progresso subsequente.
- Ao se envolver o familiar ou cuidador na discussão de metas em potencial, eles podem mencionar quaisquer problemas que tenham presenciado, e expressar quaisquer dificuldades ou preocupações que possam surgir na convivência com a pessoa com problema de memória, a fim de serem orientados.

CONSIDERAÇÕES FINAIS

A RC é uma terapia individualizada de resolução de problemas que visa gerenciar ou reduzir a incapacidade funcional, abordando objetivos pessoais selecionados por pessoas com demência em um contexto cotidiano.

A RC pode ser considerada para inclusão em percursos de cuidados para pessoas com demência leve a moderada que necessitam de apoio para gerir a vida quotidiana e manter o envolvimento em atividades e a participação social.

Referências bibliográficas

1. Gil G, Busse AL. Ensinar a lembrar: guia prático para ajudar a reconhecer e melhorar problemas de memória. 2. ed. São Paulo: Casa Leitura Médica; 2015.
2. Gil G, Busse AL. Como lidar com problemas de memória e doenças neurodegenerativas. São Paulo: Hogrefe; 2019.
3. Clare L. Neuropsychological rehabilitation and people with dementia. Hove: Psychology Press; 2008.
4. Clare L, Linden DEJ, Woods RT, Whitaker R, Evans SJ, Parkinson CH et al. Goal-oriented cognitive rehabilitation for people with early-stage Alzheimer disease: a single-blind randomized controlled trial of clinical efficacy. American Journal of Geriatric Psych. 2010;18:928-39.
5. Germain S, Wojtasik V, Lekeu FAQ, Quittre A, Olivier C et al. Efficacy of cognitive rehabilitation in Alzheimer disease: a 1-year follow-up study. Journal of Geriatric Psychiatric and Neurology. 2019;32(1):16-23.
6. Brueggen K, Kasper E, Ochmann S, Pfaff H, Webel S et al. Cognitive rehabilitation in Alzheimer's disease: a controlled intervention study. J AlzheimersDis. 2017;57(4):1315-24.
7. Choi J, Psy D, Twamley EW. Cognitive rehabilitation therapies for Alzheimer's disease: a review of methods to improve treatment engagement and self-efficacy. Neuropsychol Rev. 2013 Mar.;23(1):48-62.

18 Como lidar com alterações comportamentais

Gislaine Gil
Juliana Monteiro Antunes
Alexandre Leopold Busse

INTRODUÇÃO

Os sintomas comportamentais e psicológicos da demência (SCPD) afetam quase todos os pacientes durante a progressão da evolução clínica.

A intensidade e a frequência dos SCPD têm impacto significativo no prognóstico: aumentam as internações hospitalares e as institucionalizações, comprometem o bem-estar do paciente, dos familiares e dos cuidadores.

Intervenções ambientais e comportamentais devem ser a primeira escolha em pacientes com SCPD.[1]

Se um psicotrópico for necessário, deve-se monitorar com atenção a resposta ao tratamento, os efeitos adversos e o tempo de uso.

CLASSIFICAÇÃO DOS SINTOMAS COMPORTAMENTAIS E PSICOLÓGICOS DA DEMÊNCIA

- **Perceptivo:** delírios e alucinações.
- **Motor:** andar de um lado para o outro, vagar, movimentos repetitivos e agressão física.
- **Verbal:** gritar, fala repetitiva e agressão verbal.
- **Emocional:** euforia, depressão, apatia, ansiedade e irritabilidade.
- **Vegetativo:** distúrbios no sono e no apetite.

ETIOLOGIA DA DEMÊNCIA E PREVALÊNCIA DE SEUS PRINCIPAIS SINTOMAS COMPORTAMENTAIS E PSICOLÓGICOS

Os sintomas neuropsiquiátricos são decorrentes das interações entre os aspectos biológicos, as experiências anteriores e o ambiente atual do indivíduo:

- **Aspectos biológicos:** a agitação, a desinibição e a psicose estão associadas às reduções do volume e à diminuição do metabolismo em diferentes áreas corticais relacionadas à regulação emocional e à autopercepção; e a apatia está associada ao acometimento de pequenos vasos da substância branca.[2]
- **Experiências anteriores:** traços de personalidade caracterizados por uma tendência de responder aos desafios com emoções negativas exageradas ou mesmo um antecedente de transtorno de estresse pós-traumático.
- **Ambiente atual:** o estilo de comunicação do cuidador, excesso ou falta de estimulação sensorial e ambientes muito quentes, frios ou barulhentos, por exemplo.

Todos os SCPD podem estar presentes nos principais tipos de demência; entretanto, alguns são mais prevalentes:

- **Demência na doença de Alzheimer:** os delírios parecem ser mais comuns.
- **Demência vascular:** depressão e apatia.
- **Demência frontotemporal:** desinibição e distúrbios alimentares.

AVALIAÇÃO

Os distúrbios comportamentais costumam piorar no início da noite, um fenômeno conhecido como "pôr do sol".

Os delírios são mais frequentes que as alucinações e consistem em temas paranoicos, como a crença delirante de que uma pessoa foi substituída por outra ou na convicção de traição.

- **Revisar a história psiquiátrica pregressa de transtornos psiquiátricos:** psicose, depressão, ansiedade, estresse pós-traumático, abuso de álcool ou outras substâncias.

Verificar se existe uma condição aguda que esteja causando ou agravando os SCPD: febre, hipóxia, dor, inflamação, infecção, constipação, retenção urinária, novos déficits neurológicos localizados.

- **Se o início do quadro é agudo ou subagudo, deve-se fazer a avaliação de quadro de *delirium*:** hemograma completo, eletrólitos, avaliação da função hepática e renal, urinálise, testes de função tireoidiana, exame de toxicologia e tomografia de crânio.

O paciente está tomando algum medicamento que possa estar causando ou contribuindo para os sintomas?

- Atenção para mudança na prescrição, especialmente com o uso de medicamentos da classe dos antiespasmódicos, antialérgicos, antibióticos, antidepressivos, benzodiazepínicos, anticonvulsivantes e relaxantes musculares.

Existem fatores no ambiente de vida do paciente ou necessidades pessoais não atendidas que podem agravar os comportamentos? Avaliar o conforto.

- Atenção para a temperatura do ambiente, o barulho excessivo e a iluminação.

Instrumento estruturado

Para avaliar de maneira mais estruturada o SCPD, pode-se utilizar entrevista estruturada realizada com o informante familiar ou cuidador, como o Inventário Neuropsiquiátrico (INP).[3]

O INP é um instrumento muito utilizado por ser útil na caracterização dos SCPD, além de quantificar o impacto no cuidado, que pode ser reavaliado após as intervenções. O escore total é obtido pela multiplicação da frequência pela intensidade, podendo variar de 0 a 144 pontos. O desgaste ou sobrecarga do cuidador também é observado, embora não seja computado no escore total do teste.

Alternativa na prática clínica: pedir aos cuidadores que descrevam muito especificamente um sintoma problemático (p. ex., não querer tomar banho), quantificando a frequência e avaliando o grau de sobrecarga que causa (p. ex., numa escala de 0 a 10). Isso pode ser reavaliado após as intervenções.

PREVENÇÃO DOS SINTOMAS COMPORTAMENTAIS E PSICOLÓGICOS DA DEMÊNCIA

Treinamento do cuidador

Responder ao paciente de maneira que diminua os comportamentos problemáticos:

- Dividir cada tarefa do dia a dia em etapas simples, usando instruções verbais e/ou táteis.
- Comunicar-se com clareza e calma.
- Permitir tempo suficiente para a resposta da pessoa com SPCD.
- Alinhar as atividades do dia a dia com a preferência e a capacidade da pessoa com SPCD e fornecer suporte conforme necessário.
- Engajar a pessoa em um ambiente simplificado e livre de confusão e distrações, usando pistas visuais para orientação.

Para um banho sem batalha:

- Pode ser apropriado seguir a preferência da pessoa, seja banho no chuveiro ou banho na cama.
- Introduzir a música preferida ou sons calmantes (p. ex., som de passarinho).
- Criar uma sinalização adequada até o banheiro.
- Manter o horário habitual da pessoa para o banho, quando possível.
- Reduzir os níveis de ruído e distração negativa, por exemplo televisão em alto volume.
- Definir uma temperatura ambiente e considerar a proximidade do paciente a aquecedores ou correntes de ar fria.
- Garantir iluminação adequada, evitando reflexos de luz artificial ou luz solar.
- Usar rótulos e auxílios de memória para objetos que o paciente usa com frequência.
- Proporcionar privacidade e evitar superlotação, por exemplo de grupos de visitantes para a casa ou outros residentes em uma instituição de longa permanência.
- Ter um relógio, calendário e programação diária presentes para melhorar a orientação quanto ao tempo e ao espaço.
- Em instituição de longa permanência, tornar o ambiente do paciente o mais "caseiro" possível, com pertences pessoais, fotos e itens de significado cultural e emocional.
- Evitar rotatividade de cuidadores, sempre que possível.
- Dar ao paciente tarefas simples para realizar, como dobrar roupas ou fazer colchas com objetos interessantes anexados, como zíperes, velcro, miçangas, gravatas etc.

Intervenções psicoterapêuticas

As terapias psicológicas foram investigadas na demência leve a moderada, sendo que o mais alto nível de evidência de eficácia são as técnicas cognitivo-comportamentais.

As técnicas de manejo comportamental melhoram a depressão, a ansiedade, a agressão e a agitação na demência; e seu efeito é significativo e dura meses.

Como os cuidadores também podem desenvolver depressão durante o processo de cuidado, eles também podem se beneficiar.

Musicoterapia

A música pode facilitar a reminiscência e potencialmente reduzir a ansiedade por meio da ativação geral da mente e de gatilhos específicos de memória.

Pode ser implementada por até 1 hora, 2 a 3 vezes por semana, por uma média de 10 semanas.[4]

As sessões de grupo podem ser lideradas por um musicoterapeuta ou podem ser sessões individualizadas, a partir de música gravada da preferência do paciente.

Massagem terapêutica

Meio de comunicação ou conexão não verbal em que o paciente se sente confortado e cuidado, especialmente se ele for de instituição de longa permanência, onde o toque tende a ser instrumental e específico à tarefa.

Reduz a resistência aos cuidados pessoais.

Gera uma sensação de tranquilidade ou calma mediada pela produção de oxitocina.[4]

É aplicada a diferentes partes do corpo, incluindo costas, ombros, pescoço, mãos ou pernas e pés, usando-se movimentos lentos ou rápidos, com fricção ou amassamento com os dedos e polegar.

Aromaterapia

Uso de óleos perfumados, como o óleo de lavanda ou melissa (erva-cidreira), administrados por difusão em ambiente, sachê, adesivo ou creme para a pele.

Aplicação do óleo mais perto do sistema olfatório foi associada a resultados mais positivos.

A dosagem varia de 3 minutos a 24 horas, por um período de 2 a 360 dias.[4]

Pode melhorar potencialmente o humor de um indivíduo se estiver associada a memórias positivas; mesmo quando o olfato diminui.

Terapia de luz brilhante para reduzir distúrbios circadianos

A terapia de luz brilhante é projetada para promover a sincronização dos ritmos circadianos com os ciclos de claro-escuro do ambiente por meio da estimulação do sistema nervoso central.

Importante para residentes em instituição de longa permanência, que de outra maneira recebem exposição limitada à luz brilhante.

Administrada por meio de uma caixa de luz, um visor de luz, luminárias montadas no teto, iluminação "naturalista" que simula as transições do crepúsculo ou exposição à luz natural brilhante.

As práticas variam de 2.500 a 10.000 lux (lúmen por metro) de exposição, por 1 a 2 horas, por 10 dias a 2 meses.[4]

A aceitabilidade pode ser aumentada e os requisitos de investimento diminuídos pelo uso de luz natural (abrir janelas, ir para fora) ou luz ambiente em vez de caixas de luz individuais, que são mais caras e menos utilizáveis com indivíduos móveis.

Estimulação multissensorial

Envolve a estimulação de múltiplos sentidos por meio de uma combinação de efeitos de luz, sons que acalmam, cheiros e/ou estimulação tátil.

As práticas variam de três sessões (no total) a sessões diárias ao longo de 15 meses, com média de 30 minutos/sessão.[4]

Reduz ansiedade, agitação e apatia.

Terapia de reminiscência

Eficaz na redução dos sintomas depressivos.

Pode ser realizada em grupo ou individualmente.

Na terapia, o paciente relembra eventos, atividades e experiências passadas para ajudar a dar sentido à vida. O processo de revisão de vida usa vários gatilhos de memória, como utensílios domésticos, objetos do passado, fotografias e música.

O paciente fala sem ser criticado enquanto rememora, o que aumenta sua confiança.

Programa personalizado de atividades

Abordagem de intervenção domiciliar da terapia ocupacional que prevê o uso intencional da atividade como estratégia de cuidado, envolvendo a participação do paciente em atividades adequadas à sua capacidade e orientando e capacitando o cuidador no uso das atividades.[5,6] O programa se dá em três fases:

- **1ª fase:** avaliação das capacidades residuais do paciente, englobando o cuidador, o familiar e o ambiente.
- **2ª fase:** elencadas três atividades de interesse do idoso que foram elegíveis na avaliação, sendo implementada uma atividade por vez, com intervalo de 15 dias entre elas, para que o idoso e o cuidador possam praticar. Readaptações nas atividades podem ocorrer durante o processo.
- **3ª fase:** as atividades implementadas continuam a ser realizadas pelo paciente, junto com a orientação ao cuidador para o uso das estratégias aprendidas em outros desafios do cuidado.

Abordagem DICE

A intervenção transcorre a partir da sigla DICE,[7] que, com a tradução para o português, se torna DICA (Descrever/Investigar/Criar/Avaliar):

- **Descrever:** solicitar ao cuidador para descrever de maneira detalhada o SCPD e o contexto em que ocorreu.
- **Investigar:** após caracterizado o SCPD, identificar possíveis causas subjacentes e modificáveis.
- **Criar:** criar e implementar estratégias de intervenção que possam ser direcionadas ao idoso, ao cuidador e/ou ao ambiente.
- **Avaliar:** verificar se as estratégias foram implementadas pelo cuidador: caso não tenham sido, o porquê; e, caso tenham sido, se se mostraram eficazes, se houve melhora tanto do SCPD quanto do estresse do cuidador.

PROGNÓSTICO

BPSD se correlaciona com uma progressão mais rápida da demência e mortalidade precoce; se o tratamento tem algum impacto sobre essas variáveis, é desconhecido.

CASO CLÍNICO

A sra. Ana Maria, de 93 anos, havia apresentado no mês anterior aumento da agitação à tarde, resistência à assistência com cuidados pessoais e problemas de alimentação. Após a utilização do *check-list* e o uso da entrevista estruturada com o cuidador (etapa de Avaliação), observou-se que a filha, ao interpretar esses comportamentos como teimosia, repreendia a sra. Ana Maria.

Como manejo da SPCD, inicialmente o profissional forneceu informação básica sobre a demência e ensinou a manter um diário do comportamento de sua mãe.

A cuidadora familiar foi orientada a observar em que período do dia a mãe demonstrava resistência no auxílio aos cuidados pessoais e em quais cuidados especificamente (cabelo, banho, vestir-se). A partir dessas observações, foram feitos os seguintes questionamentos:

- O momento do dia proposto para realização dos cuidados pessoais era o mesmo em que sra. Ana Maria habitualmente os realizava, antes de precisar de auxílio?
- A resistência era ao suporte nos cuidados pessoais ou a sra. Ana Maria não queria realizá-los naquele momento?
- A resistência apresentada podia ser uma manifestação do desejo de sra. Ana Maria de maior participação na atividade?

Gradualmente, a filha foi notando uma relação entre suas reações verbais, episódios de agitação e recusa da mãe em cooperar. Observou também que a mãe apresentava resistência principalmente para os cuidados com o cabelo e mencionou que sra. Ana Maria sempre foi muito vaidosa, especialmente com o cuidado do cabelo.

Com ajuda profissional, ela modificou a comunicação com a mãe, fazendo pedidos com um tom de voz gentil e fornecendo pistas não verbais para os comportamentos desejados (Treinamento do cuidador); alterou o horário proposto para alguns cuidados; permitiu maior participação da Sra. Ana Maria no manejo do cabelo; e possibilitou à mãe o exercício da autonomia, sempre a questionando sobre como desejava o penteado naquele dia, solto ou preso.

Para evitar a agitação apresentada à tarde, foram introduzidas, na rotina, atividades de interesse prévio da idosa em período próximo àquele em que se apresentava o início dos sintomas.

Quanto à alimentação, a filha queixou-se de que a mãe, ao passar pela cozinha, sempre pegava uma fruta para comer, alegando não ter comido nenhuma. Após verificar que a fruteira ficava em cima da mesa com todas as frutas disponíveis e acessíveis, ela foi orientada a deixar ao alcance da visão somente a quantia de frutas que sra. Ana Maria poderia ingerir por dia.

Para expandir sua rede de apoio social, o profissional também incentivou a filha a falar com o pastor da igreja sobre essa situação. Como resultado de sua conversa, ele a ajudou a encontrar um membro da igreja de confiança que poderia ir um dia por semana e ficar com a sra. Ana Maria para fornecer descanso para a filha, a quem também foi recomendado tratamento em terapia cognitivo-comportamental.

CONSIDERAÇÕES FINAIS

Os SCPD são manifestações clínicas relevantes na pessoa idosa com demência e, quando presentes, podem conferir maior gravidade ao quadro clínico. Logo, o profissional de saúde deve estar atento a sua ocorrência e abordar apropriadamente essas condições para diminuir o sofrimento do paciente e dos cuidadores.

Referências bibliográficas

1. Scales K, Zimmerman S, Miller SJ. Evidence-based nonpharmacological practices to address behavioral and psychological symptoms of dementia. The Gerontologist. 2018;58(suppl_1):S88-102. Disponível em: https://doi.org/10.1093/geront/gnx167.
2. Na R, Yang JH, Yeom Y, Kim YJ, Byun S et al. A systematic review and meta-analysis of nonpharmacological interventions for moderate to severe dementia. Psychiatry Investigation. 2019;16(5):325-35. Disponível em: https://doi.org/10.30773/pi.2019.02.11.2.
3. Cummings JL, Mega M, Gray K, Rosenberg-Thompson S, Carusi DA, Gornbein J. The neuropsychiatric inventory: comprehensive assessment of psychopathology in dementia. Neurology. 1994;44(12):2308-14. Disponível em: https://doi.org/10.1212/wnl.44.12.2308.
4. Cloak N, Al Khalili Y. Behavioral and psychological symptoms in dementia. In: StatPearls. StatPearls Publishing; 2020.

5. Gitlin LN et al. The Tailored Activity Program to reduce behavioral symptoms in individuals with dementia: feasibility, acceptability, and replication potencial. The Gerontologist (United States). 2009;49(3):428-39. doi: https://doi.org/10.1093/geront/gnp087.
6. Novelli MMPC et al. Adaptação transcultural do Tailored Activity Program (TAP) ao português do Brasil. Cad Bras Ter Ocup (UFSCAR São Carlos). 2018;26(1):5-15. doi: https://doi.org/10.4322/2526-8910.ctoAO0851.
7. Kales HC, Gitlin LN, Lyketsos CG. Management of neuropsychiatric symptoms of dementia in clinical settings: recommendations from a multidisciplinary expert panel. Journal of the American Geriatrics Society. 2014 Apr.;62(4):762-9. doi: https://doi.org/10.1111/jgs.12730.

19 Realidade virtual como intervenção cognitiva

Jéssica Maria Ribeiro Bacha
Beatriz Caruso Soares Frederico

CONCEITO DE REALIDADE VIRTUAL

Realidade virtual (RV) é uma tecnologia de interface entre um usuário e um sistema operacional por meio de recursos gráficos 3D ou imagens 360°, cujo objetivo é criar a sensação de presença em um ambiente virtual diferente do real. Para isso, a interação é realizada em tempo real, com o uso de técnicas e de equipamentos computacionais que ajudem na ampliação do sentimento de presença do usuário no ambiente virtual. Essa sensação de presença é usualmente referida como imersão. Segundo estudos, RV é o uso de alta tecnologia para convencer o usuário de que ele se encontra em outra realidade, provocando o seu envolvimento por completo.[1-5]

Além de sua compreensão como simulação da realidade por meio da tecnologia, a RV também se estende a uma apreensão de um universo não real, com ícones e símbolos, permeando o espectador em um processo de significação desse falso universo, causando-lhe a impressão de um mundo real. Em suma, compreende-se uma realidade ficcional, por intermédio de relações intelectuais, como muito próxima do universo real conhecido.[1,3,5]

DISPOSITIVOS

As tecnologias computacionais mais utilizadas atualmente são imagens tridimensionais, áudio, vídeo, rede, sistemas multiusuários e cooperativos, além de equipamentos como luva digital, óculos estereoscópicos, capacete de imersão, teclado, mouse, monitor e dispositivo de retorno háptico, por exemplo os controladores de jogo ou equipamentos com retorno de força, que auxiliam na imersão do usuário nos sistemas. A sutileza dessa definição está na não restrição do termo à utilização de equipamentos e técnicas.[1,5,6]

Alguns dispositivos a serem estudados por desenvolvedores de sistemas em realidade virtual[1,6,7]

- **Percepção sensorial:** os cinco sentidos do corpo também devem estar presentes no mundo virtual.
- ***Hardware*:** equipamentos não muito convencionais, como luvas, capacetes e supermáquinas para processamento adequado das aplicações.
- ***Software*:** sistemas paralelos e distribuídos e detecção de colisão.
- **Interface com o usuário:** simulações em tempo real.

MEIOS DE IMERSÃO QUE A REALIDADE VIRTUAL OFERECE

Na RV, existem meios de imersão e interação que possibilitam a criação de ambientes enriquecidos e individualizados que favorecem a prática de princípios relacionados à aprendizagem motora e à plasticidade neural. O *feedback* sensorial vivido durante as experiências em mundos virtuais permite que seus usuários se sintam em ambientes reais.[1,6-8]

Os sistemas de *videogames* interativos (VI) variam de acordo com o tipo de equipamento utilizado. Os tipos mais comuns são de simulação, de projeção, sistema aumentado e de mesa, que se utiliza de consoles, óculos, monitores, televisores e outros materiais periféricos que permitem que o usuário visualize o cenário virtual.[6-8] Os sistemas de VI de mesa disponíveis e os consoles comerciais destacam-se pelo baixo custo e fácil manuseio. Os VI por meio de consoles comerciais utilizam controles ou sensores que captam as oscilações corporais, transformando-as em comandos para que os jogos sejam executados. Além disso, criam ambientes divertidos e desafiadores, estimulando movimentos complexos em ambientes seguros e controlados.[1,6,8,9]

Com o avanço da tecnologia, os VI, antes caracterizados por gráficos de baixa qualidade e voltados apenas para diversão, tornaram-se jogos elaborados, com ambientes tridimensionais e que abordam princípios relacionados à aprendizagem. O cenário dos VI mudou de maneira clara a partir de 2006, ano de lançamento do Nintendo Wii®, o primeiro a utilizar os movimentos corporais para controlar os jogos. A tecnologia que envolve o console do Nintendo Wii® utiliza um controle sem fio com acelerômetro capaz de detectar movimentos em três dimensões. No ano de 2010, foi lançado o Kinect, um sensor para o console Xbox®, cuja tecnologia é capaz de captar os movimentos de todo o corpo sem a necessidade de controles. Esses novos dispositivos popularizaram os VI.[1,3,6,8]

Os VI estimulam a movimentação corporal e a prática de exercícios físicos. Apresentam estratégias que envolvem os jogadores em ambientes virtuais, tirando sua atenção de qualquer fator negativo, como medo ou dor, focando o usuário nos objetivos do jogo e aumentando-lhe a motivação e a participação. Também estimulam ações complexas que podem ser transferidas para o mundo real, com a possibilidade de manipulação de parâmetros, como maior velocidade de estímulo.[6,9,10]

AVALIAÇÃO E DIAGNÓSTICO DE ALTERAÇÕES COGNITIVAS

Os tradicionais testes utilizados para a avaliação de possíveis alterações cognitivas baseiam-se em extensos testes de papel e lápis padronizados. Esses testes, considerados ferramentas de avaliação e monitoramento, preocupam pesquisadores, pois consomem tempo e não são considerados ecológicos, ou seja, não expõem os pacientes aos reais problemas que encontram em seu cotidiano e, por consequência, os resultados não podem prever o desempenho em situações comuns do dia a dia.[11,12]

No cotidiano, o ser humano precisa organizar e planejar seu comportamento durante as atividades de vida diária, definir prioridades, tomar decisões e localizar-se no ambiente em que vive. Os testes utilizados para avaliar essas funções não são representativos e, geralmente, avaliam apenas um domínio por vez.[11,12]

Frente a isso, desde 1980, neuropsicólogos começaram a transferir alguns testes de papel e lápis para plataformas computadorizadas, a fim de explorar a equivalência dessas medidas, comparando-as com os tradicionais testes. Os computadores apresentam diversas vantagens: rigorosa padronização da avaliação com tempo de administração reduzido; tempo e latência da resposta mais precisos; pontuação e exibição dos dados facilmente acessíveis; e identificação e/ou proteção das informações do paciente de maneira mais prática.[11,12]

Com a RV, é possível adicionar estímulos para manter a atenção do paciente e avaliar diversas habilidades básicas de processamento. Os estímulos também podem ser manipulados para induzir comportamentos que o examinador queira avaliar, além de ser viável aumentar ou reduzir os graus de liberdade para que o paciente se sinta livre para decidir como se comportar, correspondendo a contextos mais reais do seu dia a dia.[8,11,12]

A princípio, os esforços para desenvolver avaliações por meio da RV se concentraram em sistemas não imersivos. Esses sistemas são vantajosos se comparados com os testes de papel e lápis, porém, com o passar dos anos e o avanço da tecnologia, pesquisadores notaram que avaliações neuropsicológicas em sistemas imersivos de RV podem ser ainda mais vantajosas por criarem um senso de realismo, ou seja, de presença, no usuário. Essa sensação, conhecida também como sensação de imersão, aumenta a validade ecológica do teste, tornando-a ainda mais próxima do cotidiano do indivíduo.[6,8,11,12]

Embora os benefícios sejam enormes, é necessário investigar a familiaridade do entrevistado com a tecnologia para garantir que não seja diagnosticado como tendo algum grau de comprometimento cognitivo apenas por não saber lidar com o instrumento de avaliação. É muito importante que o avaliador entenda essa relação, a fim de melhorar a precisão do diagnóstico ao utilizar um teste neurocognitivo computadorizado.[9,11,12]

REALIDADE VIRTUAL COMO INTERVENÇÃO COGNITIVA

Jogos de RV e *videogames* interativos têm ganhado crescente atenção como ferramentas promissoras para treinar pessoas com déficits cognitivos. O objetivo terapêutico do treinamento cognitivo é estimular, restaurar ou treinar processos cognitivos para que o indivíduo consiga enfrentar suas dificuldades cognitivas mais relevantes, sendo capaz de planejar e executar atividades de vida diária e, então, maximizar sua autonomia e qualidade de vida.[13-16]

Os métodos tradicionais de reabilitação cognitiva tendem a ser direcionados para domínios cognitivos isolados, treinando apenas uma ou duas variáveis por vez. Embora haja evidências sobre a eficácia desses métodos, há uma preocupação com a transferência dessa melhoria para o dia a dia, em que múltiplas dimensões da cognição estarão envolvidas e, assim, talvez devessem ser reabilitadas como um todo, e não independentemente.[11,12]

Uma das maiores vantagens de se utilizar a RV para esse fim é exatamente a capacidade de treinar diversos domínios cognitivos ao mesmo tempo, sendo um método não invasivo que tira proveito das estratégias naturais de aprendizado para reforçar as vias neurais e criar uma maior reserva cognitiva. Por exemplo, solicitar que um paciente que tem problemas de memória apenas memorize uma lista de compras e a repita está muito distante do que ele pode encontrar na vida cotidiana, mas submetê-lo a um ambiente computadorizado em que ele observa o que é necessário comprar e depois vai até o supermercado em busca dos itens está muito mais próximo da sua realidade e, quanto mais semelhante à realidade, maior é a probabilidade de que o conhecimento adquirido seja transferido para uma situação real, garantindo o sucesso do tratamento.[6,9-11]

Além disso, a RV fornece algumas outras vantagens em comparação a métodos tradicionais de reabilitação ou treinamento cognitivo, como maior controle dos parâmetros, isolando ou destacando os aspectos necessários com base no desempenho individual; permite que o terapeuta observe o que o paciente observa, sendo capaz de avaliar e controlar melhor o que acontece; e a tecnologia permite coletar dados durante a intervenção, sendo possível fornecer um *feedback* em tempo real aos pacientes, motivando-os.[6,9,10]

A seguir, será discutido individualmente o uso da RV e seu enfoque cognitivo nos principais meios utilizados.

REALIDADE VIRTUAL NO TRATAMENTO DE TRANSTORNOS E FOBIAS

O uso da RV vem sendo uma técnica complementar para o tratamento de diversos transtornos e fobias, como transtorno do pânico, medo de injeções e agulhas, aerofobia, transtorno obsessivo compulsivo, ansiedade e muitos outros. O paciente é colocado aos poucos em frente a seus medos por meio da RV e, semelhante ao que ocorre em um *videogame*, vai subindo de nível aos poucos. Também pode ser avaliado seu nível de estresse durante o tratamento. Geralmente, o tratamento da RV é associado a outros tipos de intervenção, para que a experiência seja a mais real possível para o paciente.[17]

REALIDADE VIRTUAL NOS ASPECTOS COGNITIVOS DO ACIDENTE VASCULAR CEREBRAL

Acidente vascular cerebral (AVC) refere-se a um complexo de sintomas de deficiências neurológicas, que duram pelos menos 24 horas e resultam de lesões cerebrais provocadas por alterações da irrigação sanguínea. Também é definido como uma patologia caracterizada pelo início agudo de um déficit neurológico que persiste por horas, interferindo no funcionamento do sistema nervoso central e gerando distúrbios na circulação sanguínea cerebral. Essas lesões cerebrais são provocadas por um bloqueio, decorrente da isquemia ou hemorragia, de que resulta o comprometimento da função encefálica.[2,18]

Muitos dos indivíduos que sofrem um AVC apresentam comprometimentos que são complexos e heterogêneos. Essas repercussões podem afetar vários domínios do funcionamento cerebral, causando alterações sensoriais, motoras, emocionais, cognitivas, no autocuidado e restrições na participação, impactando na qualidade de vida deles.[2,18]

A literatura científica relacionada ao AVC afirma que a prática regular de exercícios físicos multimodais, ou seja, a prática em uma única sessão de várias modalidades de treino, como exercício de equilíbrio, aeróbico, força muscular, coordenação motora e treino cognitivo, pode promover melhora em aspectos físicos, cognitivos, psicológicos e comportamentais de indivíduos que sofreram AVC.[2,18]

O ambiente virtual por meio de jogos proporciona exercícios com características multimodais de maneira segura, desafiadora, motivadora e rica em estimulação cognitiva associada aos aspectos motores, gerando assim uma oportunidade de treinamento de múltiplas tarefas simultâneas.[1,2,18]

Apesar de o ambiente virtual proporcionar todos esses benefícios que os treinos multimodais reais apresentam, a literatura científica afirma que os estudos existentes ainda são inconclusivos em relação aos benefícios da RV na função cognitiva de indivíduos pós-AVC. Mesmo assim, os estudos destacam quão importantes são a imersão e a presença na estimulação cognitiva para esses pacientes, além do *feedback* multissensorial, que aumenta o envolvimento e a motivação, levando a melhores resultados de reabilitação.[1,2,18]

Além do mais, quando indivíduos que tiveram um AVC ficam com hemiparesia no membro superior dominante, isso dificulta a capacidade de realizar as tradicionais tarefas cognitivas de papel e lápis, o que pode interferir no treinamento cognitivo desses pacientes. Assim, a RV se destaca com a possibilidade de ser integrada a interfaces acessíveis e *joysticks* adaptados, facilitando o processo de reabilitação cognitiva.[2,18]

Por fim, outra questão que vale a pena ressaltar nesse assunto é a complexidade do jogo virtual, pois ela influencia diretamente no desempenho da tarefa cognitiva em questão. Revisões sistemáticas sobre o assunto destacam que a importância de uma avaliação criteriosa para que o profissional possa escolher de modo eficaz e seguro o jogo para seu paciente já é um grande ganho na área, pois assim a chance de escolher o jogo com a demanda necessária é maior.[1,2,18]

REALIDADE VIRTUAL NO COMPROMETIMENTO COGNITIVO LEVE E NA DOENÇA DE ALZHEIMER

Comprometimento cognitivo leve (CCL) é definido como um estágio de transição entre o envelhecimento normal e a demência, caracterizada por um declínio em um ou mais domínios cognitivos, sem causar impacto na realização das atividades de vida diária.[14,16]

Atualmente não existe uma cura para a demência; contudo, diversos estudos demonstraram que estratégias de fortalecimento da função executiva durante o CCL podem resultar na reversão do déficit cognitivo, modificando seu início ou progressão. Entretanto, como os indivíduos com CCL mantêm sua independência, realizando suas atividades de vida diária, muitas vezes esses pacientes passam despercebidos, não sendo diagnosticados com CCL até que já tenha ocorrido uma perda significativa da função cognitiva. Frente a essas dificuldades, somadas às vantagens de se utilizar avaliações em RV por criarem um ambiente mais próximo da realidade, pesquisadores têm concentrado seus esforços em desenvolver métodos de avaliação em RV que sejam capazes de diferenciar esses indivíduos, detectando os déficits mais sutis que muitas vezes não são detectados por testes tradicionais em papel e lápis; porém, até o momento não existe um consenso na literatura sobre quais sistemas devem ser utilizados.[16]

Os pacientes com diagnóstico de CCL, no entanto, beneficiam-se de forma mais concreta da RV, sendo esta utilizada para o treinamento cognitivo, estimulando circuitos neurais preexistentes e solicitando o recrutamento de vias neurais alternativas. Esse treinamento deve se basear em múltiplas estratégias com enfoque na memória, porém sem deixar outros domínios cognitivos de lado e sempre incorporando tarefas o mais próximas possível da realidade do paciente, para que ele seja capaz de transpor o aprendizado para a vida real.[14,16]

Com relação à doença de Alzheimer (DA), uma das principais vantagens de se utilizar a realidade virtual como meio de treinamento cognitivo é o alto nível de interação que é possível alcançar por meio de atividades motivacionais, facilitando a adesão ao tratamento mesmo com possíveis déficits de atenção. Além disso, oferece ao paciente a oportunidade de praticar atividades de vida diária muitas vezes impossíveis em programas de reabilitação convencionais, principalmente em estágios mais avançados da doença. Atividades em RV que envolvem o treinamento da atenção, da função executiva, da memória e da orientação são as mais recomendadas para esses pacientes, podendo retardar a progressão da patologia.[13,15,16]

De maneira geral, para indivíduos com CCL e DA o treinamento cognitivo em RV deve abranger diversas modalidades, com algumas tarefas que apresentem uma ação específica e planejada, desenvolvida para melhorar uma função cognitiva específica e com diversas atividades que envolvam múltiplos processos cognitivos, como tomar banho, responsabilizar-se pelo dinheiro, fazer compras, preparar uma refeição, entre outras atividades comuns do dia a dia.[15,16]

REALIDADE VIRTUAL NOS ASPECTOS COGNITIVOS DA DOENÇA DE PARKINSON

A doença de Parkinson (DP) é uma patologia neurológica de caráter crônico-degenerativo, progressiva e que acomete um em cada mil indivíduos da população em geral. A maioria dos casos apresenta-se na faixa dos 50 aos 70 anos de idade, sendo mais acometidos homens do que mulheres. Atualmente, mais de 40 milhões de pessoas no mundo apresentam essa doença, em razão do aumento da população de pessoas idosas.[10,13]

Sua etiologia é definida como idiopática, porém alguns autores relacionam seu surgimento a um conjunto de possíveis causas, como fatores genéticos, toxinas ambientais, estresse oxidativo, anormalidades mitocondriais e/ou alterações do processo de envelhecimento. Essas causas podem acarretar diminuição da dopamina na via nigroestriatal, por morte dos neurônios motores da substância negra, responsáveis pela precisão, uniformidade dos movimentos e coordenação das mudanças posturais.[10,13]

Há também uma especulação da relação do comprometimento de outros sistemas monoaminérgicos, com neurotransmissores serotoninérgicos e noradrenérgicos. Assim o comprometimento desses outros sistemas poderia explicar o surgimento dos sintomas não motores, que tornam a DP ainda mais incapacitante.[10,13]

Os sintomas motores cardinais são: tremor em repouso, rigidez muscular, bradicinesia e disfunções posturais. Entre os sintomas não motores, estão: disfunções neuropsiquiátricas, distúrbios do sono, depressão, algumas disfunções sensoriais e alterações cognitivas, como dificuldades de concentração, atenção, alterações nas funções executivas e memória recente, dificuldades no raciocínio e em atividades que requerem orientação espacial. Estudos relatam que aproximadamente 25% dos pacientes com DP apresentam déficits cognitivos e esses déficits se associam a limitações nas atividades de vida diária e qualidade de vida.[10,13]

A RV tem sido utilizada como ferramenta complementar na reabilitação cognitiva de indivíduos com doença de Parkinson; porém, as revisões sistemáticas na área direcionam a reabilitação para alterações motoras, como déficit do CP, velocidade de marcha e comprimento da passada, deixando as habilidades cognitivas sem muitas evidências.[10,13]

Assim, essas revisões sugerem que são necessários mais estudos direcionados para avaliação de ganhos cognitivos na doença de Parkinson, melhor descrição dos protocolos e instrumentos de avaliação mais sensíveis e direcionados para as alterações cognitivas desses indivíduos.[10,13]

Contudo, cabe ressaltar que essas revisões comentam que envolver pacientes com DP em programas regulares de exercício prolongado muitas vezes é um desafio, pois os sintomas da doença podem afetar a disposição deles em longo prazo. Desse modo, a terapia com RV é uma opção atraente para auxiliar no gerenciamento dos sintomas cognitivos por fornecerem treinamento em um ambiente desafiador e motivador, o que melhora a adesão e a aceitação desses pacientes à terapia.[10,13]

REALIDADE VIRTUAL NOS ASPECTOS COGNITIVOS DA SENESCÊNCIA

O envelhecimento populacional vem ocorrendo de forma acelerada e progressiva. Dados apontam que, entre os anos de 2000 e 2050, a proporção de pessoas com 60 anos dobrará e a quantidade de idosos com mais de 80 anos quadruplicará em todo o mundo.[19]

Com a senescência, o organismo passa por mudanças bioquímicas, fisiológicas, morfológicas e psicológicas que podem causar o declínio do funcionamento de órgãos e sistemas corporais. Dentre eles, o sistema cognitivo apresenta alterações em seus principais domínios, como memória, atenção, linguagem, aprendizagem, percepção e funções executivas. Com o processo de envelhecimento, há uma diminuição do impulso nervoso, do número de neurônios, bem como da quantidade de transmissões sinápticas. Essas mudanças estruturais também podem estar associadas às alterações cognitivas presentes nos indivíduos dessa faixa etária.[19]

Estudos mostram que intervenções cognitivas motoras por meio de jogos virtuais têm mostrado resultados positivos na melhora ou na manutenção de domínios cognitivos de idosos. Revisões sistemáticas na área mostram que muitos protocolos utilizados para estimular a cognição de idosos são aplicados com jogos virtuais comerciais, ou seja, jogos que não apresentam demandas cognitivas delineadas para a real necessidade do sistema cognitivo senil, visto que foram desenvolvidos para recreação e entretenimento, e não para reabilitação. Entretanto, os resultados têm se mostrado positivos e bem promissores e, mesmo com demandas cognitivas generalizadas, os idosos têm se beneficiado desses jogos comerciais.[9,20-22]

A RV tem se mostrado uma ferramenta eficaz na melhora de domínios cognitivos de idosos pelo fato de proporcionar estímulos ambientais eficazes e oferecer uma realimentação visual constante a esses indivíduos. Contudo, os resultados apresentados pela literatura científica até o momento não são de fato conclusivos para afirmar que os *videogames*, por meio da RV, proporcionam de fato melhorias efetivas nas habilidades cognitivas de idosos.[9,20-22]

Apesar de essas evidências serem escassas, estudos mostram que o desempenho cognitivo de idosos apresenta melhora por meio de *videogames*, principalmente com relação a funções executivas e velocidade de processamento de respostas. Achados semelhantes mostraram melhora significativa das habilidades visuoespaciais em idosos após a prática de 23,5 horas de jogos de *videogame*.[9,20-22]

Uma das principais críticas das revisões sistemáticas na área é a falta de delineamento metodológico adequado, deixando a desejar na descrição dos protocolos, o que dificulta reproduzir esses jogos virtuais na prática clínica e científica. Há grande falha também na descrição do domínio cognitivo analisado, sendo descrito muitas vezes como melhora da cognição global.[9,20-22]

Assim, são necessários mais estudos na área, principalmente ensaios clínicos controlados e aleatorizados com metodologia adequada para que os resultados possam ser mais esclarecedores.[9,20-22]

VANTAGENS E DESVANTAGENS DA REALIDADE VIRTUAL NAS INTERVENÇÕES COGNITIVAS[1,6,9,20-22]

A intervenção com jogos virtuais apresenta como vantagens:

- Possibilidade de promover elevado número de repetições.
- Alta variabilidade.
- *Feedback* visual e auditivo.
- Fomento de funções cognitivas como atenção, planejamento e tempo de reação.
- Oferta de realimentação visual e auditiva.
- Demonstração prévia e motivação que podem facilitar o processo de aprendizagem.

Ademais, em razão da complexidade dessas tarefas virtuais ricas em demandas cognitivas e motoras, esses jogos podem promover maior integração desse tipo de habilidades, o que poderia aumentar a independência, a autonomia e a funcionalidade desses indivíduos em comparação a treinamentos cognitivos convencionais.[1,6,9,20-22]

Outro grande destaque dos jogos virtuais é o fato de eles promoveram a intergeracionalidade. Estudos mostram que a exposição de idosos a pessoas de diferentes gerações traz grandes benefícios ao seu sistema cognitivo.[1,6,9,20-22]

Ainda se pode destacar que o universo virtual promove sensação de realismo ao paciente, favorecendo sua capacidade de explorar de maneira independente a autonomia e a independência, o que resulta em diversas outras vantagens: oferecimento de cenários válidos que promovam movimentos e comportamentos naturais em um ambiente seguro que podem ser moldados e classificados de acordo com a necessidade do paciente para realizar a terapia; aumento da efetividade cognitiva motora proporcionada pelos aspectos atentivos, a contextualização e a realimentação visual disponíveis nos jogos; aumento da motivação em empreender em ambientes novos, que melhora a participação do usuário/paciente; melhora da resolução temporal e espacial da visão observada e o desempenho cognitivo observado na capacidade de rotação mental; e melhora da precisão nas tomadas de decisão perceptuais, ao determinar a orientação de pontos aleatórios inseridos numa tela.[1,6,9,20-22]

Uma das principais desvantagens da RV em relação a ganhos cognitivos é o fato de o profissional correr o risco de não realizar uma avaliação adequada e errar na escolha do jogo, pois, como frisado ao longo deste capítulo, a escolha do jogo correto influencia diretamente os resultados. Além disso, a instalação dos equipamentos pode fazer com que o terapeuta perca muito tempo, sendo ideal ter uma sala e/ou espaço com todo o aparato de RV montado para que o tempo seja otimizado.[1,6,9,20-22]

Contudo, apesar de a RV ser bem tolerada por pacientes com alterações cognitivas, alguns indivíduos podem apresentar *cybersickness*, ou seja, efeitos adversos ocasionados pela interação com ela. Com isso, é necessário que o terapeuta realize um rastreio de histórico de sensibilidade a cinetose antes de utilizar a RV como meio complementar e, caso mesmo tomando todos os cuidados o paciente não se adapte, deve-se repensar se realmente é benéfico utilizar a RV para ele.[1,4,6,9,20-22]

CONSIDERAÇÕES FINAIS

A RV oferece novas oportunidades de desenvolvimento de ferramentas de avaliação e intervenção para indivíduos com alterações cognitivas, fornecendo flexibilidade para a criação de cenários que, em um ambiente real, poderiam ser muito perigosos, caros e difíceis de controlar. Além disso, permite salvar dados com precisão e analisá-los com facilidade, repetir tarefas modificando o tempo e/ou o local, bem como proporciona maior motivação ao indivíduo, em razão do seu aspecto lúdico e dos *feedbacks* imediatos.

No entanto, apesar das nítidas vantagens em se utilizar a RV, é importante enxergá-la como mais um recurso que está à disposição, devendo ser utilizada como um método auxiliar, integrado a um programa, e não substituindo um terapeuta.

Por fim, cabe ressaltar que alterações cognitivas são frequentemente encontradas em pacientes com uma variedade de doenças cerebrais e que a RV não se limita às patologias aqui citadas, podendo ser adaptada e utilizada em diversas outras enfermidades que causem déficits cognitivos.

Referências bibliográficas

1. Lange B, Pompeu JE. Virtual rehabilitation: virtual reality and interactive gaming technologies in neurorehabilitation. In: Lennon S, Ramdharry G, Verheyden G, editors. Physical management for neurological conditions. 4th ed. Edinburgh: Elsevier; 2018. p. 397-410.
2. Faria AL, Andrade A, Soares L, I Badia SB. Benefits of virtual reality based cognitive rehabilitation through simulated activities of daily living: a randomized controlled trial with stroke patients. J Neuroeng Rehabil. 2016;13(1):96.
3. Bruin ED, Schoene D, Pichierri G, Smith ST. Use of virtual reality technique for the training of motor control in the elderly: some theoretical considerations. Z Gerontol Geriatr. 2010;43(4):229-34.
4. Burdea GC. Virtual rehabilitation: benefits ad challenges. Methods of Information in Medicine. 2003;42(5):519-23.
5. Holden M. Virtual environments for motor rehabilitation: review. Cyberpsychology & Behavior. 2005;8(3):187-211.
6. Molina KI, Ricci NA, Moraes SA, Perracini MR. Virtual reality using games for improving physical functioning in older adults: a systematic review. J Neuroeng Rehabil. 2014;11:156.
7. Peng W, Crouse JC, Lin JH. Using active video games for physical activity promotion: a systematic review of the current state of research. Health Educ Behav. 2013;40:171-92.
8. Bavelier D et al. Brain plasticity though the life span: learning to learn and action video games. Annual Review of Neuroscience. 2012;35:391-416.
9. Bacha JMR, Gomes GCV, Freitas TB, Viveiro LAP, Silva KG, Bueno GC et al. Effects of Kinect Adventures games versus conventional physical therapy on postural control in elderly people: a randomized controlled trial. Games Health J. 2017;14.
10. Souza MFS, Bacha JMR, Silva KG, Freitas TB, Torriani-Pasin C, Pompeu JE. Effects of virtual rehabilitation on cognition and quality of life of patients with Parkinson's disease. Fisioter Mov. 2018;31:e003112.
11. Moreno A, Wall KJ, Thangavelu K, Craven L, Ward E, Dissanayaka NN. A systematic review of the use of virtual reality and its effects on cognition in individuals with neurocognitive disorders. Alzheimers Dement. 2019;5:834-50.
12. Alison NC, David MB, Linsey MB, Joseph B. Sources of error in computerized neuropsychological assessment. Arch Clin Neuropsych. 2007;22(1):39-48.
13. Dockx K et al. Virtual reality for rehabilitation in Parkinsons disease. Cochrane Library; 2016.
14. Diaz-Perez E, Florez-Lozano JA. Realidad virtual y demencia. Rev Neurol. 2018;66(10):344-52.

15. García-Betances RI, Arredondo MTW, Fico G, Cabrera MFU. A succinct overview of virtual reality technology use in Alzheimer's disease. Front Aging Neurosci. 2015;7:80.
16. Ge S, Zhu Z, Wu B, McConnell ES. Technology-based cognitive training and rehabilitation interventions for individuals with mild cognitive impairment: a systematic review. BMC Geriatr. 2018;18(1):213.
17. Mi Jin Park et al. A literature overview of virtual reality (VR) in treatment of psychiatric disorders: recent advances and limitations. Front Psychiatry. 2019;19(10):505.
18. Maggio MG et al. Virtual reality and cognitive rehabilitation in people with stroke: an overview. 2019;51(2):101-5.
19. World Health Organization (WHO). Ageing and life course: interesting facts about ageing. WHO; 2012. Disponível em: http://www.who.int/ageing/about/facts/en/index.html.
20. Hall AK, Chavarria E, Maneeratana V et al. Health benefits of digital videogames for older adults: a systematic review of the literature. Games Health J. 2012;1:402-10.
21. Xu W et al. Health benefits of digital videogames for the aging population: a systematic review. Games for Health Journal. 2020;9(6).
22. Bacha JMR, Gomes GCV, Freitas TB, Lange JB, Torriani-Pasin C, Pompeu JE. Kinect Adventures versus physical exercise on depressive symptoms of older adults: a pilot study. Fisioter Mov. 2020;33:e003372.

20

Abordagem dos distúrbios da micção

Cristiano Mendes Gomes
Júlia Duarte de Souza
José Antônio Prezotti

ENVELHECIMENTO E O TRATO URINÁRIO INFERIOR

Diversas doenças e disfunções do trato urinário inferior apresentam taxas de incidência e prevalência mais altas em idosos. Exemplos disso incluem as infecções do trato urinário (ITU), incontinência urinária (IU), prolapso de órgãos pélvicos, hiperplasia prostática benigna (HPB), noctúria e as neoplasias malignas da próstata e da bexiga. Um dos maiores desafios da urologia geriátrica é diferenciar entre o envelhecimento normal e processos patológicos que possam afetar o sistema geniturinário e causar alterações clínicas e piora da qualidade de vida. Além disso, doenças e alterações de outros órgãos que também são mais comuns nos idosos podem causar ou agravar os sintomas do trato urinário, incluindo doenças neurológicas, diabetes, apneia do sono e outras.

Um estudo populacional realizado no Brasil mostrou que a prevalência de sintomas do trato urinário inferior (LUTS, do inglês "Lower Urinary Tract Symptoms") aumenta com a idade, acometendo mais de 90% das mulheres e mais de 70% dos homens acima dos 70 anos. Os sintomas de armazenamento são os mais comuns em ambos os sexos, incluindo noctúria, aumento da frequência miccional e urgência. Entre os homens, sintomas de esvaziamento como jato fraco e intermitente são bastante frequentes.[1]

Diante de homens com LUTS, é importante atentar-se à avaliação da próstata, uma vez que ela está frequentemente envolvida com o desenvolvimento de sintomas urinários.[2] A prevalência da HPB aumenta com a idade. Estudos feitos em cadáveres mostraram que a hiperplasia tem início a partir da quarta década de vida, atingindo 88% dos homens na nona década.[3] O aumento benigno da próstata pode causar obstrução infravesical, provocando sintomas de esvaziamento (jato fraco, hesitação, sensação de esvaziamento incompleto) e também de armazenamento (urgência miccional, aumento da frequência urinária, noctúria e até IU de urgência). A avaliação do volume prostático e de suas repercussões clínicas deve incluir anamnese direcionada, exame de imagem (em geral, ultrassonografia), medida de resíduo pós-miccional, exame digital retal, dosagem de PSA, diário miccional e urofluxometria; questionários de sintomas também podem ser utilizados.[4] O estudo urodinâmico deve ser realizado em casos selecionados. Exames de função renal e urinálise são úteis na avaliação de possíveis repercussões da obstrução sobre o trato urinário superior.

O tratamento da HPB pode ser medicamentoso, com o uso de alfabloqueadores, por vezes associados a inibidores da enzima 5-alfa-redutase, ou cirúrgico. A escolha da modalidade de tratamento depende de fatores como condições clínicas, presença de complicações da obstrução infravesical (como infecções urinárias recorrentes, retenção urinária, litíase vesical, hematúria), disponibilidade de recursos e preferência do paciente.[4] Há diversas modalidades de tratamento cirúrgico, porém seu detalhamento foge ao escopo deste capítulo.

INCONTINÊNCIA URINÁRIA COMO SÍNDROME GERIÁTRICA

A incontinência urinária (IU) é muito comum nos idosos de ambos os sexos. IU moderada a grave afeta 7% das mulheres de 20 a 39 anos e mais de 30% após os 80 anos de idade. A prevalência nos homens é menor, mas tende a se equiparar na nona década de vida. Idosos institucionalizados apresentam taxas ainda mais altas de IU.[5]

A IU impacta negativamente a qualidade de vida, prejudicando a autoestima, atividades diárias de trabalho, viagens, interação social, função sexual e sono.[6] Pode causar irritação cutânea (dermatite amoniacal), piora de úlceras de pressão, infecções do trato urinário e aumento do risco de quedas. Pode ainda aumentar a dependência de cuidadores e ser o gatilho para institucionalização.[7]

A compreensão da IU em idosos fragilizados exige abordagem abrangente, individualizada para o contexto do paciente. Não é considerada uma doença isolada da bexiga e/ou uma disfunção neurogênica. Do ponto de vista clínico, IU pode ser considerada tanto um diagnóstico específico como uma síndrome geriátrica, já que muitos dos fatores de risco não estão diretamente relacionados ao trato geniturinário.[8,9]

As síndromes geriátricas foram definidas como "condições de saúde multifatoriais que ocorrem quando os efeitos cumulativos das disfunções de vários sistemas tornam a pessoa idosa vulnerável ao desempenho de suas ações". São exemplos, além da IU, fragilidade, quedas, úlceras de pressão e delírio.[8]

A fragilidade é mais comum entre indivíduos com IU e, da mesma maneira, idosos com características de fragilidade apresentam maior prevalência de IU.[10] Diferentes síndromes podem interagir. Por exemplo, a fragilidade está ligada às quedas e ambas as condições estão associadas à IU.[11,12] Cada uma dessas síndromes pode afetar direta ou indiretamente a saúde urológica de idosos.

Piora da condição funcional, cognitiva e da mobilidade, obesidade e doenças crônicas, como diabetes, síndrome metabólica, hipertensão arterial, cardiopatias, doenças neurológicas e depressão, são consideradas fatores de risco para LUTS e IU em idosos.

INCONTINÊNCIA URINÁRIA TRANSITÓRIA OU CRÔNICA

Incontinência urinária transitória

Até 30% da IU em idosos vivendo em comunidade e quase 50% da IU em pacientes idosos internados em hospitais de cuidados agudos são de causas transitórias.[13]

A identificação dessa condição é importante devido à interação entre os vários sistemas e a função geniturinária. Se um paciente desenvolve agravamento do edema periférico decorrente da exacerbação da insuficiência cardíaca congestiva, isso pode aumentar a produção urinária noturna e provocar noctúria ou enurese noturna. Da mesma maneira, o comprometimento temporário da mobilidade em um paciente com bexiga hiperativa pode causar ou agravar a IU de urgência. Embora nenhuma mudança direta ocorra na função da bexiga nestes exemplos, alterações da diurese ou mobilidade podem resultar em perdas urinárias. O tratamento das condições causais pode melhorar a IU.

Incontinência urinária crônica ou estabelecida

A IU de urgência é a forma mais comum de IU entre os idosos. A incontinência de urgência é a queixa de perda involuntária de urina, acompanhada ou precedida por urgência. Tipicamente, é causada pela hiperatividade do detrusor (contrações involuntárias do detrusor durante a fase de enchimento vesical).[14]

Mecanismos fisiopatológicos associados ao envelhecimento, como a isquemia da bexiga e de órgãos pélvicos, liberação de radicais livres com lesão pelo estresse oxidativo, efeitos inflamatórios e distúrbios no controle neural central e periférico, foram demonstrados.[15,16]

A hiperatividade do detrusor é ainda mais frequente na presença de doenças neurológicas, como doença de Parkinson, doença de Alzheimer, esclerose múltipla, estenose do canal medular ou acidente vascular cerebral.

O termo bexiga hiperativa (BH) é usado para descrever o complexo de sintomas que incluem: urgência, com ou sem incontinência de urgência, geralmente com aumento da frequência miccional diurna e noctúria.[17]

A IU de esforço (IUE) é comum em pessoas idosas e pode ocorrer em homens e mulheres. Em mulheres, geralmente se deve à hipermobilidade uretral ou fraqueza esfincteriana. O suporte do assoalho pélvico e a pressão de fechamento uretral tendem a diminuir com o avanço da idade, e isso aumenta o risco de IUE em mulheres idosas. A atrofia uretral, associada ao hipoestrogenismo dos tecidos, também contribui para a insuficiência esfincteriana e a IUE. Em homens, a IUE geralmente decorre de tratamentos cirúrgicos prévios para hiperplasia benigna da próstata ou câncer de próstata.

A bexiga hipoativa é uma condição complexa, caracterizada por dificuldade miccional, podendo ter sintomas de jato urinário fraco, força para urinar, hesitação e sensação de esvaziamento vesical incompleto. Seu substrato fisiopatológico é a contração detrusora de força e/ou duração reduzida, resultando em jato fraco e/ou esvaziamento vesical incompleto.[18] A hipoatividade do detrusor pode ser idiopática ou decorrente de condições como o diabetes *mellitus*, aterosclerose pélvica e obstrução infravesical (causando a perda da contratilidade).[15]

AVALIAÇÃO DO IDOSO INCONTINENTE

O primeiro passo da avaliação da IU no idoso é a anamnese, abrangendo os diversos sintomas do trato urinário inferior, histórico sexual, gastrointestinal e sintomas neurológicos. A partir da anamnese, pode ser possível definir se a incontinência ocorre aos esforços, associada à urgência ou até mesmo se há indícios de incontinência por transbordamento.

A presença de histórico de radioterapia ou cirurgias prévias pode ajudar a identificar possíveis causas do quadro de incontinência.

O exame físico é fundamental na avaliação, devendo incluir palpação abdominal (na qual se pode palpar globo vesical aumentado, se houver retenção urinária, ou outras massas abdominais), exame ginecológico e, no homem, toque retal. O exame ginecológico avalia o trofismo vaginal, mobilidade uretral e perdas urinárias aos esforços, função muscular do assoalho pélvico (avaliação da força de contração perineal) e presença de prolapso de órgãos pélvicos. Nos homens, o exame digital retal permite a avaliação do tamanho da próstata e sinais de câncer (nódulo endurecido).

Por meio do toque retal, pode-se, ainda, avaliar se há impactação fecal. Exame neurourológico direcionado permite avaliar a integridade da inervação sacral.

É essencial descartar infecção urinária em pacientes com LUTS (sintomas do trato urinário). Um diário miccional feito por 2 a 3 dias pode ajudar a compreender a frequência e os volumes miccionais e a intensidade da incontinência. A avaliação do resíduo pós-miccional (RPM) pode ser feita por meio de ultrassonografia abdominal ou cateterismo vesical pós-miccional. A presença de RPM elevado pode se dever a obstrução infravesical e/ou hipocontratilidade detrusora. Não há, no entanto, um valor de corte para considerar-se o RPM como elevado, sendo importante a avaliação dentro do contexto clínico.

O estudo urodinâmico é indicado em casos selecionados, quando a avaliação inicial não foi capaz de fazer diagnóstico adequado ou em casos complexos, notadamente na presença de doença neurológica, casos de cirurgia prévia do trato urinário inferior, resíduo elevado e quando se está considerando tratamento cirúrgico.[19]

TRATAMENTO DA INCONTINÊNCIA NO IDOSO

O tratamento da IU visa, principalmente, melhorar a qualidade de vida. Em alguns casos, entretanto, a IU pode estar associada a disfunções mais graves, que colocam em risco a função renal e/ou causam infecções graves do trato urinário. As opções terapêuticas devem ser individualizadas, de acordo com a causa da incontinência. É importante conversar com pacientes e familiares sobre as opções de tratamento, seus riscos e desconfortos associados e sobre as expectativas que eles apresentam em relação ao tratamento.

Tratamento comportamental

O tratamento de primeira linha da IU consiste em medidas comportamentais.[4,20] A adequação da ingesta hídrica pode ser útil, tendo-se cautela ao recomendar redução da ingesta hídrica a idosos, uma vez que pode causar desidratação e piorar quadros de constipação e *delirium*. Desse modo, não se deve recomendar que idosos incontinentes restrinjam a hidratação oral.[12] A redução da ingestão de cafeína e álcool pode contribuir para melhora da bexiga hiperativa. A perda de peso (em casos de sobrepeso ou obesidade) pode melhorar a incontinência, especialmente se associada aos esforços. O tratamento da constipação intestinal também pode contribuir para melhora da incontinência.

O treinamento do assoalho pélvico por meio de fisioterapia especializada pode melhorar a IU de urgência e de esforço. É uma opção terapêutica não invasiva e sem riscos.

No caso da incontinência por transbordamento, associada à retenção urinária, deve-se promover o esvaziamento vesical imediato, por meio de cateterismo de alívio ou de demora. O tratamento definitivo dependerá da causa da retenção.

Tratamento medicamentoso

Em pacientes com bexiga hiperativa, uma classe de medicamentos muito utilizada é a dos antimuscarínicos, a qual tem como exemplos a oxibutinina, a solifenacina e a darifenacina, entre outros. Esses medicamentos apresentam eficácia comprovada para melhorar a urgência miccional e a urgeincontinência associada, porém estão frequentemente associados a efeitos colaterais indesejados, especialmente constipação intestinal e xerostomia. Seu uso deve ser evitado na população idosa, em razão do risco de declínio da função cognitiva.[21,22] Isso é especialmente importante em idosos fragilizados e naqueles que fazem uso de várias mediações nos quais a carga anticolinérgica é significativa, aumentando o risco de complicações como déficit cognitivo, quedas, hospitalização e morte.[23,24]

Os agonistas dos receptores beta-3, representados pela mirabegrona, também apresentam eficácia comprovada para a bexiga hiperativa. Em geral, a mirabegrona é bem tolerada e apresenta poucos efeitos colaterais, sendo segura para uso em idosos que não apresentem hipertensão arterial mal controlada.[25]

Em mulheres menopausadas com hipoestrogenismo (atrofia vaginal), o uso de estrogênio via vaginal (em creme, óvulo ou cápsula) pode aliviar os sintomas de bexiga hiperativa e da IU de esforço.[26]

Tratamento cirúrgico

Toxina botulínica

Nos casos de bexiga hiperativa refratária às terapias comportamental e medicamentosa, a aplicação de toxina botulínica na musculatura detrusora pode ser considerada.[4,20] Trata-se de procedimento endoscópico, geralmente feito sob sedação. Os efeitos do tratamento perduram, em média, por 6 a 12 meses, sendo necessária reaplicação após esse período. Estudos comprovam sua eficácia e segurança em população idosa.[27] É importante orientar os pacientes quanto ao risco de retenção urinária, que pode ocorrer em até 5% dos casos, levando à necessidade de cateterismo vesical intermitente até que o esvaziamento vesical espontâneo seja restabelecido.

Neuromodulação sacral

Outra opção para os casos de bexiga hiperativa refratária ao tratamento medicamentoso é a neuromodulação sacral. O tratamento consiste no implante de eletrodo adjacente à raiz nervosa sacral (S3), que é estimulado por um pequeno gerador implantado no subcutâneo. O estímulo elétrico de baixa amplitude modula a atividade neural da bexiga e melhora os sintomas de hiperatividade. A neuromodulação pode também melhorar a continência fecal.[4,20]

Tratamento da incontinência de esforço na mulher idosa

O tratamento de primeira linha consiste em reabilitação do assoalho pélvico por meio de fisioterapia especializada. Nas pacientes que não obtêm resposta satisfatória, o tratamento cirúrgico com uso de *slings* de uretra média é a opção mais frequente. Outras técnicas cirúrgicas podem ser utilizadas.[20]

Tratamento cirúrgico da incontinência no homem idoso

A IU de esforço no homem idoso ocorre, na maioria das vezes, como consequência do tratamento cirúrgico do câncer de próstata ou da hiperplasia prostática. O tratamento conservador com fisioterapia pode ser tentado. Nos casos em que a incontinência persiste, o tratamento cirúrgico pode ser feito com cirurgia de *sling* ou implante de esfíncter artificial.

Referências bibliográficas

1. Soler R et al. The prevalence of lower urinary tract symptoms (LUTS) in Brazil: results from the epidemiology of LUTS (Brazil LUTS) study. Neurourol Urodyn. 2018;37(4):1356-64.
2. Abrams P et al. Evaluation and treatment of lower urinary tract symptoms in older men. J Urol. 2013;189(1 Suppl):S93-101.
3. Berry SJ et al. The development of human benign prostatic hyperplasia with age. J Urol. 1984;132(3):474-9.
4. Gravas (Chair) SJNC, Gacci M, Gratzke C, Herrmann TRW, Mamoulakis C, Rieken M et al. Guidelines Associates: Karavitakis M, Malde S, Sakalis V, Umbach R. EAU Guidelines on Management of Non-Neurogenic Male LUTS. In: EAU Annual Congress Milan 2021. 2021.
5. Nygaard I et al. Prevalence of symptomatic pelvic floor disorders in US women. JAMA. 2008;300(11):1311-6.
6. Grimby A et al. The influence of urinary incontinence on the quality of life of elderly women. Age Ageing. 1993;22(2):82-9.
7. Andel R, Hyer K, Slack A. Risk factors for nursing home placement in older adults with and without dementia. J Aging Health. 2007;19(2):213-28.

8. Inouye SK et al. Geriatric syndromes: clinical, research, and policy implications of a core geriatric concept. J Am Geriatr Soc. 2007;55(5):780-91.
9. DuBeau CE. Beyond the bladder: management of urinary incontinence in older women. Clin Obstet Gynecol. 2007;50(3):720-34.
10. Wang CJ et al. Urinary incontinence and its association with frailty among men aged 80 years or older in Taiwan: a cross-sectional study. Rejuvenation Res. 2017;20(2):111-7.
11. McRae PJ et al. Geriatric syndromes in individuals admitted to vascular and urology surgical units. J Am Geriatr Soc. 2014;62(6):1105-9.
12. Gibson W et al. Incontinence in frail elderly persons: Report of the 6th International Consultation on Incontinence. Neurourol Urodyn. 2021;40(1):38-54.
13. Herzog AR, Fultz NH. Prevalence and incidence of urinary incontinence in community-dwelling populations. J Am Geriatr Soc. 1990;38(3):273-81.
14. Abrams P et al. The standardisation of terminology of lower urinary tract function: report from the Standardisation Sub-committee of the International Continence Society. Neurourol Urodyn. 2002;21(2):167-78.
15. Chancellor MB. The overactive bladder progression to underactive bladder hypothesis. Int Urol Nephrol. 2014;46(Suppl 1):S23-7.
16. Smith PP. Aging and the underactive detrusor: a failure of activity or activation? Neurourol Urodyn. 2010;29(3):408-12.
17. Wein AJ, Rovner ES. Definition and epidemiology of overactive bladder. Urology. 2002;60(5 Suppl 1):7-12;discussion 12.
18. D'Ancona C et al. The International Continence Society (ICS) report on the terminology for adult male lower urinary tract and pelvic floor symptoms and dysfunction. Neurourol Urodyn. 2019;38(2):433-77.
19. Gomes CM, Arap S, Trigo-Rocha FE. Voiding dysfunction and urodynamic abnormalities in elderly patients. Rev Hosp Clin Fac Med São Paulo. 2004;59(4):206-15.
20. Harding (Chair) CK, MCLV-c, Arlandis S, Bø K, Costantini E, Groen J et al. EAU Guidelines on Non-Neurogenic Female LUTS. In: EAU Annual Congress Milan 2021. EAU Guidelines Office; 2021.
21. Gray SL et al. Cumulative use of strong anticholinergics and incident dementia: a prospective cohort study. JAMA Intern Med. 2015;175(3):401-7.
22. Risacher SL et al. Association between anticholinergic medication use and cognition, brain metabolism, and brain atrophy in cognitively normal older adults. JAMA Neurol. 2016;73(6):721-32.
23. Kachru N et al. Risk of mortality associated with non-selective antimuscarinic medications in older adults with dementia: a retrospective study. 2020;35(7):2084-93.
24. Tan MP et al. Use of medications with anticholinergic properties and the long-term risk of hospitalization for falls and fractures in the EPIC-Norfolk Longitudinal Cohort Study. Drugs Aging. 2020;37(2):105-14.
25. Welk B, Richardson K, Panicker JN. The cognitive effect of anticholinergics for patients with overactive bladder. Nat Rev Urol. 2021;18(11):686-700.
26. Biehl C, Plotsker O, Mirkin S. A systematic review of the efficacy and safety of vaginal estrogen products for the treatment of genitourinary syndrome of menopause. Menopause. 2019;26(4):431-53.
27. White WM et al. Short-term efficacy of botulinum toxin a for refractory overactive bladder in the elderly population. J Urol. 2008;180(6):2522-6.

21 Fisioterapia pélvica

Cláudia de Almeida

INTRODUÇÃO

As disfunções dos músculos do assoalho pélvico (DMAP) têm alta prevalência nos idosos, principalmente a incontinência urinária, que faz parte, inclusive, das grandes síndromes geriátricas.[1] São frequentemente subestimadas, geram impacto negativo importante na qualidade de vida e no bem-estar psicossocial dos pacientes e são passíveis de prevenção e tratamento.

Contribuem para o surgimento das DMAP algumas alterações decorrentes do envelhecimento, como: a atrofia dos músculos e tecidos; o comprometimento do sistema nervoso e circulatório; a diminuição da capacidade de armazenamento, da elasticidade e da contratilidade vesical; o aumento da contração involuntária do detrusor e do resíduo pós-miccional; a redução progressiva das pressões de repouso do esfíncter anal interno; a redução da complacência e sensibilidade retal.[2,3] Incontinência urinária (IU), enurese noturna, noctúria, bexiga hiperativa, retenção urinária, incontinência anal (IA), constipação crônica, prolapso de órgãos pélvicos (POP) e disfunção sexual (DS) são algumas das principais disfunções encontradas nessa população, sendo mais comum em mulheres.[4-7]

REABILITAÇÃO DO ASSOALHO PÉLVICO

A reabilitação do assoalho pélvico (RAP) é atualmente a primeira escolha de tratamento para muitas DMAP, especialmente nos pacientes geriátricos.

As técnicas de fisioterapia são apropriadamente escolhidas de acordo com as disfunções específicas. Todas têm o objetivo principal de melhorar o desempenho do assoalho pélvico (AP) para permitir que ele realize adequadamente suas funções de suporte visceral pélvico, inibição vesical, controle dos esfíncteres uretral e anal para continência e eliminação, modulação da pressão intra-abdominal, estabilização do tronco e participação na função sexual.[4]

A idade não é uma barreia para os benefícios da RAP. Há evidência que sugere que os idosos têm a mesma probabilidade de se beneficiarem do treinamento dos músculos do assoalho pélvico (TMAP), para tratamento de IU, que as pessoas mais jovens.[8,9] O manejo inicial deve ser individualizado e basear-se nos objetivos do cuidado e nas preferências de tratamento.

AVALIAÇÃO NO PACIENTE IDOSO

Para o direcionamento das intervenções e estratégias a serem adotadas, é fundamental avaliar a funcionalidade do indivíduo, considerando seus aspectos motores, sensoriais e cognitivos, seu *status* psicológico, o suporte social, seu nível de participação, bem como seus anseios, demandas e expectativas.

A avaliação inicial consiste, de modo geral, de anamnese detalhada, exame físico e análise da urina. Deve-se obter informações sobre antecedentes pessoais, início, duração e intensidade dos sintomas, uso de medicações, doenças associadas, presença de sintomas de armazenamento, esvaziamento e pós-esvaziamento vesical, hábito intestinal, sintomas sexuais e impacto na qualidade de vida. A realização de um diário miccional (registro do comportamento da micção preenchido pelo paciente ou cuidador) está entre os melhores meios de obtenção de dados objetivos e de desfecho clínico sobre os sintomas urinários.

O exame físico deve incluir inspeção e palpação da região abdominal e pélvica, incluindo exame ginecológico e/ou coloproctológico. A avaliação postural, da marcha e do equilíbrio também devem ser notados, assim como as análises de força muscular e dos reflexos dos membros inferiores e da sensibilidade perineal. Três testes simples avaliam o arco reflexo sacral e demonstram a integridade do componente motor do nervo pudendo: reflexos bulbocavernoso, cutâneo-anal e reflexo da tosse.[10]

A avaliação funcional do AP evidencia a consciência perineal, a capacidade de contração e de relaxamento dos músculos do assoalho pélvico (MAP), a coordenação e a habilidade de pré-contração dessa musculatura. Isso permite a adequação do planejamento terapêutico de acordo com a funcionalidade de cada paciente, com maiores chances de sucesso terapêutico. Durante a palpação inicial, é realizada a avaliação do tônus muscular, da presença de contraturas musculares e de pontos-gatilho miofasciais. Em seguida, solicita-se uma contração muscular para avaliar a força e a funcionalidade dos MAP. Deve-se monitorizar a habilidade do paciente de relaxar de maneira rápida e completa.

Existem algumas escalas de avaliação digital que classificam o grau de força muscular e, atualmente, as mais utilizadas são as escalas de Oxford, Oxford modificada, Perfect e New Perfect. A escala New Perfect é a mais atual e é utilizada tanto para avaliação quanto para tratamento das DMAP.[11] Ela quantifica a intensidade, a duração e a sustentação da contração.

Exames complementares podem ser realizados, como a medida do resíduo pós-miccional por meio da ultrassonografia e a urofluxometria com eletromiografia, que são técnicas relativamente simples e não invasivas e que fornecem informações adicionais importantes no manejo desses pacientes com sintomas miccionais.

INTERVENÇÕES FISIOTERAPÊUTICAS

As intervenções realizadas na fisioterapia pélvica consistem em diferentes abordagens, como terapia comportamental, *biofeedback* (BFB), estimulação elétrica (EE), cones vaginais (CV) e TMAP.[3,12]

Quando os MAP se encontram tensos, encurtados e/ou doloridos, por exemplo, o que pode ocorrer em pacientes com dor pélvica crônica e com DS, outras técnicas igualmente importantes são necessárias para restaurar completamente suas funções. Nesses casos, abordagens como exercícios de relaxamento associando técnicas respiratórias, alongamento muscular passivo e ativo, massagem perineal, liberação miofascial, desativação de pontos-gatilho miofasciais, manipulação de tecido conjuntivo, mobilização visceral e reeducação neuromuscular com fortalecimento progressivo devem ser realizadas.[13] A estimulação elétrica analgésica (neuroestimulação elétrica transcutânea ou TENS e corrente interferencial) e a termoterapia podem ajudar a reduzir a dor e permitir melhor aplicação das técnicas de relaxamento e TMAP.[14]

Terapia comportamental

O tratamento comportamental refere-se ao conjunto de técnicas educativas que tem por objetivo promover mudanças nos hábitos do paciente que influenciam os sintomas das DMAP, a fim de minimizá-los ou eliminá-los.[12] É utilizado como primeira linha de tratamento de muitas disfunções, sendo que em pacientes com bexiga hiperativa, as taxas de sucesso são de aproximadamente 80% em curto prazo.[15]

Inclui:

- Educação sobre anatomia e fisiologia dos MAP e órgãos pélvicos.
- Orientações quanto à adequação de ingesta hídrica e de dieta rica em fibras, a evitar alimentos e bebidas irritantes vesicais, reduzir ingestão de líquidos nas horas que antecedem o sono e elevar as pernas no final do dia para redistribuição hídrica antes de dormir (para aqueles pacientes com edema em membros inferiores).
- Orientação quanto a postura miccional e evacuatória adequada para os homens e mulheres.
- **Treinamento vesical:** determinar horários para urinar, de acordo com o padrão observado no diário miccional de cada paciente, e ir aumentando gradualmente esse intervalo, visando aumentar a capacidade de armazenamento. Durante a urgência, o paciente é orientado a contrair a musculatura pélvica e se distrair por alguns instantes. Após a urgência, caminhar lentamente para o banheiro.
- **Treinamento do hábito:** utilizado quando o idoso não apresenta capacidade cognitiva para atrasar a micção. O cuidador deve informar ao paciente a necessidade de ir ao banheiro e realizá-lo em intervalos regulares (micção programada).

Treinamento dos MAP

A Sociedade Internacional de Continência (ICS) recomenda que o TMAP supervisionado seja oferecido como a primeira linha de tratamento conservador para mulheres de todas as idades com incontinência urinária de esforço (IUE), incontinência urinária de urgência (IUU) ou incontinência urinária mista (grau de recomendação A).[16] Além disso, é também uma das primeiras escolhas de tratamento e prevenção para muitas DMAP, como incontinência urinária pós-prostatectomia, IA e POP, especialmente nos pacientes geriátricos.[17,18]

A habilidade de contrair e relaxar adequadamente os MAP por meio de orientação detalhada e execução supervisionada é a base para o TMAP. Cerca de 65% das idosas que tentam realizar a contração desses músculos voluntariamente não a fazem corretamente.[19] A execução inapropriada gera o risco de aprenderem técnicas erradas, utilizarem músculos auxiliares e, com isso, não melhorarem a capacidade de contração e funcionalidade dos MAP, o que pode até mesmo piorar sua condição clínica.[13,19-21]

Não há consenso em relação ao melhor protocolo de TMAP. A prescrição dos exercícios deve ser realizada individualmente e basear-se na avaliação funcional dessa musculatura. Para estabelecer tempo de duração da contração e relaxamento, a frequência (número de repetições) e os tipos de exercício, deve-se levar em conta também fatores como consciência e percepção do movimento, estado de saúde e performance individual.

Esses exercícios podem ser realizados em diferentes posturas, com objetivo de isolar ou potencializar a contração muscular da MAP sem a atuação dos músculos acessórios (adutores, glúteos e abdominais). Inicia-se em posturas sem ação da gravidade, como em decúbito dorsal, para facilitar o conhecimento da região perineal e da função dos MAP, conscientizar e isolar os músculos agonistas e antagonistas, aumentar a força dos MAP e a ação reflexa desses músculos durante as atividades de esforço diário. A progressão envolve a realização de atividades funcionais associando a pré-contração dos MAP em situações de esforço, como agachar e subir escadas, por exemplo.[5]

Eletroestimulação

A EE é a aplicação de corrente elétrica que estimula a víscera pélvica, os músculos ou o suprimento de sua inervação com o objetivo de induzir diretamente a resposta terapêutica ou passar a modular as disfunções do trato urinário inferior, intestinais e sexuais.[22] Alguns dos objetivos da EE são: hipertrofia das fibras musculares; neovascularização; reinervação de músculos parcialmente denervados; analgesia; inibição da contração do detrusor; despertar a consciência perineal.

Para pacientes que não apresentam consciência perineal, a EE é efetiva e muitas vezes a única opção terapêutica. Entretanto, não deve constituir a primeira linha de tratamento, pois se o paciente consegue contrair e relaxar a musculatura de maneira adequada, essa contração voluntária será mais efetiva que a eletroestimulação.[5]

A EE para contração muscular estimula as fibras musculares, bem como o nervo pudendo. Quando estimulado diretamente, o nervo pudendo produz uma contração do esfíncter externo da uretra e uma contração da MAP. Geralmente, o nervo pudendo é estimulado diretamente pela pele da área perineal ou intracavitária. É utilizado um estímulo de alta intensidade, situado logo abaixo do limiar da dor, com frequências que variam entre 35 e 70 Hz e tempo de aplicação entre 15 e 30 minutos.[22] Essa técnica tem sido estudada em diversas DMAP, como IU, IA e POP, com resultados promissores.

A eletroestimulação para neuromodulação tem sido aplicada como opção terapêutica para facilitar ou inibir o reflexo da micção, podendo ser aplicada via eletroestimulação transcutânea do nervo tibial ou sacral. É utilizado um estímulo de baixa intensidade, situado abaixo do limiar motor, com frequências que variam entre 5 e 10 Hz, com tempo de aplicação de 30 minutos. Atualmente, é utilizada como tratamento de pacientes com bexiga hiperativa, IUU, hiporreflexia ou arreflexia detrusora, retenção urinária crônica não neurogênica, incontinência fecal e constipação (sendo que nos dois últimos casos a evidência ainda é baixa).[2,23]

Biofeedback e o uso de cones vaginais

O *biofeedback* (BFB) permite aprendizado fisiológico e cognitivo sobre a atividade neuromuscular e autonômica. O paciente produz o controle voluntário dos MAP realizando uma reeducação neuromuscular pela retroalimentação visual ou auditiva. Pode ser realizado pelo exame eletromiográfico ou pressórico; e com eletrodos de superfície ou intracavitários.[5]

Pela utilização dessa técnica, tem-se como objetivos:

- Aumentar a percepção sensorial.
- Habilitar o paciente a identificar e desenvolver o controle voluntário máximo muscular (contração e relaxamento), reconhecendo e evitando a contração dos músculos acessórios.
- Avaliar e normalizar atividade muscular de repouso.
- Dar ao terapeuta a retroalimentação da condição, eficácia e eficiência do treinamento que foi proposto ao paciente.

Pode ser utilizado em associação com o TMAP na reabilitação de disfunções como IU, IA, constipação crônica com disfunção anorretal, retenção urinária e assoalho pélvico hiperativo.[3,19,24] Há necessidade de mais estudos para verificar a eficácia do uso do BFB na população idosa.

Os cones vaginais são pequenas cápsulas, de uso individual, que se introduzem na vagina para fornecer resistência e *feedback* sensorial aos músculos do assoalho pélvico. Têm como característica a forma e tamanhos iguais, porém de pesos diferentes, que variam de 25 a 120 g.

Quando o cone de peso adequado é inserido na vagina, ele tende a deslizar, causando uma sensação de perda que proporcionará um *biofeedback* tátil e sinestésico, fazendo com que o AP se contraia de maneira reflexa na tentativa de retê-lo. Pode ser utilizado de modo ativo, com contração voluntária dos MAP, ou passivo. O uso de cones vaginais, além de aumentar a força muscular, torna a atividade fisiológica do assoalho pélvico mais coordenada, aumentando assim o recrutamento de unidades motoras.[5]

Esses dispositivos são indicados em casos como IUE e IUU, disfunção sexual e POP, porém em pacientes idosos, em razão do aumento da demanda manual e da falta de clareza quanto ao efeito terapêutico, seu uso ainda é pouco recomendado.[12]

Referências bibliográficas

1. Carvalho FJW. Envelhecimento do aparelho gênito urinário. In: Freitas EV et al. Tratado de geriatria e gerontologia. Rio de Janeiro: Guanabara Koogan; 2002.
2. Ferreira LL, Marinho LHC, Cavenaghi S. Intervenção fisioterapêutica na incontinência fecal no idoso. Arquivos Brasileiros de Ciências da Saúde. 2012;37(3):168-72.
3. Di Benedetto P. Pelvic floor rehabilitation of the elderly. In: Masiero S, Carraro U, editors. Rehabilitation medicine for elderly patients. Venezia: Springer; 2018. p. 489-94.
4. Soler R, Gomes CM, Averbeck MA et al. The prevalence of lower urinary tract symptoms (LUTS) in Brazil: results from the epidemiology of LUTS (Brazil LUTS) study. Neurourol Urodyn. 2017;37:1356-64.
5. Moreira EDJ, Glasser D, Santos DB, Gingell C. Prevalence of sexual problems and related help-seeking behaviors among mature adults in Brazil: data from the Global Study of Sexual Attitudes and Behaviors. São Paulo Med J. 2005;123(5):234-41.
6. Faria CA, Benayon PC, Ferreira ALV. Prevalência de incontinências anal e dupla em idosas e impacto na qualidade de vida. Arq Ciênc Saúde. 2018;25(01):41-5.
7. Tinetti ME, Inouye SK, Gill TM, Doucette JT. Shared risk factors for falls, incontinence, and functional dependence. Unifying the Approach to Geriatric Syndromes. JAMA. 1995;273(17):1348-53.
8. Sherburn M. Evidence for pelvic floor physical therapy in the elderly. In: Bo K, Berghmans B, Morkved S, Van Kampen M, editors. Evidence based physical therapy for the pelvic floor: bridging science and clinical practice. Churchill, Livingstone: Elsevier; 2007. p. 345-67.
9. Dumoulin C, Le Berre M. Pelvic floor muscle training for older women with urinary incontinence. Curr Geri Rep. 2020;9:54-63.
10. Moreno AL. Fisioterapia em uroginecologia. 2. ed. rev. e ampl. São Paulo: Manole; 2009.
11. Laycock J, Whelan M, Dumoulin C. Patient assessment. In: Haslam J, Laycock J, editors. Therapeutic management of incontinence and pelvic pain: pelvic organ disorders. 2. ed. London: Springer; 2008. p. 57-66.
12. Becher K, Bojack B, Ege S, von der Heide S, Kirschner-Hermanns R, Wiedemann A. Harninkontinenz bei geriatrischen Patienten: Verhaltensintervention, toilettentraining und physiotherapeutische interventionen [urinary incontinence in geriatric patients: behavioral therapy, toilet training and physiotherapy]. Aktuelle Urol. 2019 Sep.;50(5):524-37.
13. Harm-Ernandes I, Boyle V, Hartmann D, Fitzgerald CM, Lowder JL et al. Assessment of the pelvic floor and associated musculoskeletal system: guide for medical practitioners. Female Pelvic Med Reconstr Surg. 2021 Dec. 1;27(12):711-8.
14. Stein A, Hughes M. A classic physical therapy approach to the overactive pelvic floor. In: Padoa A, Rosenbaum T, editors. The overactive pelvic floor. Basel, Switzerland: Springer International; 2016. p. 91-111.
15. Dumoulin C, Hunter KF, Moore K. Conservative management for female urinary incontinence and pelvic organ prolapse review 2013: summary of the 5th International Consultation on Incontinence. Neurourol Urodyn. 2016;35(1):15-20. Disponível em: https://doi.org/10.1002/nau.22677.

16. Dumoulin C, Cacciari LP, Hay-Smith EJC. Pelvic floor muscle training versus no treatment, or inactive control treatments, for urinary incontinence in women. Cochrane Database Syst Rev. 2018.
17. Buyuk A, Cetin SY, Sakinci M. The effects of pelvic floor muscle training and behavioral training on sexual dysfunction, incontinence, physical activity level and quality of life in the elderly. Sex Disabil. 2021;39:555-68.
18. Cacciari LP, Morin M, Mayrand MH, Tousignant M, Abrahamowicz M, Dumoulin C. Pelvic floor morphometrical and functional changes immediately after pelvic floor muscle training and at 1-year follow-up, in older incontinent women. Neurourol Urodyn. 2021 Jan.;40(1):245-55.
19. Talasz H, Gosch M, Enzelsberger H, Rhomberg HP. Geriatrische patientinnen mit harninkontinenz-symptomen und ihre kontrolle über den beckenboden. Z Gerontol Geriatr. 2005;38:424-30.
20. Hwang SK, Bennis SA, Scott KM, Bonder J. Pelvic floor disorders. In: Cifu DX, editor. Braddom's physical medicine and rehabilitation. 6th ed. Philadelphia: Elsevier; 2021. p. 774-88.
21. Fricke A, Lark SD, Fink PW, Mundel T, Shultz SP. Exercise interventions to improve pelvic floor muscle functioning in older women with urinary incontinence: a systematic review. Journal of Women's Health Physical Therapy. 2021 July-Sept.;45(3):115-12.
22. Bo K, Frawley HC, Haylen BT et al. An International Urogynecological Association (IUGA)/International Continence Society (ICS) joint report on the terminology for the conservative and nonpharmacological management of female pelvic floor dysfunction. Neurourol Urodyn. 2017;36:1-23.
23. Ramírez-García I, Blanco-Ratto L, Kauffmann S, Carralero-Martínez A, Sánchez E. Efficacy of transcutaneous stimulation of the posterior tibial nerve compared to percutaneous stimulation in idiopathic overactive bladder syndrome: randomized control trial. Neurourol Urodyn. 2019 Jan.;38(1):261-8.
24. Özlü A, Yıldız N, Öztekin Ö. Comparison of the efficacy of perineal and intravaginal biofeedback assisted pelvic floor muscle exercises in women with urodynamic stress urinary incontinence. Neurourol Urodyn. 2017 Nov.;36(8):2132-41.

22 Sarcopenia e fragilidade

Mario Chueire de Andrade Junior
Caroline Gabrelian Franco da Silva
Camila Campos Machado

INTRODUÇÃO

O objetivo deste capítulo é familiarizar o profissional de saúde com a sarcopenia e a fragilidade, trazendo seus conceitos, métodos de avaliação e principais estratégias de tratamento dessas condições tão relevantes e presentes na prática clínica.

SARCOPENIA

Sarcopenia hoje é reconhecida como doença muscular, é formalmente reconhecida pela Organização Mundial da Saúde (OMS) e no Brasil consta na Classificação Estatística Internacional de Doenças e Problemas Relacionados à Saúde com CID 10M62. Atualmente, estima-se que 50 milhões de pessoas no mundo sofram dessa condição, com potencial exponencial de aumento nos próximos 40 anos, associado ao envelhecimento populacional.[1] No Brasil, estima-se prevalência da sarcopenia em 15,4% da população.[1,2]

Definida como doença muscular, associada a diversas mudanças musculares que ocorrem ao longo da vida, é progressiva, generalizada e mais comumente associada ao processo de envelhecimento, mas também pode ocorrer em outras fases da vida. A ocorrência de sarcopenia está associada a maior risco de queda, incapacidade para a realização das atividades de vida diária (AVD), perda da mobilidade, piora da qualidade de vida, maior prevalência de hospitalização e mortalidade.[3]

Prevalência da sarcopenia

A força e a massa muscular variam durante a vida, geralmente com ganhos na fase da juventude e no adulto jovem, alcançando o seu máximo em torno dos 40 anos. Por volta dos 50 anos, ocorre perda de massa muscular em torno de 1% a 2% e perda de força de 1,5% a 5% por ano. Fatores genéticos, estilo de vida, sedentarismo, imobilidade, malnutrição, com inadequada ingesta proteica, são fatores importantes no curso da saúde muscular durante a vida.[4,5]

Categorias da sarcopenia

- **Sarcopenia primária:** relacionada à idade, quando não há outros fatores associados.[3,4]
- **Sarcopenia secundária:** associada a outros fatores, como acometimento por doenças sistêmicas que disparam os processos inflamatórios.[3,4]
- **Sarcopenia aguda:** quando ocorre em tempo menor que 6 meses e, geralmente, está associada a alguma doença ou condição aguda.[3,4]
- **Sarcopenia crônica:** quando ocorre em 6 meses ou maior tempo e, geralmente, associada a doenças crônicas.[3,4]
- **Obesidade sarcopênica:** é uma condição na qual ocorre a diminuição da força e da massa muscular em decorrência do aumento excessivo de tecido adiposo por meio da infiltração de gordura no tecido muscular.[3,4]

FRAGILIDADE

A fragilidade é definida como uma síndrome multidimensional caracterizada por um declínio cumulativo de diversos sistemas e funções corporais, resultando em um estado de maior vulnerabilidade, caracterizado pela dificuldade da manutenção da homeostase frente aos fatores de estresse secundário e à diminuição das reservas fisiológicas.[2]

Essa síndrome aumenta a vulnerabilidade em decorrência de alterações e estressores não tão relevantes, como uma infecção, por exemplo, resultando em perda da funcionalidade, diminuição da qualidade de vida, maior necessidade de cuidados para as atividades de vida diária, maior risco de queda, internações hospitalares e até mesmo a morte.[5]

A sarcopenia e a fragilidade podem se sobrepor; o fenótipo clássico da fragilidade, descrito por Fried e colaboradores (2001),[6] demonstra a relação entre as duas condições, juntamente com diminuição de força e marcha lentificada na avaliação física, características que são os maiores fatores de risco para sarcopenia.[6,7]

AVALIAÇÃO DA SARCOPENIA

O diagnóstico de sarcopenia é um conjunto de características tanto musculares como funcionais; tem como parâmetros avaliados a força muscular, a massa muscular e o desempenho físico; e apresenta estágios que podem ser divididos em pré-sarcopenia, sarcopenia e sarcopenia grave.[8] A pré-sarcopenia é caracterizada pela redução da força muscular, sem afetar a massa muscular e o desempenho físico. A sarcopenia é confirmada quando há redução da força muscular e é acompanhada de perda de massa muscular ou do desempenho físico. E quando há perda de força e massa muscular e redução do desempenho físico, é detectada a sarcopenia grave.[1] A escolha dos instrumentos de avaliação é guiada de acordo com a mobilidade do paciente, o acesso aos equipamentos técnicos para mensuração dos testes e a finalidade dos testes.[4] Por consenso, o European Working Group on Sarcopenia in Older People fez recomendações de pontos de corte para o rastreio e o diagnóstico da sarcopenia utilizando o roteiro F-A-C-S (Find Cases; Assess; Confirm; Severity) (Figura 22.1).[1]

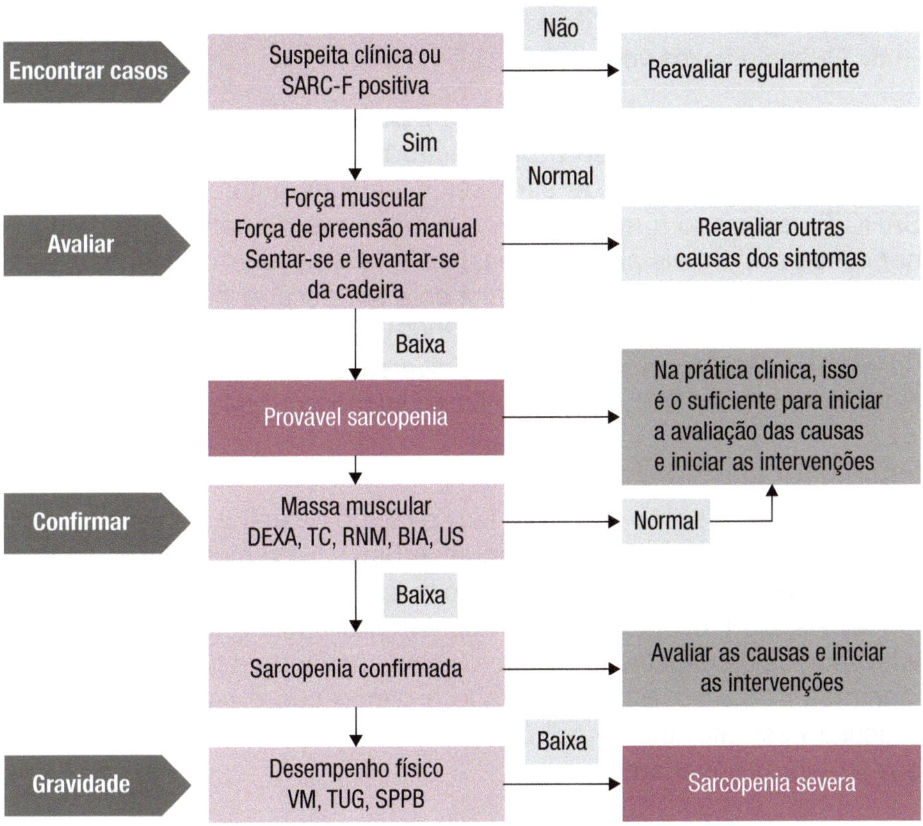

Figura 22.1 – Fluxograma do algoritmo para o diagnóstico da sarcopenia.

BIA – bioimpedância elétrica; DEXA – absortometria radiológica de dupla energia; RNM – ressonância nuclear magnética; SPPB – *Short Physical Performance Battery*; TC – tomografia computadorizada; TUG – Timed Up and Go; US – ultrassom; VM – velocidade da marcha.

Fonte: Adaptada de Cruz-Jentoft *et al.*, 2019.[1]

Rastreamento da sarcopenia

O questionário SARC-F é um instrumento rápido de rastreio para risco de sarcopenia. É composto por cinco questões de autorrelatos sobre: força muscular; necessidade de ajuda para caminhar; dificuldade para levantar da cadeira e subir escadas; e ocorrência de quedas.[1] O teste tem uma alta especificidade para prever redução de força muscular e baixa a moderada sensibilidade. As questões de cada item da SARC-F são:

1. Quanto de dificuldade você tem para levantar e carregar 5 kg?
2. Quanto de dificuldade você tem para atravessar um cômodo?
3. Quanto de dificuldade você tem para levantar de uma cama ou cadeira?
4. Quanto de dificuldade você tem para subir um lance de escada de 10 degraus?
5. Quantas vezes você caiu no último ano?

A pontuação de cada item é de 0 a 2 pontos, podendo chegar à soma de 0 a 10 pontos. Quando a pontuação total for igual ou maior que 4, classifica-se como risco de sarcopenia.[9] Alguns autores se utilizam do SARC-F associado a medidas de circunferência de panturrilha para tornar essa escala mais ampla e sensível.[10,11] Como alternativas, há a possibilidade de rastreamento da sarcopenia por escalas nutricionais, como o Nutritional Risk Screening (NRS-2002), a Mini Avaliação Nutricional – Reduzida (MAN®), a Malnutrition Universal Screening Tool (MUST) e o Novo Critério para Diagnóstico da Desnutrição, o GLIM.[12,13]

Força muscular

O teste de preensão manual é fácil e rápido de aplicar; e é mensurado por meio de um dinamômetro manual. A baixa força muscular é um forte preditor de maior tempo de internação hospitalar, aumento das limitações funcionais, piora de qualidade de vida e mortalidade. O teste de sentar-se e levantar-se da cadeira tem como objetivo mensurar a força muscular de membros inferiores. É cronometrado o tempo que o paciente leva para executar esse movimento por cinco vezes consecutivas e sem o auxílio dos membros superiores.[1]

Massa muscular

A tomografia computadorizada (TC), a ressonância nuclear magnética (RNM) e a absortometria radiológica de dupla energia (DEXA) são padrão-ouro para a avaliação da massa muscular, porém há a necessidade de exposição a radiação/contraste. Na prática clínica, há algumas desvantagens, como o alto custo, o fato de não ser portátil, acesso limitado ao equipamento e necessidade de profissional especializado.[1] A bioimpedância elétrica faz uma estimativa da massa muscular a partir da passagem de uma corrente elétrica pelo corpo inteiro. Tem como vantagem ser portátil e de baixo custo, porém pode ser influenciada pelo estado de hidratação do indivíduo. A antropometria é um método fácil, rápido e de baixo custo e tem como desvantagem a variabilidade intra e interavaliadores. A circunferência da panturrilha em idosos pode predizer sobrevida e desempenho (ponto de corte < 31 cm).[2] O ultrassom (US) é uma técnica que vem se expandindo na prática clínica e visa mensurar a quantidade e a qualidade muscular. É uma técnica portátil, de baixo custo, não invasiva e sem o uso de radiação, porém não apresenta pontos de corte bem definidos.

Desempenho físico

A velocidade da marcha é um teste rápido e com alta confiabilidade para sarcopenia. É frequentemente utilizado o teste de velocidade da marcha de 4 m, em que é cronometrado o tempo. No teste Timed Up and Go, é avaliada a capacidade do indivíduo de levantar-se de uma cadeira padrão, caminhar até um marcador a 3 m de distância, virar-se, caminhar de volta e sentar-se novamente. O *Short Physical Performance Battery* (SPPB) é composto por um teste de equilíbrio, velocidade da marcha e sentar-se e levantar-se da cadeira. A pontuação máxima é 12.[2]

Importante ressaltar a realização da avaliação e reavaliação sistemática e constante dos pacientes idosos para controle dos parâmetros de sarcopenia e fragilidade e para o norteamento das terapias de reabilitação. Os pontos de corte das avaliações para diagnóstico da sarcopenia seguindo o F-A-C-S (Find cases; Assess; Confirm; Severity), definido pelo European Working Group on Sarcopenia in Older People, encontram-se na Tabela 22.1.[1]

Tabela 22.1 – Pontos de corte das avaliações para diagnóstico da sarcopenia.

F-A-C-S	Variáveis	Testes e instrumentos	Pontos de corte (EWGSOP)
Encontrar casos	Rastreamento	• Questionário SARC-F	
Avaliar	Força muscular	• Força de preensão manual • Sentar-se e levantar-se da cadeira	Mulher (> 16 kg) Homem (> 27 kg) > 15 seg.

(Continua)

Tabela 22.1 – Pontos de corte das avaliações para diagnóstico da sarcopenia (continuação).

F-A-C-S	Variáveis	Testes e instrumentos	Pontos de corte (EWGSOP)
Confirmar	Massa muscular	• Absortometria radiológica de dupla energia (DEXA) • Tomografia/ressonância magnética • Bioimpedância elétrica • Antropometria • Ultrassom	Mulher (6 kg/m²)* Homem (7 kg/m²)*
Gravidade	Desempenho físico	• Velocidade da marcha • *Timed Up and Go* • *Short Physical Performance Battery*	≤ 0,8 m/seg. ≥ 20 seg. Pontuação total ≤ 8

EWGSOP – European Working Group on Sarcopenia in Older People; MMEA/altura²* – massa muscular esquelética apendicular/altura².

Fonte: Adaptada de Cruz-Jentoft, 2019.[1]

AVALIAÇÃO DA FRAGILIDADE

Há uma gama de testes e instrumentos de rastreamento de fragilidade, cada um com uma variedade de componentes incluídos.

O fenótipo de fragilidade física de Fried (2001) baseia-se no Cardiovascular Health Study (CHS) para identificação da fragilidade, havendo cinco critérios: perda de peso não intencional (cerca de 5% em um ano); relato de sensação de exaustão (escala de depressão do Centro de Estudos Epidemiológicos – CES-D); baixo nível de atividade física (verificado pelo Minnesota Leisure Time Activities Questionnaire); redução da força de preensão palmar e velocidade de marcha. A presença de três critérios classifica o indivíduo como frágil; a presença de um ou dois, como pré-frágil; e a ausência de critérios, como não frágil.[6]

Outras escalas de avaliação também são recomendadas pela International Conference of Frailty and Sarcopenia Research, como a escala de fragilidade clínica de Rockwood (Clinical Frailty Scale – CFS), a escala Frail e a Escala de Fragilidade de Edmonton (EFS).

A CFS baseia-se em uma visão holística dos indivíduos, enfatizando sua saúde geral e sua capacidade de realizar atividades de vida diária, além de ter uma especificidade alta. É composta por nove itens; e a pontuação deve corresponder à descrição de cada item. São considerados sem fragilidade quando a pontuação é ≤ 3, pré-frágeis se a pontuação for 4, frágeis se a classificação for ≥ 5 e moderada a gravemente frágeis se a pontuação for 6 a 8.[14]

A escala Frail é um questionário de alta sensibilidade composto por cinco perguntas simples (pontuação Sim = 1, pontuação Não = 0) sobre fadiga, resistência, deambulação/aeróbico, doença e perda de peso: você está cansado? (fadiga); não é possível caminhar até um lance de escadas? (resistência); não é possível andar um quarteirão? (aeróbico); você tem mais de cinco doenças? (doenças); você já perdeu mais de 5% do seu peso nos últimos 6 meses? (perda de peso). A pontuação total de 0 a 2 corresponde a não frágil; e de 3 a 5, a frágil.[15]

A EFS avalia nove domínios, representados por onze itens: cognição, estado geral de saúde, independência funcional, suporte social, uso de medicamentos, nutrição, humor, continência e desempenho funcional. A precisão do questionário é dada pela pontuação, conforme a seguinte classificação: 0 a 4, não frágil; 5 a 6, aparentemente vulnerável; 7 a 8, fragilidade leve; 9 a 10, fragilidade moderada; 11 ou mais, fragilidade severa.[15]

REABILITAÇÃO DA SARCOPENIA E DA FRAGILIDADE

A correlação existente entre essas duas condições de doença e síndrome as torna sobrepostas e possibilita o seguimento de reabilitação em uma mesma linha, ou seja, ambas podem ser prevenidas e tratadas por meio de programas de reabilitação, suplementação nutricional, suplementação de vitaminas e diminuição da polifarmácia.

Estratégias nutricionais

O suprimento de necessidades nutricionais individualizadas do paciente pode ser utilizado com suplementação por meio de dieta balanceada com macronutrientes de maneira qualitativa (diferentes grupos alimentares) e quantitativa (quantidade adequada de carboidratos, proteínas e gorduras), além de vitaminas, minerais e antioxidantes.[16] Estratégias com base em dieta hiperproteica com exercícios resistidos podem incrementar a reabilitação do paciente. Na população idosa, recomenda-se 1,2 g de proteína/kg/dia e oferta suplementar pós-exercício.[17] A individualização da prescrição da dieta é fundamental e deve ser acompanhada por nutrólogos e nutricionistas.

Treinamento multimodal

Nenhuma forma exclusiva de exercício parece suprir totalmente os critérios de exercícios terapêuticos na sarcopenia e na fragilidade e, portanto, programas completos de exercícios aeróbicos e de resistência são recomendados.[3] O exercício multimodal inclui uma mistura de treinamento de força, aeróbico, de equilíbrio e outras atividades. Esse tipo de treinamento pode provocar impacto sobre as vulnerabilidades dos idosos, aprimorando a força muscular e a funcionalidade desses indivíduos.[3] Exercícios resistidos geram adaptação muscular, com ganho de força e massa muscular (hipertrofia); exercícios aeróbicos promovem melhora dos processos disfuncionais, como a função mitocondrial, sensibilidade à insulina e capacidade cardiorrespiratória, o que proporciona ganho indireto de força muscular; e, por fim, treinos de equilíbrio e funcionalidade promovem estratégias para redução de quedas e melhora da execução de AVD.[18,19] Estudos relatam que 12 semanas de programa de exercícios melhoram as habilidades de caminhada e equilíbrio e as funções isocinéticas musculares e ainda promovem melhora em todas as subdimensões da sarcopenia em idosos.[19-21] Os idosos devem ser inicialmente estimulados a caminhar, com ou sem auxílio, respeitando-se suas limitações. Com o ganho de tolerância, sugere-se aumentar a distância e a velocidade de caminhada, em alternância a exercícios resistidos com cargas progressivas e repetições em séries que devem ser aplicados em grupos musculares diversos e, quando possível, inseridos em exercícios funcionais e de equilíbrio corporal (Tabela 22.2).[22,23]

Tabela 22.2 – Prescrição de exercícios multimodais para pacientes idosos.

Categoria	Séries e repetições	Tipo de exercício	Progressão
Resistido	2 séries/10 repetições 2 séries/15 repetições 3 séries/12 repetições	Fortalecimento de grupos musculares com carga	Carga suficiente para que a pessoa execute o movimento 30 vezes continuamente
Aeróbico	Inicial de 8 minutos Descanso de 30 segundos Novamente 10 minutos	Caminhada	Caminhada com aumento de ritmo progressivo conforme tolerância
Equilíbrio	Apoiar por 15 segundos Caminhar 10 passos Transpor 10 obstáculos Descanso 1 a 3 minutos	Apoio unipodal Caminhar em linha reta Caminhar transpondo obstáculos	Alternância de posição de braços, olhos abertos e fechados, superfícies estáveis e instáveis de maneira segura e dupla tarefa
Funcional	2 séries/10 repetições 3 séries/12 repetições	Agachamento Sentar-se e levantar-se Degraus (*Step*) Alcance funcional	Aumento de séries conforme tolerância e realização com dupla tarefa

Fonte: Adaptada de Izquierdo, 2019.[23]

CONSIDERAÇÕES FINAIS

A população mundial tende a envelhecer e a prevalência da perda muscular em relação à idade aumentará. A desnutrição e a baixa atividade física parecem ser os dois principais fatores associados à sarcopenia. Notadamente, dar seguimento a um diagnóstico padronizado e precoce da sarcopenia e da fragilidade ajudará em opções de tratamentos viáveis e efetivos para a população idosa.

A sensibilização dos profissionais de saúde com relação à fragilidade e à sarcopenia, o aumento da consciência e compreensão delas são essenciais para o desenvolvimento contínuo do tratamento sistematizado, bem como das opções de rastreamento e diagnóstico, o que, por sua vez, possibilitará melhor reabilitação e qualidade de vida para as populações geriátricas. Um regime de exercícios físicos individualizado, acompanhado de suplementação e dieta nas intervenções, é de grande importância para o alcance do melhor desfecho clínico dos pacientes sarcopênicos, frágeis e geriátricos.

Referências bibliográficas

1. Cruz-Jentoft AJ, Baht G, Bauer J, Boitie Y, Bruyere O, Cederholm T et al.; Writing Group for the European Working Group of Sarcopenia in Older People 2 (EWGSOP2), and the extended Group for EWGSOP2. Sarcopenia: revised consensus on definition and diagnosis. Age Ageing. 2019;48(1):16-31.
2. Alexandre TS, Duarte YA, Santos JL, Wong LML. Prevalence and associated factors of sarcopenia among elderly in Brazil: findings from SABE study. J Nutr Healyh Aging. 2014;18(3):284-90.
3. Papadopoulou SK. Sarcopenia: a contemporary health problem among older adult populations. Nutrients. 2020 May 1;12(5):1293. doi: 10.3390/nu12051293. PMID: 32370051; PMCID: PMC7282252.
4. Morley JE, Sanford AM. Editorial: screening for sarcopenia. J Nutr Health Aging. 2019;23(9):768-70. doi: 10.1007/s12603-019-1259-x. PMID: 31641725.
5. Morley JE, Vellas B, Van Kan GA, Anker SD, Bauer JM, Bernabei R et al. Frailty consensus: a call to action. J Am Med Dir Assoc. 2013;14(6):392-7.
6. Fried LP, Tangen CM, Walston J, Newman AB, Hirsch C, Gottdiener J et al. Frailty in older adults: evidence for a phenotype. J Gerontol A Biol Sci Med Sci. 2001;56(3):146-56.
7. Ligthart-Melis GC, Luiking YC, Kakourou A, Cederholm T, Maier AB, van der Schueren MAE. Frailty, sarcopenia, and malnutrition frequently (co-)occur in hospitalized older adults: a systematic review and meta-analysis. J Am Med Dir Assoc. 2020 Sep.;21(9):1216-28. doi: 10.1016/j.jamda.2020.03.006. Epub 2020 Apr. 21. PMID: 32327302.
8. Cruz-Jentoft AJ, Sayer AA. Sarcopenia. Lancet. 2019;393:2636-46.
9. Malmstrom TK, Morley JE. SARC-F: a simple questionnaire to rapidly diagnose sarcopenia. J Am Med Dir Assoc. 2013;14:531-2.

10. Barbosa-Silva TG, Menezes AMB, Bielemann RM, Malmstrom TK, Gonzalez MC. Enhancing SARC-F: improving sarcopenia screening in the clinical practice. J Am Med Dir Assoc. 2016;17(12):1136-41.
11. Fu X, Tian Z, Thapa S, Sun H, Wen S, Xiong H et al. Comparing SARC-F with SARC-CalF for screening sarcopenia in advanced cancer patients. Clin Nutr. 2020 Nov.;39(11):3337-45. doi: 10.1016/j.clnu.2020.02.020. Epub 2020 Feb. 22. PMID: 32143888.
12. Zhang XL, Zhang Z, Zhu YX, Tao J, Zhang Y, Wang YY et al. Comparison of the efficacy of Nutritional Risk Screening 2002 and Mini Nutritional Assessment Short Form in recognizing sarcopenia and predicting its mortality. Eur J Clin Nutr. 2020 Jul.;74(7):1029-37. doi: 10.1038/s41430-020-0621-8. Epub 2020 Apr. 9. PMID: 32273572.
13. Bellanti F, Lo Buglio A, Quiete S, Pellegrino G, Dobrakowski M, Kasperczyk A et al. Comparison of three nutritional screening tools with the New Glim Criteria for malnutrition and association with sarcopenia in hospitalized older patients. J Clin Med. 2020 Jun. 17;9(6):1898. doi: 10.3390/jcm9061898. PMID: 32560480; PMCID: PMC7356988.
14. Dent E, Morley JE, Cruz-Jentoft AJ, Woodhouse L, Rodrigues-Manas L, Fried LP et al. Physical frailty: ICFSR International clinical practice guidelines for identification and management. J Nutr Health Aging. 2019;23(9):771-87.
15. Rodrigues MK, Rodrigues DJN, Silva VG, Pinto JMS, Oliveira MF. Clinical frailty scale: translation and cultural adaptation into the Brazilian Portuguese language. J Frailty Aging. 2021;10(1):38-43.
16. Ganapathy A, Nieves JW. Nutrition and sarcopenia: what do we know? Nutrients. 2020 Jun. 11;12(6):1755.
17. Bauer J, Biolo G, Cederholm T, Cesari M, Cruz-Jentoft AJ, Morley JE et al. Evidence-based recommendations for optimal dietary protein intake in older people: a position paper from the PROT-AGE Study Group. J Am Med Dir Assoc. 2013 Aug.;14(8):542-59.
18. Lee M, Jun W, Sci ML-KJS. E_ects of a 12-week circuit exercise program on fall-related fitness in elderly women with sarcopenia. Korean J Sports Sci. 2017;26,1123-35.
19. Liberman K, Forti LN, Beyer I, Bautmans I. The efects of exercise on muscle strength, body composition, physical functioning and the inflammatory profile of older adults: a systematic review. Curr Opin Clin Nutr Metab Care. 2017;20:30-53.
20. Bibas L, Levi M, Bendayan M, Mullie L, Forman DE, Afilalo J. Therapeutic interventions for frail elderly patients: Part I. Published randomized trials. Prog Cardiovasc. Dis. 2014;57:134-43.
21. Angulo J, El Assar M, Álvarez-Bustos A, Rodríguez-Mañas L. Physical activity and exercise: strategies to manage frailty. Redox Biol. 2020 Aug.;35:101513.
22. Casas-Herrero A, Anton-Rodrigo I, Zambom-Ferraresi F, Sáez de Asteasu ML, Martinez-Velilla N, Elexpuru-Estomba J et al. Effect of a multicomponent exercise programme (VIVIFRAIL) on functional capacity in frail community elders with cognitive decline: study protocol for a randomized multicentre control trial. Trials. 2019 Jun. 17;20(1):362.
23. Izquierdo M. Prescripción de ejercicio físico. El programa Vivifrail como modelo [Multicomponent physical exercise program: Vivifrail]. Nutr Hosp. 2019 Jul. 1; 36(Spec No2):50-6.

23

Reabilitação nutricional

Jéssica Madeira

INTRODUÇÃO

A eficácia da terapia nutricional depende de uma oferta ajustada à real condição do paciente, fazendo-se necessária uma avaliação completa do seu estado nutricional, com métodos objetivos e subjetivos, em que seja possível identificar as suas condições clínicas e nutricionais, de modo a acompanhar a adequação do suporte nutricional frente ao seu caso clínico.

O envelhecimento em si é um fator determinante para agravamento do estado nutricional. Cerca de dois terços dos idosos se enquadram na categoria de risco nutricional ou desnutrição, e a desnutrição está associada ao aumento do risco de mortalidade.[1]

O cuidado nutricional compreende diferentes abordagens, incluindo, por exemplo: aconselhamento dietético, enriquecimento de refeições, provisão de suplementos nutricionais orais e vias alternativas de alimentação. Além disso, vai além das intervenções nutricionais puras, abrangendo também assistência à refeição, adaptação de fatores, eliminação de causas subjacentes, transformando-se em uma ação multidisciplinar que exige a colaboração de nutricionistas, enfermeiros, pessoal de cozinha e limpeza, médicos, terapeutas, membros da família e, claro, do próprio paciente.

Cuidados nutricionais para idosos devem ser individualizados e ao mesmo tempo abrangentes, a fim de garantir ingestão nutricional adequada, manter ou melhorar o estado nutricional, melhorar o curso clínico e a qualidade de vida.

O processo de atenção para o indivíduo idoso consiste em etapas que compõem uma visão ampla da assistência nutricional ao paciente.

TRIAGEM

Independentemente de diagnósticos específicos e também em pessoas com sobrepeso, a obesidade, a desnutrição e seus riscos devem ser sistematicamente e rotineiramente identificados na admissão do paciente na instituição, utilizando-se uma ferramenta validada, que posteriormente deve ser reaplicada, em intervalos regulares, dependendo da condição do indivíduo apontada pela ferramenta utilizada.

Um dos métodos de triagem nutricional mais indicados para os pacientes idosos é a Mini Avaliação Nutricional, que pode ser vista na Figura 23.1 na versão completa ou reduzida.[2]

AVALIAÇÃO NUTRICIONAL

Em indivíduos identificados com risco ou sem risco nutricional, o diagnóstico nutricional deve ser determinado a partir do cenário clínico abrangido pelos principais critérios fenotípicos (perda de peso não voluntária, baixo IMC e redução da massa muscular) e por critérios etiológicos (redução da ingestão ou assimilação de alimentos e inflamação).

DESENVOLVIMENTO DO PLANO DE CUIDADOS NUTRICIONAIS

Com base nos resultados de triagem e da avaliação do diagnóstico nutricional, metas individuais sobre ingestão alimentar e antropometria devem ser definidas, e um plano de cuidado nutricional individual deve ser desenvolvido e implementado em conjunto com uma equipe interdisciplinar.

A necessidade energética diária estimada para pacientes idosos é de 30 a 35 kcal por kg de peso corporal. Deve-se levar em consideração outros fatores relevantes, como gênero, estado nutricional, atividade física e condição clínica. Além disso, sendo o objetivo da nutrição, tanto pela via oral como por terapia nutricional enteral ou parenteral, garantir a ingestão e a tolerância ao suporte nutricional, existe uma grande heterogeneidade e variação individual.[1]

Além dos fatores metabólicos, a estimativa do gasto energético de pacientes críticos esbarra na heterogeneidade de diagnósticos do grupo e na influência de fatores genéticos e ambientais de modo individual, o que impossibilita a presunção de um mesmo tipo de demanda energética e uso de substratos por todos. O padrão-ouro para estimativa do gasto energético de repouso em pacientes gravemente doentes é a calorimetria indireta, uma técnica que mede a taxa de captação de oxigênio em todo o corpo (VO_2) e a taxa de produção de dióxido de carbono (VCO_2)

Mini Nutritional Assessment
MNA®

Nestlé
Nutrition Institute

Apelido: Nome:

Sexo: Idade: Peso, kg: Altura, cm: Data:

Responda à secção "triagem", preenchendo as caixas com os números adequados. Some os números da secção "triagem".
Se a pontuação obtida for igual ou menor que 11, continue o preenchimento do questionário para obter a pontuação indicadora de desnutrição.

Triagem

A Nos últimos três meses houve diminuição da ingesta alimentar devido a perda de apetite, problemas digestivos ou dificuldade para mastigar ou deglutir?
0 = diminuição grave da ingesta
1 = diminuição moderada da ingesta
2 = sem diminuição da ingesta ☐

B Perda de peso nos últimos 3 meses
0 = superior a três quilos
1 = não sabe informar
2 = entre um e três quilos
3 = sem perda de peso ☐

C Mobilidade
0 = restrito ao leito ou à cadeira de rodas
1 = deambula mas não é capaz de sair de casa
2 = normal ☐

D Passou por algum *stress* psicológico ou doença aguda nos últimos três meses?
0 = sim 2 = não ☐

E Problemas neuropsicológicos
0 = demência ou depressão graves
1 = demência ligeira
2 = sem problemas psicológicos ☐

F Índice de Massa Corporal = peso em kg / (estatura em m)²
0 = IMC < 19
1 = 19 ≤ IMC < 21
2 = 21 ≤ IMC < 23
3 = IMC ≥ 23 ☐

Pontuação da Triagem (subtotal, máximo de 14 pontos) ☐☐
12-14 pontos: estado nutricional normal
8-11 pontos: sob risco de desnutrição
0-7 pontos: desnutrido
Para uma avaliação mas detalhada,continue com as perguntas G-R

Avaliação global

G O doente vive na sua própria casa (não em instituição geriátrica ou hospital)
1 = sim 0 = não ☐

H Utiliza mais de três medicamentos diferentes por dia?
0 = sim 1 = não ☐

I Lesões de pele ou escaras?
0 = sim 1 = não ☐

References
1. Vellas B, Villars H, Abellan G, *et al.* Overview of the MNA® - Its History and Challenges. *J Nutr Health Aging.* 2006; **10**:456-465.
2. Rubenstein LZ, Harker JO, Salva A, Guigoz Y, Vellas B. Screening for Undernutrition in Geriatric Practice: Developing the Short-Form Mini Nutritional Assessment (MNA-SF). *J. Geront.* 2001; **56A**: M366-377
3. Guigoz Y. The Mini-Nutritional Assessment (MNA®) Review of the Literature - What does it tell us? *J Nutr Health Aging.* 2006; **10**:466-487.

Para maiores informações: www.mna-elderly.com

J Quantas refeições faz por dia?
0 = uma refeição
1 = duas refeições
2 = três refeições ☐

K O doente consome:
- pelo menos uma porção diária de leite ou derivados (leite, queijo, iogurte)? sim ☐ não ☐
- duas ou mais porções semanais de leguminosas ou ovos? sim ☐ não ☐
- carne, peixe ou aves todos os dias? sim ☐ não ☐

0.0 = nenhuma ou uma resposta «sim»
0.5 = duas respostas «sim»
1.0 = três respostas «sim» ☐.☐

L O doente consome duas ou mais porções diárias de fruta ou produtos hortícolas?
0 = não 1 = sim ☐

M Quantos copos de líquidos (água, sumo, café, chá, leite) o doente consome por dia?
0.0 = menos de três copos
0.5 = três a cinco copos
1.0 = mais de cinco copos ☐.☐

N Modo de se alimentar
0 = não é capaz de se alimentar sozinho
1 = alimenta-se sozinho, porém com dificuldade
2 = alimenta-se sozinho sem dificuldade ☐

O O doente acredita ter algum problema nutricional?
0 = acredita estar desnutrido
1 = não sabe dizer
2 = acredita não ter um problema nutricional ☐

P Em comparação com outras pessoas da mesma idade, como considera o doente a sua própria saúde?
0.0 = pior
0.5 = não sabe
1.0 = igual
2.0 = melhor ☐.☐

Q Perímetro braquial (PB) em cm
0.0 = PB < 21
0.5 = 21 ≤ PB ≤ 22
1.0 = PB > 22 ☐.☐

R Perímetro da perna (PP) em cm
0 = PP < 31
1 = PP ≥ 31 ☐

Avaliação global (máximo 16 pontos) ☐☐.☐
Pontuação da triagem ☐☐.☐
Pontuação total (máximo 30 pontos) ☐☐.☐

Avaliação do Estado Nutricional

de 24 a 30 pontos	☐	estado nutricional normal
de 17 a 23,5 pontos	☐	sob risco de desnutrição
menos de 17 pontos	☐	desnutrido

Figura 23.1 – Mini Avaliação Nutricional.
Fonte: BRASPEN, 2019.[2]

mediante as trocas respiratórias, associadas à oxidação de carboidratos, lipídeos e proteínas. Na impossibilidade de utilizá-la, a alternativa seria o uso das equações preditivas.[3]

A recomendação tradicional de proteínas para idosos saudáveis é de 1 a 1,2 g/kg/dia, não se esquecendo de que essa quantidade deve ser individualizada considerando-se os fatores relevantes já citados. Entretanto, para pacientes idosos com doença aguda ou crônica, a necessidade proteica é maior: varia entre 1,2 e 1,5 g/kg/dia, podendo chegar a 2 g/kg/dia na presença de doença grave cuja perda proteica seja maior em razão do elevado catabolismo proteico, razão pela qual idosos têm aumento das suas necessidades proteicas (como no caso da resistência anabólica, que prejudica a síntese proteica, limitando a manutenção e o crescimento da massa muscular). Situações relacionadas a injúrias renais e hepáticas determinam menor aporte proteico, sendo que cada situação deve ser individualizada e discutida por equipe. A adequação da quantidade de calorias e proteínas conforme o estado nutricional pode ser vista na Tabela 23.1.[2]

Devem ser considerados todos os aspectos do paciente (físicos, mentais/psíquicos, sociais, clínicos, bem como éticos) e utilizadas todas as opções para garantir o atendimento adequado de suas necessidades nutricionais.

Tabela 23.1 – Adequação da quantidade de calorias e proteínas conforme o estado nutricional.

	Estado nutricional	Kcal-kg-peso	Proteína-kg-peso
Paciente idoso	Sobrepeso/obesidade	14 a 20	1 a 1,2
	Eutrofia	24 a 36	1 a 1,2
	Baixo peso	32 a 38	1,2 a 2
	Estado crítico	27 a 30	2
	Doença aguda ou crônica	–	1,2 a 1,5
	Função renal comprometida	–	0,8 a 1

Fonte: BRASPEN, 2019.[2]

MONITORAMENTO

O processo de intervenção precisa ser monitorado; e reavaliações devem ser realizadas em intervalos regulares, a fim de verificar se as metas estão sendo alcançadas. Em caso de internação hospitalar, é importante iniciar cuidados nutricionais adequados após a alta para garantir a continuação da estratégia nutricional iniciada no hospital. Avaliações devem incluir história nutricional, registros de ingestão alimentar ou recordatório dietético de 24 horas (quando necessário) e exame físico com atenção especial para sinais de nutrição inadequada. Uma vez que a terapia nutricional pode exigir abordagem de diversos profissionais (p. ex., especialistas médicos, enfermeiros, terapeutas), todas as intervenções devem ser coordenadas e acordadas com todos os envolvidos.

ALIMENTAÇÃO VIA ORAL

Muitos longevos apresentam restrições para alimentar-se individualmente em razão de limitações funcionais e cognitivas. Intervenções durante as refeições, para melhorar a ingestão de alimentos e bebidas, culminam em resultados positivos (p. ex., adequar a montagem das bandejas, posicionar confortavelmente os pacientes, auxiliá-los na abertura da embalagem de bebidas e alimentos, auxiliá-los na alimentação, estimulá-los na ingestão e oferecer-lhes suporte social durante as refeições). Assim, é certo afirmar que todos os idosos dependentes quanto ao ato de alimentação se beneficiam da assistência e de técnicas apropriadas durante as refeições.

Vale ressaltar que a autonomia de indivíduos independentes nas atividades básicas da vida diária deve ser soberana e que os fatores ambientais desempenham um papel importante na esfera social. O local onde a refeição será preparada, os móveis, os acompanhantes, a temperatura, a iluminação, a acessibilidade aos alimentos, o tamanho das porções e a apresentação dos pratos podem favorecer o maior interesse pela refeição e/ou alimento e a maior ingestão. O porcionamento ao longo do dia, de três para cinco refeições diárias, incluindo lanches além das refeições principais, colabora para a melhora da aceitação alimentar e o aumento do peso em pacientes desnutridos ou em risco nutricional.

A mastigação, a deglutição, a digestão e a absorção podem estar prejudicadas por vários motivos, como saúde bucal, ausência de dentes, próteses dentárias mal-adaptadas, disfagia orofaríngea e lesões na cavidade oral, os quais interferem no consumo de dietas balanceadas e na ingestão suficiente para atingir as necessidades nutricionais.

Suplementos nutricionais orais

Para otimizar a ingestão oral, o aconselhamento nutricional sobre a importância da alimentação se faz essencial. A suplementação oral ou a oferta de alimentos naturais são ótimas estratégias para alcançar a necessidade nutricional.

Há uma ampla gama de estilos de suplementos nutricionais orais (SNO) (leite, suco, iogurte, salgado), bem como de formatos (líquido, pó, pudim, engrossado), volumes, tipos (alta proteína, contendo fibras, imunonutrientes), densidades energéticas (1 a 3 kcal/mL). Quando receitados, os SNO podem fornecer uma quantidade de até 400 kcal e 30 g de proteína ao dia. Garantir um consumo de proteína para os idosos é fundamental, e as recomendações atuais sugerem que os SNO forneçam em torno 30 g de proteína ou 0,4 g por kg/refeição. Essa quantidade parece ser a dose ótima para resposta anabólica, gerando maior disponibilidade de aminoácidos musculares. Os SNO são classificados como hiperproteicos quando fornecem > 20% de energia de proteína e como hipercalóricos quando fornecem > 1,5 kcal/mL ou g. A associação de diferentes estratégias no cuidado nutricional e o no cuidado nutricional em até três meses após a alta hospitalar resultam em efeitos positivos na ingestão calórico-proteica.[3]

Suplementação na sarcopenia

Intervenções de exercícios físicos e combinadas com dieta adequada favorecem melhorias consistentes na força muscular, na velocidade de caminhada e na força de aderência. A associação entre suplementação com beta-alanina, leucina e HMB (hidroxi-metil-butirato) e exercícios físicos pode potencializar a resposta ergogênica. Evidências adicionais mostram que o beta-HMB também pode ajudar a aumentar a massa e a força muscular em idosos e em populações clínicas específicas (com Aids, câncer), além de atenuar a perda muscular em pacientes gravemente enfermos. Esses benefícios não são vistos quando esses suplementos são ofertados de maneira isolada.[4]

A melhor fonte proteica para aumentar ou manter a massa muscular no idoso é aquela com maior digestibilidade e absorção e com maior disponibilidade de aminoácidos no período pós-prandial. A proteína do soro do leite (*whey protein*) preenche esses critérios e, por ser rica em leucina, torna-se um potente ativador da sinalização anabólica no músculo esquelético, tanto as proteínas ofertadas na forma líquida como as ofertadas na forma sólida.[5]

A creatina provoca aumento da força nos membros inferiores, o que é especialmente importante, pois os grupos musculares da parte inferior do corpo são mais afetados negativamente durante o processo de envelhecimento.[6]

HIDRATAÇÃO

Com o envelhecimento, há uma redução de 20% a 30% da água corporal total e de 8% a 10% do volume plasmático, sendo que a redução é maior no conteúdo intracelular. Essa desidratação crônica é agravada pela menor sensação de sede, tornando o idoso mais vulnerável a desidratação aguda, reações adversas e internações. Ademais, muitos indivíduos longevos são restritos em sua capacidade de comer e beber de maneira independente, em decorrência de limitações funcionais e cognitivas. A desidratação é um fator preditor do estado nutricional e o monitoramento deve ser feito por meio de instrumentos multimodais de rastreio de disfagia, desnutrição, polifarmácia, declínio cognitivo e funcional.[3]

As bebidas correspondem a 70% a 80% dos líquidos consumidos diariamente. Por esse motivo, recomenda-se uma ingestão adequada de líquidos totais (combinação de água, alimentos e bebidas) de 2 L/dia para mulheres e de 2,5 L/dia para homens de todas as idades. O consumo de líquidos tem sido relatado como baixo, especialmente quando há necessidade de espessamento dos fluidos para tornar a deglutição mais eficaz e segura, fazendo com que a desidratação seja uma das consequências da disfagia, assim como a desnutrição. Equipe multiprofissional, familiares e cuidadores desempenham um papel crucial na prevenção da desidratação.[3]

A seguir, estão relacionadas múltiplas estratégias para incentivar a hidratação no idoso:

- Aumentar a disponibilidade de bebidas, de preferência não açucaradas ou ricas em cafeína.
- Usar uma garrafa de 2 litros, ou duas de 1 litro, e estipular a meta de esvaziá-la(s) até o final do dia. Adotar uma garrafa ou caneca.
- Utilizar lembretes, despertadores ou aplicativos para tomar água em horários estabelecidos. O hábito deve ser incentivado.
- Ofertar águas saborizadas para quem não gosta de água pura.
- Evitar oferecer copos cheios de água. Grande quantidade de água ingerida de uma só vez pode causar sensação de plenitude gástrica (barriga cheia) e ser desconfortável. É preferível oferecer meio copo, várias vezes ao dia.
- Em dias quentes, priorizar *sorbets* e picolés de fruta à base de água, água de coco, salada de frutas.
- Em dias frios, ofertar chás, sopas com caldo, consomês, que, além de remeter à memória afetiva, aumentam o aporte hídrico.
- Para indivíduos com limitação de deglutição, preparar bebidas com duas ou mais frutas é ideal para atingir a consistência desejada.

- Estimular o consumo de frutas suculentas como sobremesa ou lanche também pode ser uma estratégia para atingir a meta hídrica.
- Ajustar a temperatura dos líquidos também favorece o consumo deles.

TERAPIA NUTRICIONAL ENTERAL E PARENTERAL

A terapia nutricional enteral (TNE) é indicada para pacientes idosos, com bom prognóstico, quando a via oral está contraindicada ou quando a ingestão oral está deficiente, em torno de 60% por mais de três dias consecutivos, e sempre que o trato digestório puder ser utilizado. O objetivo é garantir a oferta adequada de calorias e nutrientes, bem como a melhora ou a manutenção do estado nutricional.[7]

É indicada nas seguintes situações:

- Quando a ingestão de alimentos/suplementos por via oral for insuficiente para atender às necessidades de energia e proteínas.
- Frente a quadros clínicos específicos em que a necessidade de oferta de nutrientes para promover a recuperação do estado de saúde seja grande e não esteja adequadamente suprida pela alimentação oral (p. ex., estado crítico, cicatrização de feridas, grandes cirurgias, sarcopenia, queimaduras extensas).
- Quando a oferta de energia e calorias é necessária para melhorar a qualidade de vida.
- Quando a ingestão de alimentos por via oral é impossível (p. ex., lesões graves de cavidade oral, cirurgias de face e/ou cabeça e pescoço, obstruções completas de trato gastrointestinal e fístulas de alto débito).
- Quando a alimentação por via oral pode expor e aumentar o risco de broncoaspiração e pneumonia aspirativa.

Nutrição enteral precoce (NEP) pode ser denominada quando seu início ocorre nas primeiras 48 a 72 horas da internação hospitalar. A NEP é mais eficaz por diminuir a mortalidade, quando comparada à nutrição enteral tardia. Os benefícios da NEP ao organismo e à evolução clínica incluem melhora da imunidade intestinal, maior reabilitação nutricional, prevenção da translocação bacteriana, melhora do balanço nitrogenado, prevenção da atrofia do tecido intestinal e redução da incidência de complicações infecciosas e da permanência hospitalar, otimizando os custos.

No caso de uso de sonda nasoenteral por mais de quatro semanas, há indicação de realização de gastrostomia endoscópica percutânea (GEP) como via alternativa. Diferentes estudos que comparam o uso da GEP em relação à sonda nasogástrica (SNG) concluíram que a primeira é mais bem tolerada e mais eficaz no que diz respeito à recuperação do paciente e a menor taxa de aspiração pulmonar e retirada inadvertida da sonda, além de otimizar a qualidade de vida do paciente. Recomenda-se realizar a GEP precocemente, antes que ocorra agravamento do estado nutricional e/ou comprometimento da função respiratória.

A terapia nutricional parenteral (TNP) é um procedimento terapêutico seguro e eficaz, utilizado para o fornecimento de todos os macronutrientes e micronutrientes através de um acesso vascular central ou periférico. É indicada para garantir uma nutrição adequada para pacientes que necessitam de suporte nutricional; e ainda quando o trato gastrointestinal não pode ser utilizado ou não consegue atender às necessidades nutricionais por questões mecânicas, metabólicas ou clínicas. Idosos com bom prognóstico devem receber nutrição parenteral se a ingestão oral e/ou a nutrição enteral for impossível por mais de três dias ou se for inferior a 50% das necessidades energéticas por mais de uma semana, a fim de atender às suas necessidades nutricionais. Para pacientes idosos com risco de desnutrição ou desnutridos, a TNE e/ou a TNP devem ser iniciadas precocemente, mas com aumento lento e gradual da oferta de calorias durante os primeiros três dias, a fim de evitar a síndrome de realimentação (SR), principalmente em idosos desnutridos graves. Recomenda-se, nesse período, a monitorização laboratorial de fósforo, potássio e magnésio para idosos em risco.[7]

A TNP não está indicada em situações em que não se esperam benefícios ao paciente. Para idosos em cuidados paliativos, por exemplo, a indicação deve basear-se no prognóstico da doença, podendo ser considerados o estado nutricional, a ingestão alimentar e a expectativa de vida. A idade, por si só, não deve ser um fator para contraindicar a TNP. Quando indicada, deve ser iniciada imediatamente para reduzir os riscos de desnutrição e a perda de massa magra, que pode ser grave em períodos longos de jejum, especialmente para pacientes com maior fragilidade. A tomada de decisão deve ser sempre em conjunto com o paciente, seus familiares e a equipe interdisciplinar, sendo o conforto do paciente a maior prioridade.

TRANSIÇÃO PARA A DIETA VIA ORAL

Normalmente, a administração da dieta enteral não é interrompida de uma hora para outra. Depois de ter sido realizada uma cuidadosa avaliação clínica, junto com exames complementares, a reabilitação com o profissional da Fonoaudiologia se faz necessária. Assim que for possível aumentar as quantidades, a alimentação pelo tubo será reduzida, de modo que a alimentação via oral seja introduzida aos poucos, respeitando-se as necessidades do paciente. A via de alimentação alternativa (sonda nasoenteral – SNE ou gastrostomia – GTT) será descontinuada apenas quando as necessidades diárias de nutrientes forem totalmente supridas pela dieta oral.[8]

São critérios para o desmame de TNE:[9]

- Identificar um regime de alimentação oral segura, por meio da discussão com membros da equipe interdisciplinar, inclusive sobre a fala e a deglutição.
- Fornecer uma dieta individualizada, com modificações necessárias em estágios iniciais da ingestão oral e evoluindo gradativamente conforme avaliação fonoaudiológica periódica.
- Documentar a porcentagem de adequação de alimentos consumidos em cada refeição ou lanche (idealmente, o tipo e a quantidade de alimentos por meio de inquéritos alimentares, sendo eles diários ou recordatórios alimentares de 24 horas a 3 dias).
- Realizar a transição de infusão de dieta contínua para intermitente com horários clinicamente apropriados.
- Coordenar as refeições orais com momentos em que a terapia enteral (TEN) está desligada para ajudar a estimular o apetite.
- Estabelecer uma rotina de refeição consistente, por meio de suplementação nutricional oral.
- Documentar quaisquer problemas identificados com o consumo oral.
- Envolver o paciente e/ou os familiares na alimentação (preferências de suplemento oral em relação à dieta oral).
- Monitorar o desempenho da deglutição, a nutrição e o estado de hidratação, bem como complicações respiratórias.
- Obter pesos pelo menos semanalmente para garantir o adequado.
- Manter acompanhamento antropométrico.

MICRONUTRIENTES

As *Dietary Reference Intakes* (DRIs) orientam quanto às recomendações de nutrientes e energia para indivíduos saudáveis. As recomendações dos principais micronutrientes para idosos, segundo as DRIs, são: cálcio (1.200 mg/dia), ferro (8 mg/dia), magnésio (420 mg/dia para homens e 320 mg/dia para mulheres), zinco (11 mg/dia para homens e 8 mg/dia para mulheres), vitamina D (20 µg/dia), vitamina B12 (2,4 µg/dia) e vitamina C (90 mg/dia para homens e 75 mg/dia para mulheres). Desde que não haja deficiência específica, os micronutrientes devem ser administrados de acordo com as recomendações para idosos saudáveis, com rastreio e exames bioquímicos para comprovar as deficiências.[1]

Em decorrência de uma prevalência crescente de doenças gastrointestinais, que são acompanhadas pela reduzida biodisponibilidade de nutrientes, os idosos podem apresentar maiores riscos de deficiências de vitamina B12, cálcio e ferro. Com relação à vitamina D, metanálises recentes recomendaram a sua suplementação para as pessoas idosas, para prevenção de fraturas e outros transtornos, inclusive com papel imunológico em potencial. A suplementação de vitamina D, associada ou não à reposição de cálcio, está indicada para idosos com idade $\leq$ 65 anos. Assim, a suplementação de micronutrientes, principalmente cálcio, vitamina D e ferro, merece uma avaliação e reposição individualizada.[5]

FIBRA DIETÉTICA

As fibras dietéticas solúveis e insolúveis apresentam propriedades distintas, favorecendo desde o controle glicêmico até o controle do colesterol LDL e o adequado funcionamento intestinal. A recomendação atual de fibra dietética para idosos é de 25 g ao dia e, associada a adequada ingestão de líquidos ao longo do dia, corrobora para os efeitos positivos das fibras dietéticas.[3]

PROBIÓTICOS

Os probióticos também são importantes na regulação do sistema imunológico, principalmente influenciando no balanço das citocinas, o que pode resultar na melhora da resposta imunológica. Entretanto, a recomendação dos probióticos deve ser feita de maneira individualizada, pois muitos estudos ainda são necessários para indicar, com segurança, seu uso habitual, mesmo para idosos saudáveis.[3]

As possíveis causas da disbiose intestinal nos idosos são: má alimentação, estresse, consumo excessivo de prebióticos, digestão lentificada, tempo de trânsito intestinal, alteração do pH intestinal e da condição imunológica. Outros fatores também podem levar a esse desequilíbrio da microbiota intestinal, como uso indiscriminado de antibióticos, de anti-inflamatórios hormonais e não hormonais, abuso de laxantes, consumo excessivo de alimentos industrializados e pobres em fibras alimentares, excessiva exposição a toxinas ambientais, presença de doenças crônicas, disfunções hepatopancreáticas, doença diverticular e hipocloridria, condições também comuns nessa população.

Referências bibliográficas

1. Molina-Molina E, Garruti G, Shanmugam H, Di Palo DM, Grattagliano I et al. Aging and nutrition: paving the way to better health. Rom J Intern Med. 2020 Jun. 1;58(2):55-68. doi: 10.2478/rjim-2020-0005. PMID: 32134741.
2. Brazilian Society of Parenteral and Enteral Nutrition (BRASPEN). BRASPEN Journal: Diretriz BRASPEN de Terapia Nutricional no Envelhecimento. ISSN 2525-7374. 3. Suplemento Diretrizes/2019.
3. Volkert D, Beck AM, Cederholm T, Cruz-Jentoft A, Hooper L, Kiesswetter E et al. ESPEN practical guideline: Clinical nutrition and hydration in geriatrics. Clin Nutr. 2022 Apr.;41(4):958-89. doi: 10.1016/j.clnu.2022.01.024. Epub 2022 Mar. 5. PMID: 35306388.
4. Anton SD, Hida A, Mankowski R, Layne A, Solberg LM et al. Nutrition and exercise in sarcopenia. Curr Protein Pept Sci. 2018;19(7):649-67. doi: 10.2174/1389203717666161227144349. PMID: 28029078.
5. Inoue T, Maeda K, Nagano A, Shimizu A, Ueshima J, Murotani K et al. Undernutrition, sarcopenia, and frailty in fragility hip fracture: advanced strategies for improving clinical outcomes. Nutrients. 2020 Dec. 4;12(12):3743. doi: 10.3390/nu12123743. PMID: 33291800; PMCID: PMC7762043.
6. Lorbergs AL, Prorok JC, Holroyd-Leduc J, Bouchard DR, Giguere A, Gramlich L et al. Nutrition and physical activity clinical practice guidelines for older adults living with frailty. J Frailty Aging. 2022;11(1):3-11. doi: 10.14283/jfa.2021.51. PMID: 35122084.
7. Boullata JI, Carrera AL, Harvey L, Escuro AA, Hudson L, Mays A et al.; ASPEN Safe Practices for Enteral Nutrition Therapy Task Force; American Society for Parenteral and Enteral Nutrition. ASPEN safe practices for enteral nutrition therapy. JPEN J Parenter Enteral Nutr. 2017 Jan.;41(1):15-103. doi: 10.1177/0148607116673053. Epub 2016 Nov. 5. PMID: 27815525.
8. Ingstad K, Uhrenfeldt L, Kymre IG, Skrubbeltrang C, Pedersen P. Effectiveness of individualized nutritional care plans to reduce malnutrition during hospitalization and up to 3 months post-discharge: a systematic scoping review. BMJ Open. 2020;10(11):e040439.
9. Brasil. Ministério da Saúde. Secretaria de Atenção à Saúde. Departamento de Atenção Especializada e Temática. Manual de terapia nutricional na atenção especializada hospitalar no âmbito do Sistema Único de Saúde. Brasília; Ministério da Saúde; 2016. 58 p.

24 Transtornos do equilíbrio corporal e quedas

Jéssica Maria Ribeiro Bacha
Maristela Chaya Tikhomiroff

INTRODUÇÃO

Queda é definida como um evento que resulta em uma pessoa chegar inadvertidamente ao solo ou piso ou a outro nível inferior. Pode ser ainda definida como um contato não planejado e não esperado com uma superfície de apoio, não necessariamente o chão, mas uma cadeira ou parede.

As quedas são a segunda principal causa de mortes por lesões não intencionais em todo o mundo. A cada ano, estima-se que 684 mil pessoas morram de quedas, das quais mais de 80% em países de baixa e média renda. Os custos financeiros de lesões relacionadas a quedas são substanciais e se tornam um grande problema de saúde pública global.

Geralmente, idosos têm mais chance de cair, uma vez que acumulam uma série de fatores de risco, principalmente transtornos do controle postural.

Diante desse cenário, faz-se necessário entender os transtornos de controle postural e a importância de programas de prevenção de quedas que englobem todas as vertentes possíveis desse evento.

CONCEITO DE CONTROLE POSTURAL

Os dois principais objetivos funcionais do controle postural são a orientação postural e o equilíbrio postural. A orientação postural envolve o alinhamento ativo do tronco e da cabeça em relação à gravidade, superfícies de apoio, ambiente visual e referências internas. As informações sensoriais dos sistemas somatossensorial, vestibular e visual são integradas, e os pesos relativos colocados em cada uma dessas entradas dependem dos objetivos da tarefa de movimento e do contexto ambiental.

O equilíbrio postural envolve a coordenação de estratégias de movimento para estabilizar o centro de massa corporal durante distúrbios de estabilidade e desencadeados externamente. A estratégia de resposta específica selecionada depende não apenas das características do deslocamento postural externo, mas também das expectativas, objetivos e experiências anteriores do indivíduo. A quantidade de processamento cognitivo necessária para o controle postural depende da complexidade da tarefa postural, do ambiente em que o sujeito está inserido, podendo regular ou não o movimento, e da capacidade do sistema de controle postural dele. O controle da postura envolve muitos sistemas fisiológicos subjacentes diferentes que podem ser afetados por patologias ou restrições subclínicas. Danos a qualquer um dos sistemas subjacentes resultarão em instabilidades diferentes e específicas do contexto. Qualquer intervenção eficaz do equilíbrio para melhorar a mobilidade e prevenir quedas requer um melhor entendimento dos múltiplos mecanismos subjacentes ao controle postural:

- Trata-se de uma habilidade motora complexa, que provém da interação de inúmeros processos sensório-motores; com o controle do arranjo dos segmentos corporais tendo por base informações dos sistemas visual, vestibular e somatossensorial.
- Pode ser definido como a capacidade de manter a projeção do centro de massa dentro dos limites de base de apoio em qualquer posição estática ou dinâmica, envolvendo o controle da posição do corpo no espaço.
- Para os seres humanos, o desafio é manter um corpo com elevado centro de massa (CM) sobre uma base de suporte relativamente pequena.

SISTEMAS QUE CONTROLAM O EQUILÍBRIO POSTURAL

A mais importante tarefa dos sistemas que controlam o equilíbrio postural consiste em manter a postura ereta bípede. Essa tarefa consiste essencialmente em o sistema nervoso central (SNC) receber as informações dos sistemas sensoriais e gerar uma série de contrações musculares que produzem momentos de força sobre as articulações do sistema musculoesquelético, mantendo o seu centro de massa dentro dos limites de base de apoio.

Sistema nervoso central

As bases do equilíbrio postural estão relacionadas a vários fatores; o primeiro deles é o funcionamento do SNC em harmonia com os outros sistemas, pois é ele que processa as informações sensoriais necessárias e envia comandos para as respostas musculoesqueléticas.

O equilíbrio postural depende da noção da posição e do movimento do corpo em relação ao campo gravitacional e do ambiente onde ele se encontra. O conjunto de informações sensoriais cumpre essa função criando um quadro de referências em que o SNC se baseará para gerar uma resposta adequada.

Sistemas sensoriais

Sistema vestibular

Um dos controladores sensoriais responsáveis pela manutenção da postura é o sistema vestibular. Esse mecanismo envia informações para o sistema nervoso sobre a localização da cabeça em relação ao corpo durante o movimento. Essa informação é utilizada inconscientemente por meio das contrações musculares que reestabelecerão ou manterão a posição natural do corpo, com ou sem perturbação por forças externas ou internas.

Sistema somatossensorial

O sistema somatossensorial difere dos outros sistemas sensoriais porque seus receptores estão espalhados pelo corpo humano. Esses receptores respondem a diferentes tipos de estímulos, como toque, temperatura, posição do corpo e dor. Cabe ao SNC interpretar a atividade dos receptores e utilizá-los para gerar percepções coerentes com a realidade.

Sistema visual

O processo de conversão da energia luminosa captada pelo olho em atividade neural tem seu início a partir de transdutores chamados fotorreceptores, que transmitem esses sinais luminosos até as células bipolares, onde se encontram células secundárias que têm a função de estimular e continuar o processo de transmissão desses sinais até as células ganglionares, para o encéfalo e o córtex visual primário. Com esse sistema, o indivíduo consegue reconhecer o ambiente em que está inserido.

Sistema musculoesquelético

Não há controle postural sem que haja integração das informações sensoriais, pois existe uma forte relação entre informação sensorial e ação motora. A entrada de informação sensorial influencia a realização das atividades motoras e, ao mesmo tempo, a realização de uma ação motora influencia o modo como a informação sensorial é obtida. A integração de todas as modalidades sensoriais fornece algumas vezes conflito ao sistema, ou seja, o sistema não sabe ao certo qual informação é mais coerente, dando pesos diferentes para cada uma delas. Na falta de uma informação, outro sistema pode aumentar sua capacidade de perceber o movimento do corpo ou o movimento do ambiente.

Fatores que influenciam o desempenho do sistema musculoesquelético:

- Amplitude de movimento.
- Propriedades musculares.
- Relações biomecânicas entre os segmentos corpóreos.
- Flexibilidade da coluna.
- Integridade óssea.

OS SISTEMAS SE INTEGRAM PARA O EQUILÍBRIO POSTURAL

As respostas musculares são dependentes da grandeza do estímulo sensorial. De uma maneira simplista: quando o estímulo é pequeno, a ativação muscular ocorre no nível do tornozelo; quando a perturbação é maior, a ativação pode ser no nível do quadril ou ainda uma reação mista; e as reações antecipatórias e reativas dependem do bom funcionamento do SNC e suas vias para o controle da postura e a orientação no espaço. As características do estímulo definem a melhor estratégia a ser utilizada para o controle da postura e quais as informações e modalidades sensoriais que terão mais relevância.

O SNC busca preservar a estabilidade da postura a partir de duas ações: ajuste postural antecipatório (APA) e ajuste postural compensatório (APC). Bouisset[1] comenta que o movimento pode ser separado em três fases: a preparação, a realização e a efetuação. Na preparação para o movimento, o APA permite preparar o corpo para as possíveis perturbações causadas pelo deslocamento dos segmentos corporais. O ajuste postural compensatório garante a estabilidade após a perturbação causada pelo movimento. O APA é o nome genérico para toda atividade postural que antecede a realização de um movimento que causa uma perturbação no equilíbrio do corpo, conhecido como movimento focal, ou que acontece antes de uma perturbação externa que pode causar o desequilíbrio. Sua latência não é alta (no máximo 200 ms). O APA é modulado pela percepção voluntária do início da tarefa, evidenciado pela atividade agonista/antagonista ou sinergista ou pela cinética do movimento. Já o APC é o nome genérico para toda atividade postural que acontece após a realização do movimento focal ou da perturbação externa, podendo estar ou não associado aos próprios ajustes posturais do movimento.

ALTERAÇÕES NOS SISTEMAS QUE CONTROLAM O EQUILÍBRIO POSTURAL NO ENVELHECIMENTO

Com o envelhecimento, surgem distintas alterações, principalmente fisiológicas, as quais causam uma perda significativa na funcionalidade e na qualidade de vida da população idosa.[2] Dentre essas alterações, destacam-se as que acometem o controle postural, pois esse sistema é desafiado constantemente por oscilações corporais, especialmente nessa fase da vida, na qual muitos fatores prejudicam o seu desempenho (marcha lenta, histórico de quedas anteriores, baixa aptidão física etc.).[3] Dessa maneira, para a população idosa uma queda pode representar um problema maior do que a queda em si (lesões ósseas, bater a cabeça), podendo gerar lesões muito mais graves do que aconteceria em um adulto-jovem.[4] Além disso, cair pode ocasionar um ciclo de futuras outras quedas, o que por sua vez afeta diretamente a qualidade de vida dos idosos.

Dentre as perdas que acompanham a vida do idoso, as relacionadas às capacidades funcionais e físicas são as mais evidentes, principalmente na redução da força e na potência muscular, em virtude de déficits neuromusculares e morfológicos.[5] O principal fenômeno responsável por essas alterações denomina-se sarcopenia,[6] tendo uma etiologia complexa, que engloba aspectos hormonais, metabólicos, nutricionais e imunológicos.[7] Entretanto, refere-se principalmente a progressiva e generalizada perda de massa e função muscular (força e potência), a partir da diminuição da área de secção transversa e do contingente de unidades motoras; trata-se de um processo lento e contínuo.[8]

Alterações no sistema musculoesquelético e sinergias neuromusculares

- ↓ força muscular de MMII.
- ↓ flexibilidade muscular e articular.
- ↓ resistência (ambos os tipos de fibras, porém mais acelerado no tipo II – rápidas).
- ↓ potência.
- Tamanho das fibras.
- ↑ latência muscular.
- Dissinergia muscular.
- Hipotrofia e encurtamento dos músculos.
- Fibras desnervadas e atrofiadas.
- Perda de motoneurônios.
- Perda do alinhamento postural (inclinação anterior do tronco).

- Perda da flexibilidade da coluna.
- Limites de estabilidade.
- ↑ doenças articulares.
- Perda de sinergia adequada.
- Alteração na coativação de agonistas e antagonista.
- Maior latência (↑ tempo para detecção de um desequilíbrio).
- Amplitude de resposta inadequada (preferência – estratégia de quadril e passo ao invés da ativação primária da estratégia do tornozelo).
- Maior deslocamento do centro de massa.

Alterações no sistema vestibular

- Déficit de 40% de suas células nervosas aos 70 anos.
- Diminuição das células ciliares dos canais semicirculares.
- Diminuição das células ganglionares vestibulares.
- Diminuição dos reflexos de estabilidade ocular e orientação da cabeça.
- Diminuição das fibras nervosas.

Sistema visual

- Déficit de acuidade visual, diminuição do campo visual, da sensibilidade e do contraste.

Sistema somatossensorial

- Diminuição da sensibilidade.
- ↓ receptores cutâneos.
- ↓ 30% de fibras sensoriais.
- ↓ mielina.
- ↓ velocidade de condução.
- Maior dependência dos sistemas visual e vestibular.

Componentes psicocognitivos

- ↓ funções executivas.
- ↓ velocidade de processamento.
- ↓ atenção.
- ↓ resposta inibitória.
- ↓ memória de trabalho.

CONSEQUÊNCIAS DESSAS ALTERAÇÕES

Com déficits na capacidade neural, o SNC acaba perdendo a sua plena capacidade de integrar essas informações (aferentes) e desenvolver respostas motoras (eferentes) rápidas e adequadas para garantir o controle postural.[9] Isso dificulta ainda mais a tarefa de manter o controle postural adequado de idosos. Como resultado, em torno de 18% da população idosa apresenta dificuldade de realizar uma ou mais atividades rotineiras, principalmente aquelas que necessitam da utilização de força muscular, mobilidade e equilíbrio postural, por exemplo usar escadas e sentar-se/levantar-se de cadeiras.[10]

Em virtude desses déficits surge, muitas vezes, a ocorrência de quedas, o que causa elevados casos de morbidade e mortalidade nessa população, especialmente pela perda de mobilidade, restrição social, perda de autonomia e dependência para realizar atividades corriqueiras.

QUEDAS

Conceito de quedas

- Contato não intencional com uma superfície de apoio, resultante da mudança de posição do indivíduo para um nível inferior à sua posição inicial, sem que tenha havido fator intrínseco determinante ou acidente inevitável e ausência de perda de consciência (AGS, BGS).
- Classificação Internacional de Doença-9 (CID-9) como E880-E888 e pela CID-10 como W00-W19.

Classificação das quedas

Pela frequência

- **Acidental:** evento único que dificilmente voltará a se repetir. Fatores extrínsecos (piso escorregadio, degrau sem sinalização, subir em banquinhos).
- **Recorrente:** fatores intrínsecos (doenças crônicas, polifarmácia, déficits sensoriais).

Pela presença ou não de lesões

- **Leve:** cortes, escoriações ou hematomas.
- **Grave:** fratura, trauma cranioencefálico ou luxação.

Pelo tempo de permanência no chão

- **Breve:** levanta-se rapidamente sem auxílio.
- **Prolongada:** idoso permanece caído por mais de 15 a 20 minutos por incapacidade de levantar-se sem ajuda.

Fatores preditores de quedas (intrínsecos, extrínsecos e comportamentais)

Fatores intrínsecos

- Decréscimo das habilidades funcionais globais.
- Gênero feminino.
- Idosos com mais de 80 anos.
- Quedas.
- Fraqueza em membros inferiores.
- Redução da acuidade visual e auditiva.
- ↓ equilíbrio, marcha, mobilidade.
- Deficiência nutricional.
- Déficit cognitivo.
- Alteração de sensibilidade.
- Condições patológicas (neurológicas, ortopédicas, endócrinas).
- Polifarmácia/uso de medicamentos.
- Personalidade/comportamento.

Fatores extrínsecos

- Associados a características **ambientais**.
- Pisos escorregadios, irregulares.
- Roupas e sapatos inadequados.
- Iluminação precária.
- Maus-tratos.
- Tapetes.
- Móveis instáveis.
- Altura inadequada.
- Falta de corrimão.

Fatores comportamentais

- Recusar dispositivo auxiliar para marcha.
- Realizar tarefas que expõem o indivíduo a risco, como: subir em "banquinhos"; não ter condições de tomar banho sozinho e fazê-lo mesmo assim.
- Morar sozinho.
- Não aceitar modificações ambientais, como remoção de tapetes, degraus sem sinalização, adequação de mobiliários.
- Recusar ajuda gerontológica (fisioterapeuta, médico).
- Recusar modificações de vestimentas.

PREVENÇÃO

Para treinar o controle postural, é necessário:

- Estimular todos os sistemas envolvidos (visual, vestibular e somatossensorial).
- Estimular as funções cognitivas necessárias para a manutenção do controle postural e a recuperação de uma queda.
- Abordagem individualizada, de acordo com o desempenho de cada indivíduo.
- Educação, informação e participação de familiares e cuidadores envolvidos.

O princípio de evolução dos exercícios baseia-se nos níveis de dificuldade das tarefas em cada sistema:

- Visual:
  - olhos abertos;
  - conflito visual;
  - olhos fechados.
- Vestibular:
  - cabeça parada;
  - movimentos lentos com a cabeça;
  - movimentos rápidos com a cabeça.
- Somatossensorial:
  - base de sustentação ampla;
  - solo estável;
  - apoio bipodal;
  - base de sustentação reduzida;
  - solo instável;
  - apoio unipodal.
- Cognição:
  - Intervenções ecológicas de acordo com o desempenho nas atividades propostas, aumentando gradativamente o grau de dificuldade.

Intervenções multifatoriais

Múltiplas modalidades em um só treino:

- coordenação;
- fortalecimento muscular;
- aeróbico;
- cognitivo;
- equilíbrio;
- resistência.

Tempo médio de 30 a 90 minutos por sessão, 1 a 3 vezes por semana. Os dados de vários estudos reforçaram a importância da suplementação de vitamina D diariamente, associada ao treino multifatorial.

- Tai Chi e Realidade Virtual podem ser exemplos de atividades para prevenir quedas.
- Aulas educacionais relacionadas à saúde com ênfase em temas também relacionados à saúde.
- Supervisão de um fisioterapeuta.

CONSIDERAÇÕES FINAIS

Pode-se observar que o envelhecimento acomete de maneira gradativa os sistemas responsáveis pela manutenção do equilíbrio corporal. Com isso, especificamente para a população idosa, tornam-se cada vez mais imprescindíveis avaliações periódicas e intervenções que possam auxiliar na manutenção do equilíbrio e do controle postural.

Referências bibliográficas

1. Bouisset S, Richardson J, Zattara M. Are amplitude and duration of anticipatory postural adjustments identically scaled to focal movement parameters in humans? Neurosci Lett. 2000;278:153-8.
2. Cadore EL et al. Neuromuscular adaptations to concurrent training in the elderly: effects of intrasession exercise sequence. Age. 2013 Jun.;35(3):891-903.
3. Horak FB. Postural orientation and equilibrium: what do we need to know about neural control of balance to prevent falls? Age Ageing. 2006 Sep.;35(Suppl 2):ii7-11. doi: 10.1093/ageing/afl077. PMID: 16926210.
4. Rodacki A. Transient effects of stretching exercises on gait parameters of elderly women. Manual Therapy. 2009 Apr.;14:167-72.
5. Bottaro M et al. Effect of high versus slow-velocity resistance training on muscular fitness and functional performance in older men. European Journal of Applied Physiology. 2007 Febr.;99(3):257-64.
6. Hughes D et al. Age-related differences in dystrophin: impact on force transfer proteins, membrane integrity, and neuromuscular junction stability. The Journals of Gerontology Series A: Biological Sciences and Medical Sciences. 2016 May;72(6):640-8.
7. Gomes MM. Influência da força e da potência muscular no controle postural de idosas de diferentes faixas etárias [tese (Doutorado em Ciências da Saúde Aplicadas ao Aparelho Locomotor)]. São Paulo: Universidade de São Paulo; 2012. 131f.
8. Cruz-Jentoft A et al. Sarcopenia: European consensus on definition and diagnosis: report of the European Working Group on Sarcopenia in Older People. Age Ageing. 2010 July;39(4):412-23.
9. Lacour M, Bernard-Demanze L, Dumitrescu M. Neurophysiologie clinique. Clinical Neurophysiology. 2008 Dec.;38(6):411-21.
10. Reis JG et al. Avaliação do controle postural e da qualidade de vida em idosas com osteoartrite de joelho. Revista Brasileira de Reumatologia. 2014 May/Jun.;54(3):208-12.

25

Fundamentos dos cuidados paliativos

Luciana Louzada Farias
Andressa Yuri Arakaki
Clara Maria Conde Antunes

O sofrimento só é intolerável quando ninguém cuida.
Cicely Saunders

INTRODUÇÃO

Historicamente, o cuidado paliativo (CP) se confunde com o termo *hospice. Hospices* foram abrigos que recebiam e cuidavam de peregrinos e viajantes, sendo um dos relatos mais antigos datado do século V, em que Fabíola, discípula de São Jerônimo, cuidou de viajantes oriundos da Ásia e da África, na Hospedaria de Óstia (Porto de Roma).[1,2]

Nas décadas de 1950 e 1960, iniciava-se na Inglaterra, seguida pelos Estados Unidos e países da Europa, a discussão sobre morte digna, próximo de pessoas queridas e com o menor sofrimento possível, o que posteriormente desencadeou a discussão sobre cuidados para pessoas com doenças avançadas, progressivas e sem possibilidade de realizar tratamento.[3]

Em 1967, Cicely Saunders (enfermeira, assistente social e médica) criou na Inglaterra o primeiro *hospice* moderno, o St. Christopher's Hospice, com o intuito de proporcionar qualidade de vida e um fim de vida digno para indivíduos com doenças avançadas e sem possibilidade de tratamento curativo ou modificador. Esse cuidado era feito por meio do controle de dor e de outros sintomas, respeitando a totalidade e a individualidade dos pacientes. O serviço também tinha como objetivo o ensino e a pesquisa para profissionais e estudantes e, até hoje, é referência em cuidados paliativos no mundo.[4-6]

Posteriormente, no Canadá, foi criada uma unidade de cuidados paliativos no Royal Victoria Hospital, seguindo o modelo *hospice*. Em razão do significado diferente de *hospice* em francês (uma das línguas oficiais de Montreal), que era traduzido como "hospício", foi criado pela primeira vez o termo *palliative care* (cuidados paliativos), em 1974. A etimologia da palavra *palliative* é atribuída ao latim *pallium*, que significa "capa" ou "manto", vestimenta utilizada pelos cavaleiros ao saírem, para proteção contra os contratempos da natureza.

No Brasil, o primeiro serviço de cuidados paliativos foi estruturado em 1983 no Hospital das Clínicas de Porto Alegre, seguido pelas instituições: Hospital da Conceição, em Porto Alegre; Santa Casa de São Paulo (1986); Instituto Nacional de Câncer (INCA), no Rio de Janeiro; Centro de Pesquisas Oncológicas (CEPON), em Florianópolis (1989); Pontifícia Universidade Católica (PUC), em Sorocaba; e Hospital-Escola da Faculdade de Medicina de Botucatu (FMB) (1990). A Universidade Federal de São Paulo (UNIFESP), por intermédio do Prof. Marco Tullio de Assis Figueiredo, foi a primeira instituição de ensino a oferecer, de forma eletiva, a disciplina de Cuidados Paliativos, em 1994.[2] Apenas em 2022 essa disciplina tornou-se obrigatória nos cursos de graduação de Medicina no Brasil.[7]

CONCEITOS E PRINCÍPIOS

Os cuidados paliativos baseiam-se em conhecimentos inerentes às diversas especialidades, possibilidades de intervenção clínica e terapêutica, abrangendo diversas áreas de conhecimento da saúde e de conhecimentos específicos.

A Organização Mundial da Saúde (OMS) publicou em 1986 princípios que regem a atuação da equipe multiprofissional de cuidados paliativos.[8] Esses princípios, reafirmados na sua revisão de 2002, são:

1. Promover alívio da dor e de outros sintomas estressantes.
2. Afirmar a vida e reconhecer a morte como um processo natural.
3. Não antecipar, nem prolongar ou adiar a morte.
4. Integrar aspectos psicológicos e espirituais no cuidado.
5. Oferecer uma rede de cuidados e suporte para o paciente viver o mais ativamente possível até o momento da sua morte.
6. Oferecer suporte para a família durante o processo de adoecimento e luto.
7. Oferecer uma abordagem multiprofissional para paciente e família para atender a suas necessidades, durante o adoecimento e o luto.
8. Melhorar a qualidade de vida e influenciar positivamente o curso da doença.
9. Iniciar o mais precocemente possível, junto a tratamentos modificadores da doença.

Em 2017, a International Association for Hospices and Palliative Care (IAHPC) trouxe algumas modificações nos princípios apresentados pela OMS. São pontos importantes nesses princípios a ressaltar:

- A importância de reconhecer e respeitar os valores e crenças culturais do paciente e da família.
- A apresentação dos locais de atuação em CP, como cuidados na residência e instituições de saúde do nível primário ao terciário.
- O relato de que os CP podem ser fornecidos por profissionais com treinamento básico em CP, a não ser em casos complexos, que demandam uma equipe multiprofissional especializada.[9]

DEFINIÇÃO E INDICAÇÃO

Inicialmente, os cuidados paliativos foram direcionados para pacientes oncológicos e principalmente na fase final de vida. Com o passar do tempo, passaram a ser adotados de maneira mais precoce, integrada ao diagnóstico de doenças ameaçadoras da vida, oncológicas ou não.[10]

Essa mudança de compreensão pode ser identificada na evolução da conceituação do cuidado paliativo pela OMS ao longo do tempo. A primeira definição de cuidados paliativos descrita pela OMS data de 1990 e, desde então, já sofreu algumas reformulações, sendo a última em 2017. Em 2002, a OMS passou a inserir na sua definição, como com indicação de CP, os pacientes portadores de doenças potencialmente fatais, e não apenas aqueles com doenças incuráveis. Essa conceituação resultou em uma abordagem mais abrangente e precoce do cuidado paliativo.

Em 2017, os cuidados paliativos foram definidos pela OMS como: "uma abordagem que melhora a qualidade de vida de pacientes (e de suas famílias) que enfrentam problemas associados a doenças que ameacem a vida". O CP "Previne e alivia o sofrimento por meio da identificação precoce, avaliação correta e tratamento da dor e de outros problemas, sejam eles físicos, psicossociais ou espirituais".

A partir de então, afirma ainda que

> *o cuidado paliativo é parte crucial dos serviços de saúde integrados e centrados na pessoa, em todos os níveis de cuidado, e tem o objetivo de aliviar o sofrimento, seja ele causado por câncer, falência orgânica, tuberculose resistente, estágio final de doenças crônicas, prematuridade extrema ou fragilidade extrema nos idosos.*[11]

Dessa maneira, são elegíveis para a abordagem de cuidado paliativo os pacientes portadores de doenças potencialmente fatais, e não apenas aqueles com doenças incuráveis.

Com isso, a indicação da abordagem de cuidado paliativo evoluiu de um modelo antigo dicotômico em que a abordagem de CP se iniciava quando não havia mais tratamento restaurador ou modificador para a doença, para um modelo atual, mais abrangente e integrativo. No atual modelo, o cuidado paliativo é iniciado de maneira precoce e integrado ao tratamento modificador da doença, como ilustrado na Figura 25.1.[12]

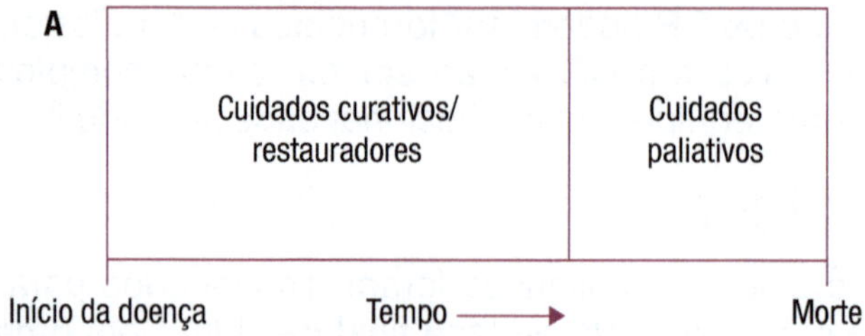

A – Modelo dicotômico antigo de CP em que os pacientes primeiro recebem cuidados curativos ou restauradores e continuam a recebê-los até que falhem, quando só então recebem CP.

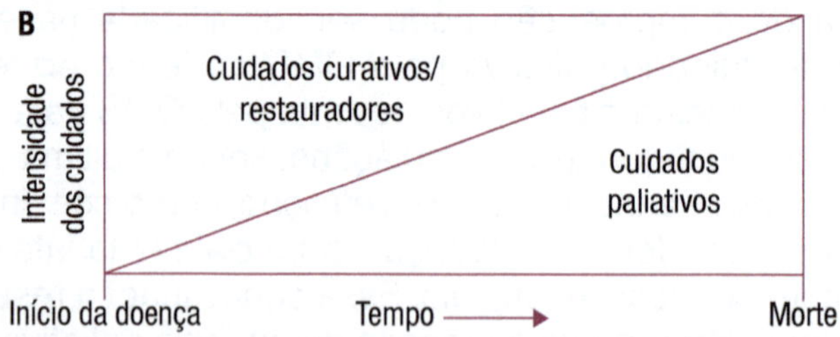

B – Modelo sobreposto de CP, no qual os pacientes recebem um grau gradualmente crescente de cuidados paliativos, enquanto recebem um grau gradualmente decrescente de cuidados curativos/restauradores. Em ambos os modelos, (A) e (B), os cuidados paliativos terminam no momento da morte.

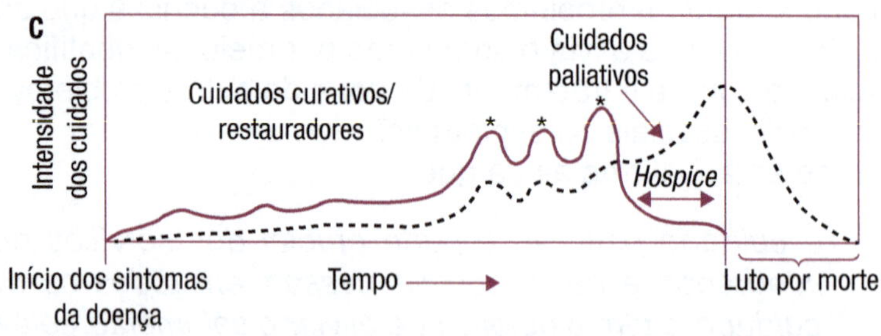

C – Modelo de CP atual, integrado e individualizado, em que um paciente recebe cuidados paliativos (linha tracejada) no início dos sintomas de uma doença progressiva, simultaneamente aos cuidados curativos/restauradores (linha contínua). Assim como os cuidados curativos/restauradores, a intensidade dos cuidados paliativos aumenta e diminui para refletir as necessidades e preferências do paciente e de sua família em cada etapa de evolução da doença. Os asteriscos indicam períodos de alta intensidade de cuidados curativos/restauradores (p. ex., hospitalizações por infecções do trato respiratório inferior).

Figura 25.1 – Evolução dos modelos de cuidados paliativos.

Fonte: Adaptada de Lanken *et al.*, 2008.[12]

Observe-se que os cuidados curativos/restauradores terminam pouco antes da morte, enquanto os cuidados paliativos têm seu pico nesse momento e continuam após a morte para atender às necessidades de luto da família do paciente.

CONCEITOS IMPORTANTES EM CUIDADOS PALIATIVOS

É importante ressaltar o conceito de "dor total", definido por Cicely Saunders em 1967. Trata-se do sofrimento que uma pessoa sente não somente pelos danos físicos da doença, que causam o estímulo de dor, mas também pelas consequências emocionais, psíquicas, sociais e espirituais que o adoecimento gera. Esses fatores em conjunto se somam e interferem na percepção de dor pelo indivíduo, ocasionando um sofrimento que se conceitua como "dor total". A dor total, se não for adequadamente identificada, cuidada e tratada, pode prejudicar a qualidade de vida do paciente de maneira considerável. Para proporcionar o cuidado nas diversas dimensões do sofrimento, é fundamental a atuação de uma equipe interdisciplinar.[13,14]

No contexto de cuidado paliativo, a comunicação é uma habilidade e um alicerce fundamental para o cuidado. Para uma comunicação efetiva, é preciso haver escuta ativa, comunicação compassiva e empática, clara e assertiva para que sejam transmitidos atenção e apoio emocional durante a conversa. É importante desenvolver habilidades de percepção do que não é verbalmente dito e disponibilizar informações importantes, mesmo que de forma lenta e gradual, de acordo com o que os pacientes conseguem suportar. É preciso tranquilizá-los e permitir que confiem na equipe que os acompanha, na busca por um fim de vida mais digno. Além disso, é importante ressaltar que se deve estar atento à comunicação verbal e não verbal para que seja possível estabelecer conexões com pessoas em situações complexas e desafiadoras.[15]

Estudos apontam que a comunicação é o pilar dos cuidados paliativos e pode minimizar os sintomas decorrentes da fase avançada de uma doença. Dessa maneira, cria-se um vínculo, que solidifica a base para o relacionamento interpessoal e traz tranquilidade e confiança, com vistas a proporcionar bem-estar e aliviar o sofrimento.[16]

CONSIDERAÇÕES FINAIS

A abordagem do cuidado paliativo visa oferecer um sistema de suporte para auxiliar o paciente e seus familiares durante a doença, com objetivo de melhorar a qualidade de vida e de permitir ao paciente viver tão ativamente quanto possível até a sua morte.

Diversos estudos têm mostrado que a abordagem de CP está associada a benefícios importantes para os pacientes e seus familiares, envolvendo não apenas os aspectos clínicos, mas também psicológicos e espirituais. Como tem como base um cuidado individualizado e centrado na pessoa, visando promover o alcance máximo de seu potencial em cada etapa da doença, o cuidado paliativo gera melhor funcionalidade e qualidade de vida para o paciente.[17]

Cuidado paliativo não é uma alternativa de tratamento, e sim uma parte complementar e vital de todo acompanhamento do paciente.
Cicely Saunders

Referências bibliográficas

1. Cortes CC. Historia y desarrollo de los cuidados paliativos. In: Marco GS, editor. Cuidados paliativos e intervenção psicossocial em enfermos com câncer. Las Palma: ICESP; 1988.
2. Figueiredo MGMT. História dos cuidados paliativos no Brasil e no mundo. In: Manual de cuidados paliativos ANCP. 3. ed. Rio de Janeiro: Atheneu; 2021.
3. Menezes RA. Em busca da boa morte: antropologia dos cuidados paliativos. Rio de Janeiro: Garamond; 2004. p. 228.
4. Pessini L. Cuidados paliativos: alguns aspectos conceituais, biográficos e éticos. Prat Hospit. 2005;7(41):107-12.
5. Paiva CF, Santos TCF, Costa LMC, Filho AJA. Trajetória dos cuidados paliativos no mundo e no Brasil. Potencial interdisciplinar de enfermagem: histórias para refletir sobre o tempo presente. Brasília: ABen; 2022. p. 41-9.
6. Matsumoto DY. Cuidados paliativos: conceitos, fundamentos e princípios. In: Manual de cuidados paliativos ANCP. 2. ed. ampl. e atual. Porto Alegre: Sulina, 2012.
7. Brasil. Ministério da Educação. Conselho Nacional de Educação. Disponível em: http://portal.mec.gov.br/docman/marco-2022-pdf/238001-pces265-22/file.
8. Breitbart W, Colen K. Delirium in the terminally ill. In: Chochinov HM, Breitbart W. Handbook of psychiatry in palliative medicine. Oxford: Oxford University Press; 2000, p. 75-90.
9. Ryan S, Wong J, Chow R, Zimmermann C. Evolving definitions of palliative care: upstream migration of confusion? Curr Treat Options Oncol. 2020;21(3):20.
10. Souza LC, Cestari VR, Nogueira VP, Furtado MA, Oliveira IM, Moreira TM et al. Análise da evolução histórica do conceito de cuidados paliativos: revisão de escopo. Acta Paul Enferm. 2022;35.
11. World Health Organization (WHO). 10 facts on palliative care. Disponível em: https://www.who.int/news-room/facts-in-pictures/detail/palliative-care.
12. Lanken PN, Terry PB, Delisser HM et al. An official American Thoracic Society Clinical Policy statement: palliative care for patients with respiratory diseases and critical illnesses. Am J Resp Crit Care Med. 2008;177:912-27.

13. Carvalho LFGL, Branco TP. Avaliação da dor. In: Manual da residência de cuidados paliativos: abordagem multidisciplinar. 2. ed. Santana de Parnaíba: Manole; 2022.
14. Achette D, Carvalho LFGL, Reine PSK. Dor total. In: Manual de cuidados paliativos ANCP. 3. ed. Rio de Janeiro: Atheneu; 2021.
15. Trovo MM, Silva SMA. Competência comunicacional em cuidados paliativos. In: Manual de cuidados paliativos ANCP. 3. ed. Rio de Janeiro: Atheneu; 2021.
16. Andrade GB, Pedroso VSM, Weykamp JM, Soares LS, Siqueira HCH, Yasin JCM. Cuidados paliativos e a importância da comunicação entre o enfermeiro e paciente, familiar e cuidador. Rev Fund Care. 2019;11(3):713-17.
17. Taylor J, Bull J, Zhong X et al. The effect of palliative care on patient functioning. J Palliat Med. 2013;16(10):1227-31.

Seção 3
Aspectos Gerontológicos da Senescência e da Senilidade

26 Visão

Marcela Cypel

O olho está entre os órgãos dos sentidos de maior impacto na qualidade de vida e na manutenção da independência do idoso. O seu comprometimento pode interferir globalmente na capacidade de realização das atividades de vida diária, bem como nas atividades e nos relacionamentos sociais. Pontualmente, alterações que impactem a visão de maneira significativa podem aumentar o risco de queda, isolamento e depressão.[1,2]

As alterações oculares mais comuns no contexto do envelhecimento podem ser divididas em fisiológicas e patológicas, sendo muito importante o seu reconhecimento e entendimento pelo profissional da área da saúde, uma vez que o diagnóstico precoce pode elucidar dúvidas, acalmar ansiedades e/ou permitir encaminhamento e tratamento adequado pelo médico oftalmologista, garantindo maior sucesso para o paciente em questão.[1,3,4]

As Figuras 26.1, 26.2 e 26.3 ilustram as principais estruturas oculares (anteriores e posteriores) e seus anexos (pele, pálpebra e cílios) e destacam as alterações **fisiológicas** mais comuns que podem ocorrer em cada uma delas.[1,4,5]

As alterações fisiológicas que ocorrem no olho com o passar da idade não devem ser menosprezadas, pois, como destacado na Figura 26.1, algumas podem provocar desconforto e até mesmo interferir na autoestima. Um cílio tocando a córnea causa sensação de corpo estranho; deve ser retirado e a córnea tratada com lubrificante ou, às vezes, protegida com antibiótico para restabelecer o epitélio machucado, evitando-se infeção secundária. Um cisto ou uma concreção conjuntival pode não atrapalhar a

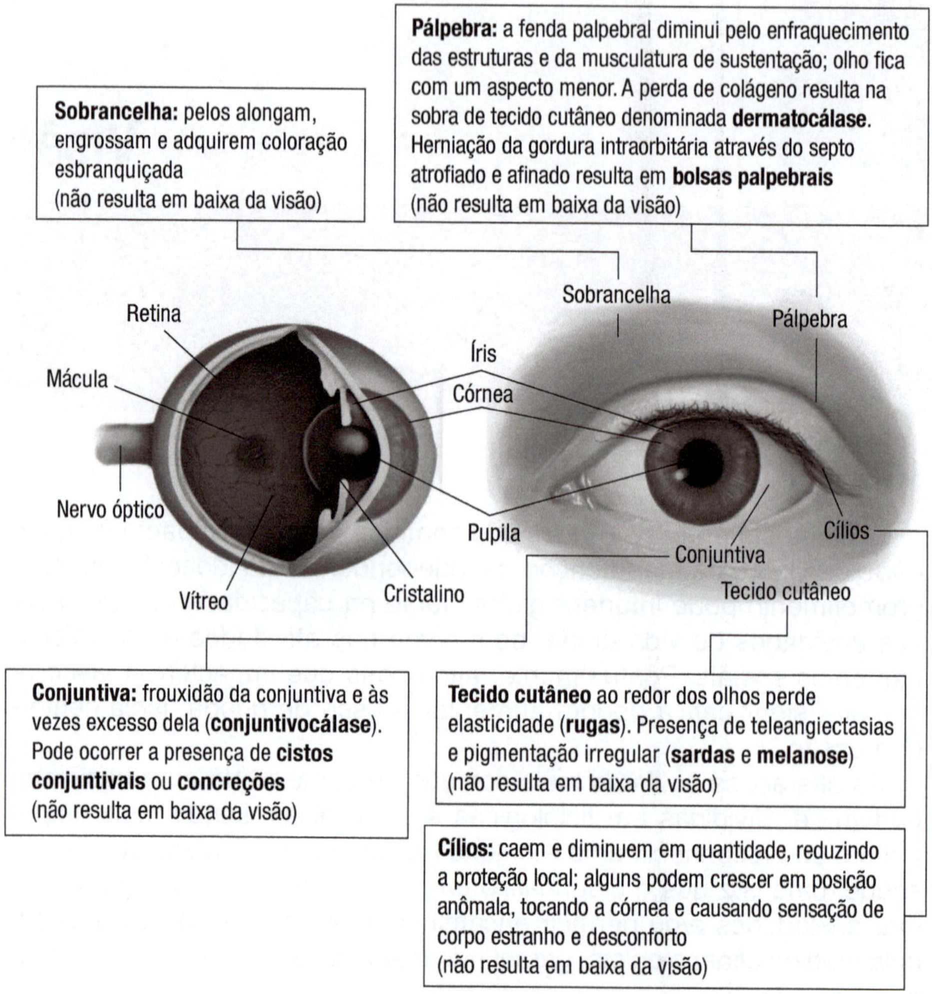

Figura 26.1 – Senescência ocular – alterações fisiológicas do olho e seus anexos.
Fonte: Adaptada de Cypel *et al.*, 2008;[1] Fernandes *et al.*, 2022;[4] e Salvi *et al.*, 2006.[5]

visão, mas gera desconforto e sensação de corpo estranho, dependendo do tamanho e da localização, e nessas circunstâncias deve ser retirado. A dermatocálase, se muito intensa, pode gerar peso significativo na pálpebra superior, o que resulta na diminuição da fenda palpebral, chegando a interferir no campo visual; nesses casos, a correção cirúrgica está indicada e vai além de uma indicação estética. A queixa do paciente deve ser devidamente recebida pelo profissional de saúde e apropriadamente avaliada, indicando-se a melhor abordagem para aliviar o desconforto do idoso.[1,4,5]

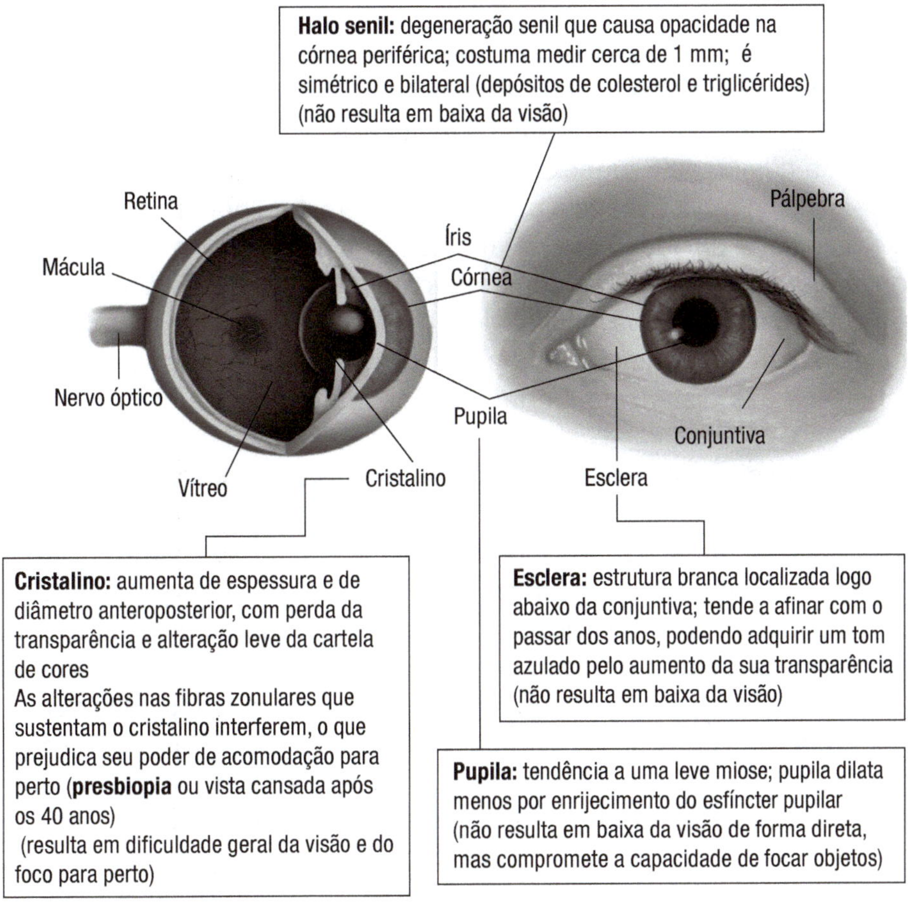

Figura 26.2 – Senescência ocular – alterações fisiológicas do segmento anterior do olho.
Fonte: Adaptada de Cypel *et al.*, 2008;[1] Fernandes *et al.*, 2022;[4] e Salvi *et al.*, 2006.[5]

A presbiopia (perda do foco para perto após os 40 anos, popularmente chamada de "vista cansada") também deve ser devidamente abordada, prescrevendo-se óculos para aumentar o fôlego na leitura e melhorar o foco. Os óculos devem ser prescritos quando a eficiência visual para perto não está mais satisfatória para o paciente, mas observam-se variações nas demandas de cada indivíduo. Existem regras para o ajuste no foco de perto, mas elas foram readequadas para os dias atuais, nos quais a demanda na qualidade visual de perto não aborda apenas a leitura de livros, mas a leitura do celular, do iPad e/ou do computador (a visão do computador já é classificada como uma visão para meia distância/perto). Novamente, é muito importante identificar a demanda do idoso, para assim poder ajustar a melhor correção. Por exemplo, para um idoso com atividades em ambientes menores, sem dirigir, mas independente e que goste de assistir televisão, usar computador e ler, nem sempre os melhores óculos são os multifocais, pois, embora eles sejam de muita qualidade e praticidade, talvez óculos que tenham um alcance específico na meia distância e perto façam uma melhor cobertura. Outro exemplo seria um idoso com total autonomia e ainda com atividades na longa distância tendo uma demanda para longe, meia distância e perto em que o uso de óculos multifocais ou até de uma lente de contato multifocal pode trazer benefício suficiente ao invés de óculos separados para cada uma das distâncias. Portanto, dependerá de cada caso a melhor indicação.[1,4-6]

A composição e a eficiência da lágrima na proteção da superfície ocular também sofrem alterações com o passar dos anos. A lágrima é composta por água, gordura e proteínas que são produzidas em diferentes tipos de glândulas presentes na superfície ocular; com o envelhecimento, ocorre uma tendência a diminuição na produção ou alteração da qualidade dela, o que pode ter como resultado diferentes graus de ressecamento ocular, sendo os sintomas mais frequentes: olho vermelho, ardor, sensação de areia nos olhos e pontadas. Nesses casos, é comum o paciente com queixa de olho seco relatar, estranhamente, lacrimejamento excessivo, mas o fato decorre da tentativa do olho em melhorar a lubrificação local; no entanto, ele o faz com uma lágrima menos eficiente nas suas funções. O uso de colírios de lágrimas artificiais auxilia bastante nesses casos.[1,4,5]

As moscas volantes são uma queixa ocular comum no envelhecimento e devem ser devidamente avaliadas no momento do seu aparecimento para certificar que esses grumos vítreos, ao surgirem, não tracionaram em nada a retina. Embora, na maioria dos casos, a retina fique intacta e preservada, às vezes uma tração e uma abertura na retina podem ocorrer no advento das moscas volantes, com risco de descolamento, devendo essa queixa ser sempre acompanhada da avaliação de um médico especialista, com dilatação da pupila e mapeamento da retina.[1,4,5]

As Figuras 26.4 e 26.5 ilustram as principais estruturas oculares (anteriores e posteriores) e seus anexos (pele, pálpebra e cílios) e destacam as alterações **patológicas** mais comuns que podem ocorrer em cada uma delas.[1,5,7]

Retina: diminuição do número de fotorreceptores na retina
Seu epitélio pigmentar perde capacidade de limpar de forma eficiente o "lixo" resultante de suas atividades metabólicas, resultando em má perfusão e má nutrição do tecido, em especial da mácula (região central e mais fina da retina)
Degeneração hialina e fibrótica da camada muscular dos vasos retinianos resulta no espessamento da sua parede (**arteriosclerose senil**)
(pode resultar em baixa da visão)

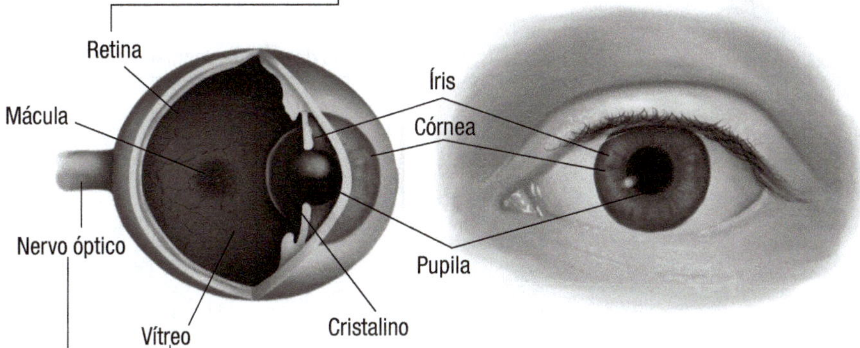

Nervo óptico: diminuição do número de axônios e aumento da elasticidade das fibras e do tecido conjuntivo do nervo óptico
(pode resultar em diminuição do campo visual)

Vítreo: gel que preenche a parte posterior do olho, composto por fibras de colágeno, ácido hialurônico, água e proteínas; com o envelhecimento, sofre maior liquefação e maior mobilidade, podendo gerar **pontos e/ou linhas brilhantes ou escuras móveis no campo de visão** (moscas volantes)
(não resulta em baixa da visão de forma direta, mas pode causar desconforto se presente na região do eixo visual)

Figura 26.3 – Senescência ocular – alterações fisiológicas do segmento posterior do olho.
Fonte: Adaptada de Cypel *et al.*, 2008;[1] Fernandes *et al.*, 2022;[4] e Salvi *et al.*, 2006.[5]

O **lagoftalmo**, se possível, deve ser corrigido cirurgicamente, pois a exposição excessiva da mucosa conjuntival causa desconforto, olho vermelho e risco de infecção local, inclusive com acometimento da córnea. No entanto, nem sempre a abordagem cirúrgica pode ser feita por condições outras do idoso e, então, deve ser orientada uma lubrificação adequada do olho, assim como manobras específicas (noturnas e/ou diurnas) para diminuir a exposição ocular. Casos de **ptose**, dependendo do grau de desconforto ou se atingem o campo de visão, merecem abordagem cirúrgica, assim como o **entrópio** ou o **ectrópio**.[1,2]

A **catarata senil** está entre as principais causas de deficiência visual reversível no idoso, sendo a prevalência de 17,6% nos menores de 65 anos, de 47,1% no grupo entre 65 e 74 anos e de 73,3% nos indivíduos acima de 75 anos. Decorrente da perda de transparência do cristalino,

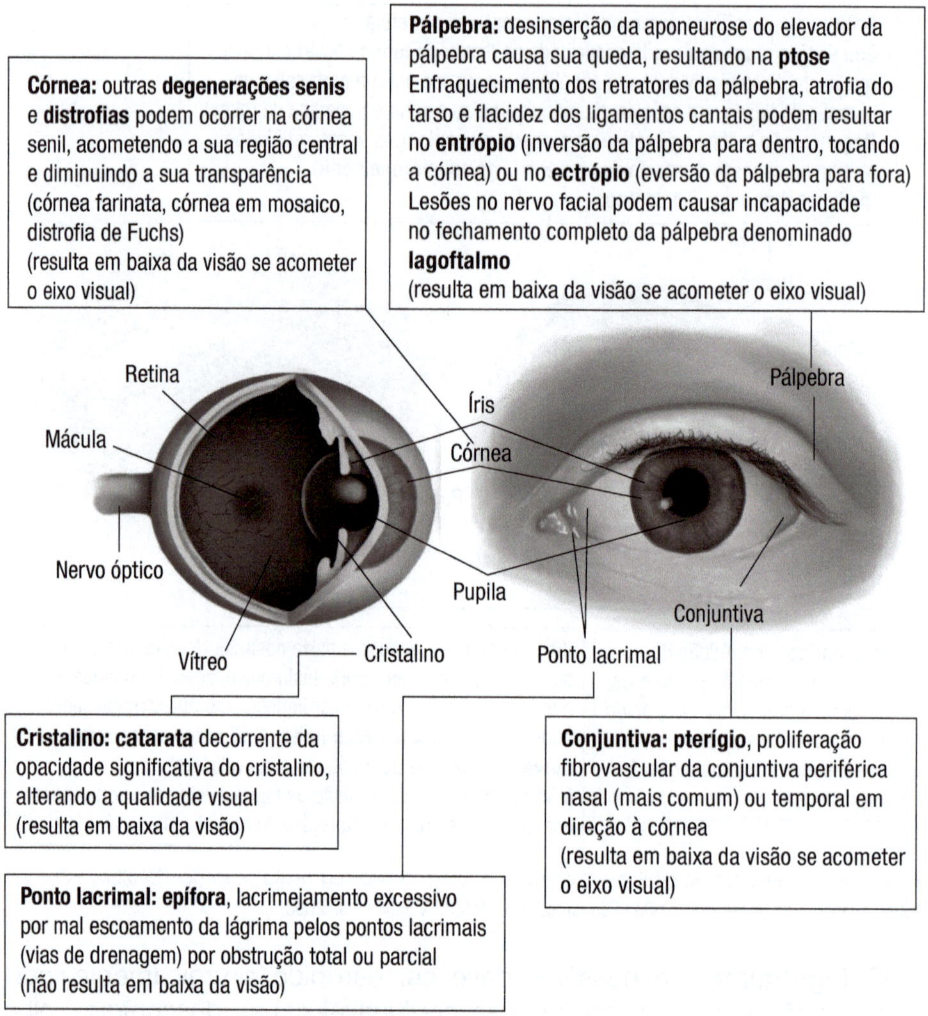

Figura 26.4 – Senilidade ocular – alterações patológicas do segmento anterior do olho e seus anexos.
Fonte: Adaptada de Cypel *et al.*, 2008;[1] Salvi *et al.*, 2006;[5] GBD, 2019.[7]

que causa baixa de visão e prejuízo na qualidade visual, a opacidade pode não ser homogênea e não precisa acometer os dois olhos de forma simétrica. Importante reforçar que nem toda catarata precisa ser operada num primeiro momento; a indicação dependerá das limitações causadas ao idoso em questão, podendo-se, por exemplo, postergar a sua resolução com prescrição de óculos ou ser determinada a cirurgia assim que possível em decorrência da intensidade e das características da opacidade. A catarata não regride e a única forma de tratamento resolutivo é a cirurgia, que consiste em sua retirada, com a inserção de uma lente intraocular no local antes ocupado pelo cristalino. A cirurgia de catarata é altamente eficaz e tem evoluído muito nos últimos anos, tanto na técnica como nas opções de lentes intraoculares. Atualmente, existem lentes intraoculares dobráveis que corrigem a visão só para longe, mas também lentes de foco estendido que corrigem a visão no longe e no perto, gerando uma grande independência do uso de óculos e permitindo que ela ocorra sem a necessidade de se dar pontos na córnea. No entanto, cada caso merece ser avaliado em particular para decisão da melhor conduta a ser tomada.[1,2,5,7,8]

Retina: retinopatia diabética, complicação decorrente do diabetes *mellitus* na qual lesões microangiopáticas afetam os vasos sanguíneos da retina e causam: microaneurismas, oclusões vasculares, exsudações, neovasos e hemorragias
Como resultado, observa-se o aparecimento de manchas dispersas no campo de visão (**escotomas**)
Se acometimento da mácula (região central da retina), ocorre distorção e borramento da visão central
(resulta em baixa da visão)

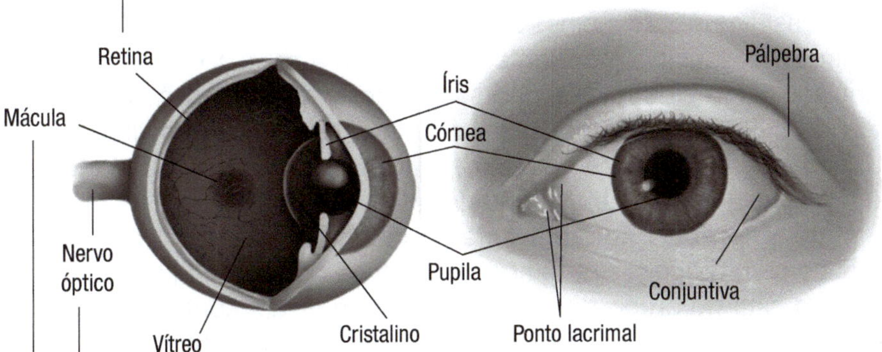

Nervo óptico: glaucoma, uma neuropatia óptica caracterizada por um grupo de condições relacionadas a danos ao nervo óptico na qual a pressão do olho é o maior fator de risco; tem como resultado a perda progressiva do campo de visão periférico
(resulta em baixa da visão)

Mácula: região central e nobre da retina; sofre processo degenerativo progressivo; **degeneração macular relacionada à idade** caracterizada pela presença de drusas e mobilização de pigmento. Como resultado, observam-se a distorção das imagens (linhas tortas) e o aparecimento de mancha na região central da visão
(resulta em baixa da visão)

Figura 26.5 – Senilidade ocular – alterações patológicas do segmento posterior do olho.[1,5,7]
Fonte: Adaptada de Cypel *et al.*, 2008;[1] Salvi *et al.*, 2006;[5] GBD, 2019.[7]

O **glaucoma** é a maior causa de cegueira irreversível no mundo e a sua prevalência aumenta com a idade, sendo incomum entre pessoas com idade inferior a 40 anos; estimativas mundiais são de cerca de 3,2 milhões de pessoas cegas em decorrência de glaucoma em 2020; embora a prevalência oscile dependendo da etnia, porcentagens são descritas de 1% a 3% nas pessoas aos 50 anos, aumentando para 4% a 13% nas pessoas acima de 80 anos de idade. Divide-se em dois tipos principais: glaucoma de ângulo aberto, mais frequente em brancos e afro-caribenhos; e glaucoma de ângulo fechado, mais comum no Sudeste da Ásia. Outros fatores de risco são: histórico familiar, uso crônico de corticoide, trauma ou inflamação ocular. Os danos causados ao nervo óptico são irreversíveis; mas, se ocorre detecção precoce e acompanhamento crônico, torna-se, na maioria dos casos, uma doença tratável e controlável clinicamente, e seu tratamento consiste no uso crônico de colírios hipotensores. Algumas formas específicas podem ser tratadas com *laser* ou cirurgia para ajudar no controle da pressão intraocular. O objetivo no tratamento é estabilizar/controlar o quadro e evitar novos danos às fibras do nervo óptico. As fases iniciais dos dois tipos de glaucoma são muitas vezes assintomáticas, por isso a rotina de exames oftalmológicos após os 40 anos é essencial. Importante lembrar que a pressão do olho é um dos principais fatores de risco e não está relacionada à pressão sistêmica do indivíduo. O acometimento visual inicialmente é do campo visual periférico, podendo evoluir, nos casos mais avançados e/ou não tratados, para perda de visão central e cegueira total.[1,2,5,9]

A **degeneração macular relacionada à idade** (DMRI) é a causa mais comum de cegueira central em idosos nos países industrializados; também está no grupo das causas de baixa visual controlável, mas não curável. Geralmente acomete pessoas com mais de 60 anos de idade; seu risco aumenta com o passar dos anos; e aos 100 anos de idade praticamente 100% dos idosos terão algum grau de DMRI. Há duas formas de evolução da DMRI: "úmida" ou exsudativa; e "seca" ou atrófica. Na maioria das populações, a forma seca é a mais frequente. A forma úmida pode resultar em perda acentuada da visão central pelo desenvolvimento de vasos sanguíneos anormais abaixo da retina que podem vazar ou sangrar, sendo as denominadas membranas neovasculares. Opções atuais para prevenção são restritas e muitos estudos estão sendo desenvolvidos nessa área; existem tratamentos (como injeções intraoculares de antiangiogênicos – anti-VEGFs) que possibilitam preservar ou restaurar a visão em alguns pacientes com a forma úmida. Os principais fatores de risco, além da idade, são tabagismo, histórico familiar da doença, hipertensão, colesterol elevado, ingestão de gordura e índice de massa corporal elevado. Importante registrar que, embora a DMRI acometa a visão central e interfira de maneira impactante na qualidade visual, não chega a tomar todo o campo visual do idoso.[1,2,5,8,10]

A **retinopatia** diabética, uma complicação da diabetes *mellitus*, é a maior causa de cegueira em pacientes em idade ativa. Estudos clínicos têm mostrado que um bom controle do diabetes, da hipertensão, da dislipidemia e do tabagismo reduz significativamente o risco de retinopatia diabética. Embora determinadas formas possam ser tratadas, algumas lesões ou danos causados não podem ser totalmente restaurados, sendo uma doença controlável, mas não curável. As alterações vasculares costumam atingir a retina como um todo e, em determinado momento, a mácula (região central da retina) pode ser acometida. Depois de 15 anos de doença, cerca de 2% das pessoas com diabetes se tornam cegas e cerca de 10% desenvolvem perda visual grave. Depois de 20 anos de doença, estima-se que mais de 75% dos pacientes tenham alguma forma de retinopatia diabética. Estima-se que, em 2030, 191 milhões de pessoas no mundo terão retinopatia diabética e que, destes, mais de 2 milhões terão a visão comprometida pela doença; no Brasil, estima-se que a cegueira entre diabéticos possa alcançar a prevalência de 4,8%. Opções efetivas de tratamento incluem a aplicação de *laser* na retina ("fotocoagulação a *laser*"), injeções de antiangiogênicos (anti-VEGFs) ou de corticoide (triancinolona ou dexametasona). O tratamento depende da evolução, do tipo e da localização das lesões retinianas. Não é rara a necessidade de retratamentos ou da combinação de uma ou mais das opções descritas. O acompanhamento clínico multidisciplinar é fundamental quando a retinopatia diabética está estabelecida.[1,2,8]

Além do acometimento das estruturas oculares decorrente da senescência e da senilidade, que deve ser valorizado e cuidado, é importante ressaltar que também ocorre um declínio geral da função/capacidade visual, com diminuição da acuidade visual, diminuição da sensibilidade ao contraste e da velocidade de adaptação claro/escuro. Essas alterações em conjunto não são fáceis de quantificar como as anteriormente descritas, não contam com um tratamento específico, mas participam do resultado da visão final do idoso e precisam ser consideradas como corresponsáveis pela qualidade visual.[1,7,11]

Com o aumento da expectativa de vida, o número de pessoas com baixa visão aumentará, resultado das doenças oculares decorrentes do envelhecimento. O número de cegos ou deficientes visuais e sua distribuição global é motivo de atenção e registro dos órgãos internacionais

(Organização Mundial da Saúde – OMS), assim como de órgãos nacionais (Conselho Brasileiro de Oftalmologia – CBO). A primeira estimativa global sobre deficiência visual é datada de 1972, em um levantamento feito pela OMS, que indicou, naquela época, a existência de 10 a 15 milhões de pessoas cegas no mundo. Em 2015, a estimativa foi de mais de 285 milhões de deficientes visuais, sendo 36 milhões de cegos (56% do sexo feminino) e 216,6 milhões de pessoas com deficiência visual moderada e grave. Outro dado de extrema relevância é o fato de que mais de 70% das causas de deficiência visual poderiam ser evitadas ou curadas, o que se torna uma questão de prioridade frente a OMS.[2,3,6,7,11]

Os números globais de 2020 seriam de 39 milhões de pessoas cegas e 246 milhões com perda visual moderada e grave, sendo 80% destas com mais de 50 anos; transferindo essas proporções para números do Brasil, seriam aproximadamente mais de 5 milhões de pessoas com 50 anos ou mais cegas ou com deficiência visual considerada moderada ou grave.[2,3,6,7,11]

A Oftalmogeriatria contempla o cuidado com as alterações fisiológicas específicas do envelhecimento e com as doenças próprias dessa faixa etária; proporciona um olhar completo do idoso, melhora sua abordagem e personaliza o seu cuidado. A troca de conhecimento e informação interdisciplinarmente permite que o idoso receba um atendimento multidisciplinar interligado, potencializando a sua eficiência. No âmbito global, estudos na área do envelhecimento ocular ressaltam a necessidade de se ajustar os programas de saúde pública e traçar políticas de prevenção à saúde ocular, considerando a atual realidade. Divulgar conhecimento apropriado, buscando formas de prevenção, diagnóstico precoce e tratamento adequado, é de grande auxílio no curto, no médio e no longo prazo.

Referências bibliográficas

1. Cypel M, Belfort RJ. Oftalmogeriatria. São Paulo: Roca; 2008.
2. Ottaiano JAA, Ávila MP, Umbelino CC, Taleb AC. As condições da saúde ocular no Brasil 2019. São Paulo: CBO; 2019.
3. World Health Organization (WHO). Universal eye health: a global action plan 2014-2019. Geneva, Switzerland: WHO Press; 2013 [acesso em jan 2025]. Disponível em: https://www.who.int/publications/i/item/universal-eye-health-a-global-action-plan-2014-2019.
4. Fernandes AG, Berezovsky A, Watanabe SES, Mitsuhiro MRKH, Cypel MC, Ferraz NN et al. Prevalence of ocular findings regardless of visual acuity status in older adults from the Brazilian Amazon Region. Sci Rep. 2022;11(1):23710.
5. Salvi SM, Akhtar S, Currie Z. Ageing changes in the eye. Postgrad Med J. 2006; 82(971):581-7.

6. Salomão SR, Berezovsky A, Furtado JM, Fernandes AG, Muñoz S, Cavascan NN et al. Vision status in older adults: the Brazilian Amazon Region eye survey. Sci Rep. 2018;8(1):886.
7. GBD 2019 Diseases and Injuries Collaborators. Global burden of 369 diseases and injuries in 204 countries and territories, 1990-2019: a systematic analysis for the Global Burden of Disease Study 2019. Lancet. 2020;396(10258):1204-22.
8. Cypel MC, Salomão SR, Dantas PEC, Lottenberg CL, Kasahara N, Ramos LR et al. Vision status, ophthalmic assessment, and quality of life in the very old. Arq Bras Oftalmol. 2017;80(3):159-64.
9. Machado LF, Furlanetto RL, Gracitelli CPB. Anatomy and evaluation of the optic nerve head. Arq Bras Oftalmol. 2022 Feb. 14:S0004-27492022005002209. Epub ahead of print.
10. Nag TC. Pathogenic mechanisms contributing to the vulnerability of aging human photoreceptor cells. Eye 2021;35(11):2917-29.
11. Mactaggart I, Limburg H, Bastawrous A, Burton MJ, Kuper H. Rapid assessment of avoidable blindness: looking back, looking forward. Br J Ophthalmol. 2019; 103(11):1549-52.

27

Audição

Lilian Ourém Batista Vieira Cliquet

INTRODUÇÃO

De maneira bem objetiva, a audição é representada como um dos cinco sentidos sensoriais (tato, visão, paladar, olfato e audição). Trata-se de um mecanismo de captação e tradução das ondas sonoras em impulsos nervosos que são conduzidos ao cérebro e reconhecidos por ele.[1]

SISTEMA AUDITIVO (FIGURA 27.1)

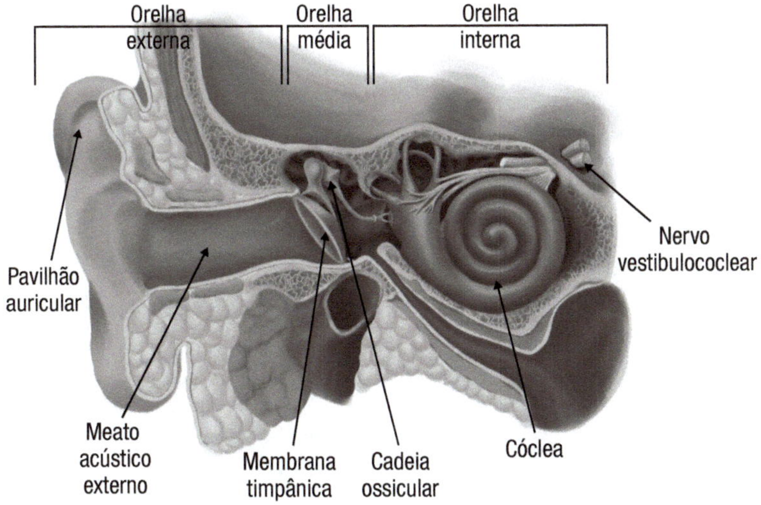

Figura 27.1 – Sistema auditivo.
Fonte: Adaptada de Toronto Hearing Centre.[2]

MECANISMO AUDITIVO

Qualquer mudança estrutural ou funcional nesse mecanismo pode acarretar alterações tanto na amplificação sonora quanto na codificação neural (Figura 27.2).[1]

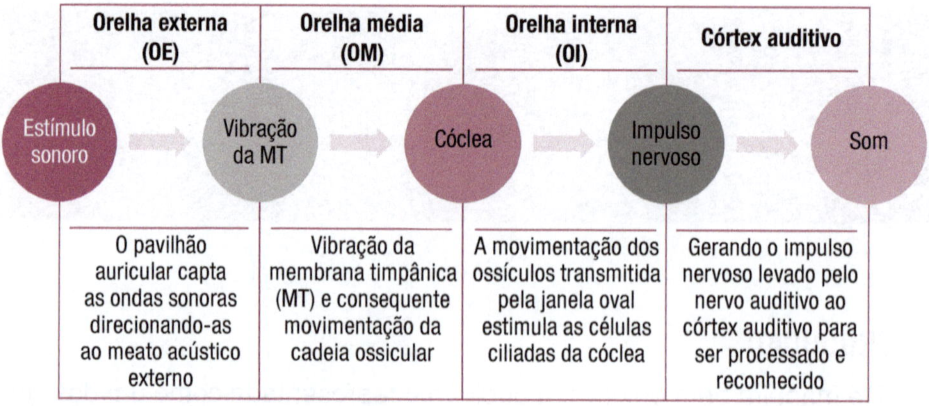

Figura 27.2 – Esquema do mecanismo auditivo.
Fonte: Desenvolvida pela autoria do capítulo, 2022.

FATORES DE RISCO PARA PERDAS AUDITIVAS

Muitos são os fatores evidenciados na literatura como possíveis causas para as perdas auditivas (Figura 27.3).[1,3]

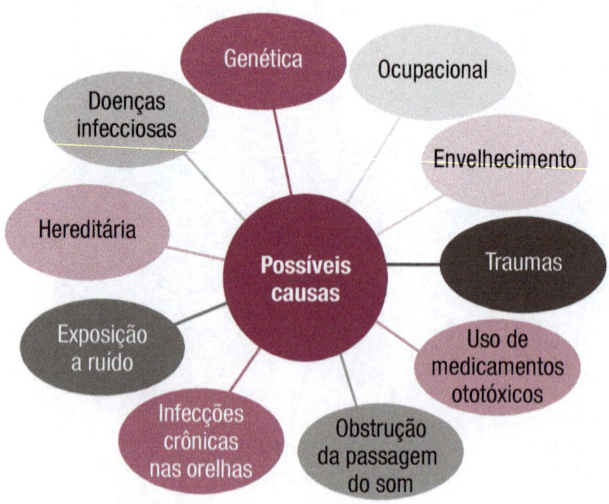

Figura 27.3 – Fatores de risco para perdas auditivas.
Fonte: Desenvolvida pela autoria do capítulo, 2022.

CLASSIFICAÇÃO PARA PERDAS AUDITIVAS

Pode-se identificar, de maneira geral, as perdas auditivas de acordo com algumas classificações, a depender de seu grau de intensidade, sua curva audiométrica, sua localização e seu prognóstico (Figura 27.4).[1,3,4]

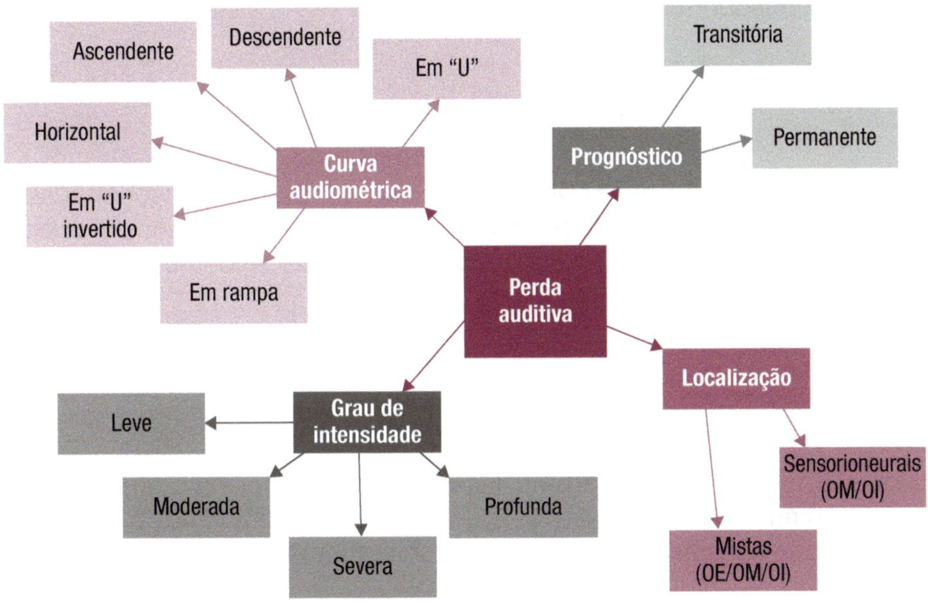

Figura 27.4 – Classificações para perdas auditivas.

Fonte: Desenvolvida pela autoria do capítulo, 2022.

Para esclarecer a nomenclatura utilizada quanto ao grau de intensidade, segue a classificação das perdas auditivas (leve, moderada, severa e profunda) de acordo com Lloyd e Kaplan (Tabela 27.1).[5]

Tabela 27.1 – Classificação das perdas auditivas de acordo com Lloyd e Kaplan.

Classificação	Média da perda auditiva (dB NA) 500 Hz, 1 e 2 kHz
Normal	0 a 25 dB NA
Leve	26 a 40 dB NA
Moderada	41 a 55 dB NA
Moderadamente severa	56 a 70 dB NA
Severa	71 a 90 dB NA
Profunda	> 90 dB NA

Fonte: Lloyd e Kaplan, 1978.[5]

No que se refere aos "tipos de curvas" ou "configurações das curvas audiométricas", a representação gráfica de seus limiares indica a intensidade e a frequência de cada estímulo percebido pelo examinado e apresenta algumas características no desenho de sua curva:[1,4,5]

- **Configuração horizontal:** pode representar alterações condutivas ou sensorioneurais.

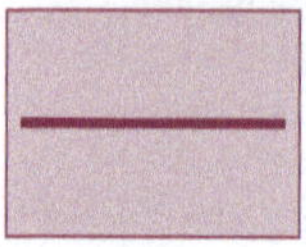

- **Configuração descendente:** comum em perdas sensorioneurais, com limiares rebaixados nas frequências agudas. A principal queixa de pessoas com curvas audiométricas descendentes é: "escuto, mas não entendo".

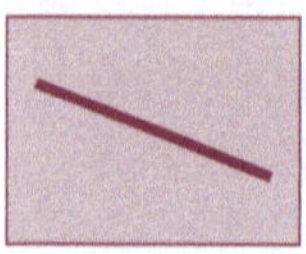

- **Configuração em rampa:** característica específica com preservação em frequências graves, geralmente em formato horizontal, com queda abrupta nas frequências subsequentes.

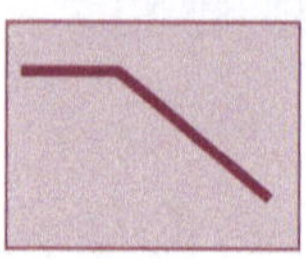

- **Configuração ascendente:** relacionada a problemas condutivos com rebaixamento dos limiares em frequências baixas (graves).

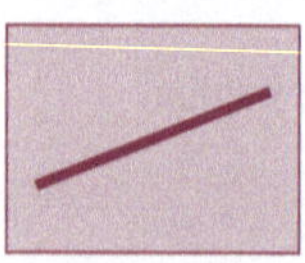

- **Configuração em "U" ou em "U invertido":** associadas a problemas sensorioneurais com piora ou melhora em frequências médias a depender da curva.

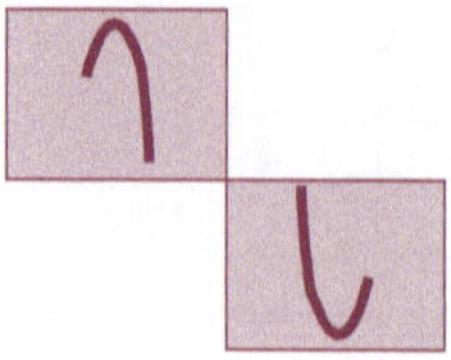

PRESBIACUSIA

A presbiacusia é identificada como a perda auditiva relacionada à idade, sendo resultado do processo biológico de envelhecimento. As alterações na audição se desenvolvem por um complexo de fatores associados a aspectos genéticos, ambientais e sociais.[7]

Principais características da presbiacusia

De acordo com a literatura, algumas das principais características relacionadas às presbiacusias são:[3,7,8]

- Perda auditiva relacionada à idade.
- Alteração auditiva multifatorial caracterizada por deficiência auditiva e comprometimento do reconhecimento de palavras, principalmente em ambientes ruidosos.
- Perda progressiva de sensibilidade para tons de alta frequência (inicialmente).
- Perda sensorioneural.
- Curva audiométrica com configuração descendente ou em rampa.
- Perda auditiva permanente.
- Grau de intensidade entre leve e moderada.
- Envolvem disfunções não apenas do sistema auditivo periférico, mas também do sistema auditivo central.
- Acarretam um dos problemas de comunicação mais comuns entre as pessoas idosas, que é a dificuldade de discriminar algumas palavras durante uma conversa.
- Costumam ter um impacto significativo na vida social e podem favorecer o aparecimento de depressão, declínio cognitivo e demência.

Prática clínica com pessoas idosas e a presbiacusia

É bastante comum na prática clínica que o cliente venha ao consultório acompanhado pelos familiares, que referem sua dificuldade auditiva, sem que se trate de uma queixa do próprio paciente.

Nota-se que a dificuldade em perceber a diminuição da acuidade se relaciona ao fato de a presbiacusia comprometer inicialmente as frequências agudas de maneira gradual e lenta. Com a preservação das frequências graves, é comum sentir-se a presença do som; no entanto, a diminuição das frequências agudas reduz sua discriminação, o que resulta no discurso frequente: "Eu escuto, mas não entendo".

Apesar da negação da diminuição de acuidade (no início), a percepção da presença de zumbidos uni ou bilaterais (dos tipos "cigarra", "panela de pressão", "cachoeira") é bastante comum, o que pode ser interpretado pela própria alteração auditiva.

Percebe-se, no atendimento ao paciente, que mudanças de percepção quanto à alteração auditiva acontecem durante o processo de sua aceitação e se apresentam de maneira bem clara no decorrer do tempo.

Mudanças de percepção – prática clínica (Figura 27.5)

Atendimento inicial

- Apenas a família tem queixa, mas o paciente refere zumbido
- Sente necessidade de aumentar o "volume" (intensidade) da televisão, mas refere que não é muito
- Não escuta a campainha; refere que ela é baixa
- Apresenta o hábito de pedir para repetir
- Tem dificuldade em acompanhar conversas de duas ou mais pessoas
- Reclama da pronúncia ou articulação dos outros

→

Atendimento/seguimento

- O paciente refere não entender bem a televisão
- Sente necessidade de aumentar o celular e não entende bem ao telefone
- Não escuta o trânsito, buzinas, pessoas se aproximando ou conversas paralelas
- Evita ambientes sociais
- Como não entende o que as pessoas dizem, prefere não se envolver nas conversas em geral
- Reclama que as pessoas não têm paciência
- Evita lugares com muitas pessoas

Figura 27.5 – Mudanças de percepção – resumo da prática clínica.
Fonte: Desenvolvida pela autoria do capítulo, 2022.

AVALIAÇÃO AUDITIVA

As diretrizes internacionais[9] recomendam o teste da capacidade auditiva sempre que haja suspeita de demência ou comprometimento cognitivo leve. Inclui-se nas diretrizes a população com mais de 70 anos de idade, uma vez que comprometimentos auditivos centrais podem ocorrer nos estágios prodrômicos da doença de Alzheimer, permitindo a intervenção precoce com vistas à reabilitação auditiva, a qual pode ser útil para desacelerar o declínio cognitivo (Figura 27.6).[6]

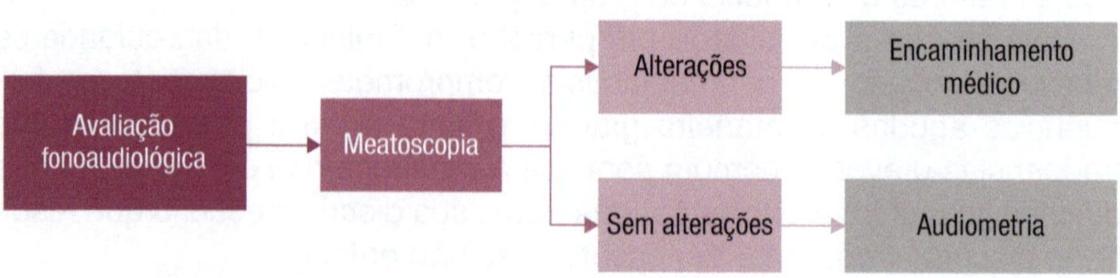

Figura 27.6 – Esquema para avaliação auditiva.
Fonte: Desenvolvida pela autoria do capítulo, 2022.

Guia prático para o acompanhamento auditivo (Figura 27.7)

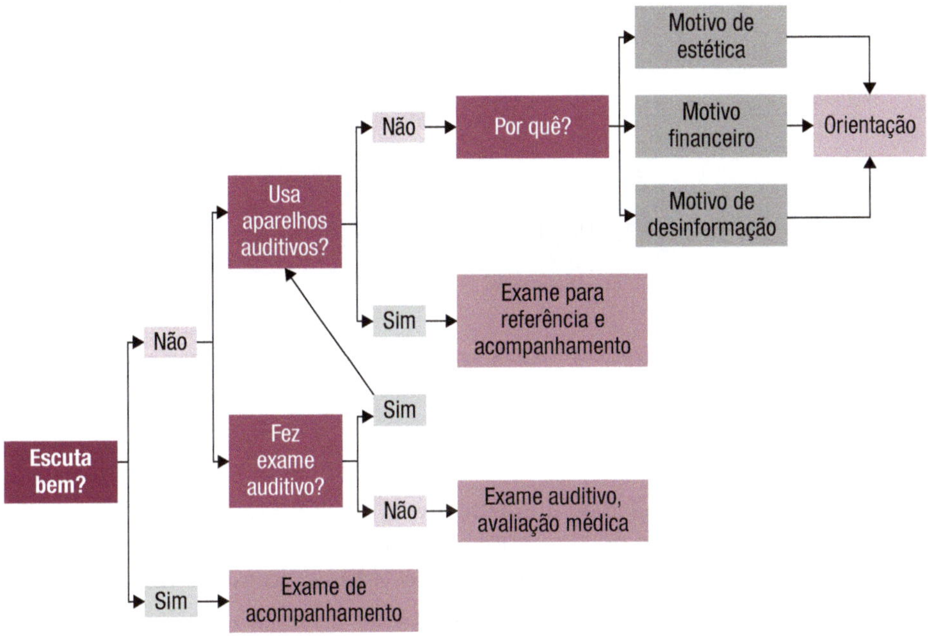

Figura 27.7 – Escuta bem? Guia prático para auxiliar o profissional no acompanhamento auditivo do seu paciente.

Fonte: Desenvolvida pela autoria do capítulo, 2022.

ORIENTAÇÃO

A orientação quanto ao processo no uso das próteses auditivas, sejam elas internas ou externas, é imprescindível para uma boa adaptação aos aparelhos auditivos de amplificação sonora (AASI). Deve envolver não apenas o possível usuário, mas também sua família e cuidadores. Incluem-se nos temas de discussão informações sobre o processo de uso das próteses auditivas, considerando-se a expectativa no uso delas, a amplificação, o período de adaptação, a durabilidade do produto, além das diversas oportunidades relacionadas a marcas, tipos e dispositivos auxiliares para soluções mais efetivas. Portanto, é de extrema importância envolver todos esses temas no momento da orientação (Figura 27.8).

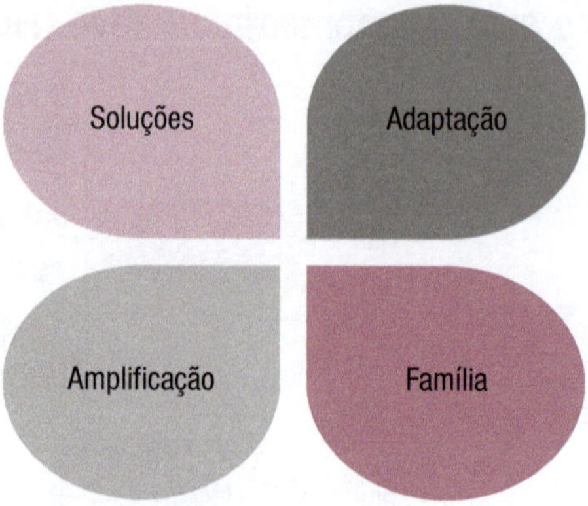

Figura 27.8 – Temas envolvidos na orientação sobre o uso de próteses auditivas.
Fonte: Desenvolvida pela autoria do capítulo, 2022.

REABILITAÇÃO

Diversas são as tecnologias disponíveis para restaurar a função auditiva dos pacientes com perdas auditivas; no entanto, é preciso considerar as escolhas pessoais e necessidades individuais do futuro usuário. Entre essas considerações, podem-se citar:

- necessidades auditivas;
- estilo de vida;
- habilidade motora;
- *design* do aparelho auditivo;
- qualidade sonora;
- custo.

Os aparelhos auditivos são uma estratégia eficaz para a reabilitação em pacientes com deficiência auditiva.[10] Além disso, o uso desses dispositivos tem sido associado a melhora da atenção, o que tem um impacto positivo na memória. A memória de trabalho tem um papel crucial na compreensão de palavras faladas em ambientes ruidosos; portanto, a estimulação dessas funções pode melhorar o desempenho cognitivo.[11]

O treinamento auditivo também tem sido considerado um facilitador no processo da adaptação das próteses auditivas. Pode ser indicado no início do processo ou até mesmo em momentos nos quais novos ajustes são necessários. Inclui atividades direcionadas como tarefas de escuta, funções de detecção auditiva, discriminação, reconhecimento e compreensão auditiva.[7,9] O objetivo é minimizar as alterações do processamento da informação e potencializar a identificação e a discriminação dos padrões sonoros, além de promover a neuroplasticidade cerebral, permitindo uma ressignificação da escuta.[9]

O implante coclear, apesar de ser capaz de restaurar a função auditiva em caso de surdez quase total, apresenta limitações em pacientes com declínio cognitivo e idade avançada por ser implantado sob anestesia geral. Não é consenso na literatura[11-13] sua indicação para esse grupo específico; no entanto, parece ser uma alternativa a ser levada em consideração para indivíduos com limiares auditivos severos e profundos que não se beneficiem dos dispositivos menos invasivos.

CONSIDERAÇÕES FINAIS

A audição deve ser considerada um mecanismo de extrema relevância para a vida de qualquer ser humano. Quaisquer alterações nesse sistema podem acarretar prejuízos não apenas para a comunicação do indivíduo, mas também para sua qualidade de vida.

Independentemente de suas causas, as alterações auditivas devem ser avaliadas e reabilitadas o mais precocemente possível, potencializando os benefícios para além da capacidade auditiva.

A intervenção clínica deve combinar o treinamento auditivo personalizado a uma amplificação bem equilibrada e ajustada. A intenção é melhorar a inteligibilidade da fala, reduzir o risco de isolamento e depressão e consequentemente melhorar a socialização, o bem-estar e a qualidade de vida dos pacientes.

Referências bibliográficas

1. Lopes FO, Campiotto AR et al. Novo tratado de fonoaudiologia. 3. ed. Barueri: Manole; 2013.
2. Toronto Hearing Centre. How we hear? Disponível em: https://hearingaidstoronto.com/hearing-loss-information/how-we-hear/.
3. Livingston G, Huntley J, Sommerlad A, Ames D, Ballard C, Banerjee S et al. Dementia prevention, intervention, and care: 2020 report of the Lancet Commission. Lancet (London, England). 2020;396(10248):413-46. Disponível em: https://doi.org/10.1016/S0140-6736(20)30367-6.
4. Conselho Federal de Fonoaudiologia. Manual de procedimentos em audiometria tonal limiar, logoaudiometria e medidas de imitância acústica 2013. Disponível em: https://www.fonoaudiologia.org.br/publicacoes/Manual%20audiologia.pdf.
5. Lloyd LL, Kaplan H. Audiometric interpretation: a manual of basic audiometry. University Park Press: Baltimore; 1978. p. 16-7, 94.
6. Kunelskaya NL, Levina YV, Garov EV et al. Presbyacusis. Vestnik Otorhinolaryngology. 2019;84(4):67-71. Disponível em: https://scite.ai/reports/10.17116/otorino20198404167. PMID: 31579062.

7. Walton JP, Burkard R. Neurophysiological manifestations of aging in the peripheral and central auditory nervous system. Patrick RH, Charles VM, editors. Functional neurobiology of aging. Academic Press; 2001. p. 581-95. ISBN 9780123518309. Disponível em: https://doi.org/10.1016/B978-012351830-9/50042-1.
8. National Institute for Health and Care Excellence. Developing NICE guidelines: the manual. NICE; 2016. Disponível em: www.nice.org.uk/process/pmg20/chapter/introduction-and-overview.
9. Pereira-Jorge MR, Andrade KC, Palhano-Fontes FX, Diniz PRB, Sturzbecher M, Santos AC et al. Alterações anatômicas e funcionais da RM após um ano de reabilitação auditiva com próteses auditivas. Neural Plast. 2018;9303674. Disponível em: https://doi.org/10.1155/2018/9303674.
10. Di Stadio A, Ralli M, Roccamatisi D et al. Hearing loss and dementia: radiologic and biomolecular basis of their shared characteristics: a systematic review. Neurol Sci. 2021;42:579-88. Disponível em: https://doi.org/10.1007/s10072-020-04948-8.
11. Glick HA, Sharma A. Cortical neuroplasticity and cognitive function in early--stage, mild-moderate hearing loss: evidence of neurocognitive benefit from hearing aid use. Front Neurosci. 2020;14:93. Disponível em: https://doi.org/10.3389/fnins.2020.00093.
12. Briggs SE. Special populations in implantable auditory devices: geriatric. Otolaryngol Clin N Am. 2019;52(2):331-9. Disponível em: https://doi.org/10.1016/j.otc.2018.11.009.
13. Castiglione A, Benatti A, Velardita C, Favaro D, Padoan E, Severi D et al. Aging, cognitive decline and hearing loss: effects of auditory rehabilitation and training with hearing aids and cochlear implants on cognitive function and depression among older adults. Audiol Neurootol. 2016;21(Suppl 1):21-8. Disponível em: https://doi.org/10.1159/000448350.

28 Deglutição

Renata Fabiane Lemes Lage
Priscila Rodrigues Prado Prado Zagari
Heloise Nacarato Santos Colombari

INTRODUÇÃO

No processo de envelhecimento, ocorre uma série de alterações sensoriais e motoras que podem impactar a deglutição. Em idosos saudáveis, essas modificações, associadas ao processo de senescência, são conhecidas como presbifagia e não causam necessariamente disfagia; contudo, podem favorecer a sua ocorrência, principalmente quando associadas ao uso de medicamentos e/ou a doenças mais frequentes que acometem a população de idosos, como acidente vascular encefálico, demências e doença de Parkinson.[1]

Pacientes idosos com disfagia apresentam risco aumentado para desnutrição e pneumonia aspirativa, sendo ainda mais elevado no caso de disfagia neurogênica, que ocorre em virtude de uma doença neurológica. Os sintomas relacionados às alterações da deglutição são constantemente negligenciados por idosos e por seus cuidadores e familiares, pois muitas vezes consideram essas alterações, como engasgos e pneumonias frequentes, parte do processo de envelhecimento.

A deglutição, ou o ato de engolir, é um mecanismo neuromotor complexo que resulta no transporte efetivo de alimentos, saliva e líquidos, da boca até o estômago. É um processo contínuo, que envolve alguns órgãos, como cavidade oral (músculos das bochechas, dentes, língua e palato), faringe, esôfago e estômago, os quais atuam de forma sequenciada. Essa sucessão de eventos é controlada pelo sistema nervoso. Para melhor compreensão de como engolimos, a deglutição pode ser dividida em quatro fases[1]:

1. **Fase preparatória oral:** é a responsável pela manipulação, pela mastigação e pelo posicionamento final do bolo alimentar na cavidade oral para o transporte pela faringe. O indivíduo realiza essa ação de maneira voluntária.
2. **Fase oral:** voluntária, é a "decisão" de engolir, movimento do bolo alimentar da cavidade oral até a orofaringe.
3. **Fase faríngea:** involuntária, movimento do bolo alimentar até o esôfago.
4. **Fase esofágica:** involuntária, movimento do bolo alimentar pelo esôfago até o estômago.

Esse processo deve ser seguro, prazeroso e ocorrer com eficiência para garantir as condições adequadas de nutrição e hidratação, protegendo os pulmões da entrada do alimento/líquido. Uma vez que o ato de alimentação está inserido em um contexto de trocas sociais e comemorações, deglutir bem traz prazer e qualidade de vida.

O QUE É DISFAGIA?

Havendo qualquer alteração na deglutição, têm-se as disfagias: dificuldades para engolir alimentos, líquidos e até mesmo a saliva durante qualquer uma das fases da deglutição entre a boca e o estômago.

A disfagia orofaríngea foi reconhecida como uma síndrome geriátrica em razão da sua alta prevalência na população idosa e sua relação com muitas comorbidades e desfechos negativos, incluindo desnutrição, infecções respiratórias e pneumonia por aspiração, incapacidade e fragilidade funcional, institucionalização e aumento de readmissões e mortalidade. Adultos com disfagia também podem vivenciar inapetência, falta de prazer em se alimentar ou beber; e isolar-se socialmente em situações de alimentação.[2]

A disfagia demanda cuidados específicos e requer significativas mudanças no estilo de vida do paciente e dos familiares. Os resultados da reabilitação e o grau de recuperação do paciente dependem da habilidade dos cuidadores e da qualidade dos cuidados oferecidos.

Por ser um sintoma de manifestação complexa, é necessária a integração de uma equipe multiprofissional, com médicos, enfermeiros, fonoaudiólogos e nutricionistas, além de fisioterapeutas e, em alguns casos, dentistas e psicólogos. A equipe multidisciplinar especializada na atuação em disfagia pode contribuir com uma diversidade de intervenções, indicações e procedimentos.

O fonoaudiólogo especializado é capacitado para diagnosticar, reabilitar e gerenciar o paciente que apresenta disfagia orofaríngea. A disfagia pode se manifestar em qualquer faixa etária, desde recém-nascidos até idosos;

está associada a várias doenças e, em alguns casos, pode ser o primeiro sintoma a surgir. Entre as causas mais comuns da dificuldade de engolir, estão: as doenças neurológicas, como acidente vascular encefálico (AVE), traumatismo cranioencefálico, doença de Parkinson, Alzheimer, paralisia cerebral; doenças oncológicas (cânceres de cabeça e pescoço, pulmonares e tumores do sistema nervoso central); uso de ventilação mecânica invasiva; doença pulmonar obstrutiva crônica e o envelhecimento natural.[3,4]

Em uma revisão sistemática, a prevalência de disfagia encontrada em idosos da comunidade foi em torno de 30% e em pacientes institucionalizados ou hospitalizados foi acima de 50%.[5] O processo do envelhecimento traz mudanças na função de deglutição que podem dificultar o ato de engolir, mas é importante destacar que ainda são consideradas esperadas para esse ciclo da vida. Nesse contexto, tem-se a presbifagia, que acomete cerca de 40% dos idosos saudáveis, os quais podem se beneficiar de orientações e pequenos direcionamentos profissionais para reduzir o desconforto durante as refeições sem maiores preocupações quanto à segurança clínica.[4]

O idoso apresenta características biológicas, sociais e psicológicas peculiares que têm motivado preocupação crescente da comunidade da área da saúde. A boca deve ser uma área de significativa atenção no processo de envelhecimento, porque é por meio dela que se podem expressar pensamentos, sentimentos e sensações. O ato da alimentação, além de vital, pode se tornar um desconforto para o idoso e até privá-lo de contatos sociais, pois a falta de dentes ou uma prótese mal-ajustada pode restringir sua alimentação e fazer com que se sinta incomodado em sair de casa ou em ingerir alimentos fora dela. Isso pode afastá-lo do convívio social, advindo a depressão.[4]

Modificações estruturais na cavidade oral do idoso causam implicações no ato da deglutição, com prejuízo nas fases preparatória e oral. São elas: modificações na mucosa oral, labial e na língua, como perda de massa muscular, alterações sensoriais (redução do paladar e menor reconhecimento tátil-térmico do alimento), modificações na produção de saliva (fisiológicas ou causadas por medicações), redução de mobilidade e força de lábios e língua, alteração na mastigação e diminuição da mobilidade do palato mole.

Sinais e sintomas

Existem alguns sinais e sintomas que são frequentes em indivíduos com disfagia, como:

- Acúmulo de saliva ou alimento na boca.
- Escape de alimento/líquido/saliva pelos lábios.

- Presença de engasgos/pigarros/tosses constantes com alimento/líquido/saliva.
- Sensação de alimento parado na boca/garganta.
- Dor para engolir.
- Entrada de alimento/líquido para o nariz.
- Voz de qualidade borbulhante.
- Tempo prolongado de refeição.
- Alteração da respiração, falta de ar.
- Sudorese, cianose e/ou lacrimejamento durante a deglutição.
- Perda de peso sem motivo aparente, inapetência.
- Internações frequentes por pneumonia ou infecções respiratórias.

Recomendações para o momento da alimentação, a fim de minimizar riscos ao paciente idoso

Como cada indivíduo com disfagia pode apresentar uma causa e uma característica diferente para a sua dificuldade de engolir, as condutas terapêuticas variam de acordo com cada caso, mas existem orientações básicas ao alimentar um paciente que apresenta disfagia que devem ser seguidas pela família e/ou pelo cuidador.

Essas orientações e informações podem minimizar o risco de comprometimentos pulmonares, nutricionais e hídricos até que o indivíduo com suspeita de disfagia possa ser avaliado por um profissional especializado. É recomendado que:[3,4]

- O paciente esteja sempre alerta/acordado para a alimentação.
- O paciente esteja preferencialmente sentado a 90 graus, com apoio dorsal, pois essa postura minimiza os possíveis riscos de retenção, penetração e/ou aspiração do alimento.
- O horário da oferta da dieta seja adequado ao momento em que o paciente não estiver sob efeito de medicamentos que causem sonolência ou após atividades físicas intensas que causem fadiga.
- O paciente não fale enquanto come, pois ambas as funções (comunicação e alimentação) utilizam os órgãos fonoarticulatórios para objetivos diferentes e, consequentemente, esse uso concomitante proporciona incoordenação motora oral, com risco de aspiração pulmonar.
- O paciente coma devagar, colocando pequenas porções de alimento na boca e/ou pequenos volumes de líquidos, inserindo uma nova porção/volume somente após engolir tudo o que já está na boca.
- Caso o paciente tenha a sensação de alimento parado na garganta, engula quantas vezes achar necessário – um pequeno gole de líquido pode auxiliar essa limpeza, mas é preciso cuidado, pois esse gole também pode piorar o quadro.

- O paciente preste atenção enquanto está comendo, evitando elementos de distração durante a refeição, como música, conversas paralelas, TV e *pets*.
- O paciente evite consumir alimentos que normalmente trazem dificuldades, como grãos, pipoca, alimentos duros e secos, podendo ser evitados ou modificados em algo mais macio e úmido.
- Caso faça uso de próteses dentárias, certifique-se de que estão bem-adaptadas.
- O paciente realize higiene oral após as refeições.

Normalmente, líquidos podem promover engasgos, tosses e pigarros. Se o idoso apresentar essa queixa, consumir o líquido em um gole por vez, em pequenos volumes, pode favorecer um melhor desempenho de deglutição. Em alguns indivíduos, o uso de canudos, a oferta com colher ou o uso de alguma postura/manobra e líquidos mais engrossados, como suco de manga, pêssego, goiaba ou vitaminas, também podem auxiliar. Vale ressaltar que a orientação da viscosidade adequada e individualizada é importante para a segurança da deglutição.

Caso haja dificuldade em engolir os comprimidos, colocar um comprimido por vez na boca pode auxiliar em um melhor comando e desempenho de deglutição. Pode-se também modificar a forma de oferta, como macerá-lo ou cortá-lo em pequenos pedaços, ou mesmo ingeri-lo com algum alimento pastoso ou cremoso, como purê de fruta, iogurte ou vitamina. Para essas modificações, é importante verificar com o farmacêutico ou médico responsável se há alguma contraindicação.

Vale ressaltar que essas são recomendações gerais. Cada dificuldade de engolir tem suas características próprias e podem ser necessárias orientações específicas. As orientações mencionadas anteriormente são para tentar reduzir o risco até que o indivíduo com suspeita de disfagia possa chegar ao profissional especializado para ser submetido à avaliação fonoaudiológica.

INTERVENÇÕES FONOAUDIOLÓGICAS

O fonoaudiólogo é o profissional capacitado para o diagnóstico funcional, a reabilitação e o gerenciamento das disfagias orofaríngeas.[3,4]

Avaliação

- Levantar a história prévia e atual, as doenças de base, cirurgias, hábitos nocivos.
- Coletar informações sobre a condição pulmonar/respiratória (prévia e atual), se há necessidade de ser aspirado, qual a frequência e a coloração da secreção.

- Checar a medicação em uso que pode estar interferindo no estado de alerta ou potencializar a alteração de deglutição.
- Averiguar as condições prévias de fala, linguagem e comunicação.
- Investigar hábitos alimentares, dificuldades prévias de deglutição e modificações prévias na consistência alimentar.
- Verificar possíveis queixas com relação às estruturas orofaringolaríngeas.
- Questionar quanto à alteração ponderal nos últimos meses.
- Verificar o grau de independência para a alimentação.
- Checar sinais vitais (frequência cardíaca e respiratória, pressão arterial e saturação de oxigênio) e nível de conforto respiratório no repouso e aos mínimos esforços.

Avaliação estrutural e funcional

- Avaliação de pares cranianos.
- Avaliação das estruturas orofaciais: mandíbula, lábios, língua, dentição, palato duro e palato mole, orofaringe e mucosa oral.
- Avaliação da musculatura relacionada à deglutição, observando simetria, sensibilidade, força, tônus, amplitude e direção de movimento e coordenação.
- Observação do controle cervical, postura, amplitude de movimento, reflexos orais e movimentação involuntária.
- Análise da qualidade vocal em repouso e, em caso de avaliação com alimento, observar modificação de padrão vocal.
- Avaliação da capacidade de gerenciar as secreções.
- Observação da presença ou ausência de deglutição de saliva.
- Realização de ausculta cervical antes, durante e após o teste com alimento.

A avaliação estrutural direcionará a possibilidade de ser testada dieta, e a escolha da consistência alimentar ficará a critério do fonoaudiólogo.

Caso seja possível testar diferentes consistências:

- Verificar a possibilidade de auto-oferta.
- Testar volumes diferentes, bem como utensílios diversos.
- Avaliar as fases de deglutição oral (controle oral, preparo do alimento, tempo de trânsito oral, força de deglutição, resíduo alimentar após a deglutição, estase oral) e faríngea (tosse durante e após a deglutição, elevação laríngea, sinais de estase faríngea) e sinais de alteração esofágica (tosse após alguns minutos da oferta alimentar).
- Questionar também sobre fadiga e avaliar a habilidade e a efetividade da tosse.

- Testar as estratégias sensoriais e as manobras de deglutição para favorecer a deglutição segura.
- Discutir com a equipe médica os achados clínicos para a definição de melhores práticas.

O grau de comprometimento da disfagia orofaríngea pode ser classificado conforme os critérios a seguir:[6]

- **Disfagia leve:** alteração de esfíncter labial, incoordenação de língua, atraso para desencadear a deglutição, ausência de tosse, sem alteração de qualidade vocal após a deglutição e ausculta cervical sem alterações.
- **Disfagia moderada:** alteração do esfíncter labial, incoordenação de língua, atraso da deglutição, ausência de tosse, presença de tosse antes, durante ou após a deglutição.
- **Disfagia grave:** atraso ou ausência de deglutição, redução da elevação laríngea, ausência de tosse, presença de tosse antes, durante e após a deglutição, alteração respiratória evidente, deglutição incompleta e ausculta cervical alterada.

A avaliação resultará em uma ou várias dessas possibilidades: caracterizar a funcionalidade da deglutição; determinar a via de alimentação mais segura; introduzir as melhores práticas de terapia; traçar um prognóstico; avaliar a necessidade de encaminhamento para outros profissionais e exames complementares mais objetivos (p. ex., videofluoroscopia da deglutição e videoendoscopia da deglutição); orientar e educar o paciente, seus familiares, cuidadores e realizar alinhamento com a equipe multiprofissional.[6]

A reabilitação em disfagia tem como principais objetivos: restabelecer uma deglutição segura; favorecer a proteção de via aérea para minimizar complicações respiratórias; e garantir melhora na qualidade de vida do paciente.

Os recursos para o tratamento das disfagias podem incluir procedimentos cirúrgicos, medicamentosos, indicação de vias alternativas de alimentação, cuidados com a saúde bucal e terapia de reabilitação da deglutição com exercícios e técnicas específicos, conforme os achados clínicos da avaliação e/ou exame complementar e conforme a capacidade de colaboração do indivíduo. As técnicas com exercícios ativos criam mudanças duradouras na deglutição e ao longo do tempo melhoram a função fisiológica da deglutição e respiração. Já as técnicas compensatórias servem para modificar algo imediato, mas não têm efeito duradouro.

As estratégias adotadas pelo fonoaudiólogo deverão levar em consideração a extensão/magnitude ou gravidade das alterações identificadas no idoso, com base na anamnese e nos relatos do paciente e dos cuidadores/familiares, além de aspectos identificados na avaliação estrutural e funcional da deglutição.

CASO CLÍNICO

A filha do sr. Francisco (de 83 anos) percebeu, nos encontros de família para o almoço de domingo, frequentes engasgos durante a refeição, principalmente na ingesta de líquido. Observou também que o pai estava com voz fraca e mais emagrecido, necessitando usar cinto para ajustar a calça na cintura.

Ela o acompanhou em uma consulta com o médico geriatra. De modo geral, o sr. Francisco estava com boa saúde, sem hábitos de tabagismo ou etilismo, e não houvera internação hospitalar nos três anos anteriores. Fazia uso apenas de medicação para controle de pressão arterial. Realizou exames laboratoriais e de imagem (tomografia torácica) e houve diagnóstico de quadro infeccioso de uma pneumonia. O geriatra iniciou antibioticoterapia e o encaminhou para avaliação fonoaudiológica.

A avaliação fonoaudiológica foi realizada no domicílio do sr. Francisco. Observaram-se: alteração de tonicidade e força de órgãos fonoarticulatórios característica da idade; prótese dentária mal-adaptada; deglutição de saliva eficiente; qualidade vocal rugosa. Na avaliação clínica da deglutição, em seu contexto habitual para se alimentar, sentado à mesa, com seus alimentos de preferência, mas já adaptados (alimentos cozidos e umidificados com molho e caldo), observou-se o sr. Francisco em auto-oferta alimentar de modo voraz, servindo-se com grande volume e com "garfadas seguidas", sem engolir todo o alimento antes da introdução da próxima quantidade. O sr. Francisco realizava ingesta de líquido durante a refeição, sendo possível observar tosse e pigarro após deglutição em vários momentos. Também tinha o hábito de falar enquanto estava com o alimento na cavidade oral, o que, por algumas vezes, também favorecia o engasgo durante a refeição.

A profissional pôde verificar que, quando o sr. Francisco se alimentava de modo mais tranquilo e concentrado, controlando o volume e o ritmo, sendo uma "garfada de cada vez", pouca porção no utensílio, não falando enquanto estava mastigando ou com alimento na boca, não necessitava fazer "uso do líquido" para eliminar resíduo da cavidade oral. Entretanto, com os líquidos, mesmo em controle de volume, gole a gole, apresentou sinais assistemáticos sugestivos de penetração laríngea, com tosse após deglutição e alteração na ausculta cervical. Na oferta do líquido espessado na consistência néctar, o paciente apresentou melhor controle oral e desempenho de deglutição, sem tosse ou engasgo.

Em discussão com o médico geriatra do sr. Francisco, foi sugerido realizar um exame objetivo, como a videofluoroscopia da deglutição, para melhor caracterização da dinâmica de deglutição, em que se evidenciou alteração de fase oral, com presença de resíduos em recessos faríngeos clareados com deglutições subsequentes e penetração laríngea, sem resíduo, para o líquido em auto-oferta.

Foi realizado encaminhamento à dentista para ajustar a prótese dentária e melhorar a mastigação e o preparo oral, bem como à nutricionista para adequar o aporte nutricional de sua dieta. Também foi indicado manter líquidos espessados e fonoterapia para maximizar a deglutição e a voz. E realizou-se a orientação, ao paciente e seus familiares, para sensibilização de contexto alimentar de maneira segura, mantendo-se a socialização durante a refeição, porém se evitando o comportamento de falar (somente após ter deglutido).

Referências bibliográficas

1. Dibardino DM, Wunderink RG. Aspiration pneumonia: a review of modern trends. J Crit Care. 2015;30(1):40-8.
2. Cassol K, Galli JFM, Zamberlan NE, Dassie-Leite AP. Qualidade de vida em deglutição em idosos saudáveis. J Soc Bras Fonoaudiol. 2012;24(3):223-32.
3. Santos RGO, Feitosa ALF, Melo AS, Canuto MSB. Fonoaudiologia e gerontologia: revisão sistemática da atuação fonoaudiológica. Dist Comum. 2018;30(4):748-58.
4. Henrique CS, Colombari HNS, Brito CMM. Cuidados de reabilitação para o paciente com disfagia. In: Reabilitação hospitalar: manual do HSL. Barueri: Manole; 2020. p. 326-32.
5. Doan TN, Ho WC, Wang LH, Chang FC, Nhu NT, Chou LW. Prevalence and Methods for Assessment of Oropharyngeal Dysphagia in Older Adults: A Systematic Review and Meta-Analysis. J Clin Med. 2022 May 6;11(9):2605. doi: 10.3390/jcm11092605.
6. Soares LT, Oliveira PA. A interface entre a sarcopenia e a disfagia orofaríngea no ambiente hospitalar. In: Disfagia orofaríngea no adulto no ambiente hospitalar. Rubio. 2022:211-9.

29 Sistema digestório

Murilo Bacchini Dias
Paola Vasconcellos Soares Reis
Leticia Harumi Sumita

INTRODUÇÃO

O sistema digestório vem provando, ao longo do tempo, ser um sistema complexo: às suas já conhecidas extensão anatômica e variedade de funções, soma-se uma complexa interação entre sistema nervoso autônomo, sistema imunológico e microbiota, que também sofrem mudanças com o processo de envelhecimento.[1]

Queixas relacionadas ao sistema digestório são causas comuns de procura ao sistema de saúde e os idosos têm uma maior prevalência de disfagia, refluxo gastroesofágico, dor abdominal e alterações do hábito intestinal em comparação à população geral.[2] Essas queixas não são explicadas exclusivamente pelo envelhecimento do trato gastrointestinal, dada a elevada reserva funcional desse sistema, mas também pela interação entre os seguintes fatores:[3]

1. Processos intrínsecos ao envelhecimento celular e genético.
2. Processos sistêmicos, como redução da mobilidade e incidência de comorbidades.
3. Fatores ambientais e comportamentais, como mudanças de padrão dietético, uso de medicações e substâncias.[1]

BOCA E FARINGE

As alterações mais significativas do aparato orofaríngeo são a redução na produção de saliva, a redução na sensibilidade ao sabor salgado e *umami* (quinto gosto básico do paladar humano) e a lentificação dos movimentos laríngeos, as quais podem facilitar o aparecimento de sintomas como xerostomia, disgeusia e disfagia, respectivamente.[2,3]

A xerostomia pode acometer até 25% dos idosos e pode ser agravada por medicamentos com ação anticolinérgica ou diuréticos. Orientações ao paciente, como hidratação adequada e dieta umidificada, podem ajudar.[2]

A disgeusia tem relação com o uso de medicações como levodopa, captopril e metronidazol, deficiência de zinco nos pacientes desnutridos, infecções virais como Covid-19, má higiene oral ou tabagismo. Como o sabor salgado é o mais prejudicado, pode-se orientar o uso de temperos naturais para evitar o excesso de sódio na alimentação.[2]

A lentificação ou descoordenação dos movimentos laríngeos ocorre com o envelhecimento, mas não deve ser capaz de resultar em disfagia orofaríngea clinicamente significativa, caso seja respeitada a alimentação em posição ortostática, sem pressa e com mastigação adequada. Comumente se observa disfagia em decorrência de quadros neurológicos, como acidente vascular cerebral, demências, parkinsonismo, ou sarcopenia grave.[2,4]

ESÔFAGO

O conjunto de alterações relacionadas ao envelhecimento esofágico, também chamado de presbiesôfago, caracteriza-se por dilatação esofágica, relaxamento incompleto e aumento da pressão de repouso do esfíncter esofágico inferior, além de tempo de esvaziamento esofágico lentificado. Essa lentificação ocorre pelo aumento de contrações esofágicas terciárias que são assíncronas e ineficientes, alterações que podem ser avaliadas na manometria. Aliadas à redução na produção de saliva, essas alterações podem favorecer o aparecimento de sintomas de disfagia ou de refluxo gastroesofágico.[4]

O refluxo ácido proveniente do estômago ocorre em frequência similar em todas as faixas etárias, porém a duração do refluxo é maior em idosos.[5] Consequentemente, qualquer material refluído, incluindo medicamentos e ácido, permanecerá por mais tempo em contato com a mucosa esofágica, aumentando o risco de lesões e de aspiração. Para minimizar o risco de ocorrência dessas lesões, deve-se orientar o paciente idoso a ingerir alimentos e medicamentos sempre em posição ortostática, acompanhados de quantidade adequada de líquido.

Idosos com sintomas de natureza esofágica devem ser investigados, especialmente aqueles com sinais de alarme, como disfagia e perda de peso, uma vez que as alterações fisiológicas decorrentes do envelhecimento não explicam esses sintomas e a incidência de doenças esofágicas aumenta com a idade.[6]

ESTÔMAGO

O envelhecimento está relacionado a uma diminuição modesta do esvaziamento gástrico para líquidos e sólidos, o que pode contribuir para saciedade precoce e redução na ingesta alimentar. A causa dessas alterações está relacionada a mudanças nos mecanismos de funcionamento intragástricos.[3]

A acomodação gástrica proximal após uma refeição é diminuída em pacientes idosos. Exames de eletrogastrografia demonstraram que pessoas idosas tem uma diminuição na força contrátil e da peristalse após uma refeição.[5]

A secreção ácida do estômago, uma importante defesa não imunológica contra patógenos ingeridos, diminui (em cerca de 30%) com a idade. Essa queda na produção ácida está relacionada a maior prevalência de gastrite atrófica e ao uso prolongado de inibidores de bombas de prótons (IBPs) em idosos. Essa diminuição pode predispor ao supercrescimento bacteriano do intestino delgado (SIBO, do inglês Small Intestinal Bacterial Overgrowth), que está relacionado a menor absorção de micronutrientes, à ocorrência de diarreia e a perda de peso.

Os mecanismos de proteção gástrica, que são mediados pela produção de prostaglandinas e prostaciclinas, são reduzidos pelo envelhecimento, contribuindo para menor angiogênese e produção do muco gástrico. Em consequência disso, os pacientes idosos são mais vulneráveis ao uso de anti-inflamatórios não esteroides (AINEs), abuso de álcool e à infecção por *H. pylori* e, consequentemente, são mais suscetíveis a doença péptica e sangramento digestivo.[3,7]

A colonização da mucosa gástrica pelo *H. pylori* aumenta com o avançar da idade, podendo atingir até 75% dos idosos em faixas etárias avançadas. Esses percentuais tendem a ser menores em países desenvolvidos.

Assim como os sintomas esofágicos, sintomas gástricos não devem ser primariamente atribuídos a alterações relacionadas ao envelhecimento e devem motivar uma investigação mais ampla.[6]

INTESTINO DELGADO

O intestino delgado apresenta uma grande capacidade de reserva funcional em razão da área disponível de superfície da mucosa para secreção e absorção. Dessa maneira, com o envelhecimento, a função parece ser relativamente preservada.[8] Ocorrem mudanças mínimas na motilidade do intestino delgado, assim como redução da imunidade de mucosa, porém essas alterações não demonstram ter nenhum significado clínico na ausência de outras comorbidades existentes.[2]

O envelhecimento está associado a diminuição de glândulas de Brunner no duodeno; essas glândulas produzem secreção alcalina que neutraliza o ácido proveniente do estômago e promovem condições de pH favorável para a ação das enzimas pancreáticas. As mudanças no pH intraluminal podem alterar a absorção de alguns fármacos e substâncias.[9,3]

Há pouca evidência de que idosos apresentem menor absorção de macronutrientes na ausência de doença sobreposta ou história de ressecção cirúrgica do intestino delgado. Entretanto, a absorção de vitamina D, ácido fólico, vitamina B12, cálcio, vitamina A, vitamina C e colesterol parece ser afetada pelo envelhecimento, conforme descrito no Quadro 29.1.[10] Já o ferro só deve ser reposto caso haja evidência laboratorial de ferropenia.[8]

Quadro 29.1 – Mudança na absorção intestinal no idoso.

Redução	Sem mudança	Aumento
Carboidrato	Tiamina	Colesterol
Proteína	Riboflavina	Vitamina A
Folato	Vitamina K	Vitamina C
Vitamina B12	Magnésio	
Vitamina D	Ferro	
Cálcio	Zinco	

Fonte: Adaptado de Britton e McLaughlin, 2013.[10]

Como não há sinais clinicamente significativos na alteração da função do intestino delgado atribuíveis ao envelhecimento, em casos de idosos com sinais sugestivos de má absorção, deve-se realizar uma investigação ativa.

INTESTINO GROSSO

A digestão e a absorção de nutrientes dependem da motilidade e da secreção de produtos digestivos do trato gastrointestinal e são controladas pelo sistema nervoso entérico. O plexo mioentérico é o responsável pela modulação do trânsito intestinal e, com o envelhecimento, ocorre diminuição das suas fibras nervosas, o que provoca alterações da contratilidade dos músculos lisos que revestem o trato gastrointestinal, ocasionando distúrbios da motilidade, como constipação e diarreia.[11]

A constipação afeta 30% a 50% da população idosa e mais de 50% a 70% dos residentes em instituições de cuidados a idosos. Pode prejudicar significativamente a qualidade de vida e estar associada ao aumento da prevalência de doença diverticular e hemorroidária.[8]

A diarreia, embora menos comum do que a constipação, causa morbidade significativa aos idosos e não deve ser atribuída simplesmente ao envelhecimento. Muitas vezes, deve-se a condições potencialmente tratáveis, como reações medicamentosas, infecção por *Clostridium difficile* (principalmente em hospitalizados) e paradoxal (resultado de impactação fecal). A sensação de urgência evacuatória, quando não está relacionada a alterações do trânsito intestinal, pode ser decorrente de menor complacência retal relacionada ao envelhecimento.[8]

FÍGADO

Em indivíduos saudáveis, o tamanho do fígado, o fluxo sanguíneo e a perfusão diminuem entre 30% e 40% a partir da terceira década de vida, ao passo que a função hepática não se altera no envelhecimento fisiológico. Em razão da alta reserva funcional desse órgão, observa-se pequeno efeito da idade nos testes convencionais de função hepática; no entanto, observa-se de forma heterogênea na população idosa maior suscetibilidade à lesão hepática decorrente de insultos como consumo de álcool, uso de medicações hepatotóxicas e doenças infecciosas.[8,12]

A idade avançada está relacionada ao risco aumentado de interações medicamentosas e reações adversas a medicamentos, devido a menor atividade do citocromo P450 e dos processos de conjugação hepáticos, especialmente nos pacientes frágeis, desnutridos ou em uso de polifarmácia.[8,12] O risco de lesão hepática induzida por medicações também é maior nesses indivíduos; alguns exemplos são: paracetamol, diclofenaco e isoniazida.[8,13]

VESÍCULA BILIAR

A prevalência de colelitíase aumenta com a idade, em decorrência do aumento da secreção de colesterol na bile, associado à diminuição da secreção de ácidos biliares, levando ao aumento da litogenicidade da bile. Idosas estão mais suscetíveis à colelitíase, pela diminuição da contratilidade da vesícula biliar.[8]

PÂNCREAS

O pâncreas exócrino apresenta reserva adequada para manter a capacidade digestiva normal com o envelhecimento. Apesar disso, há menor produção de bicarbonato e suco enzimático em resposta aos estímulos hormonais da secretina, o que pode acarretar menor concentração de lipase no suco pancreático e comprometer a absorção de lipídios.[14,8]

A principal causa de pancreatite em idosos é obstrutiva, especialmente por cálculos biliares (80% dos casos), além de outras causas, como tumores. Observa-se também um risco aumentado de pancreatite medicamentosa, que pode ser explicada em parte pela polifarmácia, em parte por alterações metabólicas. Azatioprina, 6-mercaptopurina, estrogênio, mesalazina, furosemida e inibidores da enzima de conversão da angiotensina são exemplos das principais medicações envolvidas.[8]

DEFESA DO SISTEMA GASTROINTESTINAL

O sistema de defesa do trato gastrointestinal é composto por vários componentes integrados:

1. O tecido linfoide associado ao intestino (GALT).
2. A camada mucosa do trato gastrointestinal (físico).
3. O pH intestinal e a secreção enzimática (bioquímico).
4. A microbiota comensal (microbiana).[8]

O GALT é o maior órgão imunológico do corpo humano e a sua resposta imune diminui com o envelhecimento. Esse processo, chamado de *inflammaging*, está relacionado ao desequilíbrio entre citocinas inflamatórias e anti-inflamatórias, com a produção excessiva de citocinas pró-inflamatórias, como IL-1b, IL-6 e TNF-alfa, e consequentes repercussões negativas sobre o processo de envelhecimento e sobre a promoção da longevidade.[15]

Conforme já mencionado, há também alteração na produção de suco gástrico e pancreático, havendo mudança no pH luminal, o que favorece também uma menor resposta de defesa bioquímica.

Microbiota

Descobertas recentes demonstram papel cada vez mais relevante da microbiota intestinal para a homeostase. Algumas dessas funções são: manutenção da integridade de mucosa intestinal, regulação imunológica e absorção de nutrientes. Sua composição sofre influência direta do envelhecimento, mas também de fatores externos, como hábitos alimentares, uso de medicamentos, prática de atividade física e localização geográfica.

A microbiota do idoso tem predominância de organismos que estão associados a condições pró-inflamatórias em comparação à microbiota do jovem, diferença que é ainda mais acentuada na população dos idosos frágeis, que têm uma microbiota caracterizada pela menor diversidade. A relação da disbiose intestinal com a patogênese das doenças ainda é objeto de estudo.[16]

CONSIDERAÇÕES FINAIS

O envelhecimento é caracterizado por alterações progressivas da morfologia e do funcionamento dos sistemas orgânicos. No caso do trato gastrointestinal, essas alterações ocorrem em um sistema complexo, que desempenha papéis importantes na digestão e na absorção de nutrientes, na função imunológica e metabólica, e sofre influência importante de efeitos sobrepostos das doenças crônicas, exposições ambientais e estilo de vida.

A reserva fisiológica do sistema digestório, portanto, influencia o indivíduo no que diz respeito aos seus hábitos alimentares, eliminações fisiológicas e seu estado nutricional; desse modo, traz demandas para a equipe de saúde no que diz respeito à prescrição de medicamentos e orientações e está profundamente relacionada à condição da saúde global e à qualidade de vida do idoso.

Referências bibliográficas

1. Saffrey MJ. Aging of the mammalian gastrointestinal tract: a complex organ system. Age, Omaha. 2014;36(3):1019-32.
2. Dumic I, Nordin T, Jecmenica M, Stojkovic LM, Milosavljevic T, Milovanovic T. Gastrointestinal tract disorders in older age. Can J Gastroenterol Hepatol. 2019;2019.
3. Soenen S, Rayner CK, Jones KL, Horowitz M. The ageing gastrointestinal tract. Curr Opin Clin Nutr Metab Care. 2016;19(1):12-8.
4. Dantas RO, Alves LMT, Dalmazo J, Santos CM dos, Cassiani RDA, Nascimento WV do. Effect of age on proximal esophageal response to swallowing. Arq Gastroenterol. 2010;47(4):339-43.
5. Bhutto A, Morley JE. The clinical significance of gastrointestinal changes with aging. Curr Opin Clin Nutr Metab Care. 2008;11(5):651-60.
6. Ferrioli E. Alterações gastrintestinais do envelhecimento. Sist Dig Integr Básico-Clínica. 2016;827-37.
7. Cryer B, Redfern J, Goldschmiedt M, Lee E, Feldman M. Effect of aging on gastric and duodenal mucosal prostaglandin concentrations in humans. Gastroenterology. 1992;102(4):1118-23.
8. Hall KE. Aging of the gastrointestinal system. In: Halter JB, Ouslander JG, Studenski S, High KP, Asthana S, Supiano MA et al., editors. Hazzard's geriatric medicine and gerontology. 7th ed. [Internet]. New York, NY: McGraw-Hill Education; 2017. Disponível em: http://accessmedicine.mhmedical.com/content.aspx?aid=1136595001.
9. Nandagopalan PA, Magdalene KF, Binu A. Effect of aging on the quantitative number of brunner's glands. J Clin Diagnostic Res. 2014;8(3):4-6.
10. Britton E, McLaughlin JT. Ageing and the gut. Proc Nutr Soc. 2013;72(1):173-7.
11. Saffrey MJ. Ageing of the enteric nervous system. Mech Ageing Dev. 2004;125(12 SPEC.ISS.):899-906.

12. Mitchell SJ, Kane AE, Hilmer SN. Age-related changes in the hepatic pharmacology and toxicology of paracetamol. Curr Gerontol Geriatr Res. 2011;2011.
13. Mitchell SJ, Hilmer SN. Drug-induced liver injury in older adults. Ther Adv Drug Saf. 2010;1(2):65-77.
14. Vellas B, Balas D, Moreau J, Bouisson M, Senegas-Balas F, Guidet M et al. Exocrine pancreatic secretion in the elderly. Int J Pancreatol. 1988;3(6):497-502.
15. Franceschi C, Garagnani P, Parini P, Giuliani C, Santoro A. Inflammaging: a new immune-metabolic viewpoint for age-related diseases. Nat Rev Endocrinol [Internet]. 2018;14(10):576-90. Disponível em: http://dx.doi.org/10.1038/s41574-018-0059-4.
16. Badal VD, Vaccariello ED, Murray ER, Yu KE, Knight R, Jeste DV et al. The gut microbiome, aging, and longevity: a systematic review. Nutrients. 2020;12(12):1-25.

30

Sistema cardiovascular

Marcos Martinelli

INTRODUÇÃO E EPIDEMIOLOGIA

Salvo poucas exceções, doenças cardiovasculares (DCVs) são relacionadas ao envelhecimento. A relação epidemiológica entre DCVs e envelhecimento já é observada e estudada há muitos anos, a exemplo da declaração do dr. Thomas Sydenham no século XVII: "um homem é tão velho quando suas artérias".[1]

Dados sobre a prevalência dessas afeções deixam clara a estreita relação com o envelhecimento. A prevalência da insuficiência cardíaca (IC) é de 1,1% em indivíduos de 20 a 54 anos, chegando a 17,4% após os 85 anos.[2] No Brasil, a média de idade dos indivíduos internados por IC descompensada é de 64,1 ± 15,9 anos.[3]

A presença de *flutter* atrial chega a ser quase 100 vezes mais prevalente em indivíduos com mais de 80 anos em comparação aos que têm menos de 50 anos.[4] Fibrilação atrial (FA), a arritmia mais comum nos idosos, tem prevalência próxima a 10% entre os octogenários.

Doenças valvares não são exceção: prevalência menor que 2% entre os menores de 65 anos, chegando a 13,2% entre os maiores de 75 anos.[5]

FISIOPATOLOGIA

Há uma ligação cada vez mais clara entre envelhecimento, inflamação e DCVs: o envelhecimento é um processo complexo, influenciado por diversos mecanismos, sendo um dos pilares principais a inflamação, processo também mediador de diversas DCVs. Evidências de benefício de terapias anti-inflamatórias para profilaxia de DCVs têm sido publicadas.[6]

O termo *inflammaging* refere-se ao baixo grau de inflamação que pode ocorrer no envelhecimento, crônico e não associado a infecções ou condições clínicas inflamatórias sistêmicas.[6]

Com o envelhecimento celular e a parada do ciclo celular, as células adquirem o que se chama de fenótipo secretório relacionado à senescência (SASP). Esse fenótipo tem relação com o aumento de produção de espécies reativas de oxigênio (EROs) e outros mediadores inflamatórios que influenciam a comunicação intercelular parácrina, o que, no sistema CV, é associado à rigidez arterial, disfunção endotelial, aterosclerose e remodelamento miocárdico,[6] principais modificações do sistema cardiovascular relacionadas às patologias deste no envelhecimento.

SÍNDROMES GERIÁTRICAS E INTERSEÇÕES COM O SISTEMA CARDIOVASCULAR

Os caminhos compartilhados entre envelhecimento, inflamação e DCV geram diversas intersecções entre as síndromes geriátricas e patologias cardiovasculares que são relevantes para entendimento e melhor atendimento do paciente idoso. Serão dados aqui dois exemplos: fragilidade e déficit cognitivo.

Fragilidade

A fragilidade, síndrome geriátrica de extrema importância, tem relação bidirecional com as DCV: tanto a fragilidade é um fator de risco para o desenvolvimento de DCVs como as DCVs pioram a fragilidade.[7] O já mencionado processo de *inflammaging*, além da sarcopenia, do sedentarismo, da disfunção mitocondrial e de outros fatores, justifica essa ligação.

Além de os frágeis com DCV estabelecida terem pior prognóstico, outro fator que torna o cenário mais complexo é a maior vulnerabilidade dos frágeis ao efeito adverso de medicações para suas DCVs, o que pode gerar subprescrição e consequente pior desfecho, independentemente da relação fragilidade *versus* DCV em si.[7]

Para o diagnóstico da síndrome da fragilidade nos pacientes com DCV, a escala que mostra maior acurácia é a *Essential Frailty Toolset* (EFT), conforme comparação com outros instrumentos nessas populações.[8] O EFT consiste em um instrumento prático que pontua de 0 a 5, sendo as maiores pontuações relacionadas à fragilidade. São consideradas quatro variáveis: teste de sentar-se e levantar-se cinco vezes, déficit cognitivo aferido pelo Mini Exame do Estado Mental, hemoglobina e albumina sérica (Figura 30.1).

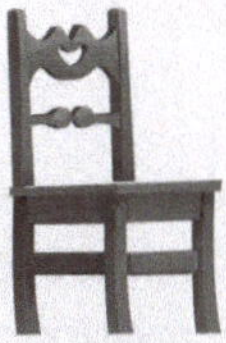	Elevação de cinco cadeiras ≥ 15 segundos		0 pontos
	Elevação de cinco cadeiras ≥ 15 segundos		1 ponto
	Não foi possível completar		2 pontos
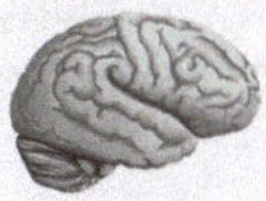	Sem comprometimento cognitivo		0 pontos
	Comprometimento cognitivo		1 ponto
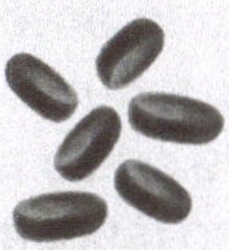	Hemoglobina	≥ 13 g/dL♂	0 pontos
	Hemoglobina	≥ 12 g/dL♀	0 pontos
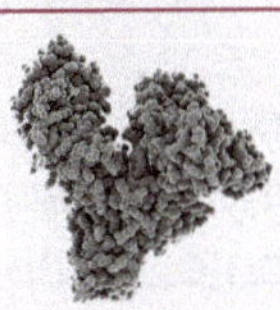	Albumina sérica	≥ 3,5 g/dL	0 pontos
	Albumina sérica	< 3,5 g/dL	1 ponto

Figura 30.1 – Conjunto de ferramentas essenciais para a fragilidade de quatro itens.
Fonte: Adaptada de Afilalo *et al.*, 2017.[8]

Déficit cognitivo e síndromes demenciais

Estudos mostram associação de fatores de risco cardiovascular com piora cognitiva em pacientes com demência,[9] bem como maior incidência de DCV em indivíduos que desenvolveram demência. Ambiente pró-inflamatório, rigidez arterial, fluxo sanguíneo cerebral, aterosclerose, depósito amiloide e angiopatia amiloide são alguns pontos em comum na fisiopatologia.

Não faltam exemplos na cardiologia em que a demência de Alzheimer (DA) e outras condições geriátricas influenciam na decisão do especialista: fibrilação atrial e anticoagulação no paciente com Alzheimer; alvo de pressão arterial no idoso com Alzheimer e influência da pressão arterial na cognição de idosos; efeitos adversos cardiovasculares de medicações usadas no tratamento da DA, bem como efeitos adversos cognitivos do tratamento das cardiopatias.

Como já exposto, fibrilação atrial é a arritmia mais comum entre os idosos; ademais, o benefício líquido da anticoagulação é maior entre os idosos em comparação a faixas etárias mais jovens.[10] Paradoxalmente, entre os médicos generalistas, idade avançada está relacionada à não prescrição dessa terapêutica.[11]

ALTERAÇÕES DO SISTEMA CARDIOVASCULAR RELACIONADAS AO ENVELHECIMENTO

Existem diversas alterações da senescência no sistema cardiovascular, como redução do número de células do marca-passo cardíaco com redução cronotrópica e menor resposta aos receptores *beta*, redução da contratilidade do ventrículo esquerdo (VE), degeneração e calcificação do tecido valvar, menor complacência das câmaras cardíacas e maior rigidez arterial.[12]

A substituição de elastina por colágeno na camada média das artérias resulta na rigidez arterial, uma das alterações mais marcantes do envelhecimento cardiovascular. Essa característica, nos grandes vasos, reduz a dissipação de energia da contração ventricular, gera uma onda de pulso mais rápida e aumenta a pressão arterial sistólica e a pressão de pulso (subtração da sistólica pela diastólica).[13]

Esse processo gera não somente maiores níveis de pressão arterial sistólica e situações típicas do envelhecimento, como a hipertensão sistólica isolada, mas também lesão de órgãos-alvo (principalmente, cerebrovascular), dano e inflamação endotelial.[13]

ASPECTOS PRÁTICOS NOS CUIDADOS DO PACIENTE IDOSO COM CARDIOPATIA

A atuação do profissional de saúde frente ao idoso com doença cardíaca deve levar em consideração a presença de todas essas condições mutuamente: fragilidade, sarcopenia, déficit cognitivo, vulnerabilidade social, entre outras síndromes geriátricas.

As evidências do benefício da atividade física para esses indivíduos são cada vez mais numerosas, comprovadas em diversas situações, como pré-operatório e pós-operatório.[7] Além disso, já é documentado o benefício de reabilitação física em pacientes que foram internados por IC descompensada que iniciaram o programa ainda internados ou logo após a alta hospitalar.[14]

Intervenções nutricionais, principalmente quando vinculadas a programas de atividade física, também mostram impacto positivo na qualidade de vida e na funcionalidade desses pacientes, na medida em que se atua na resistência anabólica, melhorando a sarcopenia e o condicionamento físico. Destaca-se, aqui, a ingestão de proteína em quantidade adequada (1,2 g/kg/dia), bem como corretamente distribuída, ao longo do dia, entre as refeições.[7]

CONSIDERAÇÕES FINAIS

A complexidade do paciente idoso torna o manejo proposto pela cardiologia tradicional desafiador e mostra, em diversas situações, as limitações no manejo desses pacientes com base em diretrizes e *guidelines* exclusivos para uma doença.

Dessa necessidade de entender melhor os idosos cardiopatas para melhor assisti-los em suas complexidades, surge a CardioGeriatria. Essa subespecialidade tem por objetivo integrar o cuidado cardiovascular com uma abordagem centrada no paciente e adequada à idade,[1] levando em consideração conceitos geriátricos fundamentais, como funcionalidade, mobilidade, humor, cognição, polifarmácia e iatrogenias, fragilidade e preferências do paciente, individualizando o cuidado.

Referências bibliográficas

1. Tavares CAM, Cavalcanti AFW, Jacob FW. The evolving landscape of the geriatric cardiology field in Brazil: new challenges for a new world. Arq Bras Cardiol. 2020 May-Jun.;114(3):571-3.
2. Bleumink GS, Kn AM, Sturkenboom MC, Straus SM, Hofman A, Deckers JW et al. Quantifying the heart failure epidemic: prevalence, incidence rate, lifetime risk and prognosis of heart failure The Rotterdam Study.
3. Rohde LEP, Montera MW, Bocchi EA, Clausell NO, Albuquerque DC, Rassi S et al. Diretriz brasileira de insuficiência cardíaca crônica e aguda. Arq Bras Cardiol. 2018;111(3):436-59.
4. Curtis AB, Karki R, Hattoum A, Sharma UC. Arrhythmias in patients > 80 years of age: pathophysiology, management and outcomes. J Am Coll Cardiol. 2018; 71:2041-57.
5. Kodali SK, Velagapudi P, Hahn RT, Abbott D, Leon MB. Valvular heart disease in patients ≥ 80 years of age. J Am Coll Cardiol. 2018 May 8;71(18):2058-72.
6. Liberale L, Badimon L, Montecucco F, Lüscher TF, Libby P, Camici GG. Inflammation, aging, and cardiovascular disease: JACC review topic of the week. J Am Coll Cardiol. 2022 Mar. 1;79(8):837-47. doi: 10.1016/j.jacc.2021.12.017.
7. Ijaz N, Buta B, Xue QL, Mohess DT, Bushan A, Tran H et al. Interventions for frailty among older adults with cardiovascular disease: JACC state-of-the-art review. J Am Coll Cardiol. 2022 Feb. 8;79(5):482-503.
8. Afilalo J, Lauck S, Kim DH, Lefèvre T, Piazza N, Lachapelle K et al. Frailty in older adults undergoing aortic valve replacement: the FRAILTY-AVR study. J Am Coll Cardiol. 2017 Aug. 8;70(6):689-700.
9. Lee WJ, Liao YC, Wang YF, Lin YS, Wang SJ, Fuh JL. Summative effects of vascular risk factors on the progression of Alzheimer disease. J Am Geriatr Soc. 2020 Jan.;68(1):129-36.

10. Patti G, Lucerna M, Pecen L, Siller-Matula JM, Cavallari I, Kirchhof P et al. Thromboembolic risk, bleeding outcomes and effect of different antithrombotic strategies in very elderly patients with atrial fibrillation: a sub-analysis from the PREFER in AF (PREvention oF Thromboembolic Events-European Registry in Atrial Fibrillation). J Am Heart Assoc. 2017 July 23;6(7):e005657.
11. Delgado J, Masoli JAH, Bowman K, Strain WD, Kuchel GA, Walters K et al. As part of the Ageing Well Programme of the NIHR School for Public Health Research, England. Outcomes of treated hypertension at age 80 and older: cohort analysis of 79,376 individuals. J Am Geriatr Soc. 2017 May;65(5):995-1003.
12. Pandey A, Shah SJ, Butler J, Kellogg DLJ, Lewis GD, Forman DE et al. Exercise intolerance in older adults with heart failure with preserved ejection fraction: JACC state-of-the-art review. J Am Coll Cardiol. 2021 Sep. 14;78(11):1166-87.
13. Paneni F, Diaz CC, Libby P, Lüscher TF, Camici GG. The aging cardiovascular system: understanding it at the cellular and clinical levels. J Am Coll Cardiol. 2017 Apr. 18;69(15):1952-67.
14. Kitzman DW, Whellan DJ, Duncan P, Pastva AM, Mentz RJ, Reeves GR et al. Physical rehabilitation for older patients hospitalized for heart failure. N Engl J Med. 2021 July 15;385(3):203-16.

31

Sistema renal

Venceslau Antonio Coelho

CONCEITOS E EPIDEMIOLOGIA DA DOENÇA RENAL CRÔNICA NO IDOSO

A doença renal crônica (DRC) é uma condição progressiva, caracterizada por anormalidades da estrutura ou da função renal, presentes por mais de três meses, com implicações importantes para a saúde.[1]

A prevalência da DRC é substancial e tem aumentado, afetando aproximadamente 10% dos adultos mundialmente.[2] Esse aumento de prevalência é especialmente observado na população idosa, como consequência do envelhecimento da população relacionado ao desenvolvimento socioeconômico e melhor expectativa de vida que resultam no acúmulo de comorbidades que ocorrem com a idade. A população idosa constitui o grupo de crescimento mais rápido entre todos os grupos etários de DRC, sendo que cerca de metade dos pacientes maiores de 75 anos cumprem critérios para a doença. Em algumas populações, a incidência chega a atingir 20% em maiores de 60 anos e 40% em octogenários.[3,4]

FISIOPATOLOGIA

A DRC ocorre como consequência de dois mecanismos: um gatilho inicial; e um mecanismo perpetuador. O gatilho inicial pode ser uma alteração estrutural renal de base, doença sistêmica com acometimento renal, de causa inflamatória imunomediada, ou um insulto tóxico que causa a redução de néfrons funcionantes. A lesão renal é perpetuada pelo processo de hiperfiltração e hipertrofia dos néfrons remanescentes, com consequente esclerose e redução da função renal.[5]

Da quarta década de vida em diante, o rim atinge aproximadamente 400 g e 12 cm de comprimento e, a partir desse momento, há uma redução natural de 10% de massa renal por ano, assim como um declínio fisiológico da função renal de cerca de 0,7 a 1 mL/min/1,73 m^2 por ano. Essa evolução se associa ao afilamento do córtex renal e à diminuição dos néfrons funcionantes.

Anormalidades patológicas associadas ao envelhecimento incluem glomeruloesclerose, atrofia tubular e esclerose vascular. Acredita-se que esses achados sejam reflexo de doença vascular e da senescência.[6]

Muitos pacientes, ao longo da doença, sofrem uma progressão muito lenta ou nenhuma progressão. Já outros apresentam uma progressão mais rápida, decorrente de fatores relacionados a maior declínio da função renal.[6]

FATORES DE RISCO

Os fatores de risco para DRC podem ser divididos em dois grandes grupos: suscetibilidade à doença renal resultante de fatores sociodemográficos e genéticos; ou exposição a fatores que podem iniciar a doença renal.[1]

Fatores de risco bem descritos são: diabetes, hipertensão, doença cardiovascular, doença estrutural do trato urinário, tabagismo, consumo excessivo de álcool, doença multissistêmica com envolvimento renal, história familiar de doença renal, doença renal hereditária, idade avançada e uso de medicações potencialmente nefrotóxicas. Na população idosa, diabetes, hipertensão e doença cardiovascular são bastante prevalentes.[1,3]

DIAGNÓSTICO E CLASSIFICAÇÃO

O diagnóstico da DRC requer algumas ferramentas principais: dosagem de creatinina sérica e de albuminúria; e realização de ultrassonografia de rins e vias urinárias. As alterações devem estar mantidas pelo intervalo de três meses para que seja possível confirmar o diagnóstico. Assim, pode-se excluir a ocorrência de injúria renal aguda, que pode causar alteração de creatinina em um intervalo de tempo mais curto. Por vezes, a alteração da estrutura renal só é encontrada em avaliação histológica.[1,3]

O valor encontrado da creatinina deve ser reavaliado por meio de fórmulas, encontradas disponíveis *online*, para determinar a taxa de filtração glomerular (TFG): CKD-EPI,[7] MDRD[8,9] e Cockcroft-Gault[10] (pouco utilizada atualmente por ser menos precisa). Isso porque o valor de creatinina dentro de valores de referência podem estar subestimados, principalmente em pacientes idosos. A TFG é a medida da depuração da creatinina, levando-se em consideração sexo e idade. A creatinina é uma substância filtrada livremente pelos glomérulos e não sofre reabsorção ou secreção tubular, permitindo que haja avaliação do quanto de sangue é filtrado pelos rins, em um intervalo de tempo.

Por meio da TFG, pode-se classificar o estágio da DRC. Essa classificação, juntamente com a etiologia da DRC, é importante para definir o prognóstico (Tabelas 31.1 e 31.2).

Tabela 31.1 – Categorias da taxa de filtração glomerular na doença renal crônica.

Categorias da TFG	TFG (mL/min/1,73 m^2)	Definição
Estágio 1	≥ 90	Normal ou elevada
Estágio 2	60 a 89	Levemente reduzida
Estágio 3a	45 a 59	Leve a moderadamente reduzida
Estágio 3b	30 a 44	Moderada a gravemente reduzida
Estágio 4	15 a 29	Gravemente reduzida
Estágio 5	< 15	Insuficiência renal

Fonte: KDIGO DRC, 2013.[11]

Tabela 31.2 – Categorias da albuminúria na doença renal crônica.

Categoria	Taxa de albuminúria (mg/24 horas)	Razão albumina por creatinina*		Definição
		(mg/mmol)	(mg/g)	
A1	< 30	< 3	< 30	Normal a levemente aumentada
A2	30 a 300	3 a 30	30 a 300	Moderadamente aumentada
A3	> 300	> 30	> 300	Gravemente aumentada

*A razão albumina por creatinina implica na dosagem de albumina e creatinina em uma amostra isolada de urina. É cada vez mais usada pela facilidade de uso e coleta.

Fonte: KDIGO DRC, 2013.[11]

É importante entender que uma função renal normal não exclui o diagnóstico de DRC, uma vez que esta pode decorrer de alterações na estrutura renal, como rim único, rim transplantado ou doença renal policística. Assim, é essencial que haja avaliação por exame de imagem, principalmente ultrassonografia de rins e vias urinárias, que trará descrições como perda da diferenciação corticomedular, aumento da ecogenicidade ou rins de tamanho reduzido, que também indicam DRC.[11] Outros exames que possam acrescentar à avaliação devem ser solicitados a depender de indicações clínicas específicas, inclusive para auxiliar no diagnóstico etiológico da doença renal.

PROGRESSÃO DA DOENÇA RENAL CRÔNICA

O risco de progressão da DRC depende de diversos fatores: etiologia e estágio da DRC, grau de albuminúria, idade, sexo, raça/etnia, controle da pressão arterial, da glicemia e da dislipidemia, tabagismo, obesidade, história de doença cardiovascular, exposição continuada a nefrotóxicos.[11]

MANEJO DA DOENÇA RENAL CRÔNICA

O principal objetivo do manejo da DRC é evitar ou, pelo menos, retardar a sua progressão, além de controlar possíveis sintomas associados, visando melhorar a qualidade de vida do paciente.

Mudanças no estilo de vida são essenciais para promover melhor controle de pressão arterial e melhor saúde cardiovascular. Os pacientes devem ser estimulados a realizar atividade física regular (diariamente), conforme tolerância. Principalmente para os idosos, essa atividade física deve ser supervisionada.[12] Controle de peso e cessação de tabagismo são essenciais.[11]

O controle da hipertensão é extremamente importante. Deve-se priorizar o uso, caso tolerado, de inibidores do sistema renina-angiotensina em pacientes diabéticos, os quais também promovem controle da albuminúria. O alvo de pressão arterial deve ser ≤ 140 x 90 mmHg no consultório; porém, aqueles pacientes que apresentam albuminúria ≥ 30 mg em 24 horas devem ter controle mais rigoroso, com alvo ≤ 130 × 80 mmHg.[11] O controle mais rigoroso está indicado inclusive em idosos, caso bem tolerado. Contudo, nesse grupo de pacientes, deve-se sempre estar atento ao risco de hipotensão postural e quedas; portanto, devem ser avaliados de perto, com aumento mais lento de doses de anti-hipertensivos, evitando-se esses efeitos colaterais.[13] Caso o paciente idoso não tolere, o alvo de pressão arterial pode ser mais elevado, pensando-se em risco-benefício.

O controle da glicemia também é necessário. O alvo de hemoglobina glicada deve ser em torno de 7% e, em pacientes idosos, com risco de hipoglicemia, não há indicação de controle mais agressivo. Esse alvo é suficiente para evitar complicações microvasculares da diabetes.[11]

Caso a TFG seja < 30 mL/min/1,73 m^2, deve-se reduzir a ingesta proteica para 0,8 g/kg/dia.[11] Deve-se ter cuidado com essa redução em pacientes diabéticos, cuja ingesta de carboidratos também é reduzida. Evitar sempre risco de desnutrição e sarcopenia, principalmente em idosos.[11] Nesses pacientes, o seguimento com equipe de nutrição especializada também é essencial.

A elevada ingesta de sal promove aumento da pressão arterial, da proteinúria e da hiperfiltração glomerular, que, em conjunto, podem contribuir para a progressão da DRC. Essa ingesta deve ser reduzida, com alvo de até 2 g ao dia de sódio, equivalente a 5 g de cloreto de sódio. Caso o paciente apresente hipotensão, mesmo sem anti-hipertensivos, essa restrição não deve ser indicada.[11]

Pacientes com DRC parecem apresentar maior risco de sofrer injúria renal aguda, principalmente se também tiverem hipertensão arterial, diabetes ou proteinúria concomitantemente.[11] Por isso, é importante evitar nefrotóxicos sempre que possível, uma vez que esses medicamentos podem induzir injúria renal. Os principais nefrotóxicos incluem: anti-inflamatórios não esteroidais; contrastes iodados endovenosos; antibióticos, como vancomicina e aminoglicosídeos; e quimioterápicos, como cisplatina e metotrexato. Outros agentes relevantes são anfotericina B, polimixinas, tenofovir e bisfosfonatos.[14]

QUANDO ENCAMINHAR O PACIENTE AO NEFROLOGISTA?

O Kidney Disease: Improving Global Outcomes (KDIGO) 2012[11] indica o encaminhamento nos seguintes casos:

- Injúria renal aguda ou piora sustentada da TFG.
- TFG < 30 mL/min/1,73 m^2 (estágios IV e V).
- Proteinúria persistente e significativa (razão albumina-creatinina ≥ 300 mg/g ou ≥ 30 mg/mmol ou ≥ 300 mg em urina de 24 horas).
- Progressão da DRC.
- Avaliação urinária com presença de hematúria (cristais hemáticos ou hemácias > 20 por campo).
- Hipertensão e DRC sem controle pressórico com quatro ou mais anti-hipertensivos.
- Anormalidades persistentes de potássio sérico.
- Nefrolitíase recorrente ou extensa.
- Doença renal hereditária.

Para o paciente idoso, que muitas vezes apresenta várias comorbidades associadas, o seguimento com Nefrologista é importante não apenas para evitar a progressão da DRC, mas também para o planejamento de opções de terapia de substituição renal de maneira precoce, sempre se considerando sua qualidade de vida e seus valores.

CASO CLÍNICO

AAS, 75 anos, sexo masculino, casado, aposentado, natural de Alagoas e procedente de São Paulo. Paciente portador de diabetes *mellitus* tipo 2, hipertensão, miocardiopatia chagásica, com insuficiência valvar mitral e insuficiência cardíaca. Tabagista ativo, com carga tabágica de 40 maço/ano. Sem história de etilismo. Peso adequado. Sedentário.

Compareceu à consulta com dosagem de creatinina de 2,8/dL e albuminúria de 0,5 g/g, sendo realizado cálculo de TFG pela fórmula CKD-EPI, com resultado de 21 mL/min/1,73 m^2. Foi classificado com Estágio IVA3. Nessa fase, é importante o encaminhamento para Nefrologia.

Além disso, foram realizadas medidas para prevenir a progressão de DRC:

- Controle de glicemia com insulina NPH e regular com alvo de HbA1C de 7%.
- Controle pressórico com losartana 50 mg, de 12 em 12 horas, para controle de albuminúria (deve-se atentar para a introdução desse medicamento em fases avançadas de DRC, pelo risco de piora inicial; o paciente já estava em uso dele). Foram associados anlodipino 10 mg/dia e furosemida 80 mg/dia para otimizar o controle.
- Orientada cessação de tabagismo e encaminhamento para grupo de apoio.
- Orientada atividade física regular de baixa intensidade supervisionada.
- Orientado a não utilizar nefrotóxicos.
- Orientado seguimento com nutrição para ajuste de ingesta calórica e proteica, além de reduzir consumo de fósforo e potássio.

Referências bibliográficas

1. Kidney disease: improving global outcomes: KDIGO 2012 clinical practice guideline for the evaluation and management of chronic kidney disease. Kidney International Supplements. 2013;3;19-62.
2. Kalantar-Zadeh K et al. Chronic kidney disease. The Lancet. 2021 June 24. Disponível em: https://doi.org/10.1016/S0140-6736(21)00519-5.
3. Totóli C et al. Associated factors related to chronic kidney disease progression in elderly patients. PLoS ONE. 2019 July 23;14(7). Disponível em: https://journals.plos.org/plosone/article/metrics?id=10.1371/journal.pone.0219956.
4. Tuğcu M, Barutçu AD. Chronic kidney disease progression in aged patients. International Urology and Nephrology. 2021 Mar. 7. Disponível em: https://doi.org/10.1007/s11255-021-02806-w.
5. Charles C, Ferris AH. Chronic kidney disease: primary care: clinics in office practice. 2020;47:585-95. Disponível em: https://doi.org/10.1016/j.pop.2020.08.001.
6. Mora-Gutiérrez JM et al. Enfermedad renal crónica en el paciente anciano. Rev Esp Geriatr Gerontol. 2016. Disponível em: http://dx.doi.org/10.1016/j.regg.2016.03.00.
7. Levey AS, Stevens LA, Schmid CH, Zhang Y (Lucy), Castro AF, Feldman HI et al. A new equation to estimate glomerular filtration rate. Annals of Internal Medicine. 2009 May 5;150(9):604.
8. Levey AS. A more accurate method to estimate glomerular filtration rate from serum creatinine: a new prediction equation. Annals of Internal Medicine. 1999 Mar 16;130(6):461.
9. Levey AS, Coresh J, Greene T, Stevens LA, Zhang YL, Hendriksen S et al. Using standardized serum creatinine values in the modification of diet in renal disease study equation for estimating glomerular filtration rate. Annals of Internal Medicine [Internet]. 2006;145(4):247-54. Disponível em: https://www.ncbi.nlm.nih.gov/pubmed/16908915.

10. Cockcroft DW, Gault H. Prediction of creatinine clearance from serum creatinine. Nephron. 1976;16(1):31-41.
11. KDIGO. Official journal of the International Society of Nephrology KDIGO 2012 clinical practice guideline for the evaluation and management of chronic kidney disease [Internet]. 2013. Disponível em: https://kdigo.org/wp-content/uploads/2017/02/KDIGO_2012_CKD_GL.pdf.
12. Thomas E, Battaglia G, Patti A, Brusa J, Leonardi V, Palma A et al. Physical activity programs for balance and fall prevention in elderly. Medicine [Internet]. 2019 July;98(27):e16218. Disponível em: https://www.ncbi.nlm.nih.gov/pmc/articles/PMC6635278/.
13. A randomized trial of intensive versus standard blood-pressure control. New England Journal of Medicine. 2015 Nov. 26;373(22):2103-16.
14. Sales GTM, Foresto RD. Drug-induced nephrotoxicity. Revista da Associação Médica Brasileira [Internet]. 2020 [acesso em 10 maio 2020];66:s82-90. Disponível em: https://www.scielo.br/scielo.php?pid=S0104-42302020001300082&script=sci_abstract.

32

Sistema respiratório

Blenda Nunes Endlich

INTRODUÇÃO

Doenças do sistema respiratório estão entre as principais causas de mortalidade, segundo a Organização Mundial da Saúde (OMS),[1] sendo que doença pulmonar obstrutiva crônica (DPOC) e infecções respiratórias inferiores ocupam o terceiro e o quarto lugares, respectivamente, atrás somente de infarto do miocárdio e acidente vascular cerebral. As mudanças fisiológicas da idade resultam em mudanças na função pulmonar e aumentam a suscetibilidade para o desenvolvimento de doenças como DPOC, fibrose pulmonar e câncer de pulmão. Diante desse cenário, faz-se importante conhecer o processo de envelhecimento pulmonar e, dessa maneira, promover um cuidado otimizado para a população idosa.

ASPECTOS DO ENVELHECIMENTO PULMONAR

Alterações estruturais e funcionais

A cifose é a principal alteração da coluna vertebral com repercussão na função pulmonar. Pode ser decorrente do afilamento dos discos intervertebrais ou de fraturas de fragilidade, tende a ser mais acentuada nas mulheres que nos homens, reduz o volume da cavidade torácica, encurta a musculatura intercostal e reduz a força inspiratória.[2]

É sabido que ocorre perda de massa muscular a partir dos 50 anos de idade, podendo chegar a 2% ao ano, com consequente prejuízo para a respiração, que é uma função basicamente muscular. O declínio da musculatura inspiratória gera uma inabilidade de ventilar em uma situação de aumento de demanda respiratória, como acontece no caso de doenças respiratórias, sejam elas agudas ou crônicas. A baixa reserva mitocondrial de adenosina trifosfato (ATP) observada nos idosos também contribui para que haja um risco maior de falência respiratória em situações de estresse.[2]

Observa-se também redução do *clearance* mucociliar tanto na via aérea superior, que remove partículas maiores, quanto na via aérea inferior, que remove as partículas menores, as quais atingem as porções mais distais. Isso ocorre pela força de tosse reduzida e por uma disfunção mucociliar, favorecendo o depósito de patógenos no sistema respiratório[2] (Figura 32.1).

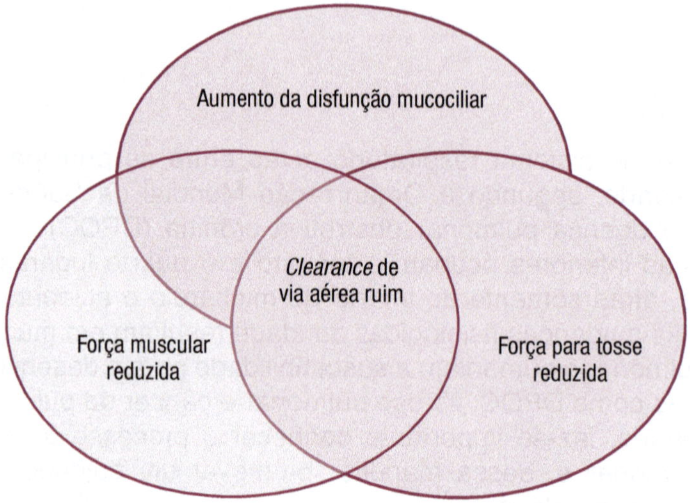

Figura 32.1 – Alteração *clearance* da via aérea.
Fonte: Adaptada de Lowery *et al.*, 2013.[2]

O envelhecimento pulmonar também é marcado por prejuízos na função pulmonar, com progressiva limitação ao fluxo aéreo a partir dos 30 a 35 anos de idade, manifestada pela redução do volume expiratório forçado no primeiro segundo (VEF1) de aproximadamente 30 mL/ano e da capacidade vital forçada (CVF) de cerca de 20 mL/ano, o que resulta na redução da relação VEF1/CVF.[3,4]

É importante também mencionar as alterações em nível alveolar, em que não ocorre redução do número absoluto de alvéolos, mas sim um marcado aumento do volume alveolar e da superfície de troca alvéolo-capilar. O aumento do diâmetro alveolar causa redução da tensão superficial e do recolhimento elástico alveolar (Quadro 32.1).

Quadro 32.1 – Alterações funcionais.[4]

Medida da função pulmonar	Alterações com a idade
Volume pulmonar total	Sem mudanças
Número de alvéolos	Sem mudanças
Tamanho dos alvéolos	Aumenta
Volume residual	Aumenta (mudanças na elasticidade e aumento da via aérea)
CVF	Reduz
VEF1	Reduz (mais que CVF)
Relação VEF1/CVF	Reduz

Fonte: Adaptado de Bowdish, 2019.[4]

Alterações imunes e inflamatórias

O trato respiratório é uma interface imune importante que requer uma resposta bem regulada a uma contínua exposição ambiental pelo ar inalado. A homeostase imune do pulmão é mantida por uma rede complexa de células epiteliais e do sistema imune das linhagens mieloide e linfoide que são recrutadas quando necessárias.[5]

A vulnerabilidade a infecções do sistema respiratório deve-se às alterações estruturais e funcionais do envelhecimento e às disfunções do sistema imune, particularmente na ativação do sistema imune inato, fenômeno chamado de *inflammaging*. Esse fenômeno é marcado pela ativação de citocinas pró-inflamatórias, como interleucina 6 (IL-6) e fator de necrose tumoral *alfa* (TNF-α). Essas citocinas em nível elevado, na ausência de um fator ameaçador, podem contribuir para a redução da elasticidade e a destruição do delicado parênquima pulmonar. A despeito da elevação de alguns fatores pró-inflamatórios em situações basais, diante de uma situação de exposição a um patógeno ameaçador, ocorre uma resposta atenuada na produção de interleucinas inflamatórias e menor ativação do sistema imune adaptativo, caracterizando o processo de imunosenescência.[2]

FATORES DE RISCO PARA DOENÇAS PULMONARES

O sistema respiratório é especialmente vulnerável a exposições ambientais em razão de sua ampla superfície alveolar (85 m^2 *versus* 1,8 m^2 da pele). O tabagismo é o principal fator de risco relacionado a doenças como DPOC, alguns tipos de doença intersticial e câncer de pulmão.

Poluição do ar, exposição a queima de biomassa e exposições ocupacionais, como madeira, metais, mineração, produtos de limpeza, entre outros, também são fatores de risco importantes para o desenvolvimento das doenças respiratórias.

Infecções respiratórias de modo geral também aumentam bastante o risco de complicações pulmonares agudas e crônicas, especialmente associadas às alterações inerentes ao processo de envelhecimento já citadas neste capítulo.[6]

PRINCIPAIS DOENÇAS PULMONARES NOS IDOSOS

Pneumonia

É a causa mais comum de sepse em idosos, além de uma das principais causas de mortalidade nessa população. Conforme discutido anteriormente, as alterações do envelhecimento tornam os idosos mais suscetíveis a infecções diversas e aumentam sua mortalidade em razão da baixa reserva.[3]

Doença pulmonar obstrutiva crônica

Trata-se de doença comum, prevenível e tratável, caracterizada por sintomas respiratórios persistentes e limitação ao fluxo aéreo causada por exposição a partículas nocivas ou gases, especialmente tabagismo, influenciada por fatores pessoais, como o desenvolvimento pulmonar.[7] Indivíduos com VEF1 mais baixo aos 30 a 40 anos têm risco aumentado de desenvolver DPOC ao longo da vida.[8]

É diagnosticada com espirometria, que mostra relação VEF1/CVF < 0,7. Sua prevalência aumenta com a idade, uma vez que os fatores desencadeantes têm efeito cumulativo.[7]

Fibrose pulmonar

Existem várias doenças que causam fibrose pulmonar, mas especificamente a fibrose pulmonar idiopática (FIP), uma doença fibrosante, progressiva, de etiologia desconhecida e que tem sobrevida média de aproximadamente três anos, apresenta uma prevalência muito maior em idosos que em pacientes jovens. Ao contrário da DPOC, em que o tabagismo tem um papel fundamental para seu desenvolvimento, na FIP a idade parece ser um fator maior que qualquer outra exposição ambiental ou fator genético.[5]

Câncer de pulmão

É o tipo de câncer com maior incidência e mortalidade no mundo, e sua incidência é maior nos idosos. Intimamente relacionado ao tabagismo, tende a ter seu risco reduzido com a cessação do hábito.[9]

CONSIDERAÇÕES FINAIS

O envelhecimento pulmonar é bastante complexo e resultado de mudanças cumulativas entre injúrias e reparos das células pulmonares.

Muitas complicações pulmonares são preveníveis com atos simples, como cessar o tabagismo, praticar atividade física regularmente, manter alimentação adequada, evitar exposições ambientais e manter a vacinação atualizada.

O conhecimento do processo do envelhecimento pulmonar e das doenças mais prevalentes nos idosos é importante para que ações, orientações e diagnósticos sejam feitos no momento certo e para que assim se ofereça uma melhor qualidade de vida aos pacientes.

Referências bibliográficas

1. World Health Organization (WHO). Global health estimates: leading causes of death. Disponível em: https://www.who.int/data/gho/data/themes/mortality-and-global-health-estimates/ghe-leading-causes-of-death [Acessado em 25 jan 2025].
2. Lowery EM et al. The aging lung. Clin Interv Aging. 2013;8:1489-96.
3. Cho SJ, Stout-Delgado HW. Aging and lung disease. Annu Rev Physiol. 2020 Feb. 10;82:433-59.
4. Bowdish DME. The aging lung: is lung health good health for older adults? Chest. 2019 Feb.;155(2):391-400.
5. Schneider JL et al. The aging lung: physiology, disease, and immunity. Cell. 2021 Apr. 15;184(8):1990-2019.
6. Fragoso CAV. Epidemiology of lung disease in older persons. Clin Geriatr Med. 2017 Nov.;33(4):491-501.
7. Sharma M, Joshi S, Banjade P, Ghamande SA, Surani S. Global Initiative for Chronic Obstructive Lung Disease (GOLD) 2023 Guidelines Reviewed. Open Respir Med J. 2024 Jan 10;18:e18743064279064. doi: 10.2174/0118743064279064231227070344.
8. Lange P et al. Lung-function trajectories leading to chronic obstructive pulmonary disease. NEJM. 2015;373:111-22.
9. Alotaibi A, Ali A, Brown C, Sherbeny F. Exploratory Analysis of Survival and Mortality Rates among Older Lung Cancer Patients Utilizing Different Treatment Modalities. Innov Pharm. 2022 Dec 12;13(2):10.24926/iip.v13i2.4346. doi: 10.24926/iip.v13i2.4346.

33

Sono – efeitos do envelhecimento e das doenças

Flávia Barreto Garcez-Carvalho

INTRODUÇÃO

O sono é um processo fisiológico essencial para a restauração da homeostase e para a manutenção da saúde e da qualidade de vida do indivíduo idoso.[1] As mudanças que ocorrem durante o envelhecimento, sejam elas físicas, ambientais ou comportamentais, causam um aumento na prevalência das queixas de sono, mesmo na ausência de doenças associadas.[2] Cerca de metade dos idosos apresenta alguma queixa de insônia ao longo da vida, com uma incidência anual que varia de 5% a 8%.[3-5] O transtorno de insônia crônica tem prevalência entre 4% e 22% em idosos, conforme o critério diagnóstico utilizado, e está fortemente associado a doenças psiquiátricas, quedas, declínio cognitivo e qualidade de vida precária.[1,5,6] Além disso, há um impacto socioeconômico significativo causado pela insônia, representado por um gasto agregado de 100 bilhões de dólares ao ano em custos diretos e indiretos, como o uso do sistema de saúde e o prejuízo de atividades ocupacionais.[7]

Diante da elevada prevalência dos distúrbios de sono e de sua repercussão clínica e funcional para indivíduos idosos, é fundamental compreender o papel do envelhecimento nas alterações fisiológicas e patológicas do sono, assim como conhecer as possibilidades terapêuticas existentes para minimizar o seu impacto para a saúde dessa população.

SONO E ENVELHECIMENTO

Ciclo de sono

Existem três estados de consciência no ser humano: vigília, sono não REM e sono REM (*rapid-eye movement*). Em um indivíduo normal, o ciclo de sono é composto por três estágios de sono não REM (N1, N2 e N3) e um estágio de sono REM.[2] No estágio N1, ocorre um período de sono leve ou transicional, correspondendo a cerca de 5% a 10% do tempo total de sono (TTS), enquanto o estágio N2, também de sono superficial, ocupa cerca de 50% do TTS. As fases de sono profundo são a N3 (mais frequente na primeira metade da noite) e o sono REM (mais frequente na segunda metade da noite), em que geralmente acontecem os sonhos.[3] No sono REM, há intensa atividade cerebral, ao mesmo tempo em que ocorre atonia muscular difusa. Um ciclo de sono completo em indivíduos saudáveis inicia-se com uma latência para o sono de até 20 minutos, seguida de transições entre as fases de sono a partir do estágio N1 até o sono REM, com duração média total de 90 a 120 minutos. Além da arquitetura do sono, existe também o parâmetro de qualidade, que pode ser avaliada pelo cálculo da eficiência do sono, que é a razão entre o TTS e o tempo total na cama, com valores normais acima de 80% a 85%.[2]

Alterações do sono no envelhecimento

As queixas gerais de sono em pacientes idosos frequentemente se devem às alterações estruturais do sono que ocorrem com o próprio envelhecimento, enquanto as queixas mais específicas costumam representar um transtorno de sono subjacente. As principais alterações fisiológicas do sono no envelhecimento estão demonstradas no Quadro 33.1.[3] Essas mudanças explicam em grande parte a alta frequência das queixas relacionadas ao sono nessa faixa etária. A predominância de sono superficial facilita o despertar noturno, mesmo com estímulos sonoros suaves, e contribui para maior fragmentação do sono.[3] Além disso, existem mudanças de hábito que contribuem para a desregulação do ciclo circadiano e para a qualidade de sono ruim, entre elas: aposentadoria e/ou ausência de um cronograma diário (particularmente de um horário fixo para acordar); menor exposição à luz natural; e limitação para realizar exercícios físicos.

Quadro 33.1 – Principais mudanças do sono com o envelhecimento.

Métrica	Mudança
Tempo total de sono (TTS)	Redução*
Sono superficial (N1 e N2)	Aumento
Sono profundo (N3 e REM)	Redução
Latência para sono	Aumento discreto (máximo de 10 minutos)
Eficiência de sono	Redução
Ritmo de sono	Avanço de fase**

* Redução média de 1 hora de sono em comparação à fase de vida anterior.

** Antecipação do período pretendido de sono; relacionada à redução de sincronizadores externos, como exposição à luz natural e fotorrecepção (pela presença de catarata), bem como ao prejuízo na sincronização causado pelas alterações degenerativas cerebrais.

Fonte: Adaptado de Yaremchuk, 2018.[3]

Os padrões comportamentais gerados por essas mudanças costumam perpetuar as queixas de sono e devem ser o foco da abordagem terapêutica. A redução do TTS, em especial, pode gerar uma sonolência diurna leve, com consequente hábito de cochilos compensatórios, o que prejudica o gatilho para o sono noturno.[5] Outro exemplo é o avanço de fase, que causa uma antecipação do período pretendido de sono, também ocasionando uma compensação com cochilos diurnos. Em contrapartida, os indivíduos idosos aparentam ter mais resiliência em resposta ao encurtamento do período total de sono (privação de sono) em comparação aos adultos jovens, com menor impacto no desempenho funcional.[5]

O conhecimento dessas particularidades fisiológicas e comportamentais é fundamental para separar os aspectos do envelhecimento normal daqueles que podem representar um processo patológico relacionado ao sono. O diário do sono é um instrumento que pode auxiliar nessa abordagem diferencial.[5,8] Deve ser preenchido durante duas semanas e é composto por elementos comuns da rotina de sono, como: os horários de deitar, de início do sono e do despertar na manhã seguinte; a latência para o sono; o número e a duração de despertares noturnos; o tempo acordado na cama; o número e a duração de cochilos diurnos; a avaliação da qualidade do sono; entre outros parâmetros.[3,8] Dessa maneira, é possível obter uma avaliação mais objetiva e personalizada, para melhor compreender os hábitos e a rotina de sono-vigília do indivíduo, assim como minimizar a influência de percepções equivocadas e subjetivas que ele apresenta com relação ao seu sono.

ASPECTOS PATOLÓGICOS DO SONO NO IDOSO

Modelo comportamental da insônia

O modelo comportamental da insônia desenvolvido por Spielman e colaboradores, também chamado de modelo dos "3P" (Figura 33.1), é um dos mais utilizados na literatura para compreender o surgimento e a abordagem da insônia crônica.[9] Propõe a presença de três fatores no processo etiológico do distúrbio de sono: predisponentes, precipitantes e perpetuantes. Os fatores predisponentes referem-se a condições fisiológicas, genéticas ou psicológicas que tornam o indivíduo mais ou menos suscetível ao desenvolvimento de insônia. Os fatores precipitantes seriam estressores fisiológicos, ambientais ou psicológicos que contribuem para o surgimento de sintomas agudos de insônia. Já os fatores perpetuantes são responsáveis pela cronificação do quadro de insônia, sendo em sua maioria psicológicos e comportamentais.

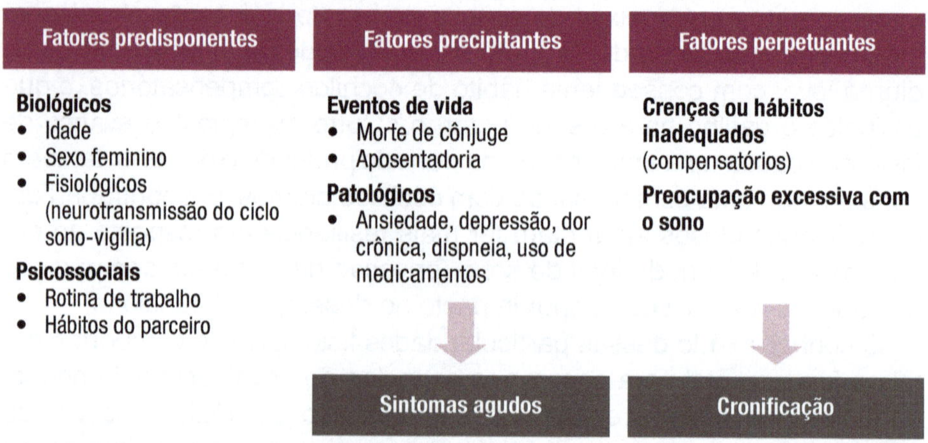

Figura 33.1 – Modelo comportamental da insônia – "3P": descrição breve dos fatores que compõem o modelo comportamental da insônia proposto por Spielman e colaboradores.
Fonte: Spielman *et al.*, 1987.[9]

Os componentes do modelo de Spielman são especialmente úteis para a programação terapêutica do paciente com insônia. Numa fase de sintomas mais agudos (dias ou poucas semanas), quando os fatores precipitantes surgem, a resposta ao tratamento é mais pronunciada, com maior chance de reversibilidade. No entanto, dificilmente os indivíduos procuram ajuda do profissional de saúde nessa fase. Após o desenvolvimento de sintomas crônicos, a abordagem deve ser direcionada aos hábitos disfuncionais e comportamentos compensatórios já estabelecidos, com maior desafio para sua correção.

Efeitos das doenças no sono

Diversas doenças sistêmicas podem afetar a qualidade de sono, seja pelos sintomas associados, seja pelos medicamentos necessários para seu tratamento.[2] As doenças cardiovasculares e pulmonares, como a insuficiência cardíaca e a doença pulmonar obstrutiva crônica, geram sintomas de dispneia no período noturno, relacionados principalmente à posição em decúbito dorsal.[6] Doença do refluxo gastroesofágico e quadros de dor crônica, como osteoartrite, também cursam com sintomas noturnos e podem prejudicar a qualidade de sono. O aumento da frequência urinária no período noturno (nictúria) é um sintoma que comumente afeta os indivíduos idosos, ocasionando despertares frequentes e fragmentação do sono. O controle dessas doenças e de seus sintomas será fundamental para o alívio das queixas de sono. O uso de medicamentos como betabloqueadores, descongestionantes nasais, corticosteroides e antidepressivos também pode alterar a arquitetura e o ritmo de sono, resultando em queixas de insônia nessa população.

O impacto de doenças neuropsiquiátricas para o sono é marcante na faixa etária idosa. A relação entre depressão e insônia, por exemplo, é considerada bidirecional. Pacientes com depressão apresentam chance até nove vezes maior de desenvolver distúrbios de sono em comparação com indivíduos sem transtorno depressivo, assim como a insônia crônica é um fator de risco para o surgimento de depressão.[6,10] Nesses casos, o tratamento para depressão é a prioridade e costuma trazer a resolução do distúrbio de sono, apesar da possibilidade de queixas residuais. O tratamento da insônia também é capaz de prevenir o surgimento e a recorrência de depressão maior em idosos,[11] denotando a importante relação entre essas duas condições.

A presença de distúrbios de sono também é comum em doenças neurodegenerativas, como a doença de Alzheimer (DA) e outras demências. Cerca de 44% dos pacientes com DA apresentam alterações de sono, que aumentam de prevalência e de intensidade com a progressão do declínio cognitivo e da perda funcional.[12,13] A sonolência diurna e o despertar precoce são as alterações mais comuns nesses pacientes, mas os despertares noturnos são os que trazem maior sobrecarga para os cuidadores.[13] Além da DA, a ocorrência de alterações de sono é elevada em pacientes com doença de Parkinson e demência por corpos de Lewy, com o surgimento de distúrbios específicos, como a síndrome de pernas inquietas (SPI) e o transtorno comportamental do sono REM (TCR).

Principais distúrbios do sono no idoso

As principais queixas de sono são dificuldade de iniciar ou manter o sono, sonolência diurna excessiva, ou movimentos ou comportamentos anormais durante o sono, que poderão representar um transtorno de sono específico. Para a definição de um distúrbio de sono, é crucial a percepção do impacto no desempenho cotidiano ou no bem-estar do indivíduo.

O transtorno de insônia crônica é definido como um relato subjetivo de insatisfação com o sono, associado à dificuldade para iniciar ou manter o sono, ou ao despertar precoce, apesar de oportunidades e circunstâncias adequadas para o sono.[14] Os sintomas devem ocorrer três vezes na semana, durante ao menos três meses, com impacto funcional associado (fadiga, perda de concentração, declínio cognitivo, alteração de humor, entre outros).

A síndrome de apneia e hipopneia obstrutiva do sono (SAHOS) corresponde à interrupção recorrente, parcial (hipopneia) ou completa (apneia), da via aérea superior durante o sono, com redução da ventilação e presença de dessaturações.[2,3,15] Essa condição está associada a elevada morbimortalidade e a maior risco de eventos cardiovasculares e cerebrovasculares.[3] A manifestação dos sinais e sintomas costuma ser diferente em idosos, com predominância de fadiga, nictúria e alterações cognitivas, além da presença de sonolência diurna excessiva. A ocorrência de roncos é uma característica marcante dessa condição, de modo geral, apesar de nem sempre presente na população geriátrica. O diagnóstico final de SAHOS é dado pelo exame de polissonografia.[16]

Outros distúrbios do sono relevantes nessa faixa etária são a SPI, o movimento periódico dos membros (MPM) e o transtorno comportamental do sono REM. Todos eles estão relacionados a movimentos anormais, tanto durante a vigília (SPI) quanto durante o período de sono (MPM e TCR), e são mais prevalentes em indivíduos com doenças neurogenerativas, como doença de Parkinson e doença por corpos de Lewy.[17]

ABORDAGEM TERAPÊUTICA DA INSÔNIA CRÔNICA

O objetivo do tratamento da insônia crônica é restabelecer um ciclo sono-vigília adequado, com a abordagem de comportamentos e hábitos compensatórios e disfuncionais que perpetuam o quadro de insônia, conforme representado pelo "modelo 3P".

A abordagem não farmacológica inicia-se com as medidas para higiene do sono, conforme descritas no Quadro 33.2. Já a terapia de controle de estímulo objetiva um ciclo sono-vigília regular e a correção de associações inadequadas em relação ao ambiente de sono.[18] Os pacientes são orientados a sair da cama caso não adormeçam após 20 minutos, com a realização de atividades relaxantes no intervalo, e retorno para cama após a recuperação da sonolência. Além disso, devem levantar-se diariamente no mesmo horário e evitar cochilos no período diurno. Outra modalidade é a terapia de restrição de sono, que tem o objetivo de aumentar a eficiência do sono, e é recomendada especialmente para indivíduos que permanecem na cama por longos períodos na tentativa de adormecer.[5] Nesse sentido, o paciente deve definir, juntamente com o profissional responsável, uma duração fixa para o sono (no mínimo, 5 horas), que não deve ser ultrapassada até que haja eficiência do sono adequada. À medida que a eficiência do sono melhora, esse período pode ser estendido, até que se alcance uma duração de sono considerada adequada para aquele indivíduo.[5,18] Outras estratégias não farmacológicas incluem as técnicas de relaxamento, como meditação, terapias de *biofeedback* e respiração controlada, e a terapia cognitiva, que tem como base o aconselhamento psicológico para a identificação de crenças disfuncionais relacionadas ao sono.[18]

Quadro 33.2 – Medidas para higiene do sono.

• Evitar bebidas e alimentos ricos em cafeína (especialmente no período noturno)
• Suspender o uso de álcool e cigarro
• Reduzir a ingestão de líquidos após o entardecer
• Evitar a prática de exercícios físicos até 4 horas antes do período de sono
• Buscar um cronograma regular de sono-vigília
• Evitar cochilos diurnos (se necessário, apenas um cochilo de até 20 a 30 minutos)
• Realizar atividades relaxantes próximo ao período do sono
• Adequar o ambiente do sono com baixa iluminação, redução de ruídos e temperatura agradável
• Aumentar o tempo de exposição diurna à luz natural
• Evitar uso de eletrônicos (*smartphones*, *tablets*, computadores) no período noturno
• Suspender ou adequar a posologia de medicamentos indutores de insônia (se possível)

Fonte: Maness DL, Khan M. Nonpharmacologic management of chronic insomnia.[18]

A terapia cognitivo-comportamental para insônia (TCC-I) é uma abordagem multicomponente, considerada de primeira linha para indivíduos idosos, e com a maior demonstração de benefício em longo prazo, por atuar nas percepções inadequadas em relação ao sono e na modificação de hábitos.[3,5] Inclui orientações educacionais e intervenções psicológicas programadas de curta duração (geralmente de 4 a 6 semanas), que abarcam as terapias cognitivas, a terapia de controle de estímulo e a terapia de restrição de sono citadas anteriormente.[4] Apesar da eficácia comprovada e da persistência do efeito benéfico por até dois anos, a escassez de profissionais capacitados e a dificuldade de acesso à TCC-I são as principais limitações para o tratamento.

Já o tratamento farmacológico da insônia é recomendado em caso de falência das estratégias comportamentais e, quando necessário, deve ser instituído pelo menor tempo e na menor dose possíveis. As principais classes farmacológicas são os antidepressivos (mirtazapina, trazodona), os melatonérgicos (ramelteona, melatonina), os anticonvulsivantes com ação em receptor GABA (pregabalina, gabapentina), as "drogas Z" (zolpidem, eszopiclona) e os benzodiazepínicos (clonazepam, alprazolam).[4,19] Apesar da utilizada prática no sentido de trazer um alívio transitório aos sintomas da insônia, o uso prolongado de indutores do sono está associado a efeitos colaterais significativos em pacientes idosos, além de não haver eficácia comprovada de benefício em longo prazo.[4,5,19,20] É importante ressaltar o risco de algumas classes farmacológicas específicas, como as "drogas Z" e os benzodiazepínicos, com possibilidade de consequências negativas para essa população, como declínio cognitivo, *delirium*, risco de quedas e dependência.[21]

CONSIDERAÇÕES FINAIS

O sono restaurador é uma etapa vital para a manutenção da saúde e da qualidade de vida de pacientes idosos. Além disso, o sono mostra-se um importante fator para a consolidação da memória e para o desempenho cognitivo nessa população.[22] Diante do surgimento de uma queixa de sono, é essencial uma abordagem adequada tanto das doenças preexistentes quanto de um possível distúrbio de sono, para a prevenção das consequências negativas associadas. A modificação dos hábitos e comportamentos inadequados relacionados ao sono deve ser o foco da abordagem não farmacológica, para uma resposta terapêutica eficaz e sustentada.

Referências bibliográficas

1. Crowley K. Sleep and sleep disorders in older adults. Neuropsychol Rev [Internet]. 2011 Mar. 12;21(1):41-53. Disponível em: http://link.springer.com/10.1007/s11065-010-9154-6.
2. Feinsilver SH. Normal and abnormal sleep in the elderly. Clin Geriatr Med [Internet]. 2021 Aug.;37(3):377-86. Disponível em: https://linkinghub.elsevier.com/retrieve/pii/S0749069021000239.
3. Yaremchuk K. Sleep disorders in the elderly. Clin Geriatr Med [Internet]. 2018 May;34(2):205-16. Disponível em https://linkinghub.elsevier.com/retrieve/pii/S0749069018300089.

4. Suzuki K, Miyamoto M, Hirata K. Sleep disorders in the elderly: diagnosis and management. J Gen Fam Med [Internet]. 2017 Apr.;18(2):61-71. Disponível em: https://onlinelibrary.wiley.com/doi/10.1002/jgf2.27.
5. Bacelar A, Pinto JLR. Insônia: do diagnóstico ao tratamento. São Caetano do Sul, SP: Difusão; 2019. 172 p.
6. Onen SH, Onen F. Chronic medical conditions and sleep in the older adult. Sleep Med Clin [Internet]. 2018 Mar.;13(1):71-9. Disponível em: https://linkinghub.elsevier.com/retrieve/pii/S1556407X1730108X.
7. Wickwire EM, Shaya FT, Scharf SM. Health economics of insomnia treatments: the return on investment for a good night's sleep. Sleep Med Rev [Internet]. 2016 Dec.;30:72-82. Disponível em: https://linkinghub.elsevier.com/retrieve/pii/S1087079215001550.
8. Carney CE, Buysse DJ, Ancoli-Israel S, Edinger JD, Krystal AD, Lichstein KL et al. The consensus sleep diary: standardizing prospective sleep self-monitoring. Sleep [Internet]. 2012 Feb.;35(2):287-302. Disponível em: https://academic.oup.com/sleep/article-lookup/doi/10.5665/sleep.1642.
9. Spielman AJ, Caruso LS, Glovinsky PB. A behavioral perspective on insomnia treatment. Psychiatr Clin North Am [Internet]. 1987 Dec.;10(4):541-53. Disponível em: http://www.ncbi.nlm.nih.gov/pubmed/3332317.
10. Smagula SF, Stone KL, Fabio A, Cauley JA. Risk factors for sleep disturbances in older adults: evidence from prospective studies. Sleep Med Rev [Internet]. 2016 Feb.;25:21-30. Disponível em: https://linkinghub.elsevier.com/retrieve/pii/S1087079215000155.
11. Irwin MR, Carrillo C, Sadeghi N, Bjurstrom MF, Breen EC, Olmstead R. Prevention of incident and recurrent major depression in older adults with insomnia. JAMA Psychiatry [Internet]. 2022 Jan. 1;79(1):33. Disponível em: https://jamanetwork.com/journals/jamapsychiatry/fullarticle/2786738.
12. McCurry SM, Logsdon RG, Teri L, Gibbons LE, Kukull WA, Bowen JD et al. Characteristics of sleep disturbance in Community-Dwelling Alzheimer's disease patients. J Geriatr Psychiatry Neurol [Internet]. 1999 July 29;12(2):53-9. Disponível em: http://journals.sagepub.com/doi/10.1177/089198879901200203.
13. Cipriani G, Lucetti C, Danti S, Nuti A. Sleep disturbances and dementia. Psychogeriatrics [Internet]. 2015 Mar.;15(1):65-74. Disponível em: https://onlinelibrary.wiley.com/doi/10.1111/psyg.12069.
14. Sateia MJ. International Classification of Sleep Disorders Third Edition. Chest [Internet]. 2014 Nov.;146(5):1387-94. Disponível em: https://linkinghub.elsevier.com/retrieve/pii/S0012369215524070.
15. Kapur VK, Auckley DH, Chowdhuri S, Kuhlmann DC, Mehra R, Ramar K et al. Clinical practice guideline for diagnostic testing for adult obstructive sleep apnea: an American Academy of Sleep Medicine clinical practice guideline. J Clin Sleep Med [Internet]. 2017 Mar. 15;13(03):479-504. Disponível em: http://jcsm.aasm.org/doi/10.5664/jcsm.6506.
16. Aurora RN, Chowdhuri S, Ramar K, Bista SR, Casey KR, Lamm CI et al. The treatment of central sleep apnea syndromes in adults: practice parameters with an evidence-based literature review and meta-analyses. Sleep [Internet]. 2012 Jan.;35(1):17-40. Disponível em: https://academic.oup.com/sleep/article-lookup/doi/10.5665/sleep.1580.

17. Iranzo A. Parasomnias and sleep-related movement disorders in older adults. Sleep Med Clin [Internet]. 2018 Mar.;13(1):51-61. Disponível em: https://linkinghub.elsevier.com/retrieve/pii/S1556407X17301066.
18. Maness DL, Khan M. Nonpharmacologic management of chronic insomnia. Am Fam Physician [Internet]. 2015 Dec. 15;92(12):1058-64. Disponível em: http://www.ncbi.nlm.nih.gov/pubmed/26760592.
19. Wang L, Pan Y, Ye C, Guo L, Luo S, Dai S et al. A network meta-analysis of the long- and short-term efficacy of sleep medicines in adults and older adults. Neurosci Biobehav Rev [Internet]. 2021 Dec.;131:489-96. Disponível em: https://linkinghub.elsevier.com/retrieve/pii/S0149763421004176.
20. Schroeck JL, Ford J, Conway EL, Kurtzhalts KE, Gee ME, Vollmer KA et al. Review of safety and efficacy of sleep medicines in older adults. Clin Ther [Internet]. 2016;38(11):2340-72. Disponível em: http://dx.doi.org/10.1016/j.clinthera.2016.09.010.
21. Scharner V, Hasieber L, Sönnichsen A, Mann E. Efficacy and safety of Z-substances in the management of insomnia in older adults: a systematic review for the development of recommendations to reduce potentially inappropriate prescribing. BMC Geriatr [Internet]. 2022 Dec. 1;22(1):87. Disponível em: https://bmcgeriatr.biomedcentral.com/articles/10.1186/s12877-022-02757-6.
22. Sexton CE, Sykara K, Karageorgiou E, Zitser J, Rosa T, Yaffe K et al. Connections between insomnia and cognitive aging. Neurosci Bull [Internet]. 2020 Jan. 20;36(1):77-84. Disponível em: http://link.springer.com/10.1007/s12264-019-00401-9.

34 Tratamento da apneia do sono

André Luis Moreira Sales

INTRODUÇÃO

Antes negligenciado, o sono vem sendo cada vez mais olhado pela ciência. Os efeitos deletérios de noites maldormidas merecem total atenção; afinal, o sono é uma necessidade fisiológica humana, e não uma escolha. Noites de sono adequadas são fundamentais para a melhora da qualidade de vida, principalmente com o aumento da expectativa de vida na nossa população. Diversos são os distúrbios respiratórios do sono e, dentre eles, destacam-se: a síndrome da apneia central do sono, os distúrbios de hipoventilação relacionados ao sono e o distúrbio da hipoxemia relacionado ao sono. Neste capítulo, será abordada a doença respiratória do sono com maior prevalência, a síndrome da apneia obstrutiva do sono (SAOS).

DEFINIÇÃO

A SAOS é o mais comum distúrbio respiratório do sono na população em geral, definida como colapsos recorrentes da região faríngea durante o sono, culminando em hipopneia (obstrução parcial), com redução do fluxo aéreo, ou em apneia (obstrução total), apesar da manutenção do esforço inspiratório. Esses eventos podem desencadear desordens intermitentes dos gases sanguíneos (hipoxemia) e, em situações mais prolongadas, a hipercapnia; e podem provocar uma ativação do sistema simpático, culminando em despertares do sono.[1]

Ainda em estudo constante, subentende-se que a SAOS é uma doença evolutiva: parte do ronco primário na sua fase inicial, evolui para a síndrome da resistência das vias aéreas superiores (SRVAS), até chegar a sua forma mais grave, a SAOS (que pode ser leve, moderada ou grave).

EPIDEMIOLOGIA

A SAOS é altamente prevalente na população, tem correlação com a idade e com a obesidade, porém apenas uma pequena parte dos pacientes apresenta sintomas. A prevalência da apneia obstrutiva do sono (AOS) é de 17% a 49% em adultos,[2] sendo que a doença com frequência deixa de ser diagnosticada, mesmo em pacientes sintomáticos. A AOS é até quatro vezes mais comum em homens e sete vezes mais comum entre indivíduos obesos (principalmente em pacientes com índice de massa corporal (IMC) > 30); e sua forma grave (índice de apneia-hipopneia (IAH) > 30/hora) aumenta o risco de morte em homens de meia-idade.

FISIOPATOLOGIA

A SAOS é uma doença multifatorial; pode ser causada pela interação de fatores anatômicos individuais, associados a um desbalanço entre a atividade dos músculos dilatadores da faringe e a pressão intraluminal negativa durante a inspiração. Apesar de apresentarem-se variações consideráveis entre os indivíduos, existem componentes da fisiopatologia da doença já comprovados, que incluem alterações na anatomia das vias aéreas superiores, variações na capacidade dos músculos dilatadores da via aérea superior em responder às adversidades respiratórias durante o sono, alterações no limiar do despertar cortical durante um aumento da pressão negativa inspiratória, variações na estabilidade do sistema de controle ventilatório e mudanças do volume pulmonar.[3]

Fato é que gravidade da doença será favorecida pelo desbalanço entre as forças que tendem a estreitar a luz da faringe: as forças adesivas da mucosa, o tônus vasomotor, a flexão do pescoço, a abertura e o deslocamento inferior da mandíbula, a força da gravidade, a resistência nasal aumentada, o efeito de Bernoulli (princípio físico que explica a tendência de colapsabilidade faríngea) e o aumento da complacência dinâmica, as forças que dilatam a faringe (incluindo a tração caudal torácica, pelo aumento do volume pulmonar) e a extensão do pescoço.

Essa interrupção do fluxo aéreo poderá ter como consequências: hipoxemia intermitente, ativação do sistema nervoso simpático, alteração na pressão intratorácica e alterações cardiovasculares, redução e fragmentação do sono e desregulação metabólica, a seguir descritas.

Hipoxemia intermitente

Episódios cíclicos de hipoxemia e reoxigenação ocorrem na SAOS, com o incremento de mediadores inflamatórios e radicais livres derivados do oxigênio, análogos em lesões de isquemia e reoxigenação, resultando em ativação de mediadores pró-inflamatórios, ativação endotelial e leucocitária, aumento na expressão de moléculas de adesão celular, fatores de crescimento vascular endotelial e ativação de genes do estresse que influenciam a oferta de oxigênio, como o fator induzido por hipóxia-1 (HIF-1).[4]

Ativação do sistema nervoso simpático

A atividade do sistema simpático está elevada na SAOS, tanto no nível muscular como no nível urinário de concentração de noraepinefrina, relacionado a obstrução da via aérea, hipoxemia, hipercapnia, além dos microdespertares associados aos eventos respiratórios.[4]

Alteração na pressão intratorácica e alterações cardiovasculares

O esforço respiratório contínuo durante as hipopneias e apneias causam incremento da pressão intratorácica negativa, aumento na pressão intramural ventricular esquerda, aumento da pós-carga, aumento do retorno venoso ventricular direito e um deslocamento anormal para a esquerda do septo interventricular. Essas alterações provocam um aumento do consumo miocárdico, prejudicam o relaxamento miocárdico e reduzem o débito cardíaco. O aumento progressivo na pressão intra-atrial resulta em estiramento e dilatação atrial, causando alterações volumétricas e remodelação elétrica que podem levar a fibrilação atrial. A função diastólica ventricular esquerda diminui em associação com a SAOS, especialmente no decorrer da idade.[3,5]

Redução e fragmentação do sono

A SAOS exerce efeito fisiológico negativo na quantidade de horas dormidas, com fragmentação do sono, por aumento de microdespertares ou até mesmo despertares completos, o que resulta em aumento da inflamação com elevação de interleucinas-6 (IL-6), proteína C reativa e contagem leucocitária.

Desregulação metabólica

Diversos estudos observacionais mostram a associação entre SAOS e resistência à insulina; o aumento da atividade do sistema nervoso central associado à SAOS deve provocar alteração da homeostase da glicose e da gliconeogênese.[6] Estudos com privação do sono demostram o aumento do nível de cortisol, resultando no aumento sérico de glicose e concentração de insulina, além de aumentar a secreção de insulina.

Outras anormalidades

A alteração endotelial, já descrita anteriormente, mostra em algumas evidências que existe uma hipercoagulabilidade na SAOS, com aumento de fibrinogênio, fator XIIa e VIIa, complexo trombina/antitrombina III e P selectina, o que amplia a probabilidade de o paciente evoluir com acidente vascular encefálico (AVE). Em um estudo longitudinal de seis anos, foi evidenciado que pacientes com SAOS grave apresentam risco significativamente aumentado de desenvolver AVE isquêmico.[7]

FATORES ASSOCIADOS À SÍNDROME DA APNEIA OBSTRUTIVA DO SONO

Gênero

A prevalência da SAOS é maior no homem do que na mulher, com proporção de 2:1 na população geral; porém, a diferença torna-se menor após a menopausa.[5] Essa predominância masculina possivelmente está relacionada aos fatores hormonais nos músculos da via área superior e colapsabilidade, diferenças na distribuição de gordura corporal e diferenças na anatomia da laringe.[8]

Idade

A frequência de ronco aumenta em pessoas acima de 50 a 60 anos, depois diminui em ambos os gêneros. Diferentemente, a SAOS aumenta após os 60 anos, sendo particularmente prevalente em adultos de meia-idade e em idosos.[9]

Obesidade

Aproximadamente 40% a 60% dos casos de SAOS são atribuídos ao excesso de peso, que favorece o colapso de via aérea superior aumentando a sobrecarga mecânica e reduzindo o volume residual pulmonar, o que resulta na perda da tração caudal nas estruturas da via aérea superior.

Étnicos

Fatores genéticos que influenciam a conformação facial, a distribuição de gordura corporal, a sensibilidade a quimiorreceptores e barorreceptores, bem como os fatores de risco para a SAOS, explicam a prevalência entre indivíduos de origens raciais e étnicas variadas. Afro-americanos e populações asiáticas apresentam maior prevalência do que a população de origem europeia.[4,5]

Uso de álcool e cigarro

Alguns estudos demonstraram que o tabagismo está associado à SAOS. Wetter e colaboradores[10] descobriram uma correlação de dose-resposta entre cigarro e a severidade da doença. Mas o tabagismo não é um fator de risco firmemente estabelecido para a SAOS. Já o consumo de bebida alcoólica pode exacerbar a síndrome, particularmente nas primeiras horas do uso, pela diminuição do tônus muscular da via aérea e, talvez, por uma redução do *drive* respiratório central.

QUEIXAS E EXAME FÍSICO

Estão entre as principais queixas de adultos com SAOS: presença de ronco, sufocamento noturno, sonolência excessiva diurna (SED), impotência sexual e relatos de apneias noturnas por companheiros. Outros sintomas também relatados são: cefaleia matinal, sono não reparador, fadiga, alterações cognitivas, perda de memória, alteração de humor e noctúria.

Já no exame físico, segundo um estudo brasileiro, os achados mais frequentes em pacientes com a doença são: alterações do palato mole (43%), índice de Mallampati modificado classes III e IV (78,8%), alterações dos pilares tonsilares (30,9%), alterações da úvula (34,5%), desvios septais grau III (5,8%) e hipertrofia dos cornetos (49,8%).[11]

DIAGNÓSTICO

Alguns questionários foram desenvolvidos como método de rastreamento para a detecção de pacientes com alto risco de SAOS em centros de atenção primária; entre os principais, pode-se citar o STOP-Bang, o questionário de Berlim e a Escala de Sonolência de Epworth, para avaliação do risco. Entretanto, quando comparados aos resultados mais precisos dos estudos do sono, esses questionários têm baixa especificidade e, portanto, altas taxas de falso-positivo.[12,13]

Segundo a classificação internacional de distúrbios do sono, os critérios diagnósticos para SAOS são a presença dos itens A e B, ou C, a seguir:[14]

A. Presença de um ou mais dos seguintes itens:

- Queixa de sonolência, sono não reparador, fadiga ou sintomas de insônia.
- Despertar com a suspensão da respiração, ofegante ou com asfixia.
- Parceiro de cama ou outro observador relata ronco frequente, interrupção da respiração, ou ambos, durante o sono.

- Diagnóstico de hipertensão arterial sistêmica (HAS), distúrbio do humor, disfunção cognitiva, doença arterial coronariana, acidente vascular cerebral (AVC), insuficiência cardíaca (IC), fibrilação atrial (FA) ou diabetes *mellitus* (DM) tipo 2.

B. Polissonografia ou poligrafia portátil apresentando:

- 5 ou mais eventos respiratórios obstrutivos por hora de sono durante a polissonografia ou em horas de monitorização.

C. Polissonografia ou poligrafia portátil apresentando:

- 15 ou mais eventos obstrutivos por hora de sono durante a polissonografia ou em horas de monitorização.

QUANDO SOLICITAR O EXAME DE POLISSONOGRAFIA

A polissonografia (PSG) deve ser solicitada em pacientes com suspeita clínica de AOS e diante da presença de ronco, associados ou não à SED, circunferência cervical > 40 cm, obesidade e hipertensão arterial, principalmente diante do quadro de hipertensão de difícil controle. A variabilidade entre as noites de sono exige, às vezes, a repetição do exame.[1]

Consideramos a PSG do tipo II (assistida em laboratório com mais de 7 canais) o *gold standard* para o diagnóstico da doença. Já a indicação das monitorizações tipo III e IV ainda está restrita a pacientes com alta probabilidade de SAOS, investigados a partir de anamnese, questionários e exame físico. Entretanto, cada vez mais exames do tipo III (monitorizações entre 4 e 7 canais, domiciliares) têm sido utilizados para diagnosticar a SAOS, pela praticidade do uso, evitando-se o deslocamento da população idosa, com dificuldade de locomoção, ou até mesmo em situações pandêmicas, em que o deslocamento é desaconselhável, pois expõe a população de maior risco. Evidentemente, porém, quando há suspeita clínica importante de SAOS e esses tipos de monitorização não diagnosticarem a doença, é indicada a realização da monitorização tipo I ou II para se descartar um falso-negativo.[15]

CLASSIFICAÇÃO DA GRAVIDADE DA DOENÇA

O índice de apneia-hipopneia (IAH), que é o total de episódios de apneia e hipopneia que ocorrem durante o sono dividido pelas horas de sono, é a medida comum usada para descrever distúrbios respiratórios durante o sono e, portanto, a gravidade da apneia do sono. Os valores de IAH podem ser computados em relação aos diferentes estágios de sono. Assim, a apneia do sono pode ser classificada como:

- **Leve:** IAH entre 5 e 15.
- **Moderada:** IAH entre 15 e 30.
- **Grave:** IAH > 30.

Consequências fisiológicas da síndrome da apneia obstrutiva do sono moderada a grave não tratada

A SAOS está associada a diversos sintomas e comorbidades, incluindo obesidade, diabetes *mellitus* tipo II, hipertensão arterial sistêmica, sonolência excessiva diurna, problemas cognitivos, exacerbação da doença pulmonar obstrutiva crônica (DPOC), redução da qualidade de vida, elevação significativa do risco de acidentes laborais e de trânsito, além de ser considerada fator independente de risco para doenças cardiovasculares e cerebrovasculares isquêmicos (AVE).[1]

A SAOS moderada a grave é um preditor independente de mortalidade por qualquer causa, e essa associação não é atribuível a obesidade, idade ou outras condições médicas crônicas, principalmente em homens com SAOS grave, de 40 a 70 anos. A SAOS leve não é fator de risco independente de mortalidade por qualquer causa; porém, também se observa o aumento do risco de eventos coronarianos ou morte por causas cardiovasculares, independentemente de outros fatores, em pacientes com idade maior que 50 anos.[16]

TRATAMENTO DA SÍNDROME DA APNEIA OBSTRUTIVA DO SONO

Conforme descrito até aqui, a tratamento da SAOS envolve o controle dos fatores de risco. O tratamento inicial visa o controle ótimo de fatores de risco modificáveis para a AOS, incluindo obesidade, hipertensão, uso de álcool e sedativos, hipotireoidismo, acromegalia e outras doenças crônicas.

Embora a perda ponderal modesta (15%) possa resultar em melhora clinicamente significativa, perder peso é extremamente difícil para a maioria das pessoas, especialmente para aquelas que estão cansadas ou com sono. Perda ponderal, com ou sem cirurgia bariátrica, não deve ser considerada uma cura para a AOS. As medidas gerais também incluem medidas de higiene do sono e comportamentais, como evitar a privação do sono.

O objetivo do tratamento é reduzir os episódios de hipóxia e a fragmentação do sono; adapta-se o tratamento ao paciente e ao seu grau de comprometimento. Define-se sucesso como a resolução dos sintomas, com redução do IAH abaixo do limiar (geralmente, 10 horas).

Idealmente, o tratamento da SAOS deve envolver: normalizar a respiração durante o sono; corrigir a sonolência excessiva diurna; e ser sem riscos ou efeitos colaterais para o usuário.[17]

Pressão positiva contínua das vias respiratórias

Até 1981, a traqueostomia era o tratamento mais eficaz para a SAOS; porém, apesar de efetivo, o procedimento era invasivo, além de apresentar diversos efeitos colaterais.

Já a introdução do uso do CPAP nasal, em 1981, representou um importante passo para o tratamento da doença. Desde então, essa terapia passou por um desenvolvimento tecnológico, e novos aparelhos e novas interfaces foram criadas.

Mas o que é o CPAP? Deriva da sigla em inglês para *continuous positive airway pressure* (que significa "pressão positiva contínua das vias respiratórias"), ou seja, trata-se de aparelhos geradores de fluxo de ar que criam uma pressão positiva na via área superior (VAS). Esse aparelho é conectado a um tubo e, posteriormente, a uma interface (nasal ou facial), gerando uma pressão positiva que atua como uma "tala pneumática" e mantém a via aérea pérvia, além de aumentar os volumes pulmonares, o que resulta em uma tração caudal da VAS e consequente aumento da sua aérea transversa.

O CPAP é considerado o tratamento ideal para a SAOS, para pacientes moderados a graves, porque elimina apneias, hipopneias e RERA (evento respiratório caracterizado por um aumento do esforço respiratório que causa o despertar do sono, mas que não fecha com os critérios para apneia e hipopneia). O uso do aparelho proporciona uma normalização da saturação do oxigênio e da estrutura do sono, melhorando as queixas clínicas. A adesão é muito maior, principalmente em pacientes que apresentam SED, pois, como são mais sintomáticos, também sentem mais o benefício do uso.[18]

Recomenda-se que o ajuste da pressão do CPAP seja determinado pela polissonografia completa de noite inteira. Entretanto, quando não for possível realizá-la ou quando a condição clínica do paciente não for favorável (p. ex., dificuldade de deslocamento), o registro parcial em polissonografia do tipo *split night* ou até mesmo o uso de um CPAP automático em domicílio, com posterior ajuste da pressão adequada (percentil 90%), são condutas aceitáveis.

Diversos estudos comprovam a efetividade do CPAP na melhora da qualidade do sono de maneira subjetiva e objetiva.[19] Já estudos observacionais mostram redução da mortalidade em pacientes com SAOS tratados com CPAP em comparação aos sem tratamento.[20]

Se não for observada melhora clínica, a eficácia da pressão positiva contínua das vias respiratórias deve ser revista e os pacientes devem ser reavaliados quanto a um segundo distúrbio do sono (p. ex., obstrução das vias respiratórias superiores) ou a um distúrbio comórbido. Se necessário, a pressão deve ser ajustada manualmente por polissonografias repetidas. Independentemente do IAH, a pressão positiva contínua das vias respiratórias também pode reduzir o comprometimento neurocognitivo, melhorar a qualidade de vida e diminuir a pressão arterial. Se o aparelho for retirado, os sintomas recorrem ao longo de vários dias, embora breves interrupções da terapêutica por condições clínicas agudas sejam geralmente bem toleradas. A duração da terapia é indefinida.

Adesão

Como visto, o CPAP é o tratamento mais aceito para a SAOS, porém algumas vezes a aderência à terapia poderá ser um problema. Um estudo de 2020, conduzido em nove centros do sono na Argentina, Brasil, Chile, Colômbia, México e Peru, mostrou que cerca de 56% dos 880 pacientes avaliados (com SAOS moderada a grave), iniciaram o uso do CPAP, mas 14% pararam a terapia durante o primeiro ano de uso, principalmente por intolerância.[21]

Há relatos de que apenas 70% dos usuários de CPAP continuam o uso regular após um ano. As razões para a falha no uso do aparelho são multifatoriais: claustrofobia, ajuste inadequado da máscara, obstrução nasal, insônia e falta de motivação.[22]

Um programa de acompanhamento e educação para o uso do CPAP é considerado a melhor intervenção para o aumento da adesão ao tratamento. Os efeitos adversos normalmente são mínimos e referem-se a ressecamento nasal e dificuldade de adaptação à máscara. O uso de umidificador e a adoção de máscaras nasais cada vez mais modernas e confortáveis podem tranquilamente resolver esses problemas. A máscara nasal deverá ser a de primeira escolha; já as máscaras oronasais devem ser reservadas aos pacientes que falharem na tentativa de usar a máscara nasal, visto que são mais desconfortáveis, podem provocar maior vazamento e requerem maior pressão de tratamento.[23]

A atenção precoce aos problemas apresentados e às queixas do paciente, assim como o acompanhamento atento por um profissional empenhado, é fundamental para o sucesso do tratamento. Também é necessário reconhecer e abordar a diminuição da adesão ao tratamento em longo prazo entre pacientes que não são obesos, mas têm baixo limiar de sono a despertares respiratórios e a relacionada propensão a aumento dos despertares e à respiração irregular.[24]

AutoCPAP

Muitos aparelhos de CPAP monitoram a eficácia da pressão positiva contínua das vias respiratórias e titulam as pressões automaticamente, de acordo com algoritmos internos, na tentativa de abolir os eventos obstrutivos, sempre buscando a menor pressão possível. O AutoCPAP, comumente chamado de CPAP automático, pode ser usado com o objetivo de determinar a pressão terapêutica necessária; após isso, sugerimos fixar a pressão no percentil 90%. Apesar de ser comercialmente mais conhecido, estudos até o momento não mostraram a sua superioridade na eficácia e na adesão ao tratamento. Apesar de ser automático, o range de pressão a ser utilizado deve ser ajustado por um profissional habilitado, pois é muito comum encontrar-se, na prática clínica, pacientes que compram aparelhos em *e-commerce* sem nenhum ajuste, o que pode ser lesivo e trazer-lhes complicações sérias.

Bilevel

Também são aparelhos de pressão positiva, porém com dois níveis de pressão. O *bilevel positive airway pressure* (BPAP) é um compressor de ar positivo, com ajustes de dois níveis de pressão na via aérea. Na fase inspiratória, faz-se o ajuste da pressão positiva inspiratória (IPAP); e na fase exalatória, o ajuste da pressão positiva exalatória (EPAP). Habitualmente, são mais indicados em casos de hipoventilação, ou para usuários de CPAP que utilizam altas pressões (> 15 cmH2O), ou que não toleraram o uso do CPAP por dificuldade exalatória. Em razão do custo mais elevado, sua indicação deve ser bem avaliada.

Avaliação da adesão

Fundamental para o acompanhamento do tratamento, o cartão de memória (SD) que faz o registro de todos os dados de uso tornou-se item presente em praticamente todos os aparelhos CPAP mais atuais. Já existem aparelhos que fazem o *upload* dos dados para sistema *cloud*, ou via pareamento *bluetooth*, fornecendo ao médico ou ao fisioterapeuta dados detalhados (tempo de uso, interrupções, vazamento da máscara, pressão utilizada, IAH, pressão mediana). Alguns fabricantes já disponibilizam de maneira gratuita um aplicativo ao usuário, e com esse aplicativo é possível acompanhar dados da sua utilização, recebendo estímulos para melhorar a adesão ou resolver pequenos problemas, como ajustes inadequados da máscara. Estudos mostram que os pacientes que utilizam esses aplicativos apresentam maior adesão em comparação àqueles que não os utilizam.[25]

Dispositivo intraoral

Os dispositivos intraorais (DIOs) são aparelhos utilizados na cavidade oral durante o sono, modificando a posição da mandíbula, da língua e de outras estruturas de suporte e, assim, prevenindo o colapso da VAS durante o sono.

São indicados para pacientes com ronco primário, bem como SAOS leve, ou para pacientes com SAOS grave que não toleraram o uso do CPAP. A sua eficácia está relacionada a menor valor de IAH, idade mais jovem e menor peso. Os efeitos colaterais de curto prazo são: salivação excessiva, sensação de boca seca, dor ou desconforto nos dentes de apoio, dor ou desconforto na articulação temporomandibular.

O uso desses aparelhos para tratar ronco e AOS leve a moderada está ganhando aceitação. Comparações dos aparelhos com a pressão positiva contínua das vias respiratórias mostram equivalência na AOS leve a moderada, mas não há estudos disponíveis sobre a relação custo-eficiência. Ainda não existem também estudos que mostrem a superioridade do DIO sobre o CPAP no tratamento da SAOS, porém alguns sugerem que pode ser usado como tratamento adjuvante da SAOS. Algumas pesquisas mostraram que a melhora no IAH é muito maior em pacientes usando o CPAP do que naqueles em uso de DIO.[19]

Fonoterapia

O tratamento miofuncional tem se mostrado eficaz nos casos de SAOS leve, com redução do ronco, IAH e SED, melhorando a oxigenação e a qualidade do sono. Essa terapia miofuncional auxilia a reposicionar a língua, melhorar a respiração nasal, melhorar o tônus muscular e na adesão do paciente com SAOS.[26] Contudo, mais estudos ainda são necessários para comprovar a sua eficácia.

Cirurgia

Devem ser considerados os procedimentos cirúrgicos para corrigir fatores anatômicos, como a hipertrofia de tonsilas, a presença de pólipos nasais, macroglossia ou micrognatia, que contribuem para a obstrução das vias respiratórias superiores. A cirurgia é um tratamento de primeira linha quando é identificada invasão anatômica; mas, na ausência de interferência anatômica, não há evidências que a apoiem.

CONSIDERAÇÕES FINAIS

A apneia obstrutiva do sono (SAOS) compreende episódios de oclusão parcial ou também completa das vias respiratórias superiores durante o sono e provoca a cessação da respiração. Sintomas incluem sonolência diurna excessiva, inquietação, ronco, despertar recorrente e cefaleia matinal. O diagnóstico baseia-se na história do sono e em polissonografia. O tratamento se faz com pressão positiva contínua das vias respiratórias por via nasal, aparelhos orais e cirurgia nos casos com alterações anatômicas. O prognóstico é bom com o tratamento. A maioria dos casos não é diagnosticada ou tratada e aumenta a incidência de hipertensão arterial, fibrilação atrial, insuficiência cardíaca, comprometimento cognitivo, morte súbita e acidentes resultantes de sonolência excessiva.

Pacientes e familiares bem informados ficam mais dispostos a cooperar com a estratégia de tratamento. Grupos de apoio ao paciente são efetivos para fornecer informações úteis e apoiar de modo eficaz o tratamento e o acompanhamento.

Referências bibliográficas

1. Zancanella E, Haddad FM, Oliveira LAMP, Nakasato A, Duarte BB, Soares CFP et al. Obstructive sleep apnea and primary snoring: diagnosis. Brazilian Journal of Otorhinolaryngology. 2014;80(supl. 1):S1-16.
2. Tufik S, Santos-Silva R, Taddei JA, Bittencourt LR. Obstructive sleep apnea syndrome in the Sao Paulo Epidemiologic Sleep Study. Sleep Med. 2010 May;11(5):441-6.
3. Kimoff RJ, Cosio MG, McGregor M. Clinical features and treatment of obstructive sleep apnea. CMAJ. 1991 Mar. 15;144(6):689-95.
4. Cowie MR. Sleep apnea: state of the art. Trends Cardiovasc Med. 2017 May; 27(4):280-9.
5. Cowie MR. Sleep-disordered breathing – do we have to change gears in heart failure? Curr Heart Fail Rep. 2016;13:255-65.
6. Salman LA, Shulman R, Cohen JB. Obstructive sleep apnea, hypertension, and cardiovascular risk: epidemiology, pathophysiology, and management. Curr Cardiol Rep. 2020 Jan. 18;22(2):6.
7. Munoz R, Duran-Cantolla J, Martínez-Vila E et al. Severe sleep apnea and risk of ischemic stroke in the elderly. Stroke. 2006;37:2317-21.
8. Franklin KA, Lindberg E. Obstructive sleep apnea is a common disorder in the population: a review on the epidemiology of sleep apnea. J Thorac Dis. 2015 Aug.;7(8):1311-22.
9. Lévy P, Kohler M, McNicholas WT, Barbé F, McEvoy RD, Somers VK et al. Obstructive sleep apnoea syndrome. Nat Rev Dis Primers. 2015 June 25;1:15015.
10. Wetter DW, Young TB, Bidwell TR et al. Smoking as a risk factor for sleep-disordered breathing. Arch Intern Med 1994;154:2219-24.
11. Zonato AI, Martinho FL, Bittencourt LR, Oliveira CBO, Gregorio LC, Tufik S. Head and neck physical examination: comparison between nonapneic and obstructive sleep apnea patients. Laryngoscope. 2005;115:1030-4.
12. Chung F, Yegneswaran B, Liao P, Chung SA, Vairavanathan S, Islam S et al. STOP questionnaire: a tool to screen patients for obstructive sleep apnea. Anesthesiology. 2008 May;108(5):812-21.
13. Netzer NC, Stoohs RA, Netzer CM, Clark K, Strohl KP. Using the Berlin Questionnaire to identify patients at risk for the sleep apnea syndrome. Ann Intern Med. 1999 Oct. 5;131(7):485-91.
14. Sateia MJ. International classification of sleep disorders third edition: highlights and modifications. Chest. 2014 Nov.;146(5):1387-94.

15. Kuna ST. Portable-monitor testing: an alternative strategy for managing patients with obstructive sleep apnea. Respiratory care. 2010;55:1196-215.
16. Marshall NS, Wong KK, Liu PY, Cullen SR, Knuiman MW, Grunstein RR. Sleep apnea as an independent risk factor for all-cause mortality: the Busselton Health Study. Sleep. 2008;31:1079-85.
17. Sériès F. Evaluation of treatment efficacy in sleep apnea hypopnea syndrome. Sleep. 1996 Nov.;19(9 Suppl):S71-6.
18. Gottlieb DJ, Punjabi NM. Diagnosis and management of obstructive sleep apnea: a review. JAMA. 2020 Apr. 14;323(14):1389-400.
19. Pattipati M, Gudavalli G, Zin M, Dhulipalla L, Kolack E, Karki M et al. Continuous positive airway pressure vs mandibular advancement devices in the treatment of obstructive sleep apnea: an updated systematic review and meta-analysis. Cureus. 2022 Jan. 31;14(1):e21759.
20. Marin JM, Carrizo SJ, Vicente E, Agusti AG. Long-term cardiovascular outcomes in men with obstructive sleep apnoea-hypopnoea with or without treatment with continuous positive airway pressure: an observational study. Lancet. 2005 Mar. 19-25;365(9464):1046-53.
21. Nogueira JF, Poyares D, Simonelli G et al. Accessibility and adherence to positive airway pressure treatment in patients with obstructive sleep apnea: a multicenter study in Latin America. Sleep Breath. 2020;24(2):455-64.
22. Avellan-Hietanen H, Maasilta P, Bachour A. Restarting CPAP therapy for sleep apnea after a previous failure. Respir Care. 2020 Oct.;65(10):1541-6.
23. Andrade RG, Piccin VS, Nascimento JA, Viana FM, Genta PR, Lorenzi-Filho G. Impact of the type of mask on the effectiveness of and adherence to continuous positive airway pressure treatment for obstructive sleep apnea. J Bras Pneumol. 2014 Nov.-Dec.;40(6):658-68.
24. Zinchuk A, Edwards BA, Jeon S, Koo BB, Concato J, Sands S et al. Prevalence, associated clinical features, and impact on continuous positive airway pressure use of a low respiratory arousal threshold among male United States veterans with obstructive sleep apnea. J Clin Sleep Med. 2018 May 15;14(5):809-17.
25. Drager LF, Malhotra A, Yan Y, Pépin JL, Armitstead JP, Woehrle H et al.; medXcloud Group. Adherence with positive airway pressure therapy for obstructive sleep apnea in developing vs. developed countries: a big data study. J Clin Sleep Med. 2021 Apr. 1;17(4):703-9.
26. Koka V, De Vito A, Roisman G, Petitjean M, Filograna PGR, Padovani D et al. Orofacial myofunctional therapy in obstructive sleep apnea syndrome: a pathophysiological perspective. Medicina (Kaunas). 2021 Apr. 1;57(4):323.

35 Reabilitação na osteoartrite

Deise Ferreira da Silva

CONTEXTUALIZAÇÃO

A osteoartrite (OA) é uma doença degenerativa crônica, considerada a doença articular mais prevalente no mundo, com maior prevalência após os 60 anos e com forte impacto para a população idosa. Cursa com alterações físicas e mecânicas, como degeneração da cartilagem e do osso subcondral, rigidez e deformidade articular, dor, redução de força muscular, inflamação, déficits funcionais, entre outras. Tem impacto nos aspectos sociais e psicológicos, afetando as atividades básicas, instrumentais e laborais, o convívio social, e pode desencadear sintomas de depressão e ansiedade.[1,2] Portanto, o processo de reabilitação deve basear-se numa avaliação clínico-funcional e de aspectos psicossociais, de maneira completa, individualizada, multidisciplinar, para que assim seja possível traçar um plano terapêutico de acordo com as necessidades do indivíduo, objetivando a melhora de sua funcionalidade e de sua qualidade de vida.

O tratamento não cirúrgico costuma ser a primeira escolha para prevenir a progressão da OA, para melhorar a dor e a função do indivíduo, e é recomendado por diversas sociedades científicas internacionais, como Osteoarthritis Research Society International (OARSI), American College of Rheumatology, American College of Sports Medicine (ACSM) e European League Against Rheumatism (EULAR). Neste capítulo, serão abordados os recursos utilizados para a reabilitação da osteoartrite de joelho (OAJ), quadril (OAQ) e mão (OAM), que são as articulações apendiculares mais comumente afetadas na população idosa, com base nos *guidelines* internacionais que norteiam a prática brasileira.

EXERCÍCIOS TERAPÊUTICOS

Há muitas intervenções de exercícios baseadas em evidências que comprovadamente melhoram a dor e a função na OA. O exercício deve ser parte integrante e central do plano de tratamento durante todo o curso da doença. De modo geral, os programas de exercícios são mais eficazes quando supervisionados, geralmente por fisioterapeutas, em um ambiente especializado, em comparação ao ambiente domiciliar; podem ser individuais ou em grupo; e podem ser entregues em diversos ambientes, sejam terrestres ou aquáticos, de acordo com o objetivo terapêutico.[1,3,4]

O planejamento do exercício requer uma decisão compartilhada entre o profissional e o paciente, e devem ser consideradas as preferências, limitações, capacidades e recursos do cliente. As recomendações gerais envolvem força muscular, aptidão aeróbica, flexibilidade e desempenho neuromotor.[4,5]

Fortalecimento muscular

A fraqueza muscular está entre os fatores que aumentam a gravidade da OA, pois diminui a estabilidade articular, aumenta a degeneração da matriz da cartilagem, inflama a sinóvia, provoca o endurecimento e a esclerose do osso subcondral e o aparecimento dos osteófitos intra-articulares. Na OAJ, por exemplo, quando os pacientes reduzem de 50% a 60% o torque máximo do quadríceps femoral, induz-se a frouxidão da articulação do joelho, altera-se a propriocepção e gera-se sobrecarga mecânica na cartilagem, no osso e nos ligamentos; assim, aumenta-se a pressão intra-articular no joelho, o que contribui para a morte dos condrócitos.[6]

O treino de força muscular (TFM) permite aos idosos neutralizar o aumento da resistência muscular anabólica, que ocorre com o avanço da idade, preservando a massa muscular. Além disso, a hipertrofia do músculo esquelético é fortemente dependente da síntese da proteína muscular e da proliferação de miofibrilas, que podem ser efetivamente ativadas por meio do TFM. Estudos relataram que pacientes com OA apresentaram melhorias na área de secção transversa e espessura do músculo após o exercício resistido (ER).[3] Vários estudos também observaram que a antinocicepção é produzida com ER, resultando em diminuição da dor. A analgesia endógena induzida pelo exercício é presumida pela liberação de opioides endógenos e fatores de crescimento, bem como pela ativação de mecanismos inibitórios nociceptivos espinhais orquestrados pelo cérebro. As melhorias também podem ser explicadas, biomecanicamente, pelo aumento da estabilidade da articulação.[7,8]

De acordo com o ACSM, o TFM para OA leve e moderada deve ser progressivo, envolvendo os principais grupos musculares da articulação, 2 dias por semana, com intensidade de moderada a vigorosa (60% a 80% de uma repetição máxima (1RM)), com 8 a 12 repetições, de 30 a 60 minutos, por 8 a 12 semanas. Entretanto, há necessidade de mais estudos para as recomendações de dosagem ideal. Podem ser usados aparelhos de musculação isocinéticos, acessórios como faixas elásticas e halteres e exercícios isométricos.[1,9]

As diretrizes do ACSM recomendam que a progressão do exercício na OA tenha por base a dor e os sintomas do indivíduo e seja implementada por meio do aumento da duração da atividade, em vez da intensidade. Se a sobrecarga ocorrer muito lentamente, é provável que a melhoria seja limitada, o que pode causar uma perda de motivação para o indivíduo. Se a sobrecarga ocorrer muito rapidamente, pode haver o risco de exacerbação dos sintomas ou lesão relacionada ao exercício e a não aderência ao tratamento.[10]

Nas OAQ, OAJ e OAM, o ER é fortemente recomendado pelas sociedades internacionais, com melhora da dor e na função física. Na OAQ, o treinamento com alta carga (> 60% de 1RM) mostrou ser superior ao treinamento de resistência de baixa carga (< 50% de 1RM) para ganho de força muscular e hipertrofia dos abdutores, rotadores e extensores de quadril.[11,12] Na OAJ, o TFM tem maior ênfase no músculo quadríceps, mas também é praticado nos músculos do quadril (por sua relação biomecânica com a doença), seja em cadeia cinética ou fechada.[13] O ER aumenta a força e o controle neural do quadríceps, o que causa um efeito condroprotetor estático e dinâmico na articulação do joelho, diminui a sobrecarga articular, melhora a estabilidade da articulação, reduz a dor e melhora a velocidade de marcha.[14]

Na OAM, os exercícios isotônicos e isométricos combinados são usados para aumentar a força de preensão e pinça; e, associados aos exercícios funcionais de tarefas específicas, podem melhorar ainda mais a função física.[8]

Treino aeróbio

O treino aeróbio (TA) tem forte recomendação para melhora da dor e da função física, principalmente quando associado ao TFM. Trata-se de recomendação condicional (fraca), ou seja, restrita a alguns subgrupos ou situações, para melhora da qualidade de vida.[1,15] Segundo as recomendações do ACSM para pacientes com OAJ, é necessário o mínimo de 150 minutos de TA por semana. Para idosos com OAJ e OAQ, recomenda-se intensidade moderada de 30 a 60 minutos para maior benefício.[9]

Na maioria dos estudos que avaliaram o papel do TA no controle da OA, a caminhada foi o tipo mais comum de exercício, seja em esteira ou caminhada supervisionada, mas também foram encontrados estudos com ciclismo estacionário e exercícios aquáticos.[1]

Os exercícios aquáticos englobam aspectos de aptidão aeróbica e para aumento da amplitude de movimento das articulações em um ambiente de baixo impacto.[1] A hidroterapia, por exemplo, tem muitas vantagens em relação aos exercícios terrestres: primeiro, a água com temperatura e pressão hidrostática constante pode facilitar a circulação sanguínea, aliviar a contratura dos tecidos moles e espasmos musculares, diminuir a fadiga; segundo, uma vez que a resistência à água atua na direção oposta ao movimento do corpo, maior atividade muscular é necessária, o que pode aumentar o fortalecimento muscular; terceiro, a flutuabilidade da água pode reduzir a probabilidade de lesões e proteger contra a degradação da articulação.[16] Embora traga benefícios robustos para OAJ, sua recomendação nos *guidelines* internacionais é condicional, em decorrência de questões de acessibilidade, encargos financeiros e risco de acidentes com idosos frágeis.[2]

O ciclismo estacionário proporciona o alívio da dor, consequência da cartilagem articular ser repetidamente comprimida e depois liberada durante os movimentos de pedalada. Essa compressão cíclica pode promover a troca de nutrientes dentro da cartilagem, aumentar a circulação sanguínea nas articulações e, consequentemente, ser útil na eliminação da inflamação e no alívio da dor.[17]

Em indivíduos saudáveis, o TA com intensidade vigorosa (de 70% do VO_2 máximo) produziu inibição da dor, hipoalgesia induzida pelo exercício, por até 30 minutos pós-exercício. As observações também sugerem a presença de um efeito dose-resposta, uma vez que o TA vigoroso produz efeitos fisiológicos maiores do que o moderado, que produz um efeito hipoalgésico menor. Esse efeito também pode ser encontrado na prática das populações com OA, em menor intensidade.[7]

Treino de equilíbrio

Os exercícios de equilíbrio incluem aqueles que melhoram a capacidade de controlar e estabilizar a posição do corpo no espaço. Embora se espere que o treino de equilíbrio ajude a reduzir o risco de quedas em pacientes com OA, há baixa qualidade de evidências que abordem esses exercícios nessa população, gerando uma recomendação condicional para essa modalidade.[1] É importante ressaltar que a baixa evidência não contraindica uma técnica, mas mostra a necessidade de estudos mais robustos para comprovar a indicação dela.

Na prática clínica, deve-se estar alerta ao risco de quedas das pessoas idosas, principalmente daquelas com déficits de mobilidade. A avaliação deve ser pautada em encontrar a causa-raiz desse risco de quedas, traçando um plano terapêutico adequado à situação/condição funcional do paciente.

Tai-Chi

Tai-Chi é uma prática tradicional chinesa, mente e corpo, que combina meditação com movimentos lentos, suaves, respiração diafragmática profunda e relaxamento. A eficácia desse exercício pode refletir seu impacto holístico na melhora da força, do equilíbrio e na prevenção de quedas, bem como na depressão e na autoeficácia. O American College of Rheumatology recomenda fortemente o Tai-Chi para pacientes com OAJ e OAQ, na melhora da dor e da rigidez, no controle postural e na marcha de idosos com AO.[1,18]

Programas estruturados de exercícios físicos, controle de peso, exercícios mentais e corporais, como Tai-Chi e Ioga, foram considerados eficazes e seguros para todos os pacientes com OAJ, independentemente da comorbidade.[2] Ainda não há descrição, na maioria dos estudos, sobre a duração e a frequência do tratamento, mas alguns definem sessões de 1 hora, de 2 a 3 vezes por semana, por 8 a 24 semanas.[18]

Estudos indicaram que exercícios de Tai-Chi podem induzir respostas comportamentais ao ativar funções neuroendócrinas e autonômicas, bem como navegar pelo caminho neuroquímico e analgésico, regulando o processo inflamatório e as respostas do sistema imunológico na mudança da sensibilidade à dor crônica. Outro mecanismo é o aumento da resistência e da força muscular dos membros inferiores, na melhora da função física, por meio da capacidade de reduzir a área e a velocidade do centro de pressão na posição ortostática, ou seja, maior estabilidade postural.[19]

EDUCAÇÃO DO PACIENTE

A educação do paciente é um fator-chave na gestão da OA e não deve ser fornecida como um tratamento autônomo, mas sim combinada com exercícios para garantir a melhora clínica dele.

Os pacientes devem receber informações sobre diagnóstico, prognóstico, riscos e benefícios das opções de tratamento, a fim de promover sua participação ativa e permitir que sejam feitas escolhas em conjunto com o profissional. A abordagem pode ser em 1 a 3 sessões, de modo individual ou em grupo, e realizada pelos membros da equipe multidisciplinar.[2,4]

Deve-se ter uma comunicação fluida, utilizar materiais educacionais para melhorar a comunicação e a orientação, garantindo que o paciente compreenda todas as informações, com estratégias individualizadas de autoeficácia e autogerenciamento e programas personalizados com metas de curto e longo prazo.[1,20] O fornecimento contínuo de informações necessárias sobre a progressão da doença, o estado funcional e técnicas de autocuidado pode promover esperança, otimismo e uma expectativa positiva no paciente em relação ao tratamento proposto.

TERAPIA MANUAL

A terapia manual é condicionalmente não recomendada em pacientes com OAJ e OAQ. Entre as técnicas de terapia manual, pode-se incluir drenagem linfática manual, tração manual, massagem, mobilização/manipulação e amplitude de movimento passiva, que podem ser usadas em conjunto com exercícios.[1]

Em alguns estudos, os mecanismos responsáveis pela melhora clínica da dor poderiam estar relacionados: com a ativação dos mecanorreceptores do tipo II, provocando a inibição dos nociceptores do tipo IV e reduzindo a dor; e com o aumento da atividade do órgão tendinoso de Golgi, causando relaxamento muscular via inibição reflexa.[13] Há necessidade de mais estudos para aumentar o nível de recomendação dessa prática.

ELETROTERMOTERAPIA

A estimulação elétrica transcutânea (TENS) é fortemente não recomendada em pacientes com OAJ e OAQ. Os estudos que examinam o uso da TENS têm sido de baixa qualidade, com tamanho pequeno e controles variáveis, dificultando as comparações entre os ensaios. Estudos demonstraram uma falta de benefício para OAJ.[1]

As intervenções térmicas variam consideravelmente, podendo incluir calor úmido, diatermia (calor aplicado eletricamente), ultrassom, compressas quentes e frias. A heterogeneidade das modalidades e a curta duração do benefício para essas intervenções levaram à recomendação condicional para pacientes com OAJ, OAQ e OAM.[1] Embora essas modalidades de tratamento estejam dentro do escopo da prática da fisioterapia globalmente e sejam frequentemente usadas, são necessários mais estudos para melhorar o nível de recomendação.[4]

ÓRTESES, DISPOSITIVOS AUXILIARES DE MARCHA E CALÇADOS

O uso de bengala é fortemente recomendado para pacientes com OAJ e OAQ quando, durante a marcha, há dor, impacto ou instabilidade articular grande que justifique o uso de um dispositivo auxiliar.[1]

Joelheiras tibiofemorais são fortemente recomendadas para pacientes com OAJ, quando há um impacto na marcha, na estabilidade articular ou dor e quando são capazes de tolerar a carga associada à órtese.[1]

As órteses de mão são condicionalmente recomendadas para pacientes com OAM. Uma variedade de suportes mecânicos está disponível, incluindo órteses digitais, talas de anel e órteses rígidas ou de neoprene, para articulações específicas da mão; porém, os dados são insuficientes para recomendar um tipo de órtese específico para as articulações da mão. A órtese rígida ou de neoprene para a primeira articulação carpometacarpal é fortemente recomendada na literatura para melhora da dor e da função.[1,21]

Palmilhas em cunha lateral e medial são condicionalmente não recomendadas em pacientes com OAJ e OAQ. A literatura atual não demonstra uma eficácia clara desses modelos de palmilhas.[1]

Modificação dos calçados é condicionalmente não recomendada em pacientes com OAJ e OAQ. Embora o calçado ideal provavelmente seja de considerável importância para eles, os estudos disponíveis não definem o tipo mais adequado para melhorar a absorção de impactos e a pronação do pé.[1,9]

BANDAGEM FUNCIONAL

A bandagem funcional, ou *Kinesio Taping*, tem recomendação condicional no tratamento de OAJ e OAM e pode ser uma ferramenta para melhorar a dor e a força muscular isocinética. Consiste numa fita elástica que pode ser aplicada em forma de "Y" ou "I", com uma tensão variável (a partir do comprimento original), para facilitação ou relaxamento muscular.[1,22,23] Não é comumente utilizada como ferramenta de tratamento única, mas combinada com outros recursos fisioterapêuticos. São necessários mais estudos que informem detalhes da utilização, como direção da aplicação, quantidade de tensão e frequência de aplicação.

Os mecanismos fisiológicos da técnica estão relacionados com a estimulação neuromuscular por meio do aumento do *feedback* aferente dos mecanorreceptores cutâneos. Esse aumento nas fibras aferentes rápidas e de grande diâmetro pode servir para bloquear a entrada recebida de fibras nervosas de pequeno diâmetro, conduzindo a nocicepção, inibindo a transmissão da percepção da dor ao cérebro e provocando o alívio da dor. Também ocorrem alterações circulatórias na região, como o aumento do fluxo sanguíneo e linfático, o que também colabora para a melhora da função muscular. Esses efeitos propiciam o aumento do nível de atividade física e a melhora na função e na força muscular isocinética em pacientes com OAJ.[22]

CONSIDERAÇÕES FINAIS

A escolha ou a combinação dos recursos utilizados devem ser de acordo com uma avaliação criteriosa e individualizada do paciente. O planejamento terapêutico deve ser alinhado com as expectativas do indivíduo, garantindo que ele tenha adesão ao tratamento e efetividade na conclusão do objetivo terapêutico. A adesão é um preditor de eficácia de longo prazo e deve ser sempre monitorada.

Referências bibliográficas

1. Kolasinski SL, Neogi T, Hochberg MC, Oatis C, Guyatt G, Block J et al. 2019 American College of Rheumatology/Arthritis Foundation Guideline for the Management of Osteoarthritis of the Hand, Hip, and Knee. Arthritis Rheumatol. 2020 Feb.;72(2):220-33. doi: 10.1002/art.41142. Epub 2020 Jan. 6. Erratum in: Arthritis Rheumatol. 2021 May;73(5):799. PMID: 31908163.
2. Bannuru RR, Osani MC, Vaysbrot EE, Arden NK, Bennell K, Bierma-Zeinstra SMA et al. OARSI guidelines for the non-surgical management of knee, hip, and polyarticular osteoarthritis. Osteoarthritis Cartilage. 2019 Nov.;27(11):1578-89. doi: 10.1016/j.joca.2019.06.011. Epub 2019 July 3. PMID: 31278997.
3. Hurley M, Dickson K, Hallett R, Grant R, Hauari H, Walsh N et al. Exercise interventions and patient beliefs for people with hip, knee or hip and knee osteoarthritis: a mixed methods review. Cochrane Database of Systematic Reviews. 2018;4:Art. No.: CD010842. doi: 10.1002/14651858.CD010842.pub2.
4. Teo PL, Hinman RS, Egerton T, Dziedzic KS, Bennell KL. Identifying and prioritizing clinical guideline recommendations most relevant to physical therapy practice for hip and/or knee osteoarthritis. J Orthop Sports Phys Ther. 2019 July;49(7):501-12. doi: 10.2519/jospt.2019.8676. PMID: 31258044.
5. Rausch OAK, Niedermann K, Braun J, Adams J, Brodin N, Dagfinrud H et al. 2018 EULAR recommendations for physical activity in people with inflammatory arthritis and osteoarthritis. Ann Rheum Dis. 2018 Sep.;77(9):1251-60. doi: 10.1136/annrheumdis-2018-213585. Epub 2018 July 11. PMID: 29997112.
6. Novak S, Guerron G, Zou Z, Cheung G, Berteau JP. New guidelines for electrical stimulation parameters in adult patients with knee osteoarthritis based on a systematic review of the current literature. Am J Phys Med Rehabil. 2020 Aug.;99(8):682-8. doi: 10.1097/PHM.0000000000001409. PMID: 32167955.
7. Brosseau L, Taki J, Desjardins B, Thevenot O, Fransen M, Wells GA et al. The Ottawa panel clinical practice guidelines for the management of knee osteoarthritis.

Part two: strengthening exercise programs. Clin Rehabil. 2017 May;31(5):596-611. doi: 10.1177/0269215517691084. Epub 2017 Feb. 1. PMID: 28183213 Review.

8. Brosseau L, Thevenot O, MacKiddie O, Taki J, Wells GA, Guitard P et al. The Ottawa panel guidelines on programmes involving therapeutic exercise for the management of hand osteoarthritis. Clin Rehabil. 2018 Nov.;32(11):1449-71. doi: 10.1177/0269215518780973. Epub 2018 June 18. PMID: 29911409.
9. Fernandes L, Hagen KB, Bijlsma JW, Andreassen O, Christensen P, Conaghan PG et al.; European League Against Rheumatism (EULAR). EULAR recommendations for the non-pharmacological core management of hip and knee osteoarthritis. Ann Rheum Dis. 2013 July;72(7):1125-35. doi: 10.1136/annrheumdis-2012-202745. Epub 2013 Apr. 17. PMID: 23595142.
10. Burgess LC, Wainwright TW, James KA, von Heideken J, Iversen MD. The quality of intervention reporting in trials of therapeutic exercise for hip osteoarthritis: a secondary analysis of a systematic review. Trials. 2021 June 7;22(1):388. doi: 10.1186/s13063-021-05342-1. PMID: 34098998 Free PMC article. Review.
11. Hansen S, Mikkelsen LR, Overgaard S, Mechlenburg I. Effectiveness of supervised resistance training for patients with hip osteoarthritis: a systematic review. Dan Med J. 2020 June 1;67(6):A08190424. PMID: 32741435.
12. Cibulka MT, Bloom NJ, Enseki KR, Macdonald CW, Woehrle J, McDonough CM. Hip pain and mobility deficits-hip osteoarthritis: revision 2017. J Orthop Sports Phys Ther. 2017 June;47(6):A1-37. doi: 10.2519/jospt.2017.0301. PMID: 28566053.
13. Ferreira RM, Torres RT, Duarte JA, Gonçalves RS. Non-pharmacological and non-surgical interventions for knee osteoarthritis: a systematic review and meta-analysis. Acta Reumatol Port. 2019 July 29;44(3):173-217. PMID: 31356585 English.
14. Li S, Ng WH, Abujaber S, Shaharudin S. Effects of resistance training on gait velocity and knee adduction moment in knee osteoarthritis patients: a systematic review and meta-analysis. Sci Rep. 2021 Aug. 9;11(1):16104. doi: 10.1038/s41598-021-95426-4. PMID: 34373507 Free PMC article.
15. Brosseau L, Taki J, Desjardins B, Thevenot O, Fransen M, Wells GA et al. The Ottawa panel clinical practice guidelines for the management of knee osteoarthritis. Part three: aerobic exercise programs. Clin Rehabil. 2017 May;31(5):612-24. doi: 10.1177/0269215517691085. Epub 2017 Feb. 9. PMID: 28183194 Review.
16. Dong R, Wu Y, Xu S, Zhang L, Ying J, Jin H, Wang P et al. Is aquatic exercise more effective than land-based exercise for knee osteoarthritis? Dong Medicine (Baltimore). 2018 Dec.;97(52):e13823. doi: 10.1097/MD.0000000000013823. PMID: 30593178 Free PMC article.
17. Luan L, Bousie J, Pranata A, Adams R, Han J. Stationary cycling exercise for knee osteoarthritis: a systematic review and meta-analysis. Clin Rehabil. 2021 Apr.;35(4):522-33. doi: 10.1177/0269215520971795. Epub 2020 Nov. 10. PMID: 33167714.
18. You Y, Liu J, Tang M, Wang D, Ma X. Effects of Tai Chi exercise on improving walking function and posture control in elderly patients with knee osteoarthritis: a systematic review and meta-analysis. Medicine (Baltimore). 2021 Apr. 23;100(16):e25655. doi: 10.1097/MD.0000000000025655. PMID: 33879749 Free PMC article.
19. Hu L, Wang Y, Liu X, Ji X, Ma Y, Man S et al. Tai Chi exercise can ameliorate physical and mental health of patients with knee osteoarthritis: systematic review and meta-analysis. Clin Rehabil. 2021 Jan.;35(1):64-79. doi: 10.1177/0269215520954343. Epub 2020 Sep. 21. PMID: 32954819.

20. Geenen R, Overman CL, Christensen R, Åsenlöf P, Capela S, Huisinga KL et al. EULAR recommendations for the health professional's approach to pain management in inflammatory arthritis and osteoarthritis. Ann Rheum Dis. 2018 June;77(6):797-807. doi: 10.1136/annrheumdis-2017-212662. Epub 2018 May 3. PMID: 29724726.
21. Kloppenburg M, Kroon FP, Blanco FJ, Doherty M, Dziedzic KS, Greibrokk E et al. 2018 update of the EULAR recommendations for the management of hand osteoarthritis. Ann Rheum Dis. 2019 Jan.;78(1):16-24. doi: 10.1136/annrheumdis-2018-213826. Epub 2018 Aug. 28. PMID: 30154087.
22. Mao HY, Hu MT, Yen YY, Lan SJ, Lee SD. Kinesio Taping relieves pain and improves isokinetic not isometric muscle strength in patients with knee osteoarthritis--a systematic review and meta-analysis. Int J Environ Res Public Health. 2021 Oct. 4;18(19):10440. doi: 10.3390/ijerph181910440. PMID: 34639740 Free PMC article. Review.
23. Lin CH, Lee M, Lu KY, Chang CH, Huang SS, Chen CM. Comparative effects of combined physical therapy with Kinesio Taping and physical therapy in patients with knee osteoarthritis: a systematic review and meta-analysis. Clin Rehabil. 2020 Aug.;34(8):1014-27. doi: 10.1177/0269215520928398. Epub 2020 Jun. 28. PMID: 32597199.

Seção 4

Gestão dos Cuidados Gerontológicos

36 Avaliação global do idoso – a prática do cuidado integral

Márlon Juliano Romero Aliberti
Silvia de Fátima Takahashi

INTRODUÇÃO

O envelhecimento populacional tem ocorrido em diversos países e de maneira acelerada no Brasil, sendo crescente a demanda por serviços de saúde por parte das pessoas idosas. Nesse sentido, torna-se imperativo que as avaliações de saúde se adéquem e contemplem as particularidades apresentadas por essa parcela da população, que é composta por indivíduos comumente portadores de várias doenças, em uso de múltiplos medicamentos, com potencial de interação entre eles, além de apresentarem as chamadas síndromes geriátricas, que são condições clínicas de etiologia multifatorial não restritas a um único órgão ou sistema.

A avaliação global do idoso (AGI) consiste em um modelo de cuidado multidimensional destinado ao reconhecimento e à abordagem de condições de saúde que, apesar de frequentes em pessoas idosas, podem passar despercebidas na avaliação clínica tradicional. Tem como objetivo principal, portanto, reconhecer de modo precoce problemas relacionados à saúde do idoso e propor intervenções que possam preservar a sua funcionalidade e melhorar a sua qualidade de vida.[1]

EVOLUÇÃO DA AVALIAÇÃO GLOBAL DO IDOSO

O desenvolvimento da AGI teve início na década de 1930, no Reino Unido, com a médica Marjory Warren, que é considerada a mãe da medicina geriátrica. Ao assumir a coordenação de um hospital em Londres que abrigava pacientes crônicos e acamados, propôs uma avaliação clínica detalhada, juntamente com a implementação de uma unidade de cuidados multidisciplinar. Essa abordagem viabilizou diagnósticos mais abrangentes e, consequentemente, a adoção de planos terapêuticos integrais aos pacientes, o que resultou na possibilidade de alta hospitalar para muitos deles.[2]

A partir daquele momento, a AGI foi sendo implantada paulatinamente e tendo seus achados aplicados ao plano de cuidados de pacientes idosos. Na década de 1980, surgiram os primeiros ensaios clínicos randomizados que investigaram seu impacto para prevenção de desfechos adversos em pessoas idosas. Os avanços em pesquisa permitiram que a AGI se firmasse cada vez mais como o modelo de referência para o cuidado de pessoas idosas tanto em ambiente hospitalar quanto na comunidade.[3]

A escolha dos domínios de saúde investigados na AGI também evoluiu ao longo do tempo, sendo incorporadas novas avaliações de profissionais das várias áreas da gerontologia, como enfermagem, medicina, fonoaudiologia, fisioterapia, assistência social, terapia ocupacional, nutrição, odontologia e educação física. O foco foi sempre aprimorar o cuidado integral da pessoa idosa, ampliando a avaliação para além dos aspectos físicos, de modo a incorporar também questões cognitivas, psíquicas, sociais e ambientais.[4]

BENEFÍCIOS DA AVALIAÇÃO GLOBAL DO IDOSO

De maneira geral, a AGI otimiza a identificação dos problemas de saúde, auxilia na predição de eventos negativos, influencia a decisão terapêutica e proporciona uma coordenação integrada do cuidado. A melhor relação custo-benefício é encontrada quando os cuidados com base na AGI são direcionados a pacientes frágeis com risco aumentado para desfechos desfavoráveis. O Quadro 36.1 resume os principais benefícios dessa avaliação nos cenários hospitalar e da comunidade (ambulatório e domicílio).[5-7]

Quadro 36.1 – Principais benefícios da avaliação global do idoso no ambiente hospitalar e na comunidade.

Ambiente hospitalar
• Maior taxa de alta para casa • Redução de institucionalização • Menor incidência de *delirium* • Maior sobrevida • Redução do tempo de internação
Assistência na comunidade (ambulatório e domicílio)
• Redução de institucionalização • Manutenção ou melhora da funcionalidade • Menor risco de hospitalização • Maior sobrevida • Melhor tomada de decisão terapêutica

Fonte: Adaptado de Takahashi *et al.*, 2020.[5]

AVALIAÇÃO GLOBAL DO IDOSO NO DIA A DIA

A AGI pode ser realizada por diferentes profissionais de saúde, desde que devidamente capacitados. Idealmente, a equipe deve ser multiprofissional, porém sua composição varia conforme os serviços de saúde, recursos e profissionais disponíveis. A Figura 36.1 descreve os principais profissionais envolvidos.

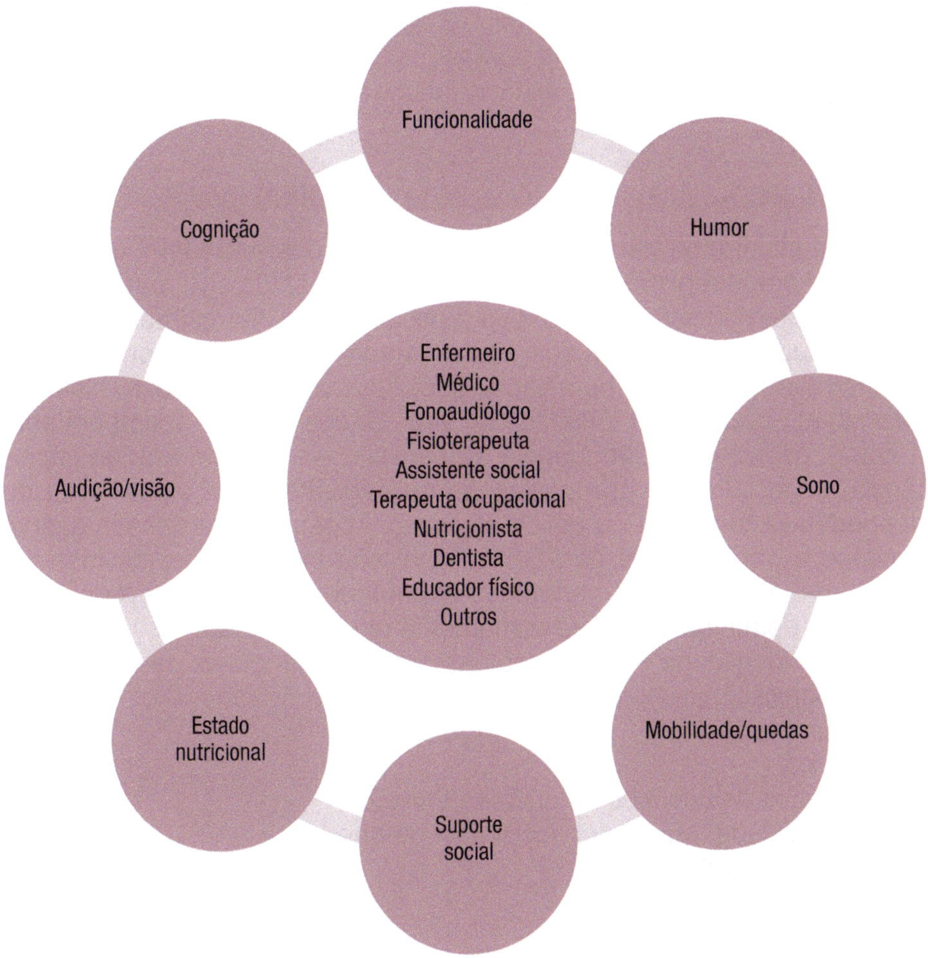

Figura 36.1 – Equipe multidisciplinar e componentes da avaliação global do idoso.
Fonte: Rubenstein LZ, Stuck AE, 2012.[8]

Além de uma equipe multiprofissional, a implementação de um modelo de cuidados com base na AGI estrutura-se em etapas que são fundamentais para promover benefícios à saúde dos idosos (Quadro 36.2).

Quadro 36.2 – Etapas da implementação da avaliação global do idoso.

1. Definição de cenário de assistência
2. Definição de equipe multiprofissional: composição e atribuição de cada profissional
3. Aplicação e registro da AGI pela equipe multiprofissional
4. Reunião multidisciplinar: apontamentos sobre condições de saúde do paciente e estabelecimento de metas terapêuticas e prioridades
5. Implementação do plano de cuidados: individualizado, com metas e prazos bem definidos; procurar envolver paciente e/ou familiar
6. Monitoramento: acompanhamento com periodicidade predefinida para avaliar os resultados das intervenções
7. Readequação: conforme dados do monitoramento, adaptar e rediscutir novos problemas identificados para que se possa ajustar o plano de cuidados

Fonte: Adaptado de Parker *et al.*, 2017.[3]

COMPONENTES DA AVALIAÇÃO GLOBAL DO IDOSO

A AGI inclui uma parte inicial com informações sociodemográficas e clínicas. Após o registro de nome, idade, sexo, estado civil, naturalidade, procedência, profissão, cor ou raça e escolaridade, normalmente são listadas as doenças crônicas que a pessoa apresenta, assim como os medicamentos em uso. Também são registradas informações sobre histórico vacinal, atividade física e hábitos de vida. Dados sobre o acompanhante – nome, parentesco e frequência de convívio – adquirem grande importância, especialmente em avaliações de pacientes com algum grau de dependência funcional ou déficit cognitivo. Após a coleta desses dados, inicia-se a parte central da AGI, na qual são investigadas, de maneira detalhada, as condições geriátricas que interferem na saúde da pessoa idosa. Os domínios de saúde comumente abordados são:[8]

- Funcionalidade – atividades básicas e instrumentais de vida diária.
- Cognição.
- Humor.
- Sono.
- Órgãos dos sentidos – audição e visão.
- Mobilidade, equilíbrio, ocorrência de quedas.
- Estado nutricional.
- Suporte social.

A avaliação de cada domínio de saúde é comumente realizada pela aplicação de escalas de triagem validadas na literatura. Vale ressaltar que, ainda que a investigação dos diferentes domínios se dê de maneira sucessiva e sequencial, não se deve engessar a coleta de informações, já que aspectos referentes a um domínio de saúde frequentemente interagem com os demais e os influenciam. Além disso, os domínios de saúde e seus respectivos instrumentos de rastreio podem se adaptar ao cenário de cuidado em que a AGI será implementada.

A seguir, são apresentados os domínios de saúde, juntamente com os instrumentos de rastreio, mais comumente utilizados em uma AGI.

Funcionalidade

Definida como a capacidade do indivíduo em ser independente e autônomo na provisão de seu autocuidado nas atividades básicas da vida diária (ABVD) e, para a vida em comunidade, nas atividades instrumentais de vida diária (AIVD).[9,10]

Nesse domínio, geralmente são utilizadas as escalas de Katz (ABVD) e Lawton (AIVD), demonstradas nas Tabelas 36.1 e 36.2, respectivamente.

O índice de Barthel consiste em outro instrumento bastante conhecido e validado no Brasil. Avalia as ABVD e a mobilidade; e sua pontuação varia de 0 a 100 pontos (quanto mais próximo de 100, melhor a capacidade funcional).[8]

Tabela 36.1 – Escala de atividades básicas de vida diária (escala de Katz).

Atividades	Independente – pontua 0	Dependente – pontua 1
Tomar banho	Não recebe ajuda ou recebe ajuda apenas em uma parte do corpo	Recebe ajuda para lavar mais de uma parte do corpo ou não toma banho sozinho
Vestir-se (inclui pegar roupas nos armários e gavetas)	Pega as roupas e veste-se completamente, com auxílio para amarrar os sapatos ou não	Recebe ajuda para pegar as roupas ou vestir-se, ou permanece parcial ou completamente sem roupa
Uso do vaso sanitário (ir ao banheiro, higiene e arrumar as roupas)	Vai ao banheiro, limpa-se e ajeita as roupas sem ajuda – permitido uso de dispositivo de marcha e "comadre/papagaio"	Recebe ajuda para ir ao banheiro, para limpar-se, ajeitar as roupas ou utilizar "comadre/papagaio" ou não vai ao banheiro
Transferência	Deita-se ou sai da cama, senta-se ou levanta-se da cadeira sem auxílio – permitido dispositivo de marcha	Recebe ajuda para deitar-se e/ou sentar ou não sai da cama
Continência	Controla inteiramente a micção e a evacuação	Episódios de incontinência ou necessita de ajuda para manter o controle da micção e evacuação, uso de cateter ou é incontinente
Alimentação	Alimenta-se sem ajuda ou recebe auxílio apenas para cortar a carne ou passar manteiga no pão	Recebe ajuda para alimentar-se ou é alimentado parcial ou completamente por cateteres ou fluidos intravenosos

Interpretação: pontuação varia de 0 a 6, sendo 0 para indivíduos totalmente independentes e 6 para aqueles totalmente dependentes.

Fonte: Adaptada de Lino *et al.*, 2008.[9]

Tabela 36.2 – Escala de atividades instrumentais de vida diária (escala de Lawton).

Atividades	Incapaz	Parcialmente capaz	Capaz
Usar o telefone	1 ponto	2 pontos	3 pontos
Fazer compras	1 ponto	2 pontos	3 pontos
Preparar refeições	1 ponto	2 pontos	3 pontos
Tarefas domésticas	1 ponto	2 pontos	3 pontos
Trabalhos manuais e pequenos reparos na casa	1 ponto	2 pontos	3 pontos
Lavar roupas	1 ponto	2 pontos	3 pontos
Transporte (dirigir ou viajar sozinho de ônibus, trem, metrô e táxi)	1 ponto	2 pontos	3 pontos
Uso de medicamentos	1 ponto	2 pontos	3 pontos
Manuseio de dinheiro	1 ponto	2 pontos	3 pontos

Interpretação: o escore varia de 9 a 27 pontos, sendo: 9 pontos: totalmente dependente; 10 a 24: parcialmente dependente; 25 a 27: independente.

Fonte: Adaptada de Graf, 2009.[10]

Cognição

As síndromes demenciais podem determinar importante prejuízo cognitivo e têm como principais causas as demências neurodegenerativas, como a doença de Alzheimer e a demência vascular causada por doenças cerebrovasculares. A incidência e a prevalência dessas condições aumentam com o avançar da idade, mas nem por isso devem ser compreendidas como próprias do envelhecimento, sendo frequente o não reconhecimento delas durante atendimentos convencionais a pacientes idosos. Desse modo, é necessária a busca ativa de alterações cognitivas na assistência ao paciente idoso, visto que podem afetar diretamente sua funcionalidade, sua autonomia e, consequentemente, sua qualidade de vida.

O desempenho nos testes de rastreio cognitivo pode variar conforme o nível de instrução do entrevistado; assim, deve-se sempre levar em conta seu grau de escolaridade ao se proceder à investigação de comprometimento cognitivo.

Existem muitos instrumentos disponíveis para o rastreio cognitivo. A seguir, são citados alguns dos mais difundidos:

- **Mini Exame do Estado Mental (MEEM):** instrumento proposto por Folstein e colaboradores (1975), amplamente conhecido em todo o mundo e validado no Brasil.[11]

- **Fluência Verbal (FV):** método prático, simples e de rápida execução (1 minuto) que avalia as funções cognitivas de linguagem, memória semântica e função executiva.[12]
- **Montreal Cognitive Assessment (MoCA):** instrumento de rastreio cognitivo global com bom desempenho para detectar indivíduos com comprometimento cognitivo leve e transtorno cognitivo maior (demência).[13]
- **10-Point Cognitive Screener (10-CS):** instrumento de rastreio ultrarrápido (2 minutos), desenvolvido no Brasil, que avalia a orientação temporal, a evocação tardia e a fluência verbal (Tabela 36.3). Em estudo prévio, apresentou acurácia superior ao MEEM na detecção de comprometimento cognitivo.[14]

Tabela 36.3 – 10-Point Cognitive Screener (10-CS).

Orientação temporal	**Pontuação para cada item**
Em que ano estamos?	Correto: 1 ponto Errado: 0
Em que mês estamos?	Correto: 1 ponto Errado: 0
Que dia do mês é hoje?	Correto: 1 ponto Errado: 0
Aprendizado	Não pontua
Repetir o nome de 3 objetos e memorizar (até 3 tentativas): óculos, caneta e martelo	
Fluência verbal semântica	
Nomes de animais em 1 minuto	0 a 5 animais: 0 ponto 6 a 8 animais: 1 ponto 9 a 11 animais: 2 pontos 12 a 14 animais: 3 pontos ≥ 15 animais: 4 pontos
Evocação (nome dos 3 objetos)	
Óculos, caneta e martelo	1 ponto para cada acerto
Ajuste para escolaridade (10-CS – Edu): máximo de 10 pontos Sem escolarização formal: + 2 pontos; 1 a 3 anos de escolaridade: + 1 ponto	

Interpretação:

≥ 8 pontos: normal

6 a 7 pontos: comprometimento cognitivo possível

0 a 5 pontos: comprometimento cognitivo provável

Fonte: Apolinario *et al.*, 2016.[14]

Em caso de rastreio positivo para comprometimento cognitivo, deve-se complementar a investigação com a pesquisa de outras condições que possam mimetizar um quadro de síndrome demencial, como alterações metabólicas, doenças do sistema nervoso central e transtornos psiquiátricos (p. ex., depressão).

Humor

Alterações do humor são muito frequentes na população idosa, especialmente a depressão, e associam-se a pior qualidade de vida, perda funcional e prejuízo cognitivo.

A apresentação do transtorno depressivo em idosos costuma ser atípica, em razão da alta prevalência de sintomas somáticos, o que pode dificultar o diagnóstico e postergar o início do tratamento.

Os instrumentos mais utilizados para a investigação de transtorno depressivo são a Escala de Depressão Geriátrica de 15 itens (Tabela 36.4) e o Questionário sobre Saúde do Paciente (PHQ-9).[15] Os critérios diagnósticos da 5ª edição do Diagnostic and Statistical Manual (DSM-5) também podem ser utilizados na avaliação global, o que inclui:

1. Humor deprimido.
2. Diminuição do interesse ou prazer nas atividades cotidianas.
3. Ganho ou perda de peso.
4. Alteração de sono (hipersonia ou insônia).
5. Agitação ou retardo psicomotor.
6. Fadiga ou perda de energia.
7. Sentimento de inutilidade ou culpa excessiva.
8. Diminuição da capacidade de concentração.
9. Pensamentos de morte recorrentes.

Para o diagnóstico de depressão, é necessária a presença, por 2 semanas ou mais, de 5 desses critérios, sendo obrigatório o critério 1 ou o 2.

Tabela 36.4 – Escala de Depressão Geriátrica de 15 itens.

Perguntas	Sim	Não
1. Você está basicamente satisfeito com a sua vida?	0	1
2. Você deixou muito de seus interesses e atividades?	1	0
3. Você sente que sua vida está vazia?	1	0
4. Você se aborrece com frequência?	1	0
5. Você se sente de bom humor a maior parte do tempo?	0	1

(Continua)

Tabela 36.4 – Escala de Depressão Geriátrica de 15 itens (continuação).

Perguntas	Sim	Não
6. Você tem medo que algum mal vá lhe acontecer?	1	0
7. Você se sente feliz a maior parte do tempo?	0	1
8. Você sente que sua situação não tem saída?	1	0
9. Você prefere ficar em casa a sair e fazer coisas novas?	1	0
10. Você se sente com mais problemas de memória do que a maioria?	1	0
11. Você acha maravilhoso estar vivo?	0	1
12. Você se sente um inútil nas atuais circunstâncias?	1	0
13. Você se sente cheio de energia?	0	1
14. Você acha que sua situação é sem esperança?	1	0
15. Você sente que a maioria das pessoas está melhor do que você?	1	0
Total	____ **pontos**	

Interpretação: > 5 pontos: sugestivo de depressão

Fonte: Yesavage *et al.*, 1982.[15]

Como ferramenta de rastreio para ansiedade, pode-se citar o *General Anxiety Disorder 7-item* (GAD-7), que é composto por 7 perguntas sobre sintomas ansiosos nas últimas 2 semanas e apresenta escore de 0 a 21, sendo que 5 ou mais pontos sugere ansiedade e, quanto maior a pontuação, maior a gravidade do transtorno.[16]

Sono

Os distúrbios do sono são muito frequentes na população adulta e também entre pacientes geriátricos.[17] O distúrbio do sono mais comum é a insônia, conceituada como a dificuldade de iniciar ou manter o sono, o despertar antes do horário e a incapacidade de voltar a dormir, associados a fadiga, sonolência diurna, prejuízo da atenção e transtornos de humor. Também são frequentes a síndrome de apneia e hipopneia obstrutiva do sono e os distúrbios do movimento associados ao sono.

Frequentemente, os distúrbios do sono têm etiologia multifatorial, sendo interessante a investigação de alterações associadas, como dor crônica, transtornos do humor (p. ex., depressão, ansiedade), doenças crônicas descompensadas (diabetes, insuficiência cardíaca, doença pulmonar obstrutiva crônica) ou demência. Também é importante revisar os medicamentos em uso, já que algumas classes de fármacos podem prejudicar o sono (diuréticos, corticoides, alguns antidepressivos), assim como o consumo de substâncias como cafeína e álcool.

Órgãos dos sentidos

Audição

Déficits auditivos são frequentes e responsáveis por importante declínio na qualidade de vida de idosos. Ocasionam baixa autoestima, isolamento social, maior risco de depressão e prejuízo cognitivo.[18] Por esses motivos, a acuidade auditiva deve ser priorizada nas avaliações multidimensionais. O teste de triagem comumente utilizado é o teste do sussurro. Para sua aplicação, o examinador se posiciona 50 cm atrás do paciente e sussurra três números ou palavras curtas enquanto oclui um dos ouvidos do paciente. O examinador realiza duas repetições para cada ouvido. Outra opção seria sussurrar uma questão simples, por exemplo "Qual o seu nome?" e checar se o paciente compreende e responde adequadamente. O teste é considerado alterado quando o paciente não consegue repetir um ou mais números (ou palavras) pronunciadas pelo examinador. Triagem auditiva alterada normalmente exige encaminhamento para investigação complementar. Vale ressaltar a importância da otoscopia para avaliar a presença de fatores locais, como rolha de cerume e infecção, que prejudicam a acuidade auditiva.

Visão

A redução de acuidade visual também se apresenta como condição comum à medida que a idade avança e determina pior qualidade de vida ao se relacionar com risco elevado de quedas, perda funcional e prejuízo cognitivo. Portanto, a busca ativa e regular de queixas visuais nos idosos é mandatória. A tabela de Snellen é bastante difundida para a avaliação inicial da acuidade visual, pela sua simplicidade; pode ser complementada pelo Cartão de Jaeger, que avalia a acuidade da visão de perto. Em caso de suspeita de prejuízo visual, seja pela queixa do paciente ou pelo teste de rastreio alterado, deve-se referenciar o paciente para avaliação oftalmológica especializada.[19]

Mobilidade e quedas

Quedas são frequentes entre os idosos e representam importante causa de imobilidade e morbimortalidade. Estima-se que cerca de um terço dos indivíduos com 65 anos ou mais apresentem ao menos uma queda ao ano, sendo imprescindível a identificação de causas e fatores precipitantes a fim de reduzir essa ocorrência. Os testes descritos a seguir são os mais comumente utilizados para avaliar o equilíbrio, a mobilidade e a marcha dos idosos e, portanto, auxiliam na estimativa do risco de quedas:

- **Teste cronometrado do levantar-se e andar (*Timed Up And Go Test*):**[20] solicita-se que o paciente se levante de uma cadeira com encosto e sem apoio para os braços, caminhe por 3 metros, gire, retorne e sente-se novamente. Avalia equilíbrio, marcha e capacidade de transferência. Na prática clínica, considera-se o teste alterado quando completado em mais de 14 segundos.
- **Escala de equilíbrio e marcha de Tinetti:**[3] avalia o equilíbrio e a marcha por meio de um escore-padrão elaborado para cada etapa do teste, que engloba desde a posição sentada em uma cadeira até a capacidade de levantar-se, caminhar e retornar para sentar-se novamente. A pontuação nesse instrumento tem forte correlação com o risco de quedas em idosos.
- ***Short Physical Performance Battery* (SPPB):**[3] composto por 3 testes (velocidade de marcha, levantar-se da cadeira e equilíbrio estático), avalia a performance de membros inferiores. A velocidade de marcha corresponde ao tempo que o paciente demora para caminhar 4,5 metros, sendo considerada a melhor de 2 tentativas. O teste de levantar-se da cadeira consiste no tempo que o indivíduo demora para levantar 5 vezes da cadeira, o mais rápido possível, sem o apoio dos braços. Para a avaliação do equilíbrio, solicita-se que o paciente permaneça em ortostase e estático em 3 posições sequenciais (pés paralelos, *semi-tandem* e *tandem*). Cada teste pontua de 0 a 4, sendo a nota final correspondente à soma total dos testes e variando de 0 a 12 pontos. Indivíduos com escore mais elevado (10 a 12 pontos) apresentam baixo risco de quedas e melhor prognóstico global.

Estado nutricional

O estado nutricional de um indivíduo depende de vários aspectos, que vão desde a capacidade de adquirir e preparar alimentos até o aproveitamento propriamente dito dos nutrientes ingeridos. Entre os idosos, a desnutrição associa-se a vários desfechos adversos, como perda funcional, queda e mortalidade. A Mini Avaliação Nutricional (MAN) (Tabela 36.5) é o instrumento mais utilizado para abordar esse domínio nos pacientes idosos.[21] O seu formato reduzido conta com ampla validação na literatura, sendo uma opção rápida e prática para triagem desse domínio de saúde.

Tabela 36.5 – Mini Avaliação Nutricional (MAN).

Triagem
A. O consumo de alimentos diminuiu nos últimos 3 meses devido a perda de apetite, problemas digestivos, dificuldades para mastigar ou deglutir? 0. Diminuição grave 1. Diminuição moderada 2. Não houve diminuição
B. Perda de peso nos últimos 2 meses 0. Superior a 3 kg 1. Não sabe informar 2. Entre 1 e 3 kg 3. Não perdeu peso
C. Mobilidade 0. Restrito ao leito ou à cadeira de rodas 1. Deambula, mas é incapaz de sair de casa sem ajuda 2. Deambula normalmente e é capaz de sair de casa sem ajuda
D. Teve algum estresse psicológico ou doença aguda nos últimos 3 meses? 0. Sim 1. Não
E. Problemas neuropsicológicos 0. Tem demência e/ou depressão grave 1. Demência leve 2. Sem problemas
F. Índice de massa corporal (IMC) [peso (kg)/altura (m)^2] 0. IMC < 19 1. $19 \leq$ IMC < 21 2. $21 \leq$ IMC < 23 3. IMC ≥ 23

Subtotal da triagem = 14

Interpretação: 11 pontos ou menos: risco de desnutrição; 12 pontos ou mais: normal – sem risco de desnutrição

Fonte: Guigoz *et al.*, 1994.[21]

Suporte social

A rede de suporte ou apoio social é representada pelas relações interpessoais de um indivíduo em seu cotidiano e dela fazem parte as pessoas com as quais o idoso pode contar no momento de enfrentamento de algum estressor (p. ex., adoecimento). Frequentemente, esse suporte social é desempenhado por familiares, porém seu entendimento não deve se restringir ao parentesco sanguíneo, já que as relações de amizade, com grupos religiosos, de lazer, trabalho, entre outras, também podem exercer papel crucial em prover cuidados e apoio em situações de necessidade. A disponibilidade de recursos humanos e materiais determina as modalidades de assistência e tratamento de um indivíduo; e, quando esses recursos se mostram insuficientes, há risco aumentado para perda funcional e agravamento de condições clínicas. Instrumentos validados para avaliação desse domínio de saúde são o APGAR da Família e dos Amigos e a Escala de Suporte Social do Medical Outcomes Study (MOS).[22]

AVALIAÇÃO GLOBAL DO IDOSO NOS DIFERENTES AMBIENTES DE ASSISTÊNCIA

Hospitalar

No ambiente intra-hospitalar, existem as unidades de cuidados geriátricos e os serviços de interconsulta geriátrica.[1,5] As unidades de cuidados geriátricos oferecem atendimento por equipe multidisciplinar especializada na saúde do idoso que atua de maneira integrada em um mesmo espaço físico. Já os serviços de interconsulta são exercidos por equipe itinerante que avalia os pacientes em diferentes setores do hospital (p. ex., unidades cirúrgicas, ortopédicas ou de oncologia) e oferece recomendações terapêuticas para a equipe clínica responsável pelo paciente com base nas alterações encontradas na AGI.

Comunidade

Na comunidade, há a assistência multidimensional ambulatorial e a domiciliar. Em domicílio, a AGI pode fazer parte das visitas presenciais regulares da equipe multidisciplinar, podendo ser complementadas por acompanhamento telefônico.[1] A AGI oferece apoio para orientação de intervenções no domicílio de acordo com as necessidades dos pacientes (instalação de corrimão em escadas, barras de apoio no banheiro, piso antiderrapante). Nesse ambiente, existem também modelos de AGI mais intensivos, implementados em situações de alta hospitalar ou maior necessidade de reabilitação, o que envolve fisioterapia, fonoterapia, terapia ocupacional, treinamento de cuidadores e suporte nutricional.[23]

Em ambiente ambulatorial, quer na assistência primária quer na atenção especializada, a AGI auxilia no atendimento integral de idosos portadores de multimorbidade ou frágeis, sob maior risco de desfechos adversos. Para esse perfil de pacientes, seu emprego contribui para manutenção da funcionalidade e redução de internação hospitalar e institucionalização.[24]

No Brasil, alguns instrumentos multidimensionais têm sido utilizados para atenção aos idosos em ambiente ambulatorial, com destaque para o Índice de Vulnerabilidade Clínico-Funcional-20 (IVCF-20), a Avaliação Multidimensional da Pessoa Idosa na Atenção Básica (AMPI-AB) e a 10-Minute Targeted Geriatric Assessment (10-TaGA), também conhecida como Avaliação Geriátrica Compacta de 10 minutos (AGC-10) em português.[25-27] Esses instrumentos foram desenvolvidos para promover o rastreio rápido das condições geriátricas, podendo ser implementados com poucos recursos e aplicados por um profissional da equipe de saúde devidamente treinado. A Figura 36.2 apresenta o instrumento 10-TaGA.

Além do rastreio das condições geriátricas mais comuns, o escore global 10-TaGA, que varia de 0 (nenhuma alteração) a 1 (alteração em todos os domínios), classifica os idosos ambulatoriais em baixo (0 a 0,24), médio (0,25 a 0,49) e alto risco (0,5 a 1) para desfechos adversos (quedas, hospitalização, perda funcional e morte).[28] Essa estratificação de risco auxilia a equipe de saúde no dimensionamento do cuidado aos pacientes; por exemplo, reforçando o atendimento integral para pacientes de maior risco e tendo a liberdade para promover um cuidado usual naqueles de baixo risco.

Suporte social	Mora com quem?	Sozinho (pergunta abaixo)	☐ Familiar ou ☐ cuidador (0)	Institucionalizado (0,5)	**Pontos**
Se ficasse de cama, com que frequência contaria com alguém para ajudá-lo(a)? (*apenas para quem mora sozinho*)		☐ Sempre ou ☐ quase sempre (0,5)		☐ Às vezes, ☐ raramente ou ☐ nunca (1)	____
Uso do sistema de saúde Nos últimos 6 meses	Nenhum (0)	☐ Visita ao pronto-atendimento apenas (0,5)		☐ Internação hospitalar (1)	____
Quedas No último ano	Sem quedas (0)	1 queda (0,5)		≥ 2 quedas (1)	____
Medicações Número em uso contínuo	< 5 (0)	5 a 9 (0,5)	≥ 10 (1)	N. med. ____	____
Funcionalidade	Avaliação baseada no índice de Katz (atividades básicas de vida diária)			**Não**	**Sim**
Tomar banho	Realiza sem assistência ou recebe ajuda apenas para uma parte do corpo			1	0	____
Vestir-se	Pega a roupas e se veste completamente sem ajuda, exceto para amarrar os sapatos			1	0
Vaso sanitário	Vai ao banheiro, limpa-se e ajeita as roupas sem ajuda (pode usar dispositivo de apoio e urinol à noite)			1	0
Transferência	Deita-se e sai da cama, senta-se e levanta-se da cadeira sem ajuda (pode usar dispositivos de apoio)			1	0
Continência	Controla inteiramente a micção e a evacuação			1	0
Alimentação	Alimenta-se sem ajuda ou recebe assistência apenas para cortar a carne ou passar manteiga no pão			1	0
	(0) 0 pontos	(0,5) 1 a 2 pontos	(1) ≥ 3 pontos		

(Continua)

(continuação)

Cognição — Avaliação baseada no 10-Point Cognitive Screener (10-CS)

Orientação: ☐ Dia do mês ☐ Mês ☐ Ano ____

Aprendizado: Carro – Vaso – Tijolo (até 3 tentativas se necessário; não pontua)

Fluência (animais em 60 s): ☐ 0 a 5 = 0 ☐ 6 a 8 = 1 ☐ 9 a 11 = 2 ☐ 12 a 14 = 3 ☐ ≥ 15 = 4

1.______ 2.______ 3.______ 4.______ 5.______ 6.______ 7.______ 8.______

9.______ 10.______ 11.______ 12.______ 13.______ 14.______ 15.______ 16.______

Evocação: ☐ Carro ☐ Vaso ☐ Tijolo

Pontuação bruta: ______/10

Pontuação ajustada: ____/10 (*+ 2 se escolaridade = 0; + 1 se escolaridade = 1 a 3 anos; máximo 10*)

(0) ≥ 8 pontos (0,5) 6 a 7 pontos (1) 0 a 5 pontos

Autopercepção — Como você considera a sua saúde geral?

☐ Incapaz

Muito ruim	Ruim	Razoável	Boa	Muito boa	
(1)	(1)	(0,5)	(0)	(0)	____

Sintomas depressivos — Avaliação baseada na Escala de Depressão Geriátrica de 4 itens (GDS-4)

☐ Incapaz

	Não	Sim	
Você está satisfeito com a sua vida?	1	0	____
Você abandonou muitas das suas atividades e dos seus interesses?	0	1	
Você se sente feliz a maior parte do tempo?	1	0	
Você prefere ficar em casa ao invés de sair e fazer coisas novas?	0	1	

(0) 0 a 1 ponto (0,5) 2 pontos (1) 3 a 4 pontos

Nutrição — Perda de peso (≥ 4,5 kg no último ano): ☐ Não ☐ Sim Peso último ano: __kg

Peso atual: ____ kg Altura:____ m IMC: ____ kg/m² CP:____ cm ____

Se não for possível utilizar a balança devido à mobilidade, substitua o IMC por circunferência da panturrilha (CP), sendo: CP < 31 cm alterada

(0) sem a perda de peso e IMC ≥ 22 (0,5) ☐ com a perda de peso ou ☐ IMC < 22 (1) com a perda de peso e IMC < 22

Velocidade de marcha — Caminhar 4,5 metros (2 vezes) e considerar melhor tempo. Obs.:

Tempo 1:_____s Tempo 2:_____s ____

(0) ≤ 4,4 s (> 1 m/s) (0,5) 4,5 a 7,5 s (0,6 a 1 m/s) (1) ≥ 7,6 s (< 0,6 ms) ou ☐ incapaz

( ) Baixo risco **( ) Médio risco** **( ) Alto risco** **Soma total**

Índice 10-TaGA (total dividido pelo número de itens avaliados)

Figura 36.2 – 10-Minute Targeted Geriatric Assessment (10-TaGA).

Fonte: Adaptada de Aliberti *et al.*, 2019.[27]

Instituição de longa permanência

Os idosos que vivem em instituições de longa permanência apresentam alta prevalência de síndromes geriátricas, como prejuízo cognitivo, sintomas depressivos, déficits sensoriais, incontinência, instabilidade da marcha, imobilidade e baixo suporte social. Nesse ambiente, modelos de cuidado com base na AGI podem ser continuamente monitorizados e têm sido eficazes na recuperação da funcionalidade, favorecendo, inclusive, o retorno do idoso à comunidade.[1]

Pronto-socorro

A busca por serviços de urgência por indivíduos idosos também aumentou nas últimas décadas e, nesse cenário, é imperativa a abordagem rápida e simplificada desses pacientes, tem em vista a escassez de tempo e recursos. Nesse contexto, sugere-se que a avaliação geriátrica seja programada em duas etapas. Na primeira etapa, instrumentos de rastreio ultrarrápidos (1 a 2 minutos), como o PRO-AGE, são aplicados para identificar idosos de alto risco para desfechos adversos. Na segunda etapa, um instrumento com base na AGI, como a AGC-10, pode ser utilizado para detectar as condições geriátricas de modo prático e eficiente (Figura 36.2).[29,30]

CONSIDERAÇÕES FINAIS

A AGI é um modelo de cuidado que contempla os domínios de saúde responsáveis pelas alterações mais comuns em pessoas idosas. Pela triagem dessas condições geriátricas, os profissionais de saúde identificam as necessidades dos pacientes e estabelecem um plano de cuidados individualizado, que se inicia com o estabelecimento das medidas prioritárias e continua com objetivos em médio e longo prazos. Os resultados favoráveis na literatura apontam esse modelo como o pilar central da atenção à saúde dos idosos.

Referências bibliográficas

1. Pilotto A, Cella A, Pilotto A et al. Three decades of comprehensive geriatric assessment: evidence coming from different healthcare settings and specific clinical conditions. J Am Med Dir Assoc. 2017;18(2):192.e1-11.
2. Matthews DA. Dr. Marjory Warren and the origin of British geriatrics. J Am Geriatr Soc. 1984;32(4):253-8.
3. Parker SG, Mcleod A, Mccue P et al. New horizons in comprehensive geriatric assessment. Age Ageing. 2017;46(5):713-21.
4. Reuben DB, Rosen S, Shickedanz HB. Chapter 10: principles of geriatric assessment. In: Halter JB, Ouslander JG, Studenski S, High KP, Asthana S, Supiano MA et al. Hazzard's geriatric medicine and gerontology. 7. ed. Nova York: McGraw-Hill; 2017. p. 157-70.
5. Takahashi SF, Garcez FB, Aliberti MJR. Avaliação geriátrica ampla. In: Cabrera M, Cunha UGV, organizadores; Sociedade Brasileira de Geriatria e Gerontologia. PROGER – Programa de Atualização em Geriatria e Gerontologia: Ciclo 6. Porto Alegre: Artmed Panamericana; 2020. p. 9-41.
6. Ellis G, Gardner M, Tsiachristas A et al. Comprehensive geriatric assessment for older adults admitted to hospital. Cochrane Database Syst Rev. 2017;9:CD006211.
7. Eamer G, Taheri A, Chen SS et al. Comprehensive geriatric assessment for older people admitted to a surgical service. Cochrane Database Syst Rev. 2018;1:CD012485.
8. Rubenstein LZ, Stuck AE. Chapter 112: multidimensional geriatric assessment. In: Sinclair AJ, Morley JE, Vellas B. Pathy's principles and practice of geriatric medicine. 5. ed. Hoboken, Nova Jersey: Wiley-Blackwell; 2012. p. 1377-86.

9. Lino VT, Pereira SR, Camacho LA, Ribeiro FST, Buksman S. Adaptação transcultural da Escala de Independência em atividades da vida diária (Escala de Katz). Cadernos de Saúde Pública. 2008;24:103-12.
10. Graf C. The Lawton instrumental activities of daily living (IADL) scale. The Gerontologist. 2009;9(3):179-86.
11. Folstein MF, Folstein SE, McHugh PR. "Mini-mental state". A practical method for grading the cognitive state of patients for the clinician. J Psychiatr Res. 1975;12(3):189-98.
12. Nitrini R, Caramelli P, Campos BCM, Pereira DB, Dozzi Brucki SM, Anghinah R. Diagnóstico de doença de Alzheimer no Brasil: avaliação cognitiva e funcional. Recomendações do Departamento Científico de Neurologia Cognitiva e do Envelhecimento da Academia Brasileira de Neurologia. Arq Neuropsiquiatr. 2005;63(3 A):720-7.
13. Nasreddine ZS, Phillips NA, Bédirian V et al. The Montreal Cognitive Assessment, MoCA: a brief screening tool for mild cognitive impairment. J Am Geriatr Soc. 2005;53(4):695-9.
14. Apolinario D, Lichtenthaler DG, Magaldi RM et al. Using temporal orientation, category fluency, and word recall for detecting cognitive impairment: the 10-point cognitive screener (10-CS). Int J Geriatr Psychiatry. 2016;31(1):4-12.
15. Yesavage JA, Brink TL, Rose TL et al. Development and validation of a geriatric depression screening scale: a preliminary report. J Psychiatr Res. 1982;17(1):37-49.
16. Spitzer RL, Kroenke K, Williams JB, Lowe B. A brief measure for assessing generalized anxiety disorder: the GAD-7. Arch Intern Med. 2006 May 22;166(10):1092-7.
17. Suzuki K, Miyamoto M, Hirata K. Sleep disorders in the elderly: diagnosis and management. J Gen Fam Med. 2017;18(2):61-71.
18. Arlinger S. Negative consequences of uncorrected hearing loss-a review. Int J Audiol 2003;42(supl 2):2S17-20.
19. Siu AL, Bibbins-Domingo K, Grossman DC, Baumann LC, Davidson KW et al.; US Preventive Services Task Force (USPSTF). Screening for impaired visual acuity in older adults: US Preventive Services Task Force recommendation statement. JAMA. 2016;315(9):908-14.
20. Bischoff HA. Identifying a cut-off point for normal mobility: a comparison of the timed "up and go" test in community-dwelling and institutionalised elderly women. Age Ageing. 2003;32(3):315-20.
21. Guigoz Y, Vellas B, Garry PJ. Assessing the nutritional status of the elderly: the Mini Nutritional Assessment as part of the geriatric evaluation. Nutr Rev. 1996;54:S59-65.
22. Moser A, Stuck AE, Silliman RA, Ganz PA, Clough-Gorr KM. The eight-item modified Medical Outcomes Study Social Support Survey: psychometric evaluation showed excellent performance. J Clin Epidemiol. 2012;65(10):1107-16.
23. Huss A, Stuck AE, Rubenstein LZ, Egger M, Clough-Gorr KM. Multidimensional preventive home visit programs for community-dwelling older adults: a systematic review and meta-analysis of randomized controlled trials. J Gerontol A Biol Sci Med Sci. 2008;63(3):298-307.
24. Reuben DB, Frank JC, Hirsch SH, McGuigan KA, Maly RC. A randomized clinical trial of outpatient comprehensive geriatric assessment coupled with an intervention to increase adherence to recommendations. J Am Geriatr Soc. 1999;47(3):269-76.

25. Moraes EN, Carmo JA, Moraes FL, Azevedo RS, Machado CJ, Montilla DER. Índice de Vulnerabilidade Clínico-Funcional-20 (IVCF-20): reconhecimento rápido do idoso frágil. Rev Saúde Pública. 2016;50:81.
26. Coordenação da Atenção Básica; Área Técnica de Saúde da Pessoa Idosa. Documento norteador da Unidade de Referência à Saúde do Idoso (URSI). São Paulo: Secretaria Municipal da Saúde de São Paulo; 2016.
27. Aliberti MJR, Covinsky KE, Apolinario D et al. 10-Minute Targeted Geriatric Assessment predicts disability and hospitalization in fast-paced acute care settings. J Gerontol A Biol Sci Med Sci. 2019;74(10):1637-42.
28. Saraiva MD, Rangel LF, Cunha JLL et al. Prospective GERiatric Observational (ProGERO) study: cohort design and preliminary results. BMC Geriatr. 2020; 27;20(1):427.
29. Curiati PK, Gil-Junior LA, Morinaga CV, Ganem F, Curiati JAE, Avelino-Silva TJ. Predicting Hospital Admission and Prolonged Length of Stay in Older Adults in the Emergency Department: the PRO-AGE Scoring System. Ann Emerg Med. 2020;76(3):255-65.
30. Aliberti MJR, Covinsky KE, Apolinario D et al. 10-Minute Targeted Geriatric Assessment predicts disability and hospitalization in fast-paced acute care settings. J Gerontol A Biol Sci Med Sci. 2019;74(10):1637-42.

37 Gerontologia no pronto atendimento

Juliana Masini Garcia
Pedro Kallas Curiati

INTRODUÇÃO

Com o aumento da expectativa de vida e o declínio das taxas de natalidade, a população idosa passou a representar uma parcela maior e crescente da população total no Brasil e no mundo. De acordo com relatório da Organização das Nações Unidas (ONU), em 2017, a população mundial estimada com idade superior ou igual a 60 anos atingiu 13%.[1] Apesar de mais avançada em nações desenvolvidas, essa transição demográfica também ocorre de maneira dramática em nações em desenvolvimento. Projeta-se que em 2030 haverá 1 bilhão de idosos no mundo, correspondendo a cerca de 22% da população dos países de renda elevada e 11% da população dos países de renda média.[1]

Espera-se que no Brasil, até 2030, a expectativa de vida ao nascer atinja os 78,6 anos e que a proporção de idosos na população ultrapasse os 13% (Figura 37.1).[2] É fundamental, portanto, que o sistema de atenção à saúde, nos seus mais variados níveis e ambientes, prepare-se para absorver as demandas e os desafios que essa transformação do perfil populacional acarretará.

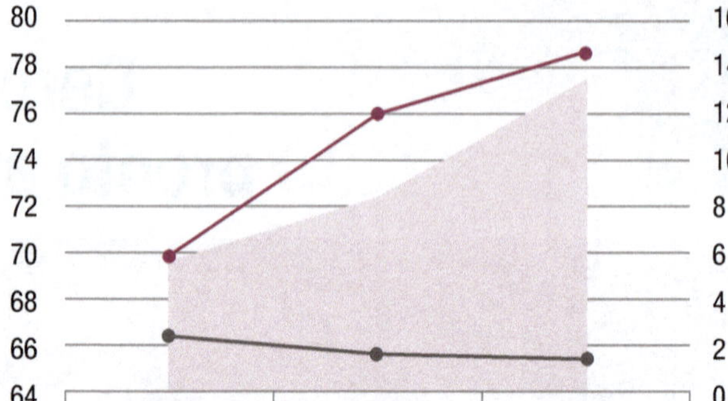

	2000	2017	2030
Fração de idosos (%)	5,61	8,46	13,44
Taxa de fecundidade	2,40	1,67	1,51
Expectativa de vida (anos)	69,83	75,99	78,64

Fração de idosos (%) —●— Taxa de fecundidade —●— Expectativa de vida (anos)

Figura 37.1 – Projeção da fração de indivíduos idosos na população brasileira até 2030.
Fonte: Brasil, 2017.[2]

IDOSOS NO PRONTO ATENDIMENTO

Os serviços de pronto atendimento (PA) prestam um papel relevante para a população idosa, constituindo um centro de tratamento de urgências e emergências, um ponto de entrada para o cuidado agudo de alta complexidade e para o acesso a serviços continuados de atenção à saúde, uma fonte de cuidado médico acessível 24 horas por dia e uma rede de segurança quando a transição suave do cuidado entre sistemas de atenção à saúde é comprometida.[3,4]

Dados do Centro Americano de Estatísticas de Saúde (National Center for Health Statistics of the Centers for Disease Control and Prevention – CDC) apontam que, em 2015, pessoas com idade superior ou igual a 65 anos responderam por 16% de todas as visitas a serviços de PA nos Estados Unidos.[5] Já idosos com idade superior ou igual a 75 anos tiveram a maior taxa de visitas por ano a serviços de PA, em comparação com todas as demais faixas etárias com idade superior a 1 ano, atingindo 61 por 100 pessoas por ano (Figura 37.2).[5]

Em virtude de seus múltiplos e inter-relacionados problemas médicos e sociais, idosos geralmente desafiam os sistemas de cuidado tipicamente desenvolvidos para atender indivíduos com distúrbios de um único aparelho e com redes de suporte social robustas.[6,7] Quando comparados com a população mais jovem, pacientes geriátricos são mais frequentemente admitidos nos serviços de PA trazidos por ambulância, triados como urgência ou emergência e encaminhados para internação hospitalar.[4,8]

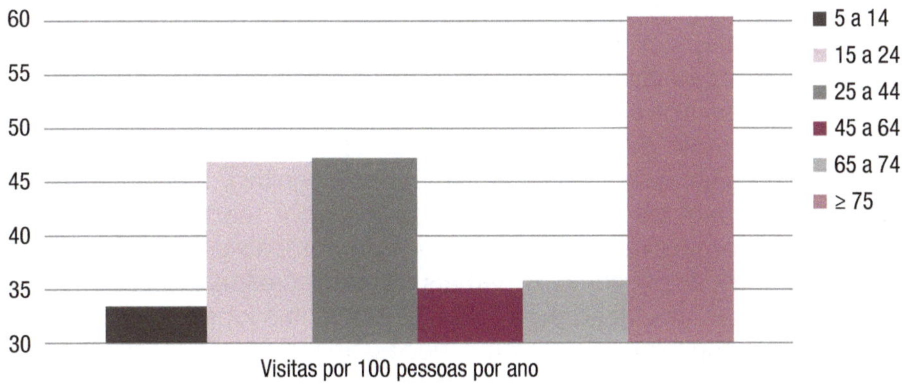

Figura 37.2 – Taxa de visitas a serviços de pronto atendimento por ano por faixa etária nos Estados Unidos.

Fonte: United States Federal Government; CDC, 2015.[5]

De fato, em 2015, nos Estados Unidos, 29% das visitas de idosos com idade superior ou igual a 75 anos culminaram em internação hospitalar e estadia média de 5 dias, enquanto apenas 5% das visitas de adultos com idade de 25 a 44 anos tiveram o mesmo desfecho.[5]

Apesar de idosos serem submetidos a maior número de exames e procedimentos do que pacientes mais jovens, os seus diagnósticos tendem a ser menos precisos, o que pode ser atribuído a uma maior frequência de apresentações atípicas de doenças, polifarmácia e multimorbidades.[3,4,8-10] O resultado é que médicos emergencistas referem maior dificuldade no manejo de pacientes idosos,[3,11] e muitos idosos se queixam de falta de resolutividade dos serviços de pronto atendimento quanto às suas queixas.[3,12] Além disso, visitas a serviços de PA nessa população estão associadas a altas taxas de internação em unidades de cuidados agudos, internação hospitalar prolongada, readmissão hospitalar não programada, dependência funcional e mortalidade.[6,8,13,14] No entanto, seria muito simplista atribuir o pior prognóstico de idosos estritamente a fatores clínicos, sendo necessário considerar que os sistemas de cuidado à saúde possivelmente estão menos preparados para atendê-los.[8,14]

Nesse sentido, idosos mais suscetíveis a desfechos potencialmente desfavoráveis poderiam ser selecionados como alvo de estratégias especializadas de cuidado. Entre os recursos diferenciados disponíveis, pode-se citar programas incluindo modelos de avaliação geriátrica ampla, equipes de transição de cuidado, protocolos de alta facilitada, atendimentos em hospital-dia, atenção domiciliar e internações em unidades de cuidados agudos geriátricos.[8,15]

A avaliação geriátrica ampla, especificamente, pode ser definida como um processo diagnóstico interdisciplinar e multidimensional focado em determinar a situação clínica, funcional e psicológica do idoso frágil, com o objetivo de desenvolver um plano integrado e coordenado de tratamento e acompanhamento de longo prazo.[15,16] Os benefícios relatados após sua implementação incluem melhor desempenho cognitivo, menor perda funcional, menor taxa de institucionalização e menor mortalidade, além da redução de internações desnecessárias e da duração da estadia hospitalar.[8,17-19] Contudo, assim como as demais estratégias especializadas citadas, seria inviável sua aplicação para todos os pacientes idosos que procuram atendimento hospitalar, o que torna necessária a identificação daqueles com maior risco para desfechos potencialmente desfavoráveis e que, assim, teriam maior benefício em receber intervenções geriátricas e gerontológicas.[20] Uma questão central, ainda a ser respondida de maneira satisfatória, é como identificar esses pacientes para melhor direcionamento de recursos.

GERONTOLOGIA NO PRONTO ATENDIMENTO

Em 2014, foram publicadas as diretrizes para atendimento do idoso no PA, como resultado de um trabalho conjunto de quatro sociedades científicas, entre as quais estão a Sociedade Americana de Geriatria (American Geriatrics Society – AGS) e a Associação de Enfermeiras de Emergência (Emergency Nurses Association – ENA).[4,21] Os propósitos dessas diretrizes incluem melhorar o cuidado do idoso, a experiência do cliente, a satisfação da equipe assistencial e a alocação de recursos, otimizar taxas de admissão e readmissão, reduzir iatrogenia, internações prolongadas e glosas, identificar pacientes que se beneficiam de admissão hospitalar e efetivamente alocar recursos extra-hospitalares para os demais.[4]

Segundo esse documento, a assistência ao idoso agudamente enfermo deveria ser prestada por uma equipe multidisciplinar, incluindo diretor médico, gerente de enfermagem, equipe de médicos emergencistas, equipe de enfermagem, interconsultas de especialidades médicas e demais equipes multidisciplinares consideradas auxiliares, como serviço social, fisioterapia e farmácia clínica.[4]

Além da composição de uma equipe multidisciplinar especializada, são recomendados programas de educação continuada, rotinas para controle de qualidade, disponibilidade de equipamentos específicos (como dispositivos de auxílio a marcha), estratégias de rastreio de vulnerabilidade geriátrica e estado confusional agudo, avaliação do risco de quedas, análise sistemática do uso de medicamentos, protocolos de transição de cuidados e criação de políticas, procedimentos e protocolos institucionais voltados para o melhor atendimento do paciente idoso.[4]

Em especial quanto à triagem de vulnerabilidade de risco, em janeiro de 2020 foi publicado o escore PRO-AGE, desenvolvido a partir de uma coorte de 5.025 atendimentos de pacientes idosos com 70 anos ou mais no PA Geriátrico do Hospital Sírio-Libanês, o primeiro hospital da América Latina a receber o selo de qualidade do Colégio Americano de Médicos de Emergência (American College of Emergency Physicians – ACEP).[22] Esse escore inclui parâmetros objetivos e de fácil obtenção na rotina assistencial, incluindo declínio funcional agudo, hospitalização recente (nos últimos 6 meses), idade avançada (superior ou igual a 90 anos), alteração aguda do estado mental, sexo masculino e fadiga, cuja pontuação permite classificar os pacientes em estratos de risco quanto a admissão hospitalar, internação hospitalar prolongada e óbito intra-hospitalar (Tabela 37.1).[22] No seu estudo original, esse instrumento apresentou acurácia moderada a boa para os desfechos de interesse e se mostrou superior a outros instrumentos já disseminados na prática clínica.[22] Mais recentemente, sua validade externa foi testada em uma coorte de pacientes internados por Covid-19 em um hospital público, com bom resultado e interação com parâmetros de severidade clínica na predição de óbito intra-hospitalar.[23]

Tabela 37.1 – Escore PRO-AGE.

Variáveis	Especificação	Pontuação em cada modelo	
		Admissão	Internação prolongada
***P**hysical impairment*	Perda funcional aguda	4	2
***R**ecent hospitalization*	Hospitalização nos últimos 6 meses	2	1
***O**lder age*	Idade ≥ 90 anos	1	1
***A**cute mental alteration*	Alteração aguda do estado mental	3	2
***G**etting thinner*	Perda ≥ 5% do peso no último ano	2	1
*h**E**/**E**xhaustion*	Sexo masculino/fadiga	1 (hE)	1 (*exhaustion*)
Total		0 a 13 pontos	0 a 8 pontos
Interpretação (risco)		0: baixo (< 15%) 1 a 2: moderado (15% a 24%) 3 a 5: alto (25% a 49%) ≥ 6: muito alto (≥ 50%)	0: muito baixo (< 5%) 1 a 2: baixo (5% a 9%) 3 a 4: moderado (10% a 24%) ≥ 5: muito alto (≥ 25%)
Acurácia (área sob a curva ROC)		0,75	0,82 – Hospitalização prolongada 0,89 – Óbito intra-hospitalar

Fonte: Adaptada de Curiati *et al.*, 2020.[22]

Já a transição de cuidados é definida como o conjunto de medidas para a continuidade da assistência entre diferentes níveis de cuidado.[24] No ambiente de PA, prevê a criação de protocolos de alta para facilitar a comunicação de informações clínicas relevantes para pacientes, familiares e prestadores de cuidado extra-hospitalar, processos para alocação de adequada assistência extra-hospitalar e relação com recursos da comunidade que possam facilitar o cuidado.[4]

CONSIDERAÇÕES FINAIS

As admissões de pessoas idosas vêm aumentando no pronto atendimento; assim, é fundamental implantar uma abordagem diferenciada para melhorar o diagnóstico e o prognóstico, especialmente em idosos mais vulneráveis, com polifarmácia, multimorbidades, fragilidade, comprometimento cognitivo e funcional. Também é importante o treinamento da equipe em protocolos bem elaborados para identificação de riscos e em encaminhamentos para os melhores recursos, reduzindo assim as iatrogenias.

Referências bibliográficas

1. United Nations DoEaSA; Population Division. World population prospects: the 2017 revision, key findings and advance tables. Working Paper No. ESA/P/WP/248; 2017.
2. Brasil; Governo Federal. Projeção da população do Brasil e das Unidades da Federação. Governo Federal do Brasil; 2017.
3. Aminzadeh F, Dalziel WB. Older adults in the emergency department: a systematic review of patterns of use, adverse outcomes, and effectiveness of interventions. Ann Emerg Med. 2002;39(3):238-47.
4. Physicians ACoE, Society AG, Association EN, Medicine SfAE, Force GEDGT. Geriatric emergency department guidelines. Ann Emerg Med. 2014;63(5):e7-25.
5. United States Federal Government; Centers for Disease Control and Prevention (CDC). Prevention NCfHSotCfDCa. National Hospital Ambulatory Medical Care Survey: 2015 Emergency Department summary tables. Disponível em: https://www.cdc.gov/nchs/ahcd/web_tables.htm: United States Federal Government; 2015.
6. Hominick K, McLeod V, Rockwood K. Characteristics of older adults admitted to hospital versus those discharged home, in emergency department patients referred to internal medicine. Can Geriatr J. 2016;19(1):9-14.
7. Launay CP, Decker L, Kabeshova A, Annweiler C, Beauchet O. Risk of unplanned emergency department readmission after an acute-care hospital discharge among geriatric inpatients: results from the Geriatric EDEN Cohort Study. J Nutr Health Aging. 2016;20(2):210-7.
8. Ellis G, Marshall T, Ritchie C. Comprehensive geriatric assessment in the emergency department. Clin Interv Aging. 2014;9:2033-43.
9. Wofford JL, Schwartz E, Byrum JE. The role of emergency services in health care for the elderly: a review. J Emerg Med. 1993;11(3):317-26.

10. Baum SA, Rubenstein LZ. Old people in the emergency room: age-related differences in emergency department use and care. J Am Geriatr Soc. 1987;35(5):398-404.
11. McNamara RM, Rousseau E, Sanders AB. Geriatric emergency medicine: a survey of practicing emergency physicians. Ann Emerg Med. 1992;21(7):796-801.
12. Watson WT, Marshall ES, Fosbinder D. Elderly patients' perceptions of care in the emergency department. J Emerg Nurs. 1999;25(2):88-92.
13. Lowenstein SR, Crescenzi CA, Kern DC, Steel K. Care of the elderly in the emergency department. Ann Emerg Med. 1986;15(5):528-35.
14. Grief CL. Patterns of ED use and perceptions of the elderly regarding their emergency care: a synthesis of recent research. J Emerg Nurs. 2003;29(2):122-6.
15. Ellis G, Whitehead MA, O'Neill D, Langhorne P, Robinson D. Comprehensive geriatric assessment for older adults admitted to hospital. Cochrane Database Syst Rev. 2011(7):CD006211.
16. Deschodt M, Devriendt E, Sabbe M, Knockaert D, Deboutte P, Boonen S et al. Characteristics of older adults admitted to the emergency department (ED) and their risk factors for ED readmission based on comprehensive geriatric assessment: a prospective cohort study. BMC Geriatr. 2015;15:54.
17. Mion LC, Palmer RM, Meldon SW, Bass DM, Singer ME, Payne SM et al. Case finding and referral model for emergency department elders: a randomized clinical trial. Ann Emerg Med. 2003;41(1):57-68.
18. McCusker J, Verdon J, Tousignant P, Courval LP, Dendukuri N, Belzile E. Rapid emergency department intervention for older people reduces risk of functional decline: results of a multicenter randomized trial. J Am Geriatr Soc. 2001;49(10):1272-81.
19. Caplan GA, Williams AJ, Daly B, Abraham K. A randomized, controlled trial of comprehensive geriatric assessment and multidisciplinary intervention after discharge of elderly from the emergency department: the DEED II Study. J Am Geriatr Soc. 2004;52(9):1417-23.
20. Taylor JK, Gaillemin OS, Pearl AJ, Murphy S, Fox J. Embedding comprehensive geriatric assessment in the emergency assessment unit: the impact of the COPE zone. Clin Med (Lond). 2016;16(1):19-24.
21. Carpenter CR, Bromley M, Caterino JM, Chun A, Gerson LW, Greenspan J et al. Optimal older adult emergency care: introducing multidisciplinary geriatric emergency department guidelines from the American College of Emergency Physicians, American Geriatrics Society, Emergency Nurses Association, and Society for Academic Emergency Medicine. Acad Emerg Med. 2014;21(7):806-9.
22. Curiati PK, Gil-Junior LA, Morinaga CV, Ganem F, Curiati JAE, Avelino-Silva TJ. Predicting hospital admission and prolonged length of stay in older adults in the emergency department: the PRO-AGE Scoring System. Ann Emerg Med. 2020;76(3):255-65.
23. Aliberti MJR, Covinsky KE, Garcez FB, Smith AK, Curiati PK, Lee SJ et al. A fuller picture of covid-19 prognosis: the added value of vulnerability measures to predict mortality in hospitalised older adults. Age Ageing. 2021;50(1):32-9.
24. Oakes SL, Gillespie SM, Ye Y, Finley M, Russell M, Patel NK et al. Transitional care of the long-term care patient. Clin Geriatr Med. 2011;27(2):259-71.

38 Gestão da desospitalização e transição de cuidados

Luciano Rodrigues de Oliveira

INTRODUÇÃO

Os hospitais no mundo estão em busca de oportunidades para melhorar continuamente a eficiência dos serviços e diminuir os riscos inerentes à assistência prestada. A elevação dos custos da atenção hospitalar tem ligação com as altas taxas de internação – decorrentes da mudança no padrão das doenças, muito relacionadas ao envelhecimento da população e ao consequente aumento das doenças crônicas, além de respaldadas na hegemonia do modelo hospitalocêntrico – e com os gastos decorrentes do uso crescente de alta tecnologia. Para haver mudanças na qualidade dos serviços prestados, são necessárias novas formas de atuação e novos processos e espaços de trabalho que incluam: **atenção primária; hospital-dia; internações domiciliares (*home care*); hospitais de média e baixa complexidade dedicados a reabilitação, transição ou paliação (denominados "leitos de longa permanência") e preparação para o autocuidado**, tudo isso incorporando os saberes reinantes nas famílias e nas comunidades, associados às tecnologias implementadas, ou seja, ações sobre toda a linha de cuidado.

As mudanças de perfis epidemiológicos, somadas à crescente demanda por economia de recursos, em uma nação que vem enfrentando crises políticas e econômicas recorrentes, exigem que o cenário de saúde seja constantemente adaptado para garantir um atendimento de qualidade e, acima de tudo, seguro para todos os cidadãos. Atualmente, "nos países em desenvolvimento, as doenças crônicas convivem com causas externas e doenças infecciosas", o que se denomina "dupla ou tripla carga de doenças". De acordo com Mendes, tripla carga de doenças é "uma agenda não superada de doenças infecciosas e carenciais, uma carga importante de causas externas e uma presença hegemônica forte de condições crônicas", pautada pela transição demográfica, nutricional, tecnológica e epidemiológica.[1]

O Brasil tem vivenciado, nas últimas décadas, um processo de inversão da pirâmide etária. Segundo o Instituto Brasileiro de Geografia e Estatística (IBGE), em 2060 um em cada quatro brasileiros estará na melhor idade, ou seja, terá mais de 65 anos. E os desafios que serão enfrentados na ocasião precisam ser traçados e planejados imediatamente.[2]

Paralelamente a essa mudança demográfica, há uma alteração bastante significativa nas demandas de saúde. A prevalência de doenças crônicas, que já se começa a sentir na atualidade, será ainda maior, fazendo com que seja necessário que os sistemas de saúde, tanto o público quanto o privado, estejam preparados para tratar esses pacientes, o que se torna um desafio, principalmente quanto às questões financeiras. As mudanças no perfil demográfico e epidemiológico das populações elevou o custo de internações e o tempo médio de permanência nos hospitais, que são expressivamente mais elevados para pacientes com doenças crônicas e degenerativas, as quais acometem mais os idosos. No Brasil, as doenças crônicas não transmissíveis (DCNT) são responsáveis por 85% da carga de doenças, representando 72% das causas de morte, com destaque para doenças do aparelho circulatório (31,3%), câncer (16,3%), diabetes (5,2%) e doença respiratória crônica (5,8%). Atingem indivíduos de todas as camadas socioeconômicas e, de maneira mais intensa, aqueles pertencentes a grupos vulneráveis, como os idosos e os de baixa escolaridade e renda.[3]

De acordo com a evolução em 10 anos dos dados da Organização para a Cooperação e Desenvolvimento Econômico (OCDE), tanto a média de permanência hospitalar como a taxa de ocupação dos leitos em hospitais gerais vêm aumentando de modo alarmante. A permanência inadequada gera aumento do tempo médio de permanência no hospital e diminuição de sua produtividade.[4]

O termo "desospitalização" era desconhecido pela alta gestão das unidades hospitalares até surgir a necessidade de proporcionar destino digno aos usuários "moradores" no hospital e, por conseguinte, melhorar a gestão dos leitos hospitalares. E havia razão para isso; afinal, trata-se de um conceito bastante jovem, o qual emergiu na década de 1970, na área da saúde mental, com a discussão sobre a reforma psiquiátrica e a desinstitucionalização, porém só foi se consolidar enquanto estratégia de cuidado no século XXI. Além disso, os hospitais federais viram, em

2012, muitos de seus serviços serem interrompidos. Os Serviços de Atenção Domiciliar (SADs) haviam sido substituídos por um novo modelo assistencial na esfera municipal, o que se revelou um enorme desafio para a garantia de continuidade do atendimento na transição do cuidado. Nesse caminhar, o conceito tomou forma e robustez. A desospitalização passou a ser um conceito a ser dividido com os demais serviços, para a construção de uma conexão positiva e propositora de cultura a favor da saúde e da cidadania do sujeito. Deixou de ser o simples ato de transferir o cuidado do hospital para o domicílio e passou a se organizar de maneira integrada, multidisciplinar e coordenada em rede, do momento da admissão hospitalar até os cuidados de fim da vida.[5]

Enfim, desospitalizar ultrapassa a concepção de uma simples alta do paciente após o período de internação. Estudos evidenciam que a atenção deve ser organizada de maneira integrada, os cuidados precisam ser coordenados em rede, ao longo do percurso assistencial, desde a entrada do usuário no sistema até os cuidados ao fim da vida. Os modelos de atenção à saúde devem se pautar em linhas de cuidado, com foco na prevenção, na promoção da saúde, nas ações de educação e na reabilitação. Portanto, compreende-se a desospitalização como estratégia de cuidado, em que o paciente está no centro da atenção, variando apenas os níveis e o cenário da intervenção. Nesse sentido, desospitalização é o tempo todo, em todos os espaços, áreas de atuação e processos de trabalho. O conceito e a prática da desospitalização têm de estar presentes no processo do cuidar, na gestão, na educação em saúde, envolvendo o cuidado integral, a gestão de leitos, o planejamento para a alta, a humanização e o protagonismo do paciente.[6]

O aumento de idosos hospitalizados traz um dilema atual entre diminuir as reospitalizações e evitar complicações relacionadas à internação prolongada. As pesquisas mostram que, quanto maior é o tempo de internação hospitalar, mais intensa é a diminuição da capacidade funcional. A internação prolongada pode acelerar a perda muscular, em decorrência da diminuição de atividade física e da piora do estado nutricional. As consequências principais são: piora da mobilidade e aumento de dependência. Entre os idosos, os preditores clínicos de internação prolongada são: desnutrição, depressão, dependência para atividades da vida diária, dificuldade para caminhar, comprometimento cognitivo, úlceras de decúbito e *delirium*.[5]

Observa-se que, mesmo após a estabilização clínica, existem algumas barreiras para a desospitalização: falta de cuidador, dificuldades relacionadas a assistência domiciliar, falta de uma adequada assistência de reabilitação, insegurança dos familiares ou da equipe de saúde.[6]

A necessidade de reabilitação motora, respiratória, nutricional ou da deglutição revela uma dificuldade de fazer a transição para uma equipe fora do hospital. O médico e a família podem ficar inseguros com a possibilidade de perder alguns progressos conseguidos durante a internação. Mesmo quando é possível dispor de uma assistência domiciliar, existe muitas vezes um atraso no pedido por escrito, que deve ser realizado pelo médico assistente. Frequente também é o atraso da liberação pela operadora de saúde, que muitas vezes nega o pedido quando entende que foi solicitado mais do que o paciente precisaria ou quando acredita que a internação domiciliar será muito prolongada.[5]

A família muitas vezes coloca barreiras para a alta hospitalar, em geral nos casos em que o paciente se tornou dependente, necessita de um cuidador em tempo integral e de adaptações ambientais no domicílio.

Mais pesquisas têm sido realizadas e muitos hospitais têm adotado intervenções para diminuir o tempo de internação, especialmente dos idosos, cada vez mais numerosos entre os pacientes internados. De acordo com uma revisão sistemática da Cochrane, de 2016, realizada por Gonçalves-Bradley e colaboradores, é fundamental que todo hospital realize um plano de alta assim que o paciente seja internado. Deve haver o envolvimento de toda a equipe multidisciplinar, estabelecendo-se uma boa comunicação entre o paciente, a família e a equipe. Mostra ainda a importância das decisões compartilhadas, do estímulo ao autocuidado ou ao treinamento precoce do cuidador. A comunicação precoce com a equipe que vai dar sequência ao tratamento após a alta, ou mesmo com o assistente social, melhora também a transição de cuidados e diminui eventuais inseguranças. Essa revisão mostrou uma diminuição do tempo de internação e das reospitalizações, além da melhora da satisfação entre os pacientes e profissionais.[7]

Um dos aspectos recomendados é uma abordagem multidimensional precoce do idoso que é internado no hospital. A Avaliação Geriátrica Ampla é uma abordagem multifacetada que se concentra em entender os domínios físicos, cognitivos, psicológicos e sociais. É uma avaliação abrangente da capacidade funcional e das síndromes geriátricas. Além de fazer diagnósticos das doenças, mapeia as vulnerabilidades de saúde e auxilia no planejamento das condutas.[7]

PLANEJAMENTO

O processo da alta hospitalar deve ser iniciado o mais breve possível. A internação hospitalar deve ser entendida como transição:

descompensação > melhora > restabelecimento em casa (quando possível)

Equipe multidisciplinar deve fornecer constantemente orientações sobre o plano de cuidados durante a internação para que o paciente, seus familiares e cuidadores tenham conhecimento sobre o que fazer após deixar o hospital antes mesmo de o processo de alta hospitalar estar finalizado.

O planejamento da alta hospitalar com base em programas de transferência de cuidados do ambiente de alta complexidade para serviços de transição de cuidados ou ambiente domiciliar de maneira segura é benéfico para o paciente idoso e interfere significativamente nas reinternações, diminuindo-as. O fundamental é a troca de informações entre os profissionais de saúde, pacientes, familiares e seus cuidadores. Essa "quebra de paradigma" é difícil. Quase a totalidade das pessoas acreditam que seu familiar estará mais bem cuidado no hospital, sentindo-se mais seguras. E essa crença é corroborada pela exigência, muitas vezes, de cuidados mais especializados, recursos humanos, recursos materiais e tecnológicos, entre outros.[7]

A Figura 38.1 mostra as possíveis linhas de cuidado pré, intra e pós-hospitalar para o atendimento do paciente idoso, conforme práticas do Hospital Sírio-Libanês. No pré-hospitalar, pode-se destacar ações de prevenção primária, com detecção precoce dos problemas e intensificação de programas para promoção de saúde e qualidade de vida da pessoa idosa. Havendo necessidade de internação, as portas de entrada variam do pronto-socorro aos consultórios médicos, serviços de cuidados continuados, como *home care*, hospitais de transição, ambulatórios e ainda transferência de outros hospitais. Após o processo de internação hospitalar, o paciente poderá ser desospitalizado, conforme a necessidade médica assistencial, para os serviços de cuidados continuados de origem, bem como para programas de monitoramento de saúde dos mais diversos. O paciente, seus familiares e cuidadores podem contar com uma ampla rede de atenção à saúde.

Os conceitos e os modelos de transição do cuidado descritos na literatura são geralmente fundamentados no princípio do cuidado centrado no paciente, que diz respeito ao cuidado focado nas suas necessidades e preferências, e não concentrado nos desejos e nos interesses dos profissionais e do sistema de saúde. Autores de publicações referentes a transições entre os serviços de saúde apropriam-se muitas vezes de elementos considerados essenciais para o cuidado centrado no paciente, como o engajamento dele e de seus familiares no processo de cuidado, educação e compartilhamento de conhecimento, respeito às necessidades e preferências do paciente, colaboração da equipe de saúde e acesso a serviços de saúde. Destaca-se o importante papel da família no processo de transição dos pacientes e, portanto, o cuidado também

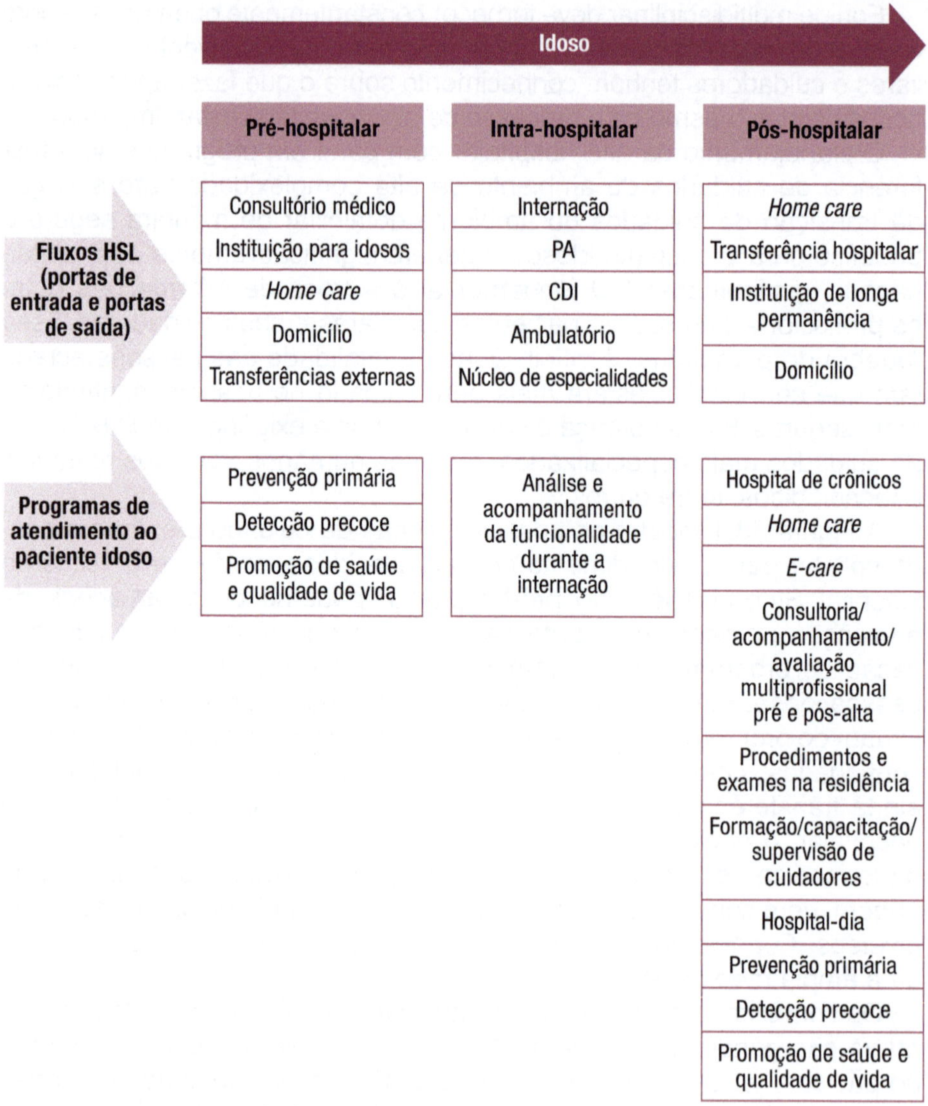

Figura 38.1 – Linhas do cuidado pré, intra e pós-hospitalar para o paciente idoso.
PA = pronto atendimento; CDI = centro de diagnósticos; HSL = Hospital Sírio-Libanês.
Fonte: Hospital Sírio-Libanês, 2019.

deve ser centrado nas preferências e necessidades da família. O cuidado centrado no paciente e sua família possibilita que os valores dos principais afetados guiem todas as decisões sobre o tratamento, de modo que as transições entre profissionais, programas e serviços de saúde sejam respeitosas, coordenadas, eficientes e efetivas.

Acosta (2016) evidenciou, em sua tese de doutorado, por meio de recente revisão da literatura, a identificação dos principais componentes para a transição do cuidado ideal, os quais podem auxiliar na identificação de problemas e guiar no planejamento de mudanças na prática. São descritos dez domínios suportando uma "ponte", que representa a transição dos pacientes de um serviço para outro (Figura 38.2).[8]

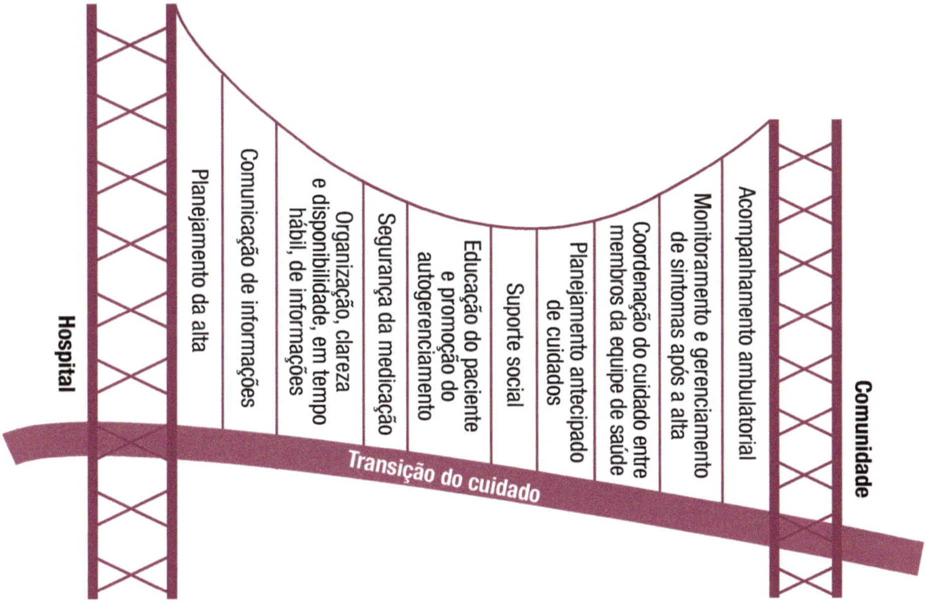

Figura 38.2 – Representação gráfica de ponte com os componentes principais para a transição do cuidado ideal.

Fonte: Adaptada de Acosta, 2016.[8]

Segundo o autor, a falta de um dos componentes enfraquece a ponte e, portanto, predispõe a haver lacunas no cuidado, comprometendo-se os resultados de saúde. Isso significa que, quanto maior o número de componentes presentes no cuidado, mais segura é a ponte e mais efetivo terá sido o processo de transição do cuidado. O primeiro domínio diz respeito ao planejamento da alta, que deve iniciar enquanto o paciente ainda está em tratamento, alguns dias antes da alta. Trata-se de uma estratégia em que se aproveita o momento da hospitalização para desenvolver atividades de educação e de preparo para a alta, com o objetivo de aumentar a capacidade de autocuidado do paciente em seu domicílio e fortalecer a adesão ao tratamento proposto.[8]

Estudos indicam que, quanto melhor o planejamento da alta e o preparo do paciente, maior o sucesso das transições. Na Figura 38.3, pode-se avaliar um fluxo adequado do processo de gestão da transição de cuidado no processo de desospitalização de pacientes em hospitais terciários com necessidades de suporte adicional à alta hospitalar, porém que ainda não estão de alta médica.[9]

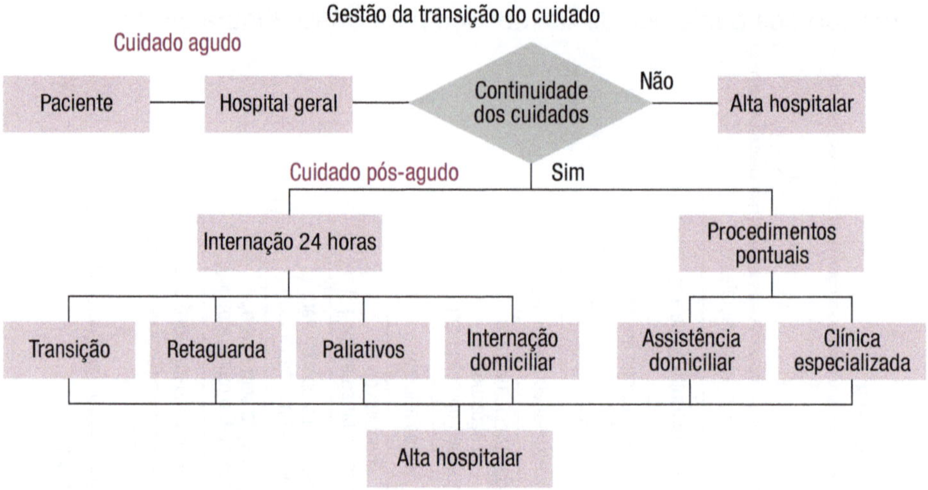

Figura 38.3 – Representação do modelo do fluxo de gestão da transição do cuidado no processo de desospitalização.

Fonte: Adaptada de Polisaitis e Malik, 2019.[9]

PONTOS-CHAVE DA ALTA HOSPITALAR

- Estabilidade clínica.
- Adequado planejamento de alta.
- Familiares e cuidadores treinados.
- Equipe multiprofissional comprometida com orientações.
- Educação e orientação em saúde (p. ex., *folder*, impressos).
- Acompanhamento pós-alta quando necessário (garantir continuidade dos cuidados).

CHECKLIST DA ALTA SEGURA

1. O paciente e seus familiares compreendem o que motivou a internação e as condições de saúde na alta? Utilizar método de repetição: explicar e pedir para o paciente ou familiar repetir a informação com suas próprias palavras. Todos os familiares estavam presentes? Quanto maior a família, melhor é marcar uma "reunião" para explicar tudo a todos.
2. O paciente e seus familiares foram avisados das necessidades de auxílio para locomoção, higiene e alimentação?

3. Foi fornecido um sumário de alta?
4. Está claro quais médicos devem manter acompanhamento ambulatorial?
5. As consultas “pós-alta” estão agendadas?
6. Foram informados sinais de alarme para retorno ao hospital em caso de piora? Explicar o curso da doença em casa, antecipando circunstâncias e quando é motivo para entrar em contato com um médico.
7. Foi fornecida prescrição com medicações para uso domiciliar? Deixar claro para o paciente caso alguma medicação tenha sido modificada. Assinalar com destaque as novas.
8. Alguma das medicações necessita de receita especial (azul ou branca)?
9. Alguma das medicações não está disponível em farmácias convencionais (p. ex., antirretrovirais)? Se não, há como disponibilizá-la na alta (p. ex., é feriado)?
10. Há exames para serem feitos após a alta? Se sim, já foram marcados ou necessitam aguardar autorização?

PAPEL DAS PARTES ENVOLVIDAS

- **Hospitais gerais:** prover o tratamento de alta complexidade de maneira adequada.
- **Hospitais e clínicas de transição:** dar continuidade ao tratamento em ambiente que não necessita da estrutura de um hospital geral.
- **Assistência domiciliar:** realizar tratamento de pacientes estáveis, mas que necessitam ainda de algum tipo de suporte.
- **Operadoras de planos de saúde:** assistir ao seu beneficiário de maneira ampla, envolvendo aspectos preventivos e curativos.
- **Instituições de longa permanência (ILPI):** propiciar atenção integral em caráter residencial para idosos.
- **Domicílio:** ser um local adequado e estruturado para receber o paciente.
- **Familiares/cuidadores:** auxiliar nos cuidados ao paciente no local em que ele estiver recebendo o tratamento.

ALGUNS PROBLEMAS SE O PROCESSO DE DESOSPITALIZAÇÃO NÃO FOR FEITO ADEQUADAMENTE

- **Hospitais gerais:** taxa de ocupação elevada; maior risco de infecções hospitalares; aumento da média de permanência; alta precoce, acarretando a perda do tratamento realizado durante a internação.

- **Hospitais e clínicas de transição:** paciente instável, com necessidade de transferência para um hospital geral; manutenção de paciente sem a necessidade de uma estrutura especializada como reabilitação.
- **Assistência domiciliar:** falta de medicamentos, equipamentos ou até mesmo profissional no domicílio; paciente instável, com necessidade de estabilização clínica; paciente com necessidade de investigação diagnóstica.
- **Operadoras de planos de saúde:** desperdício de recursos em decorrência da utilização de estruturas erradas para o tratamento necessário.
- **ILPI:** paciente com necessidade de hospital de transição ou instável, necessitando de estrutura de maior complexidade e sendo reinternado no hospital geral.
- **Domicílio:** falta de estrutura e equipamentos necessários para receber o paciente.
- **Familiares/cuidadores:** inexistência de familiar ou cuidador responsável pelo paciente, negativa de receber o paciente em casa ou transferi-lo para outro serviço.

ALGUNS GANHOS QUANDO A TRANSIÇÃO É FEITA ADEQUADAMENTE

- **Hospitais gerais:** taxa de ocupação adequada; redução de infecções hospitalares; diminuição da média de permanência; alta no tempo adequado, evitando-se reinternação; aumento da produtividade e da *performance*.
- **Hospitais e clínicas de transição:** otimização do tempo de tratamento com processos específicos, como reabilitação, ou mesmo paliativos, dentro de uma estrutura mais adequada a esse tipo de assistência. Possibilidade de procedimentos de baixa complexidade, evitando-se a internação em um hospital geral para procedimentos simples.
- **Assistência domiciliar:** realização de tratamento mantendo o paciente no seu ambiente domiciliar e próximo a sua família e sem expô-lo aos riscos existentes numa internação hospitalar.
- **Operadoras de planos de saúde:** gestão adequada do sinistro, mantendo o paciente na estrutura que ele necessita e não tendo desperdício e nem subtratamentos que possam acarretar o retorno dele em estado mais complexo do que aquele em que saiu de alta.
- **ILPI:** paciente mantido em estrutura voltada para idosos sem intercorrências.

- **Domicílio:** adaptação do domicílio para receber o paciente que necessita de local e equipamentos apropriados.
- **Familiares/cuidadores:** maior acompanhamento e conhecimento das etapas do tratamento, acompanhando a evolução e participando do processo terapêutico.

CONSIDERAÇÕES FINAIS

A transferência apropriada de pacientes, em que a responsabilidade dos cuidados é transferida entre prestadores de serviços de saúde, é um componente crítico da entrega de cuidados de saúde de qualidade.

O planejamento para alta hospitalar é uma atividade interdisciplinar, com a finalidade de promover o preparo e os recursos necessários para a continuidade dos cuidados no ambiente domiciliar ou em serviços de cuidados continuados, como *home care*, hospitais de transição/reabilitação ou de longa permanência, *hospices*, entre outros.

Planejar esse processo reflete a qualidade da assistência prestada (não só preocupada com o intra-hospitalar), confere segurança ao paciente, otimiza o fluxo de pacientes dentro da instituição e evita readmissões.

Mais do que apenas retirar um paciente do hospital, a meta que se deve ter é levá-lo para o melhor local, no momento certo e sempre com segurança, garantindo a qualidade da assistência.

Pode-se dizer que há benefícios para o paciente, pois a desospitalização no tempo correto proporciona maior chance de esclarecimento e envolvimento familiar, diminuição de riscos e maior estímulo à continuidade de tratamentos. Há benefícios para o hospital, pois proporciona melhor gestão dos leitos e maior utilização da capacidade operacional. Para serviços de cuidados continuados, os benefícios são melhor gestão do fluxo de pacientes (sustentabilidade), com baixa ou nenhuma necessidade de reinternações em centros de alta complexidade; e, para as fontes pagadoras, melhor gestão das despesas assistenciais e otimização de custos.

Referências bibliográficas

1. Mendes EV. As redes de atenção à saúde. 2. ed. Brasília: Organização Pan-Americana da Saúde; 2011. 554 p. Portuguese. Disponível em: https://bvsms.saude.gov.br/bvs/publicacoes/redes_de_atencao_saude.pdf.
2. Brasil. Instituto Brasileiro de Geografia e Estatística (IBGE). Tabelas 2018: Projeções da População do Brasil e Unidades da Federação por sexo e idade: 2010-2060. Disponível em: https://www.ibge.gov.br/estatisticas/sociais/populacao/9109-projecao-da-populacao.html?=&t=resultados.

3. Brasil. Ministério da Saúde. Plano de ações estratégicas para o enfrentamento das doenças crônicas não transmissíveis (DCNT) no Brasil. Brasília: Ministério da Saúde; 2011. Disponível em: http://bvsms.saude.gov.br/bvs/publicacoes/plano_acoes_enfrent_dcnt_2011.pdf.
4. Associação Nacional de Hospitais Privados (ANAHP). Nota Técnica ANAHP. NEA – Núcleo de Estudos e Análises. Longa Permanência. São Paulo: ANAHP; 2015. 28 p.
5. Alcântara MAS. Desospitalização de pacientes idosos: dependentes em serviço de emergência: subsídios para orientação multiprofissional de alta [dissertação]. São Paulo: Universidade Federal de São Paulo; 2012.
6. Brasil. Ministério da Saúde. Secretaria Executiva. Superintendência Estadual do Ministério da Saúde no Rio de Janeiro. Desospitalização: reflexões para o cuidado em saúde e atuação multiprofissional [recurso eletrônico]. Brasília: Ministério da Saúde; 2020.
7. Gonçalves-Bradley DC, Lannin NA, Clemson LM, Cameron ID, Shepperd S. Discharge planning from hospital. Cochrane Database of Systematic Reviews. 2016.
8. Acosta AM. Transição do cuidado de pacientes com doenças crônicas: do serviço de emergência para o domicílio [tese]. Porto Alegre: Universidade Federal do Rio Grande do Sul, Escola de Enfermagem, Programa de Pós-Graduação em Enfermagem; 2016. 162 fl.
9. Polisaitis A, Malik AM. Cuidados continuados: uma falha na malha da rede de serviços de saúde. Tempus, Actas Saúde Colet [internet]. Jun. 2019;13(2):105-22. Disponível em: https://fgvsaude.fgv.br/sites/gvsaude.fgv.br/files/cuidados_continuados.pdf.

39

Gestão de cuidados domiciliares

Luís Cláudio Rodrigues Marrochi
Bruna Freire Marrochi

INTRODUÇÃO

A Atenção à Saúde de uma maneira ampla deve estruturar-se com base nas necessidades dos clientes (pacientes), com i**ntegração** de inúmeras modalidades de assistência.

A **transição de cuidados** *per si* é a forma em que o **projeto terapêutico singular** melhor atua, controlando racionalmente o uso das ferramentas e equipamentos assistenciais. Os níveis de assistência, sejam eles primários, secundários, terciários ou quaternários, misturam-se num contexto em que os gestores analisam as alternativas mais viáveis aos atendimentos requeridos. Evita-se a ideia de que uma única modalidade seja capaz de atuar em todas as necessidades da **pessoa cuidada**.[1]

Há mais de três décadas se difundiu e se estruturou a atenção domiciliar (AD) no Brasil, de modo a atender às demandas vigentes. Nessa integração de cuidados, a AD ganhou legislação e se ocupou de ser um mercado de trabalho robusto e crível para os profissionais da saúde e para todos os profissionais não técnicos da saúde que transitam nas áreas de gestão, administração, logística, entre outras.

A AD é regida pela **Resolução n. 11/2006 da Agência Nacional de Vigilância Sanitária (ANVISA)**, que institui, entre outros itens, as condições mínimas para a atuação de um serviço de atenção domiciliar (SAD).[2] Desde então, houve a introdução em nosso meio de termos e conceitos que se consolidaram ao longo do tempo:

- **Atenção domiciliar (AD ou ADS):** termo genérico que envolve ações de promoção à saúde, prevenção, tratamento de doenças e reabilitação desenvolvidas em domicílio. Divide-se em assistência domiciliar e internação domiciliar.

- **Admissão em atenção domiciliar:** processo que se caracteriza pelas seguintes etapas: indicação, elaboração do plano de atenção domiciliar e início da prestação da assistência ou internação domiciliar.
- **Alta da atenção domiciliar:** ato que determina o encerramento da prestação de serviços de atenção domiciliar em função de: internação hospitalar, alcance da estabilidade clínica, cura, pedido do paciente e/ou responsável, óbito.
- **Assistência domiciliar (AD):** conjunto de atividades de caráter ambulatorial, programadas e continuadas, desenvolvidas em domicílio.
- **Internação domiciliar (ID):** conjunto de atividades prestadas no domicílio, caracterizadas pela atenção em tempo integral ou parcial, com duração mínima de determinadas horas por dia, todos os dias, ao paciente com quadro clínico mais complexo e com necessidade de tecnologia especializada.
- **Cuidador:** pessoa, com ou sem vínculo familiar, capacitada para auxiliar o paciente em suas necessidades e atividades da vida cotidiana.
- **Equipe multiprofissional de atenção domiciliar:** profissionais que compõem a equipe técnica da atenção domiciliar, com a função de prestar assistência clínico-terapêutica e psicossocial ao paciente em seu domicílio.
- **Plano de atenção domiciliar (PAD):** documento que contempla um conjunto de medidas que orienta a atuação de todos os profissionais envolvidos de maneira direta e/ou indireta na assistência a cada paciente em seu domicílio, desde sua admissão até a alta.
- **Serviço de atenção domiciliar (SAD):** instituição responsável pelo gerenciamento e pela operacionalização de assistência e/ou internação domiciliar.
- **Tempo de permanência:** período compreendido entre a data de admissão e a data de alta ou óbito do paciente.

HISTÓRICO

- **Século XIII a.C.:** Imhotep – médico – fazia visitas domiciliares, inclusive ao Faraó Djoser, na época da terceira dinastia do Antigo Egito.
- **Grécia Antiga:** Asclépio – médico – também fazia curas maravilhosas no atendimento em domicílio.
- **Século V a.C.:** Hipócrates escreveu, em seu "Tratado sobre os ares, as águas e os lugares", sobre a importância das condições do domicílio para o êxito do atendimento médico.
- **1796:** primeiro registro de *home care* praticado de maneira organizada pelo Dispensário de Boston, nos Estados Unidos (filantrópico, com visitação realizada por enfermeiras).

- **1808:** são fundadas a Escola de Medicina da Bahia e a Escola de Anatomia, Cirurgia e Medicina do Rio de Janeiro.
- **1848:** na Inglaterra, o Hospital Saint Catherines Royal inicia a prestação de serviços domiciliares.
- **1859:** é fundada a Escola de Enfermagem Florence Nightingale, na Inglaterra.
- **1873:** é fundada a primeira Escola de Enfermagem dos Estados Unidos.
- **1880:** marco na industrialização do *home care*, nos Estados Unidos.
- **1885:** surge a primeira Associação de Enfermeiras Visitadoras (VNA) em Nova York, Estados Unidos.
- **1911:** o plano de saúde Metropolitan Life começa a oferecer os serviços de Enfermeiras Visitantes a seus usuários, contratando-as por terceirização.
- **1914 a 1920:** a Cruz Vermelha Americana inicia o serviço de Enfermeiras Visitantes. O Metropolitan Life disponibiliza o serviço para 90% dos seus beneficiários dos Estados Unidos e do Canadá.
- **1919:** é criado o Serviço de Enfermeiras Visitadoras do Rio de Janeiro, primeiras atividades domiciliares do Brasil.
- **1923:** VNA assina nos Estados Unidos o primeiro contrato com uma companhia de seguros para receber pelos serviços prestados em domicílio. No Brasil, é fundada a Escola de Enfermeiras do Departamento Nacional de Saúde Pública (em 1931, passa a chamar-se Escola de Enfermeiras Anna Nery).
- **Década de 1930:** a Grande Depressão e a Segunda Guerra Mundial concentram a assistência à saúde em ambiente hospitalar. Durante o Governo de Getúlio Vargas, inicia-se a socialização da assistência à saúde custeada pelos Institutos de Aposentadoria e Pensões (IAP), que dispunham de atendimentos próprios dos tipos ambulatorial, domiciliar de urgência e hospitalar (modelo mantido até 1964).
- **1946:** o Conselho Nacional da Mulher da Austrália inicia o Serviço de Enfermagem Domiciliar.
- **1947:** Hospital de Montefiore, em Nova York (Estados Unidos), introduz conceitos de *home care* como extensão do atendimento hospitalar.
- **1949:** é criado o Serviço de Assistência Médica e Domiciliar de Urgência (SAMDU) do Ministério do Trabalho, primeiro serviço domiciliar do Brasil a atender emergências e doenças crônicas.
- **1952:** o Metropolitan Life e a Cruz Vermelha Americana encerram seus trabalhos de *home care*. VNA assina seu primeiro contrato com o novo Departamento Público de Previdência Social dos Estados Unidos.

- **1965:** a legislação do Medicare prevê benefícios de *home care* para seus usuários e a do Medicaid amplia para uma cobertura não obrigatória para os mesmos serviços.
- **1966:** VNA é aprovada como provedora de serviços para o Medicare e o Medicaid.
- **1968:** o Hospital do Servidor Público Estadual de São Paulo inicia atividades de visitas domiciliares.
- **1970 a 1979:** gestores de planos de saúde americanos vislumbram o *home care* como ferramenta de redução de custos e como alternativa à internação hospitalar.
- **1981:** agências privadas são admitidas no Medicare.
- **1982:** é fundada a Associação Nacional para o Home Care (NAHC), nos Estados Unidos.
- **1987:** a NAHC auxilia no estabelecimento do *home care* como um componente central para os cuidados agudos e crônicos nos principais planos de saúde e propostas apresentadas ao Congresso Americano.
- **1988:** a Constituição condicionou a atividade privada de saúde a regulamentação específica.
- **Início da década de 1990:** surgimento da primeira empresa privada de atenção domiciliar em São Paulo.
- **1991:** o município de Santos inicia os serviços de assistência domiciliar.
- **1992:** o Ministério do Trabalho Americano declara que o *home care* era a modalidade que apresentara o crescimento mais acentuado na área da saúde.
- **1993:** o município de São Paulo inicia os serviços de assistência domiciliar.
- **1994:** a Lei n. 8.842 institui a Política Nacional do Idoso e prevê cursos de Geriatria e Gerontologia nas Faculdades de Medicina do Brasil.
- **1994:** a Portaria n. 2.528 do Ministério da Saúde cria o Programa de Saúde da Família (PSF).
- **1994:** surge a primeira empresa de *home care* do Rio de Janeiro.
- **1996:** é criado o Núcleo de Assistência Domiciliar Interdisciplinar (NADI) do Hospital das Clínicas da Faculdade de Medicina da Universidade de São Paulo (HC-FMUSP).
- **1997:** primeira versão da Lei de Regulação dos Planos de Saúde.
- **1998:** a Portaria GM/MS n. 2.416 estabelece requisitos para credenciamento de hospitais e critérios para realização de internação domiciliar no Sistema Único de Saúde (SUS).

- **1998:** a Lei n. 9.656 regulamenta os Planos Privados de Assistência à Saúde (marco legal).
- **1999:** o Conselho Regional de Enfermagem de São Paulo (COREN/SP), em sua Decisão DIR 006, dispõe sobre a regulamentação das empresas que prestam serviços de Atendimento Domiciliar de Enfermagem.
- **1999:** a Portaria GM/MS n. 1.395 institui a Política Nacional de Saúde do Idoso.
- **2000:** pela Lei n. 9.961, é criada a Agência Nacional de Saúde Suplementar (ANS).
- **2001:** a Portaria GM/MS n. 175 altera o art. 7 da Portaria n. 106, passando a exigir o médico na equipe.
- **2002:** a Resolução do Conselho Federal de Enfermagem (COFEN) n. 270 aprova atividades de enfermagem em domicílio.
- **2002:** a Lei n. 10.424, em acréscimo à Lei n. 8.080, regulamenta a assistência domiciliar no SUS.
- **2002:** o Projeto de Lei n. 7.417 altera a Lei n. 9.656/1998 sobre a Saúde Suplementar, em que incorpora a possibilidade de atenção domiciliar.
- **2003:** é criado o Núcleo Nacional de Empresas de Atenção Domiciliar (NEAD).
- **2003:** a Resolução n. 1.668 do Conselho Federal de Medicina (CFM) dispõe sobre normas técnicas necessárias para a assistência domiciliar, definindo responsabilidades do médico, de empresas públicas e privadas e a interface multiprofissional.
- **2003:** a Lei n. 10.741 cria o Estatuto do Idoso, que inclui o atendimento domiciliar no Capítulo IV, art. 15, § 1º, inciso IV.
- **2006:** a Resolução da Diretoria Colegiada (RDC) n. 11 da ANVISA dispõe sobre o regulamento técnico de funcionamento de serviços que prestam atenção domiciliar pública e privada.
- **2008:** é fundado o Sindicato Nacional das Empresas Prestadoras de Serviço de Atenção Domiciliar (SINESAD).
- **2010:** a Prefeitura de Recife inaugura o Serviço de Assistência Domiciliar.
- **2010:** no novo rol de procedimentos da ANS, encontra-se a internação domiciliar, desde que em substituição à hospitalar.
- **2011:** a Portaria n. 2.029 do Ministério da Saúde, de 24 de agosto, institui a atenção domiciliar no âmbito do SUS.
- **2011:** a Portaria n. 2.527 do Ministério da Saúde, de 27 de outubro, redefine a atenção domiciliar no âmbito do SUS, estabelecendo as normas para cadastro dos SADs, a habilitação dos estabelecimentos de saúde no qual estarão alocados e os valores do incentivo para o seu funcionamento.

- **2011:** em novembro, a Prefeitura de São Paulo inaugura o Serviço de Assistência Domiciliar.
- **2011:** criação do Programa Federal "Melhor em Casa" para avançar na cobertura da atenção domiciliar.
- **2011:** é fundada a Sociedade Brasileira de Atenção Domiciliar (SOBRAD).
- **2013:** a Portaria n. 963 do Ministério da Saúde, de 27 de maio, revoga a Portaria n. 2.527/2011 e redefine a atenção domiciliar do SUS.
- **2016:** a Portaria n. 825 do Ministério da Saúde, de 25 de abril, redefine o "Melhor em Casa".

LEGISLAÇÃO

Inicia-se em 2003, com o Conselho Federal de Medicina (CFM), havendo adaptação e incorporação da Resolução da Diretoria Colegiada (RDC) n. 11 da ANVISA em 2006. Esta dispõe sobre o regulamento técnico para que os SADs uniformizem e ofereçam atendimento adequado.[3]

Em 2011, um grande incentivo ao setor foi proporcionado pelo Governo Federal, que fez chegar ao conhecimento da população o Programa de Atenção Domiciliar "Melhor em Casa", com a homologação da Portaria n. 2.527, de 27 de outubro daquele ano, que seria redefinida pela Portaria n. 963 do Ministério da Saúde, de 27 de maio de 2013, e pela Portaria n. 825 do Ministério da Saúde, de 25 de abril de 2016, em que se incrementaram os atendimentos com cuidados paliativos, nutrição parenteral e cuidados com pacientes complexos.[4]

Com relação à ANS, não existe até o momento a regulamentação do setor da ADS, estando a autorização por intermédio das operadoras de planos de saúde relacionadas às avaliações individuais de cada situação clínica. A utilização da ADS cresce ano a ano e, segundo o Censo NEAD/FIPE 2021/2022, existem 1.167 SADs atuando em todo o Brasil.[5]

GESTÃO DO CUIDADO DOMICILIAR – AVALIAÇÃO DE COMPLEXIDADE, IMPLANTAÇÃO, OPERAÇÃO E ALTA

A demanda para utilização dos Serviços de Assistência à Saúde, na maioria das vezes, deve-se a: procura por consulta regular (*check-up* ou exame periódico), segunda opinião, intercorrência clínica ou cirúrgica, urgência/emergência, acompanhamento por doença crônica, necessidade de reabilitação e cuidados paliativos. Essa demanda, voluntária ou obrigatória, tornar-se-á uma necessidade que forçará a reabilitação, a manutenção de estabilidade clínica, a manutenção de cuidados paliativos e/ou a manutenção de acompanhamento regular. Para tanto, os locais de acesso aos serviços de saúde podem ser: consultórios (empresas), clínicas, prontos-socorros/prontos-atendimentos, hospitais-internação, clínicas de transição, hospitais de retaguarda, instituições de longa permanência (ILP) para idosos ou, geralmente, domicílio.

O início da ADS, todavia, pode ocorrer quando o indivíduo está internado em ambiente hospitalar ou já se encontra em domicílio. Ambas as situações demandarão o conhecimento do histórico clínico, a discussão com a equipe assistente, a avaliação do domicílio (condições mínimas para receber os materiais, medicamentos e equipamentos e a equipe multiprofissional), o conhecimento dos familiares (cuidadores) e seus recursos envolvidos, bem como a exposição de toda a sistemática do PAD e sua complexidade.

A determinação dessa complexidade já apresenta critérios objetivos que priorizam necessidades de procedimentos técnicos que não podem ser desenvolvidos por cuidadores e familiares. Em 2016, o NEAD atualizou os critérios de avaliação para o planejamento da ADS, indicando objetivamente o tipo de atendimento em ID ou AD (Tabela 39.1) e determinando se a ID receberá diárias de 12 horas ou 24 horas de cuidados de enfermagem. Da mesma maneira, já indica se o PAD será estruturado sem cuidados de enfermagem por períodos maiores do que duas horas, que são suficientes para cuidados básicos de enfermagem, aplicação de medicação parenteral, realização de curativos complexos ou avaliação de sinais vitais.

Tabela 39.1 – Tabela de avaliação para planejamento de atenção domiciliar NEAD.[6]

Tabela de avaliação para planejamento de atenção domiciliar		
Data da avaliação: ____/____/____		
Nome do paciente:		
Matrícula:	Idade:	Convênio:
Diagnóstico principal:		
Diagnóstico secundário:		
Médico assistente:	CRM	
Grupo 1 – Elegibilidade		
Elegibilidade ao atendimento domiciliar	**Sim**	**Não**
Apresenta cuidador em período integral?		
O domicílio é livre de risco?		
Existe algum impedimento para se deslocar até a rede credenciada?		
Se responder "**Não**" a qualquer uma das questões acima, considerar contraindicar atenção domiciliar.		

(Continua)

Tabela 39.1 – Tabela de avaliação para planejamento de atenção domiciliar NEAD (continuação).[6]

Grupo 2 – Critérios para indicação imediata de internação domiciliar			
	Perfil de internação domiciliar		
	24 horas	12 horas	AD/outros programas
Alimentação parental	Por mais de 12 horas/dia	Até 12 horas/dia	Não utiliza
Aspiração de traqueostomia/VAI	Mais de 5 vezes/dia	Até 5 vezes/dia	Não utiliza
Ventilação mecânica contínua invasiva ou não	Por mais de 12 horas/dia	Até 12 horas/dia	Não utiliza
Medicação parental ou hipodermóclise	Mais de 4 vezes/dia		Até 4 vezes/dia
Para indicação de PAD, **considerar a maior complexidade assinalada**, ainda que uma única vez.			

Grupo 3 – Critérios de apoio para indicação de PAD								
Estado nutricional	0	Eutrófico	1	Sobrepeso/emagrecido	2	Obeso/desnutrido		
Alimentação ou medicações por via enteral	0	Sem auxílio	1	Assistida	2	Gastro/jejuno	3	Por SNG/SNE
Katz* (se pediatria pontuar 2)	0	Independente	1	Dependente parcial	2	Dependente total		
Internações no último ano	0	0 a 1 internação	1	2 a 3 internações	2	> 3 internações		
Aspirações vias aéreas superiores	0	Ausente	1	Até 5 vezes ao dia	2	Mais de 5 vezes ao dia		
Lesões	0	Nenhuma ou lesão única com curativos simples	1	Múltiplas lesões com curativos simples ou única lesão com curativo complexo	2	Múltiplas lesões com curativo complexo		
Medicações *(exclusos medicamentos de autoaplicação, como insulinas e alguns anticoagulantes)	0	VO	1	IM ou SC*	2	EV até 4 vezes ao dia		

*Consulte Escore de Katz.

(Continua)

Tabela 39.1 – Tabela de avaliação para planejamento de atenção domiciliar NEAD (continuação).[6]

Exercícios ventilatórios	0	Ausente	1	Intermitente		
Uso de oxigenioterapia	0	Ausente	1	Intermitente	2	Contínuo
Nível de consciência	0	Alerta	1	Confuso/ desorientado	2	Comatoso
				Pontuação final:		

Classificação do paciente			
Até 5 pontos	Considerar procedimentos pontuais exclusivos ou outros programas: **( ) Curativos ( ) Medicações parentais ( ) Outros programas**	**De 12 a 17 pontos**	Considerar **ID 12 horas**
De 6 a 11 pontos	Considerar **AD multiprofissional** (inclui procedimentos pontuais, desde que não exclusivos)	**18 ou mais pontos**	Considerar **ID 24 horas**

Escore de Katz				
		Independência 1 ponto		**Dependência 0 ponto**
Atividades		Sem supervisão, orientação ou assistência pessoal		Com supervisão, orientação ou assistência pessoal, ou cuidado integral
Banhar-se		Banha-se completamente ou necessita de auxílio somente para lavar uma parte do corpo, como as costas, genitais ou uma extremidade incapacitada		Necessita de ajuda para banhar-se em mais de uma parte do corpo, entrar e sair do chuveiro ou banheira, ou requer assistência total no banho
Vestir-se		Pega as roupas do armário e veste as roupas íntimas, externas e cintos. Pode receber ajuda para amarrar os sapatos		Necessita de ajuda para vestir-se ou necessita ser completamente vestido
Ir ao banheiro		Dirige-se ao banheiro, entra e sai do mesmo, arruma suas próprias roupas, limpa a área genital sem ajuda		Necessita de ajuda para ir ao banheiro, limpar-se ou usa urinol ou comadre

(Continua)

Tabela 39.1 – Tabela de avaliação para planejamento de atenção domiciliar NEAD (continuação).[6]

Transferência		Senta-se, deita-se e levanta-se da cama ou cadeira sem ajuda. Equipamentos mecânicos de ajuda são aceitáveis		Necessita de ajuda para sentar-se, deitar-se ou levantar-se da cama ou cadeira
Continência		Tem completo controle sobre suas eliminações (urinar e evacuar)		É parcial ou totalmente incontinente do intestino ou bexiga
Alimentação		Leva a comida do prato à boca sem ajuda. Preparação da comida pode ser feita por outra pessoa		Necessita de ajuda parcial ou total com a alimentação ou requer alimentação parenteral
			Pontuação Katz:	

Classificação Katz					
5 ou 6	Independente	**3 ou 4**	Dependência parcial	**< 2**	Dependente total

Assinatura e carimbo:		**Data:**	__/__/____

Instruções de preenchimento

Grupo 1 – Elegibilidade

a. Identificação de um cuidador efetivo que esteja presente no domicílio em período integral e apto a exercer essa função. Apenas nos casos de procedimentos pontuais específicos (medicações parenterais, curativos), desconsiderar para pacientes independentes.
b. Identificação de risco no domicílio: infraestrutura adequada, com rede elétrica, saneamento básico, local para armazenamento de insumos, acesso da equipe ao domicílio, facilidade de deslocamento dentro do mesmo e acesso ao paciente em situações de emergência.
c. Identificar se o paciente possui condições clínicas de deslocar-se até os prestadores de sua rede credenciada. Aspectos sociais que possam trazer dificuldades ao deslocamento não devem ser considerados neste instrumento.

Grupo 2 – Critérios para indicação imediata de internação domiciliar

a. Este grupo trata os principais critérios técnicos que levam a uma indicação imediata de Internação Domiciliar, sendo, inclusive, contemplada uma sugestão de Plano de Atenção Domiciliar (PAD) com 12 horas ou 24 horas de enfermagem, conforme a complexidade clínica do paciente.

Grupo 3 – Critérios de apoio para indicação de PAD

a. Este grupo reúne critérios de apoio para indicação do PAD. Esses critérios estão relacionados ao grau de dependência, risco para complicações, morbidade e procedimentos técnicos. A pontuação atribuída a cada item seguiu o seguinte critério:
   I. Zero = nenhuma dependência, baixo risco de complicações e morbidade, e sem necessidade de procedimentos técnicos.
   II. 1 ponto = dependência parcial, risco moderado de complicações e morbidade, e procedimentos técnicos únicos (1x/dia) ou que possam ser realizados por cuidadores treinados.

(Continua)

Tabela 39.1 – Tabela de avaliação para planejamento de atenção domiciliar NEAD (continuação).[6]

III. 2 ou 3 pontos = dependência total, risco elevado de complicações e morbidade, e necessidade de procedimentos técnicos mais de uma vez ao dia. b. Naqueles casos em que uma internação domiciliar tiver sido indicada segundo as questões do Grupo 2, a sugestão de PAD (12 ou 24 horas de enfermagem) deverá ser seguida pela aplicação dos critérios do Grupo 3, para maior embasamento técnico. c. No Grupo 2, nos casos em que uma internação domiciliar não tenha sido imediatamente indicada pelo perfil definido, prosseguir para o Grupo 3 para indicar outras modalidades de atenção, quais sejam – atendimento domiciliar multiprofissional, procedimentos pontuais exclusivos em domicílio ou mesmo outros programas de atenção à saúde. d. A falta de indicação de Internação Domiciliar pelos critérios apontados no Grupo 2 não impede que a indicação seja feita com base nos indicadores do Grupo 3. Em todos os casos, o documento deve ser preenchido até o final. No caso de divergência entre as indicações dos dois grupos, deverá prevalecer aquela de maior complexidade, visando a maior segurança do paciente.

Fonte: Adaptada de NEAD, 2016.[6]

A frequência de atendimento da equipe multiprofissional disponível em cada caso será determinada de acordo com as avaliações individualizadas, respaldadas por necessidades e prognósticos terapêuticos, estruturando-se, dessa maneira, o Projeto Terapêutico Singular (PTS). O PAD poderá, então, receber visita da equipe médica, de fisioterapia, de fonoaudiologia, de terapia ocupacional, de nutrição, de psicologia e de serviço social. Podem estar todos agrupados ou isolados, mas com discussão em conjunto para que se atinjam os melhores resultados.

A ID inicialmente proposta e instalada sofrerá alterações de acordo com a evolução clínica, reabilitação imposta e desmembramento de resultados alcançados pela equipe multiprofissional. Nesse ponto, far-se-á avaliação objetiva mensalmente para manutenção ou redução do PAD. Entende-se que durante um PAD poder-se-á transformá-lo em ID para AD, ou vice-versa.

O ambiente domiciliar pode ser considerado um hospital descentralizado, já que a implantação do cuidado domiciliar é iniciada, predominantemente, por uma solicitação médica amparada por necessidades assistenciais técnicas. Descarta-se a indicação de um cuidador. Este apresenta indicações próprias não técnicas em saúde. O Ministério da Saúde (2008), em seu guia prático, define que essa atuação está atrelada ao acompanhamento e ao auxílio nas atividades que a paciente não consiga realizar de modo independente.[7]

Os procedimentos técnicos ora necessários são programados por equipe técnico-administrativa e discutidos com as equipes assistentes solicitantes (hospitalares e/ou ambulatoriais). Dessa maneira, o PAD é estruturado com o início do atendimento programado com a equipe prestadora da atenção domiciliar, o paciente/responsável e a fonte pagadora (pública ou privada).

A operação do atendimento é controlada por uma central do prestador de atenção domiciliar que assiste ao paciente (cliente), continuadamente respondendo às demandas eletivas (programadas) e de urgência e emergência. Os contatos são realizados pelas diferentes formas de tecnologia existentes atualmente. O Censo NEAD/FIPE[5] descreve também o perfil epidemiológico de atendimento em que os idosos estão presentes desde situações simples (p. ex., antibioticoterapia parenteral) até as complexas (p. ex., ventilação mecânica).

Essa população idosa, independentemente do gênero, merece atenção diferenciada no momento do atendimento agudo e da desospitalização, visto que doenças crônicas, polifarmácia e preditores de fragilidade e autonomia são variáveis independentes a serem consideradas. Pinheiro e colaboradores (2021) descrevem, em estudo de coorte prospectivo, o uso da Clinical Frailty Scale para predizer desfechos como morte em 90 dias após atendimento em um serviço de emergência em hospital terciário como objetivo primário do estudo, identificando como desfechos secundários desfavoráveis a mortalidade em 180 dias, readmissão hospitalar, readmissão em unidades de emergência e alta hospitalar para serviço de *home care*.[8]

Compreende-se, nesse sentido, que a fragilidade, o grau de independência e a autonomia são importantes variáveis a serem estudadas no momento da desospitalização para o atendimento nas inúmeras modalidades de suporte assistencial, entre elas a atenção domiciliar. Considerar os determinantes sociais como coparticipantes dessa escolha é essencial para evitar desfechos indesejáveis.[9,10]

A Figura 39.1 demonstra, em termos gerais, a escolha possível para as modalidades de PAD diante do exposto anteriormente.

CONSIDERAÇÕES FINAIS

Atualmente, o espectro de procedimentos que podem ser praticados em domicílio recebeu incrementos suficientes para se acreditar que a ADS passou a ocupar lugar de destaque nas políticas de gestão da saúde. São exemplos: antibioticoterapia (medicação) parenteral; ventilação mecânica; reabilitação fisioterápica, fonoterapêutica, nutricional e psicológica; realização de curativos complexos; treinamento e acompanhamento de cuidadores; e oxigenoterapia. O atendimento às doenças e a suas intercorrências foi se moldando para abranger perfis cada vez mais amplos.

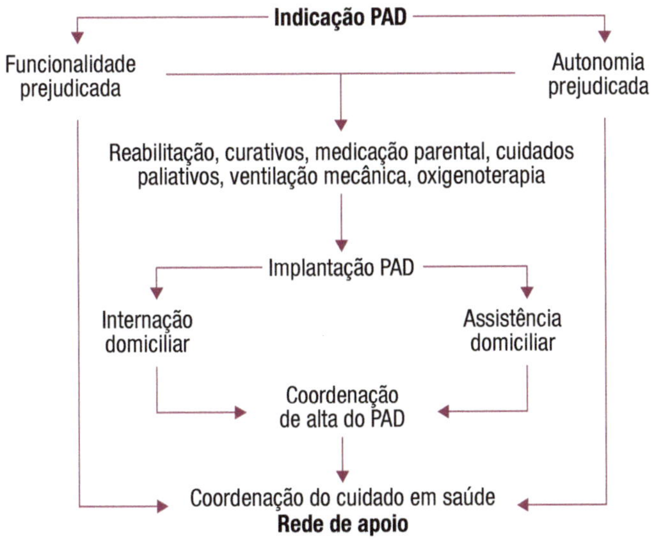

Figura 39.1 – Indicação de plano de atenção domiciliar (PAD).
Fonte: Desenvolvida pela autoria do capítulo, 2023.

Presentes em maior ou menor porcentagem para cada SAD, encontram-se as sequelas neurológicas, síndromes demenciais, imobilismo e suas sequelas, doenças pulmonares, cardiopatias e doenças vasculares em geral, politraumatismos, infecções urinárias, de pele, pulmonares e osteomielites que receberão antibioticoterapia, entre outras. O Censo NEAD/FIPE 2021/2022 ratificou o perfil descrito.[5]

Destacam-se nos últimos anos os processos de Gestão da Qualidade com Acreditação dos SADs pelas principais entidades, como Joint Commission International, Accreditation Canada, Agencia de Calidad Sanitaria de Andalucía (ACSA) e Organização Nacional de Acreditação (ONA).

Seguindo-se as discussões multiprofissionais e a aplicação da Tabela de Avaliação de Planejamento de Atenção Domiciliar, determina-se o PTS adequado, que deverá ter começo, meio e fim determinados, em um ambiente seguro e capaz de cumprir o seu papel na atenção à saúde, tanto no setor público quanto no privado.

Referências bibliográficas

1. Brasil. Ministério da Saúde. Secretaria de Atenção à Saúde. Departamento de Atenção Hospitalar e de Urgência. Manual de implantação e implementação: núcleo interno de regulação para hospitais gerais e especializados [recurso eletrônico]. Brasília: Ministério da Saúde; 2017.

2. Núcleo Nacional de Empresas de Atenção Domiciliar (NEAD). CENSO NEAD/FIPE – 2019/2020. 2020. Disponível em: https://www.neadsaude.org.br/wp-content/themes/nead/nead-digital/Censo-NEAD-FIPE-2019-2020/index.html#p=18.
3. Agência Nacional de Vigilância Sanitária (ANVISA). Resolução da Diretoria Colegiada (RDC) n. 11. 2006. Disponível em: https://bvsms.saude.gov.br/bvs/saudelegis/anvisa/2006/res0011_26_01_2006.html.
4. Brasil. Ministério da Saúde M. Programa "Melhor em Casa". Disponível em: https://bvsms.saude.gov.br/bvs/saudelegis/gm/2016/prt0825_25_04_2016.html.
5. Núcleo Nacional de Empresas de Atenção Domiciliar (NEAD). Censo NEAD/FIPE 2021/2022 [Internet]. 2022. Disponível em: https://www.neadsaude.org.br/wp-content/themes/nead/nead-digital/Censo-NEAD-FIPE-2021-2022/censo-nead--fipe-2021-2022.html.
6. Núcleo Nacional de Empresas de Atenção Domiciliar (NEAD). Caderno de Boas Práticas, Fascículo II [Internet]. 2016. p. 36-50. Disponível em: https://www.neadsaude.org.br/wp-content/themes/nead/nead-digital/boaspraticas02/#p=36.
7. Brasil. Ministério da Saúde. Secretaria de Atenção à Saúde. Secretaria de Gestão do Trabalho e da Educação na Saúde. Guia prático do cuidador [Internet]. 2008. 64 p. Disponível em: www.datasus.gov.br.
8. Pinheiro TCE, Alcântara CO, Pereira FM, Andrade MVM, Moraes EN, Bicalho MAC. Clinical Frailty Scale em idosos atendidos no Serviço Hospitalar de Emergência: a fragilidade basal é um bom preditor de mortalidade em 90 dias? Rev Bras Geriatr e Gerontol. 2021;24(4).
9. Moraes EN, Carmo JA, Moraes FL, Azevedo RS, Machado CJ, Montilla DER. Clinical-Functional Vulnerability Index-20 (IVCF-20): rapid recognition of frail older adults. Rev Saúde Pública. 2016;50:1-9.
10. Moraes E. Atenção à saúde do idoso: aspectos conceituais. Brasília, DF: Organização Pan-Americana da Saúde; 2012.

40 Instituições de longa permanência para idosos

Amanda Lagreca Venys de Azevedo
Marisa Accioly Rodrigues da Costa Domingues

INTRODUÇÃO

O fenômeno do envelhecimento não se restringe ao fator biológico. A interação de fatores sociais, psicológicos e culturais integra esse processo. Conceito clássico sobre Política Pública alude a uma definição: pode-se resumir "política pública" como o campo do conhecimento que busca "colocar o governo em ação" e/ou analisar essa ação (variável independente) e, ao mesmo tempo, propor mudanças no rumo ou curso dessas ações quando necessário (variável dependente). A formulação de políticas públicas constitui-se no estágio em que os governos democráticos traduzem seus propósitos e plataformas eleitorais em programas e ações que produzirão resultados ou mudanças no mundo real.[1]

No que tange a Políticas de Saúde, a Organização Mundial da Saúde (OMS), em seu relatório público de 2015, enfatiza o ganho da sociedade com o envelhecimento e a importância de uma reordenação das atividades, com foco na atenção centrada na pessoa, integrando a área da saúde e a área social, com atividades intersetoriais, em especial com as áreas sociossanitárias.[2]

No já mencionado Relatório Mundial de Envelhecimento e Saúde 2015 da OMS, o envelhecimento saudável vai além de eventos relacionados ao binômio saúde/doença. As questões ambientais, psicológicas e de engajamento são muito destacadas nos desfechos de um mundo cada vez mais grisalho.[2]

Destaca o material da OMS dois conceitos centrais:

- **Capacidade intrínseca:** capacidades físicas e mentais em que um indivíduo pode apoiar-se em qualquer ponto no tempo.

- **Capacidade funcional:** atributos relacionados à saúde que permitem que as pessoas sejam ou realizem o que valorizam. A interação do indivíduo e um ambiente amistoso são premissas, pois, para o envelhecimento saudável e a manutenção do bem-estar ao longo da vida e na idade avançada.

Para tanto, políticas públicas integradas e continuadas, com equipamentos sociossanitários integrados, são requisitos fundantes. Assim, conhecer-se no que tange às inúmeras vulnerabilidades, físicas e sociais, é critério para que se desenvolva uma sociedade mais justa, participativa e solidária.

Conceitos que abordam as faces das vulnerabilidades são trabalhados, norteando a Política Nacional de Assistência Social (PNAS), para tipificar os serviços socioassistenciais descritos a seguir.[3]

SERVIÇOS DE INTERVENÇÃO DIRETA

O Centro de Referência da Assistência Social (CRAS) desenvolve ações e orientação para toda a pessoa que necessitar da assistência social, com foco na baixa vulnerabilidade social e com vínculos sociofamiliares mantidos.

O Centro de Referência Especializado da Assistência Social (CREAS) responde pela proteção especial, de média e alta complexidade, para indivíduos com fragilização ou rompimento de vínculos sociofamiliares e risco de abusos ou maus-tratos.

Além dos equipamentos de intervenção direta, a PNAS preconiza, para o seu cumprimento, equipamentos de intervenção compartilhada, gestão da área da assistência social e gestão local, de cada serviço, realizada por uma Organização de Sociedade Civil sem fins lucrativos (OSC), conveniada com as Secretarias de Assistência Social dos municípios, mediante critérios públicos preconizados por essa política.

Todas essas modalidades assistenciais atendem ao que é determinado pela legislação vigente da Política Nacional do Idoso,[4] regulamentada em 1996, e pelo Estatuto do Idoso, de 2003.[5]

Quais são os serviços e onde estão inseridos?

- **Serviços de proteção básica:** centros ou núcleos de convivência para idosos (CCI ou NCI).
- **Serviços de proteção especial de média complexidade:** abordagem de rua e cuidados no domicílio para todas as idades.
- **Serviços de proteção especial de alta complexidade:** casas de acolhida especial para idosos em situação de rua, repúblicas, centros dia e instituições de longa permanência para idosos.

Cabe ressaltar que, no município de São Paulo, os equipamentos da proteção especial para idosos são serviços híbridos sociossanitários, segundo a Portaria n. 1 da Secretaria Municipal de Assistência e Desenvolvimento Social (SMADS), de 31 de outubro de 2018.[6]

A seguir, são descritas as principais modalidades assistenciais da proteção especial encontradas no Brasil.

República para idosos

A República para Idosos é uma alternativa de residência para idosos independentes, organizada em grupos, conforme o número de usuários, e financiada com recursos como aposentadoria ou benefício de prestação continuada, entre outros. Em alguns casos, pode ser viabilizada e mantida em sistema de autogestão.

Essa modalidade tem por objetivo proporcionar a idosos funcionais e autônomos a integração social e a participação efetiva na comunidade.

Centro dia para o idoso

O Centro Dia para o Idoso (CDI) caracteriza-se como um espaço de atenção integral destinado a proporcionar acolhimento, proteção e convivência a idosos com algum grau de dependência que, por suas carências familiares e perdas funcionais, não tenham condições de receber esses cuidados em seus próprios domicílios ou em serviços comunitários, durante todo o dia ou parte dele.

O serviço tem a finalidade de prevenir situações de risco pessoal e social aos idosos, evitar o isolamento social e a institucionalização deles, reduzir o número de internações médicas e o número de acidentes domésticos com eles. Resulta no fortalecimento dos vínculos familiares por compartilhar com as famílias a provisão de cuidados essenciais a seus idosos e reduz, assim, a sobrecarga do cuidador familiar.

Tem como público-alvo idosos em situação de vulnerabilidade ou risco social e cuja condição requeira o auxílio, permanente ou temporário, de pessoas ou de equipamentos especiais para a realização de atividades básicas da vida diária, como alimentação, mobilidade e higiene. Os idosos não podem ter comprometimento cognitivo ou, se tiverem, devem estar com a alteração cognitiva controlada, principalmente no que se refere aos sintomas comportamentais frequentemente associados às demências (graus de dependência I ou II, segundo a Agência Nacional de Vigilância Sanitária – ANVISA).[7]

São proporcionados atendimento a necessidades pessoais básicas, atividades terapêuticas e atividades socioeducativas. Essas atividades devem ser planejadas em parceria e com a participação efetiva dos idosos e com base no conhecimento do perfil sociocultural dos usuários e da identificação de suas demandas.

A Portaria do Centro de Vigilância Sanitária (CVS) n. 2, de 18 de março de 2020, instituiu normas técnicas para a implantação e o funcionamento dos Centros Dia para o Idoso no âmbito do Estado de São Paulo.[7]

Instituições de longa permanência para idosos

As Instituições de Longa Permanência para Idosos (ILPI) correspondem a locais equipados para atender pessoas com 60 anos ou mais, sob regime de internato, mediante pagamento ou não, durante um período indeterminado, dispondo de um quadro de recursos humanos para atender às necessidades de cuidados com assistência, saúde, alimentação, higiene, repouso e lazer dos usuários e desenvolver outras atividades que garantam qualidade de vida.

Esses estabelecimentos podem ser classificados segundo suas modalidades, observando-se a especialização de atendimento:

- **Modalidade 1:** é a instituição destinada a idosos independentes para atividades da vida diária (AVD), mesmo que requeiram o uso de algum equipamento de autoajuda, isto é, dispositivos tecnológicos que potencializam a função humana, como andador, bengala, cadeira de rodas, adaptações para vestimenta, escrita, leitura, alimentação, higiene etc.
- **Modalidade 2:** é a instituição destinada a idosos dependentes e independentes que necessitam de auxílio e de cuidados especializados e que exijam controle e acompanhamento adequado de profissionais de saúde. Não são aceitos idosos portadores de dependência física acentuada e de doença mental incapacitante.
- **Modalidade 3:** é a instituição destinada a idosos dependentes e que requeiram assistência total, no mínimo, em uma AVD. Necessita de uma equipe interdisciplinar de saúde.

Conforme as diretrizes da Portaria n. 73 do Ministério da Previdência e Assistência Social/Secretaria de Estado de Assistência Social (MPAS/SEAS), de 10 de maio de 2001, a composição da equipe deve proporcionar assistência gerontológica e geriátrica e ambiente doméstico aconchegante, capaz de preservar a privacidade, possibilitar a guarda e o uso de objetos pessoais, bem como respeitar a liberdade e a identidade dos residentes.[8]

Objetivos primordiais são os cuidados e a recuperação da saúde, a preservação da autonomia e a manutenção dos laços afetivos. Kane e Kane (1987), baseando-se na expressão *nursing home*, assinalam a dupla missão da ILPI: proporcionar cuidados e ser um lugar para viver, ou seja, moradia especializada que integre um sistema continuado de cuidados.[9]

As ILPI originaram-se como equipamentos de assistência social, mas transformaram-se em decorrência de demandas por cuidados especializados. A literatura internacional revela a multiplicação de programas de atendimento ao idoso na comunidade que, ao possibilitar a permanência do idoso no próprio domicílio até em idades mais avançadas, vem transformando, gradativamente, o perfil dessas instituições, o que aumenta o número de indivíduos muito idosos, com consideráveis perdas funcionais e com síndromes demenciais.

Na concepção de Kane e Kane (1987), a instituição para idosos em cuidados de longo prazo é um serviço híbrido de assistência à saúde e de bem-estar social, por isso seria desejável que fizesse parte da rede social de atenção e proteção à pessoa idosa.[9]

Atualmente, no Brasil, nota-se resistência para aprofundar a discussão dos equipamentos sociossanitários, como se constatou no processo de elaboração do novo regulamento aprovado pela Resolução da Diretoria Colegiada (RDC) n. 282, de 30 de abril de 2019, da ANVISA. Há falta de clareza mesmo entre os formuladores de políticas públicas na esfera federal, coexistindo documentos que as designam serviços de saúde, serviços de assistência social e serviços de atendimento asilar.[10]

No Brasil, a heterogeneidade das ILPI também evidencia a dificuldade de encontrar profissionais qualificados, necessitando-se, assim, empregar funcionários de baixa escolaridade, distantes de um padrão mínimo desejável para desempenhar esse papel. A Classificação Brasileira de Ocupações (CBO) considera que, no caso de atendimento a indivíduos com elevado grau de dependência, exige-se formação na área de saúde, devendo o profissional ser classificado na função de técnico ou auxiliar de enfermagem. Há alguns anos está em tramitação no Congresso Nacional um projeto de lei para criar e regulamentar a profissão de cuidador.

CONSIDERAÇÕES FINAIS

O número de Instituições de Longa Permanência para Idosos vem crescendo em nosso meio e integrando a linha de cuidados da pessoa idosa, assim proporcionando um lugar para se viver ou mesmo um local para tratamento e reabilitação.

Referências bibliográficas

1. Souza C. Políticas públicas: uma revisão de literatura. Rev Sociologias (Porto Alegre). Jul./dez. 2006;8(16):20-45.
2. Organização Mundial da Saúde (OMS). Relatório mundial de envelhecimento e saúde. Genebra, Suíça: OMS; 2015.
3. Brasil. Ministério da Saúde. Política Nacional de Assistência Social (PNAS) 2004: Política Nacional do Idoso. Brasília: Ministério da Saúde; 2004.
4. Brasil. Lei n. 8.842, de 4 janeiro de 1994. Dispõe sobre a Política Nacional do Idoso, cria o Conselho Nacional do Idoso e dá outras providências. Diário Oficial da República Federativa do Brasil, Brasília. 3 jul. 1996. Seção 1;134(128):12277-9.
5. Brasil, Lei n. 10.741, de 1º de outubro de 2003. Dispõe sobre o Estatuto do Idoso e dá outras providências.
6. Prefeitura de São Paulo. Secretaria Municipal de Assistência e Desenvolvimento Social (SMADS). Secretaria Municipal de Saúde (SMS). Portaria Intersecretarial n. 1, de 31 de outubro de 2018.
7. Governo do Estado de São Paulo. Centro de Vigilância Sanitária (CVS). Portaria n. 2, de 18 de março de 2020.
8. Brasil. Ministério da Previdência e Assistência Social. Secretaria de Estado de Assistência Social. Portaria MPAS/SEAS n. 73: Normas de Funcionamento de Serviços de Atenção ao Idoso no Brasil, de 10 de maio de 2001.
9. Kane RA, Kane RL. Long-term care: principles, programs, and policies. New York: Springer; 1987.
10. Agência Nacional de Vigilância Sanitária (ANVISA). Resolução da Diretoria Colegiada (RDC) n. 282, de 30 de abril 2019.

41 Gestão e cuidados na administração de medicamentos

Michel Silva Dantas
Raquel Freire Campos

ETAPAS DA CADEIA MEDICAMENTOSA

O sucesso de um tratamento farmacológico envolve diversas etapas, que vão além da prescrição e da administração do medicamento. Processos da cadeia medicamentosa, como aquisição, armazenamento e dispensação, têm importância fundamental para a administração segura.[1]

Na Figura 41.1, pode-se entender alguns aspectos da gestão técnica da assistência farmacêutica e dos cuidados da gestão clínica, os quais compreendem diferentes etapas da cadeia do medicamento.

ASPECTOS DA PRESCRIÇÃO

A prescrição de medicamentos tende a ser mais complexa na pessoa idosa, pois geralmente há um aumento no número de comorbidades que se somam ao longo do tempo, o que resulta na prescrição de um maior número de classes farmacoterapêuticas para manejo de todas as doenças e sintomas.[2]

É sempre importante que os profissionais de saúde, em especial o médico, realizem a prescrição de maneira clara e objetiva, contemplando todas as medidas posológicas (dose, via e frequência de administração, tempo de tratamento), de preferência em prescrição eletrônica/não manuscrita, evitando abreviaturas, e com todas as orientações necessárias para a correta interpretação do paciente ou do responsável pelo cuidado.[3]

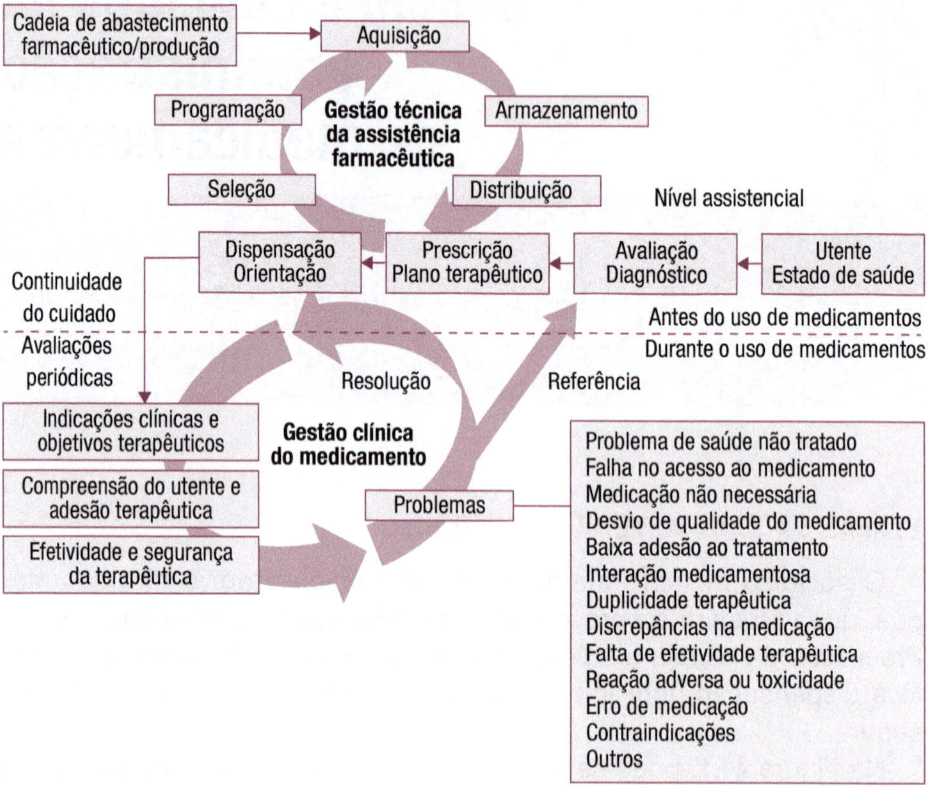

Figura 41.1 – Modelo lógico-conceitual da assistência farmacêutica integrada ao processo de cuidado em saúde.[1]

Fonte: Adaptada de Correr *et al.*, 2011.[1]

AQUISIÇÃO E ARMAZENAMENTO

Deve-se sempre orientar que a aquisição de medicamentos seja realizada em drogarias e farmácias de confiança, tendo-se cautela com a aquisição em sites que não forem de estabelecimentos de saúde e outros locais inadequados para venda de medicamentos.[4]

O armazenamento inadequado pode ocasionar degradação e perda de eficácia do medicamento. Medicamentos devem ser sempre acondicionados respeitando-se as características recomendadas por seu fabricante, conforme a bula. Quando armazenados em temperatura ambiente, devem ser conservados entre 15 e 30 °C, protegidos da luz, evitando-se locais úmidos. Quando recomendado armazenamento em geladeira (medicamentos termolábeis), devem ficar entre 2 e 8 °C, sempre se evitando o acondicionamento nas portas ou próximo ao congelador, a fim de reduzir a variabilidade de temperatura e o congelamento, respectivamente.[5] Além dos aspectos de estabilidade, é sempre importante manter os medicamentos armazenados longe do alcance de crianças, animais e pessoas idosas com demência ou com risco de uso inadvertido de algum medicamento.[6]

CUIDADOS NA ADMINISTRAÇÃO DE MEDICAMENTOS

A complexidade da administração de medicamentos na pessoa idosa pode ser mais desafiadora pela maior prevalência de polifarmácia e dificuldades relacionadas a problemas de visão, declínio da memória, cognição e alterações na deglutição.[6]

A seguir, será abordada a disfagia, bem como seu impacto na administração de medicamentos.

DISFAGIA E MEDICAMENTOS VIA DISPOSITIVOS ENTERAIS

Disfagia é um termo que descreve qualquer alteração da função de deglutição ou qualquer sintoma associado. A disfagia orofaríngea tem alta prevalência em pacientes idosos, estando associada ao aumento da mortalidade e de custos de saúde.[7]

Muitos pacientes referem dificuldade em engolir comprimidos ou cápsulas, o que pode causar a baixa adesão à terapia ou até mesmo efeitos adversos advindos da modificação inadequada da forma farmacêutica. Abrir cápsulas, partir ou macerar comprimidos, quando não é permitido, pode resultar em diminuição da dose, aumento de toxicidade, redução da estabilidade e alteração da farmacocinética da medicação. Em caso de pacientes com dispositivos enterais, cometer erros na administração de medicamentos pode ocasionar obstrução da via e efeitos intestinais secundários.[7,8]

Em razão da falta de conhecimento sobre esses fatos, é comum que esse erro seja recorrente em pacientes com disfagia e em pacientes em uso de dispositivos enterais. O conhecimento de formas adequadas de dissolução, trituração e administração de comprimidos e cápsulas, assim como da transição para outras formas farmacêuticas mais apropriadas, contribui para um uso mais seguro de medicamentos.[7,9,10]

Visto que a população que faz uso de dispositivos enterais é, em sua maioria, um público com múltiplas comorbidades, é esperado que a polifarmácia também esteja presente nesse cenário. Frente a isso, a administração de diversos medicamentos de formas farmacêuticas distintas é uma realidade. Portanto, é de grande importância que, ao se administrar mais de um medicamento no mesmo horário, seja recomendado que isso seja feito separadamente.[11-13]

Quando possível, é preferível o uso de fármacos em forma líquida, pela maior facilidade de administração e manutenção do dispositivo enteral. Recomenda-se que a ordem de administração se inicie com os que obtiverem menos viscosidade. O acesso enteral deve ser lavado com água mineral entre um medicamento e outro.[12]

Em casos de necessidade de uso de formas farmacêuticas sólidas, indica-se a diluição desses medicamentos. É indispensável que a administração seja feita imediatamente após a preparação; mas, antes, deve-se atentar ao tipo de liberação do comprimido, se liberação imediata ou modificada. No Quadro 41.1, estão exemplos de medicamentos que em sua nomenclatura trazem siglas que sinalizam tecnologias de liberação modificada; se forem partidos ou triturados, suas ações farmacocinéticas e farmacodinâmicas podem ser comprometidas. Diante disso, é necessário sempre verificar antes essa informação e só dissolver/diluir comprimidos de liberação imediata. Sempre que possível, deve-se consultar um farmacêutico para orientações relacionadas.[14]

Quadro 41.1 – Exemplos de medicamentos de liberação modificada com siglas em sua nomenclatura.[10]

Nome comercial do medicamento	Princípio ativo	Significado
Tegretol® **CR** (Novartis)	Carbamazepina	***C**ontrolled **R**elease* (liberação controlada)
Glifage® **XR** (Merck)	Cloridrato de metformina	*E**x**tended **R**elease* (liberação prolongada)
Ritalina® **LA** (Novartis)	Cloridrato de metilfenidato	**L**iberação **A**longada
Cardizem® **SR** (Boehringer)	Cloridrato de diltiazem	***S**low **R**elease* (liberação lenta)
Cardizem® **CD** (Boehringer)	Cloridrato de diltiazem	***C**ontrol **D**ifusion* (liberação controlada)
Depakote® **ER** (Abbott)	Divalproato de sódio	***E**xtended **R**elease* (liberação prolongada)
Tramal® **Retard** (Grünenthal)	Cloridrato de tramadol	Liberação prolongada
Adalat® **Oros** (Bayer)	Nifedipino	***O**ral **R**elease **O**smotic **S**ystem* (sistema oral de liberação osmótica)
Prolopa® **DR** (Roche)	Levodopa + cloridrato de benserazida	***D**ual **R**elease* (propicia liberação dupla – imediata e prolongada – das substâncias ativas)

(Continua)

Quadro 41.1 – Exemplos de medicamentos de liberação modificada com siglas em sua nomenclatura (continuação).[10]

Nome comercial do medicamento	Princípio ativo	Significado
Prolopa® **HBS** (Roche)	Levodopa + cloridrato de benserazida	***H****ydrodynamically* ***B****alanced* ***S****ystem* (apresentação especial que propicia uma liberação prolongada das substâncias ativas no estômago)
Bi-Profenid® (Sanofi)	Cetoprofeno	Comprimido de liberação prolongada de 2 camadas, cada uma contendo 75 mg de cetoprofeno

Fonte: ISMP Brasil, 2015.[10]

A conversão correta de dose e posologia de medicamentos de liberação modificada para liberação imediata deve ser considerada. É essencial que seja verificada a recomendação do fabricante para essa conversão. No Quadro 41.2, encontra-se um exemplo de um fármaco em forma de comprimido com diferentes tecnologias de liberação, que afetam diretamente a posologia.

Quadro 41.2 – Conversão de dose de medicamento de liberação modificada.

Medicamentos de liberação prolongada/ retardada	Conversão para liberação imediata	Observações
Bupropiona 150 mg Cp rev lib lenta (Med. Controlado)	Manter a dose diária total e ajustar frequência para 3 a 4 vezes ao dia	**Bupropiona SR (liberação sustentada)** = apresenta liberação da dose por um período de 12 horas (posologia usual: 2 vezes ao dia) **Bupropiona XR (liberação prolongada)** = apresenta liberação da dose ao longo de 24 horas (posologia usual: 1 vez ao dia)

Fonte: Desenvolvido pela autoria do capítulo.

OUTRAS VIAS DE ADMINISTRAÇÃO

Em caso de necessidade de uso de medicamentos parenterais por pessoas idosas, deve-se sempre ter atenção quanto ao nível de autonomia e compreensão do paciente ou do responsável pelo cuidado, sendo realizado o adequado treinamento para as aplicações domiciliares de, por exemplo, medicamentos por via subcutânea, como as insulinas.[15]

O uso de dispositivos inalatórios também requer atenção, pois está relacionado a erros de administração em indivíduos de todas as idades, em razão de sua complexidade e da disponibilidade de diferentes tipos de dispositivos no mercado. A prescrição do tipo de dispositivo deve ser sempre individualizada e, na pessoa idosa, levar em conta a dificuldade no manejo correto do dispositivo ou a força muscular reduzida pelo envelhecimento, que podem contribuir para que o fármaco não seja inspirado de maneira adequada.[16]

CONSIDERAÇÕES FINAIS

O sucesso do tratamento farmacológico passa por muitas mãos e cuidados, o que torna o papel da equipe multidisciplinar fundamental para que os objetivos sejam alcançados. O paciente e seus familiares devem estar sempre inseridos no cuidado, a fim de partilhar a responsabilidade do tratamento, visando os melhores resultados e desfechos.

Referências bibliográficas

1. Correr CJ, Otuki MF, Soler O. Assistência farmacêutica integrada ao processo de cuidado em saúde: gestão clínica do medicamento. Rev Panamazonica Saude. 2011 Sep.;2(3):41-9.
2. Bhagavathula AS, Gebreyohannes EA, Fialova D. Prevalence of polypharmacy and risks of potentially inappropriate medication use in the older population in a developing country: a systematic review and meta-analysis. Gerontology. 2022;68:136-45.
3. Brasil. Instituto para Práticas Seguras no Uso de Medicamentos (ISMP Brasil). Prevenção de erros de prescrição. Disponível em: www.ismp-brasil.org.
4. Conselho Regional de Farmácia do Estado de São Paulo (CRF-SP). Manual de orientação ao farmacêutico: aspectos legais da dispensação [Internet]. São Paulo: CRF-SP; 2017 [acessado em 2 fev. 2025]. Disponível em: https://www.crfsp.org.br/documentos/materiaistecnicos/Aspectos_Legais_da_Dispensacao.pdf. p. 57.
5. Agência Nacional de Vigilância Sanitária (Anvisa). Resolução da Diretoria Colegiada – RDC n. 234, de 20 de junho de 2018. Dispõe sobre a terceirização de etapas de produção, de análises de controle de qualidade, de transporte e de armazenamento de medicamentos e produtos biológicos, e dá outras providências [Internet]. Diário Oficial da União, 25 jun. 2018 [acessado em 2 fev. 2025]. Disponível em: https://antigo.anvisa.gov.br/documents/10181/3086248/rdc_234_2018_comp.pdf/4afb89bc-e24b-4cb3-b19f-6175af7102c6?version=1.0.
6. Brasil. Ministério da Saúde (MS). Cuidados com os medicamentos em casa [Internet]. Disponível em: http://bvsms.saude.gov.br/bvs/publicacoes/cartilha_promocao_uso_racional_medica.
7. Wirth R, Dziewas R. Dysphagia and pharmacotherapy in older adults. Current Opinion in Clinical Nutrition and Metabolic Care. 2019;22:25-9.
8. Matsumoto A, Yoshimura Y, Nagano F, Bise T, Kido Y, Shimazu S et al. Polypharmacy and its association with dysphagia and malnutrition among stroke patients with sarcopenia. Nutrients. 2022 Oct. 1;14(20).
9. Blaszczyk A, Brandt N, Ashley J, Tuders N, Doles H, Stefanacci RG. Crushed tablet administration for patients with dysphagia and enteral feeding: challenges and considerations. Drugs and Aging Adis. 2023;40:895-907.

10. Brasil. Instituto para Práticas Seguras no Uso de Medicamentos (ISMP Brasil). Preparo e administração de medicamentos via sonda enteral ou ostomias. 2015. Disponível em: www.ismp-brasil.org.
11. NHS. Grampian guidelines for the administration of medicines to adults via enteral tubes within NHS Grampian.
12. Multidisciplinar E. Manual para administração de medicamentos por acessos enterais. 2013.
13. Bifari N, Bifari IN, Ahmed AY. Unraveling medication errors in enteral tube administration: a cross-sectional study in geriatric patients receiving home health care. Saudi Pharmaceutical Journal. 2024 Feb. 1;32(2).
14. Conselho Regional de Farmácia do Rio Grande do Sul (CRF/RS). [acesso em 26 mar. 2024]. Disponível em: https://crfrs.org.br/noticias/ot-informa-entenda-o-que-significam-as-siglas-utilizadas-na-descricao-dos-medicamentos&gt.
15. Vianna MS, Silva PAB, Nascimento CV, Soares SM. Self-care competence in the administration of insulin in older people aged 70 or over. Rev Lat Am Enfermagem. 2017;25.
16. Conselho Regional de Farmácia do Rio Grande do Sul (CRF-RS). Dispositivos inalatórios: orientações sobre utilização [Internet]. Porto Alegre: CRF-RS; 2019 [acessado em 2 fev. 2025]. Disponível em: https://media.crfrs.org.br/portal/pdf/2019-04-Usodedispositivosinalatorios.pdf.

Seção 5

Gerontologia – muito além da Saúde

42 Descomplicando o Estatuto da Pessoa Idosa

Adriana Maria de Fávari Viel

INTRODUÇÃO

A evolução humana é constante e, como somos seres em trânsito, pessoas em construção, ao longo do tempo a ética se amolda, os costumes se alteram e o conjunto de normas para a vida em sociedade é escrita e reescrita.

O ideal seria que o amor ao próximo e o respeito ao direito do outro delimitassem, por si só, os atos convenientes para uma relação cordial e respeitosa entre os seres humanos, mas sabemos que a realidade está muito distante disso.

A Bíblia Sagrada nos relata que, desde Adão e Eva, a humanidade passou e continua passando por desobediências, invejas, traições. Enfim, não são apenas consolações na trajetória de uma vida: nascimento, crescimento, envelhecimento e morte; existem também inúmeras desolações.

Desde que o homem permitiu que, pela representatividade, pessoas se organizassem com base em regras de comportamento para pacificar os territórios, atualmente denominados "países", as normas foram evoluindo, adaptadas ao longo do tempo aos costumes e às convenções sociais.

A preocupação com as pessoas idosas, as crianças e os portadores de deficiências é fato recente na história humana. E essa temática necessita de avanços constantes, objetivando a conscientização e a informação para que o tão sonhado bem comum e, principalmente, a dignidade da pessoa humana sejam alcançados e preservados.

RETROSPECTIVA HISTÓRICA

Avanços no mundo

O que nos torna seres humanos é a nossa capacidade de nos preocuparmos uns com os outros. A chamada Primeira Geração dos Direitos Humanos, surgida no século XVIII, trouxe direitos para a proteção das liberdades civis e políticas. Esses Direitos Humanos de Primeira Geração vieram no esteio: das revoluções liberais da Independência dos Estados Unidos da América, em 1776, quando as 13 colônias se organizaram visando à cooperação (e não à subordinação) entre si; e da Revolução Francesa, em 1789, cujos lemas foram o tripé: Igualdade, Fraternidade e Liberdade.

Já a Segunda Geração dos Direitos Humanos, surgida no século XX, visava proteger os direitos sociais, econômicos e culturais, com foco no bem comum, no esteio da Constituição Mexicana de 1917 e da Lei Fundamental de Weimar (Constituição do Império Alemão de 1919 a 1933).

Contudo, o mais importante se dá com o surgimento da Terceira Geração dos Direitos Humanos, quando os princípios da Revolução Francesa são retomados, com base na Solidariedade e na Fraternidade. Ao final da Segunda Guerra Mundial, encontra-se, no pós-conflito, uma multidão de vulneráveis. Essas pessoas são, em sua maioria, idosos, portadores de deficiência e órfãos, necessitados de um tratamento diferenciado e leis protetivas universais. Em 1948, a Organização das Nações Unidas (ONU) promulga, pelo art. 1º da Declaração Universal dos Direitos Humanos,[1] que: "Todos os seres humanos nascem livres e iguais em dignidade e direitos. São dotados de razão e consciência e devem agir em relação uns aos outros com espírito de fraternidade".

E assim diz seu art. 25, § 1º:

> *Toda pessoa tem direito a um padrão de vida capaz de assegurar a si e a sua família saúde e bem-estar, inclusive alimentação, vestuário, habitação, cuidados médicos e os serviços sociais indispensáveis, e direito à segurança em caso de desemprego, doença, invalidez, viuvez, velhice ou outros casos de perda dos meios de subsistência em circunstâncias fora de seu controle.*

Dessa maneira, na Declaração Universal dos Direitos Humanos, surge o termo "velhice", bem como um olhar diferenciado para com toda a população idosa. Com essa redação e com os estudiosos da área da demografia apontando para um crescente populacional na longevidade mundial, os países se organizam em um primeiro encontro mundial para debater uma temática nova, com ênfase no envelhecimento humano.

Ocorre em Viena-Áustria,[2] no ano de 1982, esse primeiro encontro, denominado "I Assembleia Mundial do Envelhecimento Saudável (Viena): Plano de Ação Internacional sobre o Envelhecimento".

A temática permanece em destaque, tendo continuidade no ano de 2002, dessa vez em Madri, na Espanha,[3] na "II Assembleia Mundial do Envelhecimento Ativo (Madri): Plano de Ação Internacional sobre o Envelhecimento".

Normatização no Brasil

O despertar para a problemática da explosão populacional idosa ocorre não apenas no mundo, mas também no Brasil, com a Carta Constitucional Cidadã de 1988[4] trazendo os princípios basilares da cidadania (inciso II do art. 1º) e da dignidade da pessoa humana (inciso III do art. 1º).

Ademais, destacam-se o direito de votar e ser votado (art. 14º), da previdência (arts. 40 e 201), da assistência social (art. 203), do dever de ajuda e amparo dos filhos (art. 229) e do tripé: família, sociedade e Estado no dever de amparo e bem-estar (art. 230).

O art. 203, referente à assistência social, sinaliza para as políticas públicas, normatizando que será prestada a quem dela necessitar, independentemente de contribuição à seguridade social; e tem, entre seus inúmeros objetivos, a proteção à velhice, a garantia de um salário mínimo ao idoso que comprove não possuir meios de prover à própria manutenção ou de tê-la provida por sua família.

E no ano de 1993, a Lei n. 8.742/1993[5] (Lei Orgânica da Assistência Social – LOAS) institui, em seu art. 2º, inciso I, letra "a", a proteção à velhice e, na letra "e", a garantia de um salário mínimo de benefício mensal ao idoso hipossuficiente, com 65 (sessenta e cinco) anos ou mais. Também define, em seu art. 20 e seguintes, o Benefício de Prestação Continuada (BPC). É amparada em 1994, pela Lei n. 8.842/1994,[6] com a instituição da Política Nacional do Idoso (PNI), culminando em 2003, com a promulgação da Lei n. 10.741/2003[7] (o Estatuto do Idoso, atualmente denominado "Estatuto da Pessoa Idosa").

DESCOMPLICANDO O ESTATUTO DA PESSOA IDOSA

Do direito

Inicialmente, cabe levantar a questão da real importância de os direitos da Pessoa Idosa estarem devidamente normatizados pela Constituição

Federal, pelo Estatuto, pelas leis infraconstitucionais e pelos Decretos e Portarias.

Por se tratar de direitos naturais da Pessoa Humana, alguns diriam que a sua dignidade em todas as fases da sua existência estaria intrinsicamente configurada nos direitos elencados no ordenamento jurídico brasileiro. Já outros diriam que, mesmo com tantas normas, a dignidade da pessoa idosa não está garantida; que, mesmo havendo ou não políticas públicas e sociais para com a temática da Pessoa idosa, se faz necessária a mantença permanente e eficaz do tripé: Estado, Sociedade e Família, e que isso não seria suficiente e determinante.

O jurista Rubem Nogueira afirma que: "o Direito é elemento necessário à vida em comum. Sem ele, a convivência humana pacífica se tornaria inviável";[8] e explicita que o direito escrito: "é o mais comum entre os países civilizados, está na lei, é de mais fácil identificação, de elaboração mais pronta, mais fácil também de ser modificado e, portanto, mais em harmonia com as exigências da vida moderna e a rapidez de suas mutações".[9]

Isso explicaria a necessidade das inúmeras alterações e adequações junto ao Estatuto da Pessoa Idosa, desde a sua promulgação em 2003. E o jurista ainda complementa sobre os dois Direitos (Positivo e Natural):

> *O Direito Natural, ao contrário do Direito positivo, não se exterioriza na lei, mas é, também a nossa ver, o fundamento de toda a legislação. Ele se compõe de princípios superiores imutáveis, necessários, iguais para todos e universais, que sempre e por toda a parte existiram, inspiram o legislador ao elaborar o Direito positivo, e valem como padrão ao homem para julgar o Direito escrito.*[9]

A necessidade e a oportunidade dos direitos da Pessoa Idosa se fazem presentes perante a Lei n. 10.741/2003 e suas adequações, abordadas a seguir.

Projeto de Lei n. 3.561/1997

O avanço dos direitos na temática da Pessoa Idosa, direitos humanos específicos, passou por inúmeros etapas, que culminaram no Projeto de Lei sob o n. 3.561, de 1997,[10] entre outros.

Em maio de 2000, a presidência da Câmara dos Deputados instalou Comissão Especial, que determinou o apensamento de outros inúmeros projetos de lei relativos ao mesmo tema, sob os ns. 183/1999, 942/1999, 2.420/2000, 2.421/2000, 2.426/2000, 2.427/2000, 2.638/2000 e 3.930/2000, acelerando, por assim dizer, a compilação e a finalização dos direitos da pessoa idosa em um diploma legal. No voto do relator,[11] merece destaque o que segue:

> *Nesse sentido, os Projetos de Lei ns. 3.561, de 1997, e 183, de 1999, propugnam pela consolidação dos direitos já assegurados ao idoso na Constituição Federal, mas sobretudo na concretização de instrumento legal capaz de coibir a violação desses direitos e promover a proteção integral ao idoso em situação de risco social. Retratam, assim, as novas exigências da sociedade brasileira para o atendimento da população idosa, sob o pressuposto da manutenção da Política Nacional do Idoso, como norma orientadora da atuação governamental na área.*

No ano de 2003, o PL n. 3.561/1997 se transformou na Lei n. 10.741, mais conhecida como Estatuto do Idoso, agora Estatuto da Pessoa Idosa.

Estatuto da Pessoa Idosa – Lei n. 10.741, de 1º de outubro de 2003

Atualizações do Estatuto

A Lei n. 10.741, promulgada em 1º de outubro de 2003 e em vigor desde 1º de janeiro de 2004, é composta de 118 artigos, 7 títulos e 23 capítulos.

Desde a sua publicação, na sua maioria um compilado de artigos de outras normas do nosso ordenamento jurídico, é considerada uma excelente legislação na sua abrangência.

Depois da sua promulgação, alguns ajustamentos foram necessários, por vezes adequações, supressões e/ou alterações; vale esmiuçar algumas delas, da mais recente para a mais antiga, conforme a seguir.

Do PL sob n. 3.646-A, de 2019,[12] destacam-se partes do voto do relator:

> *Na qualidade de presidente desta Comissão, observo, antes de mais nada, que ela mesma se chama "Comissão de Defesa dos Direitos da Pessoa Idosa" [...] A par disso, trata-se de uma tendência internacional. Veja-se, por exemplo, a Convenção Interamericana sobre os Direitos das Pessoas Idosas, da qual o País foi um dos primeiros signatários [...] Enfatizo que utilizar termos técnicos não é uma mera questão semântica ou sem importância: se desejamos falar ou escrever construtivamente, numa perspectiva inclusiva, a terminologia correta é importante, especialmente quando abordamos assuntos tradicionalmente eivados de preconceitos e estigmas, como os relacionados às pessoas com idade igual ou superior a sessenta anos.*

O PL resultou na Lei n. 14.423, de 22 de julho de 2022, a qual alterou a Lei n. 10.741, de 1º de outubro de 2003, para substituir, em toda a Lei, as expressões "idoso" e "idosos" pelas expressões "pessoa idosa" e "pessoas idosas".

Essa terminologia já havia sido adotada em diversas esferas de poder, sendo salutar destacar as Comissões Seccionais da Ordem dos Advogados do Brasil, cuja Seccional de São Paulo, no ano de 2016, foi a primeira no Brasil a utilizar a denominação "Comissão Especial dos Direitos da Pessoa Idosa".[13]

Tendo em vista o crescimento da população composta por pessoas maiores de 60 (sessenta) anos e sendo público e notório que, pela expectativa de vida, trata-se de uma população predominantemente formada por pessoas do sexo feminino, a terminologia, no nosso pensar, auxilia no combate ao preconceito ao etarismo e na valorização da pessoa humana em processo de envelhecimento.

Em 15 de dezembro de 2017, a Lei n. 13.525 vem para garantir a oferta de cursos e programas de extensão pelas instituições de educação superior, bem como que o Poder Público apoiará a criação de universidade aberta para as pessoas idosas e incentivará a publicação de livros e periódicos, de conteúdo e padrão editorial a elas adequados, que facilitem a leitura, considerada a natural redução da capacidade visual.

Dessa lei, originada pelo PL n. 6.350, de 2013, parte do relatório[14] é transcrito a seguir:

> *Em sua Justificação, o Autor argumenta que o número de brasileiros com mais de 60 anos de idade cresceu em proporções nunca vistas e, dessa população, pela primeira vez na história, quase metade é constituída de homens e mulheres com escolaridade igual ou superior ao ensino fundamental, o que os aproxima do convívio e até da matrícula em cursos e programas das instituições de educação superior. Alega que a universidade se vê pressionada a abrir vagas em programas de extensão para uma clientela cada vez mais idosa, exemplo disso são as experiências de "Universidades Abertas à Terceira Idade" e outras congêneres.*

Ao nosso ver, essa alteração foi de grande importância para a população idosa, em face da promoção da autoestima, da capacitação contínua e permanente e da expansão do aprendizado, gerando muito mais do que o ensino formal, mas também a socialização e a abertura para novos núcleos de apoio.

Outra lei importantíssima, a de n. 13.466, de 12 de julho de 2017, estabeleceu a prioridade especial entre os idosos, fazendo uma necessária diferenciação de prioridade entre as pessoas idosas, pontuando a precedência da preferência nos atendimentos e procedimentos para aquelas com idade de 80 (oitenta) anos ou mais.

Originada pelo PL n. 3.575/2012, sua justificação,[15] na integralidade, é transcrita a seguir:

> *A modernização dos serviços de saúde, a gerontologia e diversas tecnologias preventivas hoje à disposição têm criado praticamente em todo o mundo o fenômeno do envelhecimento da população. Hoje, a expectativa média de vida dos brasileiros é de 72 anos para homens, 75 para mulheres e a tendência é que aumente exponencialmente o número de pessoas que passa dos 80 anos. Hoje em nosso país já há mais de três milhões de pessoas acima dessa faixa etária. A legislação de 2003, que contemplou os direitos dos idosos, maiores de 60 anos, não atentou para o fato de que a diferença de capacidade, mobilidade e dificuldades em geral dos que chegam à chamada quarta idade é muito maior do que das pessoas que ainda estão na faixa dos 60 anos. Logo, nossa legislação contém uma lacuna, que exige correção: é preciso distinguir os maiores de 80 anos a fim de dar a eles ainda mais prioridade do que se dá aos outros idosos. Essa medida é justa socialmente, e amparada na melhor lógica, devendo ter a pessoa de quarta idade prioridade total nos serviços de saúde, tramitação de processos e em todos os direitos. Temos certeza de que os idosos que fazem parte do grupo denominado terceira idade sabem muito bem que há enorme diferença entre eles e o grupo da quarta idade, sendo medida de justiça social e equilíbrio das desvantagens a prioridade especial que nosso projeto preconiza. Para que amparemos ainda mais os cidadãos brasileiros de quarta idade, conclamamos nossos Nobres Pares a aprovarem esta proposição.*

E, complementando com os dados trazidos em partes no voto do relator,[16] transcrevemos:

> *Quanto ao mérito, é necessário ponderarmos acuradamente. De acordo com o Relatório de Desenvolvimento Humano 2014 do Programa das Nações Unidas, A expectativa de vida no Brasil aumentou 17,9% entre 1980 e 2013, passando de*

62,7 para 73,9 anos, um aumento real de 11,2 anos. A projeção atual é que o ascenso continue com aumentos contínuos até 2050 quando o Instituto Brasileiro de Geografia e Estatística estima que teremos 73 idosos para cada 100 crianças. Como já afirmei em outra ocasião, reconhecemos no Estatuto do Idoso o mais importante instrumento legal para cumprirmos a universalização da política que garanta a todos um envelhecimento com qualidade de vida e respeito aos seus direitos. A cada passo consolidado pelos governos e pela sociedade em políticas públicas voltadas à inclusão, como a saúde, assistência e a melhoria da renda, contribuímos para a ampliação da longevidade. E mais, para um país que sempre se reconheceu como uma nação de jovens é necessária uma mudança cultural capaz de integrar gerações e produzir uma convivência feliz e respeitosa. Garantir um envelhecimento com direitos e qualidade para todas as pessoas é uma meta que deve nortear a ação de todos.

Essas três inserções (a terminologia "Pessoa Idosa", a prioridade especial e os cursos para a população idosa) são de extrema importância.

Ainda podem ser citadas outras inserções que em muito beneficiaram a temática e os direitos das pessoas idosas, desde que o Estatuto foi promulgado, entre elas: a Lei n. 12.461/2011, para estabelecer a notificação compulsória dos atos de violência praticados contra o idoso atendido em serviço de saúde; a Lei n. 11.765/2008, para dar prioridade ao idoso no recebimento da restituição do Imposto de Renda; a Lei n. 11.737/2008, para atribuir aos Defensores Públicos o poder de referendar transações relativas a alimentos; o Decreto n. 6.214/2007, que regulamenta o benefício de prestação continuada da assistência social devido ao idoso; e o Decreto n. 5.934/2006, que estabelece mecanismos e critérios a serem adotados na aplicação do disposto no art. 40 da Lei n. 10.741, de 1º de outubro de 2003 – Estatuto do Idoso e dá outras providências. As demais leis e decretos são anteriores à promulgação e advieram de outros diplomas legais.

Estrutura do Estatuto da Pessoa Idosa

O Estatuto da Pessoa Idosa, na verdade, é uma lei infraconstitucional, a Lei Federal n. 10.741, de 1º de outubro de 2003, que ao ser promulgada salienta e posiciona que os inúmeros agentes da temática conseguiram avançar em um diploma legal, visando atingir maior clareza e pontuar os caminhos das políticas públicas e sociais, projetando o assunto envelhecimento humano para além do debate de ideias, objetivando concretudes.

O Estatuto[7] está organizado do seguinte modo:

- Título I – Disposições Preliminares
- Título II – Dos Direitos Fundamentais
  - Capítulo I – Do Direito à Vida
  - Capítulo II – Do Direito à Liberdade, ao Respeito e à Dignidade
  - Capítulo III – Dos Alimentos
  - Capítulo IV – Do Direito à Saúde
  - Capítulo V – Da Educação, Cultura, Esporte e Lazer
  - Capítulo VI – Da Profissionalização e do Trabalho
  - Capítulo VII – Da Previdência Social
  - Capítulo VIII – Da Assistência Social
  - Capítulo IX – Da Habitação
  - Capítulo X – Do Transporte
- Título III – Das Medidas de Proteção
  - Capítulo I – Das Disposições Gerais
  - Capítulo II – Das Medidas Específicas de Proteção
- Título IV – Da Política de Atendimento ao Idoso
  - Capítulo I – Disposições Gerais
  - Capítulo II – Das Entidades de Atendimento ao Idoso
  - Capítulo III – Da Fiscalização das Entidades de Atendimento
  - Capítulo IV – Das Infrações Administrativas
  - Capítulo V – Da Apuração Administrativa de Infração às Normas de Proteção à Pessoa Idosa
  - Capítulo VI – Da Apuração Judicial de Irregularidades em Entidade de Atendimento
- Título V – Do Acesso à Justiça
  - Capítulo I – Disposições Gerais
  - Capítulo II – Do Ministério Público
  - Capítulo III – Da Proteção Judicial dos Interesses Difusos, Coletivos e Individuais Indisponíveis ou Homogêneos
- Título VI – Dos Crimes
  - Capítulo I – Disposições Gerais
  - Capítulo II – Dos Crimes em Espécie
- Título VII – Disposições Finais e Transitórias

Principais tópicos

A seguir, são ressaltados alguns artigos do Estatuto como principais norteadores dos direitos da Pessoa Idosa.

> **Art. 1º** *É instituído o Estatuto da Pessoa Idosa, destinado a regular os direitos assegurados às pessoas com idade igual ou superior a 60 (sessenta) anos.*

- É o primeiro avanço: fixar em lei que a pessoa humana, ao atingir cronologicamente a idade de 60 (sessenta) anos, é nominada e teria a proteção da lei. Surge o sujeito com direitos e deveres específicos. E agora, com a denominação e com a prioridade especial a partir dos 80 (oitenta) anos, atinge-se outro patamar de proteção.

> **Art. 3º** *É obrigação da família, da comunidade, da sociedade e do poder público assegurar à pessoa idosa, com absoluta prioridade, a efetivação do direito à vida, à saúde, à alimentação, à educação, à cultura, ao esporte, ao lazer, ao trabalho, à cidadania, à liberdade, à dignidade, ao respeito e à convivência familiar e comunitária.*

- Trata-se da importância da rede de proteção ao vulnerável, bem como dos princípios da absoluta prioridade e da prioridade especial para as pessoas com idade igual ou acima dos 80 (oitenta) anos. O atendimento prioritário junto aos órgãos públicos e privados foi de um avanço inestimável para a população idosa.

> **Art. 4º** *Nenhuma pessoa idosa será objeto de qualquer tipo de negligência, discriminação, violência, crueldade ou opressão, e todo atentado aos seus direitos, por ação ou omissão, será punido na forma da lei.*

- Além da conscientização sobre o que é descaso para com a pessoa idosa, o artigo destaca ser crime agir assim ou se omitir. Em destaque, o dever de todo cidadão no art. 6º da lei:

> **Art. 6º** *Todo cidadão tem o dever de comunicar à autoridade competente qualquer forma de violação a esta Lei que tenha testemunhado ou de que tenha conhecimento.*
> **Art. 7º** *Os Conselhos Nacional, Estaduais, do Distrito Federal e Municipais da Pessoa Idosa, previstos na Lei n. 8.842, de 4 de janeiro de 1994, zelarão pelo cumprimento dos direitos da pessoa idosa, definidos nesta Lei.*

- Aqui se dá destaque para os Conselhos e a forma de atuação deles.

> **Art. 10.** *É obrigação do Estado e da sociedade assegurar à pessoa idosa a liberdade, o respeito e a dignidade, como pessoa humana e sujeito de direitos civis, políticos, individuais e sociais, garantidos na Constituição e nas leis.*

- Nos respectivos parágrafos e incisos, definem-se os direitos assegurados no *caput*.

> **Art. 12.** *A obrigação alimentar é solidária, podendo a pessoa idosa optar entre os prestadores.*

- Esse artigo reforça a obrigação dos familiares em dividir e arcar com os cuidados, aqui focando na ajuda financeira no alimentar.

> **Art. 15.** *É assegurada a atenção integral à saúde da pessoa idosa, por intermédio do Sistema Único de Saúde (SUS), garantindo-lhe o acesso universal e igualitário, em conjunto articulado e contínuo das ações e serviços, para a prevenção, promoção, proteção e recuperação da saúde, incluindo a atenção especial às doenças que afetam preferencialmente as pessoas idosas.*

- Os demais parágrafos, incisos e artigos discriminam e orientam na forma de como esse direito à saúde deve ser usufruído.

> **Art. 20.** *A pessoa idosa tem direito a educação, cultura, esporte, lazer, diversões, espetáculos, produtos e serviços que respeitem sua peculiar condição de idade.*

- Com exceção do art. 22, que foca nos currículos da educação formal, os demais artigos visam inserir as pessoas idosas na educação, cultura, esportes e lazer, inclusive com descontos na aquisição de ingressos.

> **Art. 26.** *A pessoa idosa tem direito ao exercício de atividade profissional, respeitadas suas condições físicas, intelectuais e psíquicas.*

- Aqui está um verdadeiro desafio: essa questão da empregabilidade da pessoa idosa.

> **Art. 29.** *Os benefícios de aposentadoria e pensão do Regime Geral da Previdência Social observarão, na sua concessão, critérios de cálculo que preservem o valor real dos salários sobre os quais incidiram contribuição, nos termos da legislação vigente.*

- A aposentadoria é um seguro, um direito, que exige a contrapartida dos segurados.

> **Art. 34.** *Às pessoas idosas, a partir de 65 (sessenta e cinco) anos, que não possuam meios para prover sua subsistência, nem de tê-la provida por sua família, é assegurado o benefício mensal de 1 (um) salário mínimo, nos termos da Loas.*

- O benefício de prestação continuada (BPC) é um benefício assistencial que garante, enquanto preenchidas as condições determinadas pela Assistência Social, o recebimento mensal, no total de 12 parcelas ao ano.

> **Art. 37.** *A pessoa idosa tem direito a moradia digna, no seio da família natural ou substituta, ou desacompanhada de seus familiares, quando assim o desejar, ou, ainda, em instituição pública ou privada.*
>
> **Art. 39.** *Aos maiores de 65 (sessenta e cinco) anos fica assegurada a gratuidade dos transportes coletivos públicos urbanos e semiurbanos, exceto nos serviços seletivos e especiais, quando prestados paralelamente aos serviços regulares.*

- A gratuidade do transporte ainda apresenta algumas especificidades.

> **Art. 43.** *As medidas de proteção à pessoa idosa são aplicáveis sempre que os direitos reconhecidos nesta Lei forem ameaçados ou violados.*
>
> **Art. 71.** *É assegurada prioridade na tramitação dos processos e procedimentos e na execução dos atos e diligências judiciais em que figure como parte ou interveniente pessoa com idade igual ou superior a 60 (sessenta) anos, em qualquer instância.*
>
> **Art. 74.** *Compete ao Ministério Público:*
>
> *instaurar o inquérito civil e a ação civil pública para a proteção dos direitos e interesses difusos ou coletivos, individuais indisponíveis e individuais homogêneos da pessoa idosa;*
>
> *promover e acompanhar as ações de alimentos, de interdição total ou parcial, de designação de curador especial, em circunstâncias que justifiquem a medida e oficiar em todos os feitos em que se discutam os direitos das pessoas idosas em condições de risco;*
>
> *atuar como substituto processual da pessoa idosa em situação de risco, conforme o disposto no art. 43 desta Lei;*

- As medidas protetivas, a prioridade na tramitação de ações judiciais e procedimentos e o Ministério Público como interveniente conferem maior proteção ao direito da Pessoa Idosa.

A promulgação do Estatuto trouxe à população idosa uma segurança jurídica em inúmeros sentidos e caminhos, principalmente norteando as políticas públicas e sociais para essa faixa etária.

CONSIDERAÇÕES FINAIS

Em 1º de outubro de 2023, o Estatuto da Pessoa Idosa completou 20 anos. A lei já está em vigor, portanto, há mais de duas décadas e, indubitavelmente, sua promulgação no ano de 2003 acelerou e muito todas as determinações futuras.

Um exemplo disso é que, no ano de 2016, ocorreu a criação da Secretaria Nacional de Promoção e Defesa dos Direitos da Pessoa Idosa (SNPDI),[17] na esfera do Ministério dos Direitos Humanos. A SNPDI garante ao Estatuto uma condição mais fortalecida, e o Conselho Nacional dos Direitos da Pessoa Idosa (CNDI)[18] passa a ter uma representação com melhor interlocução.

Os dados colecionados junto ao Disque 100[19] auxiliam os diversos atores na melhoria e no direcionamento das políticas-públicas.

Estamos, no nosso modesto entendimento, progredindo na disseminação dos direitos e deveres da população idosa, mas nos resta um longo caminho a ser percorrido. Essa explosão demográfica, prevista em meados do século passado, poderia ter sido mais bem preparada. O terreno é arenoso e árido, mas o Estatuto promulgado e vigente permanece. As alterações foram salutares, a essência está mantida.

Alguns direitos estão incorporados na sociedade, como: recebimento do BPC; assento preferencial nos transportes; fila preferencial nos atendimentos públicos e privados; prioridade especial; vagas preferenciais nos estacionamentos; prioridade no recebimento da restituição do Imposto de Renda; cursos e programas de extensão pelas instituições de educação superior; descontos de pelo menos 50% nas atividades culturais e de lazer, com acesso preferencial aos respectivos locais; denúncias pelo Disque 100, garantindo o anonimato; entre outros progressos.

Obviamente, os direitos da pessoa idosa, em sua maioria, ainda dependem de regulamentação e implantação, pois demandam orçamento, implantação e avaliações periódicas das respectivas políticas públicas para os ajustes necessários, a fim de que sejam exitosos.

A divulgação do Estatuto, buscando-se a real efetividade para a população idosa, é o maior desafio. E, para nós, o pilar mais importante é a via da educação, iniciando-se pela criança, que será o idoso no futuro. Nesse diapasão, finalizamos destacando o texto de seu art. 22:

> **Art. 22.** *Nos currículos mínimos dos diversos níveis de ensino formal serão inseridos conteúdos voltados ao processo de envelhecimento, ao respeito e à valorização da pessoa idosa, de forma a eliminar o preconceito e a produzir conhecimentos sobre a matéria.*

Desde os primeiros anos, o conhecimento acumulado sobre o processo de envelhecimento deve ser disseminado entre os mais jovens, para que possam envelhecer com mais qualidade de vida e dignidade humana.

Essa tarefa, de adquirir e disseminar o conhecimento dos direitos e deveres do Estatuto da Pessoa Idosa, é dever de todos nós. Quanto mais pessoas tiverem essa empatia intergeracional, mais a mantença do cuidado para com o idoso será difundida e aceita, eliminando-se o preconceito.

Afinal, a Pessoa Idosa é o jovem que deu certo.

Referências bibliográficas

1. Organização das Nações Unidas (ONU). Declaração Universal dos Direitos Humanos, de 1948 [acesso em 11 jun. 2023]. Disponível em: https://www.unicef.org/brazil/declaracao-universal-dos-direitos-humanos.
2. Universidade Federal do Rio Grande do Sul (UFRGS). Plano de Ação Internacional de Viena sobre o Envelhecimento, de 1982 [acesso em 11 jun. 2023]. Disponível em: https://www.ufrgs.br/e-psico/index.php/plano-de-acao-internacional-de-viena-sobre-o-envelhecimento/.
3. World Assembly on Ageing, 2, Madrid, 2002. Ageing in Spain: Second World Assembly on Ageing, [Madrid] April 2002 / coord. Mayte Sancho Castiello [et al]. - Madrid: Institute of Migrations and Social Services, 2002.
4. Brasil. Constituição da República Federativa do Brasil, de 1988 [acesso em 11 jun. 2023]. Disponível em: https://www.planalto.gov.br/ccivil_03/constituicao/constituicao.htm.
5. Brasil. Lei n. 8.742, de 1993 [acesso em 11 jun. 2023]. Disponível em: https://www.planalto.gov.br/ccivil_03/leis/l8742.htm.
6. Brasil. Lei n. 8.842, de 1994 [acesso em 11 jun. 2023]. Disponível em: https://www.planalto.gov.br/ccivil_03/leis/l8842.htm.
7. Brasil. Lei n. 10.741, de 2003 [acesso em 11 jun. 2023]. Disponível em: https://www.planalto.gov.br/ccivil_03/leis/2003/l10.741.htm.
8. Nogueira R. Curso de introdução ao estudo do direito. 3. ed. rev. Edições Ciência Jurídica; 1996. p. 19.
9. Nogueira R. Curso de introdução ao estudo do direito. 3. ed. rev. Edições Ciência Jurídica; 1996. p. 34.
10. Brasil. Câmara dos Deputados. Projeto de Lei n. 3.561, de 1997 [acesso em 18 out. 2023]. Disponível em: https://www.camara.leg.br/proposicoesWeb/fichadetramitacao?idProposicao=19849.

11. Brasil. Câmara dos Deputados. Comissão especial destinada a apreciar e proferir parecer ao projeto de Lei n. 3.561, de 1997, que "dispõe sobre o estatuto do idoso e dá outras providências" e aos apensados. (Estatuto do Idoso) Projeto de Lei n. 3.561, de 1997. Apensos: PLs nºs 00183, de 1999, 00942, de 1999, 02420/2000, 02421/2000, 02426/2000, 02427/2000,02638/2000 [acesso em 18 out. 2023]. Disponível em: https://www.camara.leg.br/proposicoesWeb/prop_mostrarintegra?codteor=24431&filename=Tramitacao-PL%203561/1997.
12. Brasil. Câmara dos Deputados. Projeto de Lei n. 3.646-a, de 2019 [acesso em 18 out. 2023]. Disponível em: https://www.camara.leg.br/proposicoesWeb/prop_mostrarintegra?codteor=1796056.
13. Ordem dos Advogados do Brasil (OAB). Seção de São Paulo. Gabinete da Presidência. Portaria n. 657/16/PR, de 8 de agosto de 2016.
14. Brasil. Câmara dos Deputados. Projeto de Lei n. 6.350, de 2013 [acesso em 18 out. 2023]. Disponível em: https://www.camara.leg.br/proposicoesWeb/prop_mostrarintegra?codteor=1207246&filename=Tramitacao-PL%206350/2013.
15. Brasil. Câmara dos Deputados. Projeto de Lei n. 3.575/2012 [acesso em 19 out. 2023]. Disponível em: https://www.camara.leg.br/proposicoesWeb/prop_mostrarintegra?codteor=976140&filename=Tramitacao-PL%203575/2012.
16. Brasil. Câmara dos Deputados. Projeto de Lei n. 3.575/2012 [acesso em 19 out. 2023]. Disponível em: https://www.camara.leg.br/proposicoesWeb/prop_mostrarintegra?codteor=1330501&filename=Tramitacao-PL%203575/2012.
17. Brasil. Lei n. 13.345, de 10 de outubro de 2016 [acesso em 19 out. 2023]. Disponível em: https://www.planalto.gov.br/ccivil_03/_Ato2015-2018/2016/Lei/L13345.htm.
18. Brasil. Decreto n. 4.227, de 13 de maio de 2002 [acesso em 19 out. 2023]. Disponível em: https://www.planalto.gov.br/ccivil_03/decreto/2002/D4227.htm.
19. Brasil. Disque 100. [acesso em 19 out. 2023]. Disponível em: https://www.gov.br/mdh/pt-br/acesso-a-informacao/disque-100/disque-100.

43 Violência contra a pessoa idosa

Maria Emiliana Carvalho Herrmann

INTRODUÇÃO

Quando o assunto é prevenção e enfrentamento de situações de violência, o corriqueiro tem sido eleger uma data ou um mês do ano em que debates, publicações, entrevistas e até projetos de lei são apresentados como mecanismos de alerta e atenção especial a determinado grupo de nossa sociedade. Com a categoria "população idosa" não tem sido diferente e, desde que a Assembleia Geral das Nações Unidas estabeleceu, em 2006, a data de 15 de junho como o Dia Mundial de Conscientização da Violência contra a Pessoa Idosa, também no Brasil o período vem sendo destacado para refletir sobre esse fenômeno que atenta contra os direitos humanos e a dignidade dessa população.

Este capítulo tratará de mostrar alguns dos impactos da violência praticada contra a população idosa, com a indicação dos tipos de agressões mais noticiados e as possíveis medidas de minoração das situações de risco.

CONCEITO E TIPOLOGIA

Inicialmente, para que se possa falar de violência, suas formas de manifestação e de como combatê-la, é essencial compreender a dimensão do seu significado. A importância da definição do termo, ao mesmo tempo que permite identificar situações de agressão escamoteadas pela suposta aceitabilidade cultural, também evita a responsabilização infundada e aleatória de toda e qualquer ação.

A construção do conceito de violência no Brasil passou por algumas etapas ao longo dos últimos anos. O Estatuto do Idoso (Lei Federal n. 10.741, de 2003, que garante direitos aos maiores de 60 anos e impõe obrigações ao Estado e à sociedade na sua concretização) define violência como "qualquer ação ou omissão praticada em local público ou privado que lhe cause morte, dano ou sofrimento físico ou psicológico" (art. 19, § 1º). Essa redação alterou, em 2011, o texto original do artigo mencionado que, até então, utilizava, no lugar de violência, o termo "maus-tratos".[1]

Ocorre que o vocábulo "maus-tratos" – na definição elaborada pela Rede Internacional para a Prevenção dos Maus-Tratos contra o Idoso* e adotada pela Organização das Nações Unidas (ONU) – era utilizado tão somente para identificar os atos e as omissões causadores de dano ou aflição à pessoa idosa ocorridos dentro das relações de **expectativa de confiança**; ou seja, as agressões consideradas para fins de reconhecimento de vulnerabilidade e risco do idoso seriam aquelas praticadas no seio da família ou no convívio com pessoas próximas.

Sabendo-se que essas situações não se limitavam aos domicílios onde viviam os idosos – ainda que neles se concentre, até hoje, a maior gama de violação de direitos dessa população –, a opção pelo termo "violência" foi incorporada ao Estatuto do Idoso, desvinculando, portanto, as ações de abuso ao tipo de vínculo (se de confiança ou não) entre o agressor e a vítima.

Interessante notar que, no âmbito internacional, se a ONU ainda seguia a definição restrita de "maus-tratos" aqui mencionada, a sua compreensão foi ampliada e atualizada pela Convenção Interamericana sobre a Proteção dos Direitos Humanos dos Idosos, da Organização dos Estados Americanos (OEA). Segundo esse instrumento, maus-tratos é toda "ação ou omissão, única ou repetida, contra um idoso, a qual produz danos em sua integridade física, psíquica e moral e vulnera o gozo ou exercício de seus direitos humanos e liberdades fundamentais, **independentemente de que ocorra em uma relação de confiança**"[2] (grifo nosso).

Superada essa divergência conceitual, o desafio seguinte envolveu a categorização das formas de violência. É preciso dizer, desde já, que não existe um rol fechado de ações de violência contra a pessoa idosa ou qualquer outro indivíduo. O Estatuto do Idoso, apesar de não apresentar uma tipologia padronizada, definiu vários crimes contra a pessoa idosa, todos eles de alguma maneira relacionados com algum tipo de agressão:

* A Rede Internacional de Prevenção de Maus-Tratos às Pessoas Idosas (RIPMTPI), fundada em 1997, é uma organização não governamental que tem como objetivos, por um lado, aumentar a consciência pública mundial para o fenômeno da violência sobre a pessoa idosa e, por outro, promover a educação e a formação de profissionais que possam identificar, tratar e prevenir o problema.

abandono, exposição a perigo, discriminação, recusa ou retardo na prestação de assistência à saúde, apropriação de bens ou rendimentos, retenção de cartão de conta bancária, coação para outorga de procuração, entre outros.

No plano internacional, a já mencionada Convenção Interamericana é, sem dúvida, o texto com mais abrangência na especificação das formas de violência a que estão sujeitos os indivíduos de mais idade. Ao garantir o direito a uma vida em segurança, o tratado define, em seu art. 9º, violência como qualquer ação ou conduta que cause morte, dano ou sofrimento físico, sexual ou psicológico, compreendendo, **entre outros**, diversos tipos de abuso, incluindo o financeiro e patrimonial, os maus-tratos físicos, sexuais ou psicológicos, a exploração do trabalho, a expulsão da pessoa de sua comunidade, assim como toda e qualquer forma de abandono ou negligência, que tenha lugar no âmbito familiar ou que seja perpetrado ou tolerado pelo Estado ou seus agentes.[2]

Fugiria do propósito deste trabalho discorrer sobre cada uma das formas de violência. Aqui vale destacar, todavia, a ressalva feita pela Convenção, no sentido de que não existe taxatividade quanto aos tipos de violência possíveis de serem praticados contra a pessoa idosa.

Assim é, por exemplo, com a violência social. O termo, inicialmente apresentado pelo Plano de Ação para o Enfrentamento da Violência contra a Pessoa Idosa em 2005,[3] faz referência ao processo de exclusão e não reconhecimento da pessoa idosa como sujeito de direitos. Esse tipo de violência, não exatamente previsto nos textos legislativos, decorre da própria maneira como a sociedade e o Estado tratam a pessoa idosa, estigmatizando-a como descartável e inútil à lógica da política neoliberal.

Em tempos de subtração de direitos – que não é senão umas das expressões institucionais da violência social –, é a população idosa uma das que mais sofrem com as consequências do descaso estatal. Medidas que retiram direitos conquistados ao longo dos anos – como ocorreu em 2020 com o transporte gratuito na cidade de São Paulo para os maiores de 60 anos e menores de 65 anos (por meio do Decreto n. 60.037/2020,[4] felizmente revogado em 2022) – intensificam os abismos e as desigualdades sociais e constituem verdadeiros motores de uma violência pouco debatida.

Apenas para dar mais um exemplo, foi aprovado na Assembleia Legislativa de São Paulo o Projeto de Lei n. 300/2020[5] que, sob o argumento de estender o benefício da meia-entrada a toda a população, extinguiu o direito de acesso à cultura antes assegurado às camadas mais vulneráveis, entre elas a população idosa. A proposição legislativa é um verdadeiro escárnio: ao "garantir" o benefício do pagamento de meia-entrada para pessoas com idade entre 0 e 99 anos, o projeto não só ignorou o próprio conceito de igualdade material (segundo a máxima de que se deve tratar de forma desigual indivíduos econômica, cultural e socialmente desiguais), como também, por via indireta, eliminou o próprio benefício. Ora, dizer que todos têm direito à meia-entrada é o mesmo que dizer que ninguém o tem; afinal, segundo a lógica apresentada na justificativa do projeto, o mercado estará livre para regular os preços como bem entender, podendo compensar a "meia-entrada para todos" com o aumento dos ingressos de modo geral.

Felizmente, o projeto de lei foi vetado pelo Governador de São Paulo e, ainda que as razões do veto tenham sido muito mais pela discrepância formal da propositura do que pelo mérito propriamente dito (de acordo com as regras de competência legislativa, o projeto estadual estava em desconformidade com a legislação federal), ao menos por enquanto continua em vigor o instituto da meia-entrada em espetáculos artístico-culturais e esportivos para idosos, pessoas com deficiência, estudantes e jovens de 15 a 29 anos comprovadamente carentes.

Outro tipo de abuso pouco discutido, mas que vem sendo apontado dentro do conceito de violência, é a ingerência dos filhos, face aos seus pais ou mães idosos, para impedir que estes tenham uma vida sexual ativa.[6] Essa interferência é também comum nas instituições de longa permanência, onde nem sempre é permitido o contato íntimo entre os residentes ou entre os residentes e seus companheiros de fora da instituição. Existe, de fato, uma falsa ideia disseminada entre a população de que os velhos são ou deveriam ser assexuados, o que configura exemplo claro de preconceito e abuso de poder.

Por fim, mas sem pretender esgotar o tema da tipologia, a violência institucional, assim entendida como aquela praticada por ação ou omissão de agentes públicos no exercício de suas funções, foi destaque de um artigo publicado no Portal do Envelhecimento, na data de 23 de novembro de 2021, intitulado "Fogo Cruzado: 21 idosos vítimas de bala perdida em 2021 no RJ".[7] Segundo as informações apresentadas, naquele ano já haviam sido contabilizadas mais de 100 vítimas de bala perdida no Rio de Janeiro, sendo que, desse total, 25 eram pessoas com mais de 60 anos, um número quatro vezes maior que o das vítimas crianças. Não se trata de comparar tragédias, mas é significativo que não haja notícia e nem comoção social diante do fato de que uma grande parcela das vítimas baleadas pelos fuzis da polícia militar carioca é composta por pessoas idosas.

Ainda que alarmantes os registros de aumento de violência catalogados durante o ano de 2020, importante frisar que a violência contra a pessoa idosa já era um assunto de saúde muito antes de vivenciarmos a pandemia da Covid-19.

Segundo o art. 19 do Estatuto do Idoso, os casos de suspeita de violência ou confirmação de violência praticada contra idosos **serão objeto de notificação compulsória pelos serviços de saúde** públicos e privados à autoridade sanitária, bem como obrigatoriamente comunicados **por eles** à autoridade policial, ao Ministério Público ou aos Conselhos Municipal, Estadual ou Nacional do Idoso.

A denúncia de agressão ao idoso pelos agentes de saúde, portanto, não é uma opção, mas uma exigência do sistema de proteção. As consequências da omissão resultam em infração administrativa, a ser apurada em procedimento próprio, podendo culminar na condenação do profissional omisso ao pagamento de penas pecuniárias (art. 57 do Estatuto do Idoso). Tal a importância dessa incumbência, que existe um projeto de lei em trâmite na Câmara dos Deputados (Projeto de Lei n. 3.295/2021)[8] estendendo aos prestadores de serviços socioassistenciais a compulsoriedade da notificação à autoridade sanitária dos casos de suspeita ou confirmação de violência praticada contra idosos.

Se na lei há previsão quanto à necessidade dessas notificações, a prática mostra que a norma tem sua razão de ser. Segundo dados apresentados pelo Ministério da Mulher, da Família e dos Direitos Humanos, em 2019 as denúncias de violência contra a pessoa idosa representavam 30% do total de denúncias de violações de direitos humanos recebidas pelo canal telefônico disponibilizado pelo Governo Federal (Disque 100), totalizando 48,5 mil registros. Em 2018, esse número não havia ultrapassado as 38 mil denúncias. Com esses dados, é possível constatar que as pessoas idosas representam a segunda parcela da população mais vulnerável à violência, atrás somente das crianças e adolescentes.[3]

As medidas de isolamento social impostas pela pandemia da Covid-19, ainda que essenciais para a diminuição do contágio do vírus, acabou aumentando o número de agressões das mais variadas formas contra a pessoa idosa, principalmente nas relações intrafamiliares. No ano de 2020, esse aumento foi de 53% em relação ao ano anterior, ultrapassando o total de 77 mil denúncias.[9]

A restrição de convívio social, a permanência ininterrupta dentro de um ambiente familiar com várias pessoas e pouco espaço, a proibição de visitação dos idosos nas instituições de acolhimento e a convivência contínua e sem alternância com cuidadores externos foram alguns dos fatores que contribuíram para o aumento das denúncias registradas.

Além da negligência, manifestada pela omissão ou recusa de cuidados devidos e necessários aos idosos, da violência psicológica, caracterizada principalmente por agressões verbais ou gestuais, e da própria violência física, os casos de abuso patrimonial e financeiro foram objeto de preocupação específica no período de pandemia.

A partir de um ofício encaminhado ao Conselho Nacional de Justiça (CNJ) pelo Ministério da Mulher, da Família e dos Direitos Humanos, informando que dados do canal Disque 100 apontavam que os casos de violência patrimonial contra a pessoa idosa, em 2019, haviam tido um aumento de 19% e que, em 2020, com o isolamento social, a situação fora agravada, o CNJ editou a Recomendação n. 46, de junho de 2020,[10] com orientações aos serviços notariais e de registro do Brasil no sentido de adotarem medidas preventivas para coibir a prática de abusos contra pessoas idosas durante o período de Emergência em Saúde Pública de Importância Nacional (ESPIN).

Entre as ações recomendadas, destaca-se a realização de diligências para prevenir abusos nos casos de antecipação de herança, movimentação indevida de contas bancárias, venda de imóveis, mau uso ou ocultação de fundos, bens ou ativos e qualquer outra hipótese relacionada à exploração inapropriada ou ilegal de recursos financeiros e patrimoniais sem o devido consentimento do idoso.

Outro fato, constatado naquele período e que reflete a violência decorrente da discriminação etária, ocorreu na cidade de Sertanópolis, no Paraná. O Prefeito local editou o Decreto Municipal n. 69/2020, de 16 de abril de 2020,[11] que condicionava a entrada de idosos em estabelecimentos comerciais considerados essenciais à comprovação de que eles não tinham familiares ou conhecidos que pudessem realizar as suas compras. No intuito de proteger a população mais vulnerável da contaminação pelo vírus, o ato legislativo, ao impedir de maneira radical o acesso da pessoa de mais de 60 anos a uma farmácia ou ao mercado, acirrou o preconceito em relação a esses indivíduos, privando-os de itens essenciais à sua sobrevivência.

Retomando as estatísticas, é preciso ressalvar que o aumento do número de denúncias registradas e divulgadas pelos órgãos estatais pode não corresponder à realidade das situações de violência praticadas no país. Exatamente porque a maior parte das agressões contra a pessoa idosa ocorrem dentro do próprio domicílio (ou na casa de um parente), há uma clara subnotificação dos casos de violência encaminhados às autoridades competentes.

Seja por medo de iniciar uma investigação contra um ente familiar e de quem depende, ou simplesmente por não reconhecer as agressões sofridas (é comum casos de violência passarem despercebidos pela vítima, num processo de negação ou internalização dos abusos), o fato é que o número de denúncias dificilmente reflete a verdade.

Daí a importância de os órgãos do sistema de saúde e da assistência social estarem capacitados para identificar sinais de violência contra a pessoa idosa, tanto as físicas quanto as psicológicas. Junte-se a isso a necessidade de divulgação de informação clara e precisa à população a respeito dos canais de acesso e comunicação de situações de violação de direitos, sem os quais não será possível a atuação dos órgãos de proteção.

MEDIDAS DE ENFRENTAMENTO

Falar de medidas de enfrentamento à violência é falar sobre a redução de desigualdade social. Qualquer política pública que almeje diminuir os casos de agressão contra a população idosa precisa ser refletida obrigatoriamente a partir de ações que garantam uma vida digna a esses indivíduos.

Facilitar o acesso da população idosa aos serviços de saúde, de assistência e à rede de proteção (delegacias especializadas, conselhos do idoso, associações, Ministério Público, Defensoria Pública) é essencial para a identificação de situações de maior vulnerabilidade. Ao mesmo tempo, como estratégia para a prevenção e a redução da violência, é preciso capacitar os agentes de saúde e da assistência social, a fim de que possam identificar comportamentos suspeitos, desorientação, recusa em falar, sonolência excessiva, perda de peso ou desnutrição ou outros sinais indicadores de possíveis violências praticadas contra a pessoa idosa.[12] Ademais, no plano do acesso à Justiça, deve-se pensar no desenvolvimento de ferramentas para a solução de conflitos fora do Poder Judiciário – a exemplo da mediação –, as quais são muito mais eficazes no estreitamento dos vínculos familiares e, portanto, na prevenção de violação de direitos.[13]

Em contrapartida, é de rigor a ampliação dos equipamentos sociais já existentes para a concretização dos direitos assegurados à população idosa. Em entrevista concedida ao Jornal da USP,[3] a professora Bibiana Graeff, da Escola de Artes, Ciências e Humanidades (EACH) da USP Leste, menciona, a título de exemplo, a necessidade de diversificar os moldes de moradias para a vida independente dos idosos no país, sem desconsiderar, evidentemente, a importância do investimento público para o aumento do número de instituições de longa permanência governamentais necessárias ao atendimento da população idosa de baixa renda.

No plano legislativo, não faltam projetos de lei direcionados à proteção da população idosa. Um exemplo é o Projeto de Lei n. 172/2021,[14] apresentado e aprovado naquele ano pela Comissão dos Direitos da Pessoa Idosa da Câmara dos Deputados. Esse projeto criou o Sistema Nacional de Proteção ao Idoso, composto por um cadastro eletrônico com a identificação da população idosa brasileira, sua caracterização socioeconômica e as barreiras que impedem a realização de seus direitos. Os dados documentados nesse cadastro servem para formulação, gestão, monitoramento e avaliação das políticas públicas para a pessoa idosa.

Outras iniciativas de lei, a exemplo do Projeto de Lei n. 4.626/2020,[15] tiveram por objetivo o aumento das penas impostas para determinados crimes praticados contra a pessoa idosa. Ainda que este não seja um caminho capaz de conter ou impedir a violência (o endurecimento do sistema de justiça criminal, seja aumentando as penas já previstas, seja criando novos tipos penais, não tem sido efetivo na redução do crime), a justificativa dessas proposições é fundamentada nos índices de abandono e violência noticiados durante a pandemia.

CONSIDERAÇÕES FINAIS

Em terras nacionais, nos últimos anos, o que se viu foi o escalonamento de denúncias de violação de direitos dos indivíduos mais velhos, impondo aos nossos gestores, legisladores e à própria sociedade a obrigação de um olhar atento aos idosos vulneráveis, cada vez mais marginalizados, estigmatizados e excluídos.

Referências bibliográficas

1. Presidência da República. Casa Civil. Subchefia para Assuntos Jurídicos. Lei n. 12.461, de 26 de julho de 2011. Altera a Lei n. 10.741, de 1º de outubro de 2003, para estabelecer a notificação compulsória dos atos de violência praticados contra o idoso atendido em serviço de saúde. Disponível em: http://www.planalto.gov.br/ccivil_03/_ato2011-2014/2011/lei/L12461.htm.
2. Organização dos Estados Americanos (OEA). Convención Interamericana sobre la Protección de los Derechos Humanos de las Personas Mayores. [acesso em 12 dez. 2021]. Disponível em: https://www.oas.org/es/sla/ddi/docs/tratados_multilaterales_interamericanos_A-70_derechos_humanos_personas_mayores.pdf.
3. Universidade de São Paulo (USP). Aumento de casos de violência contra idosos demonstra falta de políticas públicas. Jornal da USP. 6 ago. 2021 [acesso em 11 dez. 2021]. Disponível em: https://jornal.usp.br/atualidades/aumento-de-casos-de-violencia-contra-idosos-demonstra-a-falta-de-politicas-publicas/.
4. Prefeitura de São Paulo. Decreto n. 60.037, de 30 de dezembro de 2020. Altera o Decreto n. 58.639, de 22 de fevereiro de 2019, que consolida e atualiza as normas

sobre o Bilhete Único. [acesso em 11 dez. 2021]. Disponível em: https://app-plpconsulta-prd.azurewebsites.net/Forms/MostrarArquivo?ID=6526&TipArq=1.

5. Assembleia Legislativa de São Paulo. Projeto de Lei n. 300/2020, de 29 de abril de 2020. Assegura o benefício do pagamento de meia-entrada para as pessoas com idade entre 0 (zero) e 99 (noventa e nove) anos. [acesso em 10 dez. 2021]. Disponível em: https://www.al.sp.gov.br/propositura/?id=1000323259.
6. Portal do Envelhecimento e Longeviver. Junho Violeta contra a violência à pessoa idosa. 5 jun. 2021 [acesso em 10 dez. 2021]. Disponível em: https://www.portaldoenvelhecimento.com.br/junho-violeta-contra-a-violencia-a-pessoa-idosa/.
7. Portal do Envelhecimento e Longeviver. Fogo Cruzado: 21 idosos vítimas de bala perdida em 2021 no RJ. 23 nov. 2021 [acesso em 10 dez. 2021. Disponível em: https://www.portaldoenvelhecimento.com.br/fogo-cruzado-21-idosos-vitimas-de-bala-perdida-em-2021-no-rj/.
8. Câmara dos Deputados. Deputada Federal Daniela do Waguinho. Projeto de Lei n. 3.295, de 2021. Dispõe sobre a notificação compulsória pelos serviços socioassistenciais à autoridade sanitária de casos de suspeita ou confirmação de violência praticada contra idosos. [acesso em 10 dez. 2021]. Disponível em: https://www.camara.leg.br/proposicoesWeb/fichadetramitacao?idProposicao=2300170.
9. Ministério da Mulher, Família e dos Direitos Humanos. Painel de Dados da Ouvidoria Nacional de Direitos Humanos. [acesso em 10 dez. 2021]. Disponível em: https://www.gov.br/mdh/pt-br/ondh/paineldedadosdaondh/copy_of_dados-atuais-2021.
10. Conselho Nacional de Justiça. Recomendação n. 46, de 22 junho de 2020 [acesso em 11 dez. 2021]. Disponível em: https://atos.cnj.jus.br/files/original133900202006235ef205f448e4f.pdf.
11. Prefeitura Municipal de Sertanópolis. Decreto n. 69, de 16 de abril de 2020 [acesso em 13 dez. 2021]. Disponível em: https://www.sertanopolis.pr.gov.br/temp/15122021100949arquivo_DecretoMunicipal_069.pdf.
12. Moraes CL, Marques ES, Ribeiro AP, Souza ER. Violência contra idosos durante a pandemia de Covid-19 no Brasil: contribuições para o seu enfrentamento. Cien Saude Colet [periódico na internet]. Ago. 2020 [acesso em 11 dez. 2021]. Disponível em: http://www.cienciaesaudecoletiva.com.br/artigos/violencia-contra--idosos-durante-a-pandemia-de-covid19-no-brasil-contribuicoes-para-o-seu--enfrentamento/17714?id=17714.
13. Martins ANE. Mediação para idosos em situação de risco. São Paulo: Blucher; 2017.
14. Câmara dos Deputados. Deputado Federal Alexandre Frota. Projeto de Lei n. 172, de 2021. Cria o Sistema Nacional de Proteção ao Idoso. Entre suas finalidades, estão a proteção do idoso em risco de vida e a criação de cadastro regionalizado com dados de pessoas com mais de 60 anos em situação de vulnerabilidade. Torna obrigatório comunicar aos órgãos municipais de proteção e conselhos ligados ao tema casos de abuso e maus-tratos à terceira idade. [acesso em 11 dez. 2021]. Disponível em: https://www.camara.leg.br/propostas-legislativas/2268881.
15. Câmara dos Deputados. Deputado Federal Helio Lopes. Projeto de Lei n. 4.626, de 2020. Altera o Decreto-Lei n. 2.848, de 7 de dezembro de 1940 (Código Penal), para modificar as penas dos crimes de abandono de incapaz e de maus-tratos, e a Lei n. 10.741, de 1º de outubro de 2003 (Estatuto do Idoso), para modificar as penas do crime de exposição a perigo da saúde e da integridade física ou psíquica do idoso. [acesso em 12 dez. 2021. Disponível em: https://www.camara.leg.br/propostas-legislativas/2263017.

44 Proteção jurídica da pessoa idosa

Pérola Melissa Vianna Braga

INTRODUÇÃO CONCEITUAL

A proteção jurídica da pessoa idosa no Brasil ocorre por meio de um conjunto sistemático de leis que têm por objetivo efetivar a garantia de direitos, a preservação da dignidade e a concreta inclusão social de pessoas com 60 anos ou mais.

Esse sistema legislativo, que abrange todo o território nacional, foi construído ao longo das últimas décadas com a missão de consolidar o direito personalíssimo de envelhecer, modificando o comportamento do estado e da sociedade por meio de normas que impõem o reconhecimento do envelhecimento enquanto processo individual e único, mas também como processo social e, portanto, de interesse e responsabilidade coletiva e difusa.

A proteção jurídica da pessoa idosa fundamenta-se no direito ao envelhecimento digno e está alicerçada em vários direitos fundamentais, como direito à vida, direito à saúde, liberdade e segurança, direito à igualdade e à privacidade, bem como à preservação da imagem, da identidade, da autonomia, de valores, ideias e crenças, dos espaços e dos objetos pessoais.

MARCOS LEGAIS EM ORDEM CRONOLÓGICA

No Brasil, o marco legal de proteção jurídica da pessoa idosa é a Constituição Federal de 1988,[1] que estabelece o princípio da reciprocidade entre pais e filhos, determinando que a responsabilidade filial de assistência e amparo pode surgir não só pela velhice (a partir dos 60 anos), mas pela carência e/ou enfermidade, independentemente da idade, ou seja, pela necessidade em si:

> **Art. 229.** *Os pais têm o dever de assistir, criar e educar os filhos menores, e os filhos maiores têm o dever de ajudar e amparar os pais na velhice, carência ou enfermidade.*[1]

A Constituição Federal de 1988 inovou ao absorver o princípio protetivo do Programa de Ação Internacional para Garantia de Segurança Econômica e Social aos Idosos, da Assembleia Geral das Nações Unidas, de 1982, que já ressaltava a importância da inclusão social, da dignidade e do então novíssimo conceito de bem-estar:

> **Art. 230.** *A família, a sociedade e o Estado têm o dever de amparar as pessoas idosas, assegurando sua participação na comunidade, defendendo sua dignidade e bem-estar e garantindo-lhes o direito à vida.*[1]

Em 1994, veio a Política Nacional do Idoso, Lei Federal n. 8.842/1994:

> **Art. 1º** *A política nacional do idoso tem por objetivo assegurar os direitos sociais do idoso, criando condições para promover sua autonomia, integração e participação efetiva na sociedade.*
> **Art. 2º** *Considera-se idoso, para os efeitos desta lei, a pessoa maior de sessenta anos de idade.*
> **Art. 3º** *A política nacional do idoso reger-se-á pelos seguintes princípios:*
> *I – a família, a sociedade e o estado têm o dever de assegurar ao idoso todos os direitos da cidadania, garantindo sua participação na comunidade, defendendo sua dignidade, bem-estar e o direito à vida;*
> *II – o processo de envelhecimento diz respeito à sociedade em geral, devendo ser objeto de conhecimento e informação para todos;*
> *III – o idoso não deve sofrer discriminação de qualquer natureza;*
> *IV – o idoso deve ser o principal agente e o destinatário das transformações a serem efetivadas através desta política;*
> *V – as diferenças econômicas, sociais, regionais e, particularmente, as contradições entre o meio rural e o urbano do Brasil deverão ser observadas pelos poderes públicos e pela sociedade em geral, na aplicação desta lei.*[2]

Toda **Política Nacional** é um compromisso estabelecido pelo poder público federal, ou seja, é uma assunção de responsabilidade pública. A Política Nacional do Idoso (atualizada em 2023 para Política Nacional da

Pessoa Idosa) define o marco etário de proteção (60 anos) e elenca diretrizes, estabelecendo, entre outros deveres públicos: a obrigatoriedade de elaboração de políticas públicas de viabilização de formas alternativas de participação, ocupação e convívio do idoso com as demais gerações; o estabelecimento de mecanismos que favoreçam a divulgação de informações de caráter educativo sobre os aspectos biopsicossociais do envelhecimento; o apoio a estudos e pesquisas sobre as questões relativas ao envelhecimento.

A Política Nacional da Pessoa Idosa também tem o importantíssimo papel de definir competências dos órgãos e entidades públicas nas áreas de assistência social, saúde, educação, previdência social, justiça, habitação, urbanismo, cultura, esporte e lazer.

Em 1999, foi instituída a Política Nacional de Saúde do Idoso, Portaria n. 1.395/1999,[3] do Ministério da Saúde, a qual posteriormente foi revogada e substituída pela atual Política Nacional de Saúde da Pessoa Idosa, aprovada por meio da Portaria n. 2.528/2006[4] do Ministério da Saúde, com a finalidade primordial de recuperar, manter e promover a autonomia e a independência dos indivíduos idosos, direcionando medidas coletivas e individuais de saúde para esse fim, em consonância com os princípios e diretrizes do Sistema Único de Saúde (SUS).

A Política Nacional de Saúde da Pessoa Idosa registra algumas considerações que merecem destaque: o contínuo e intenso processo de envelhecimento populacional brasileiro; o conceito de saúde para o indivíduo idoso, o qual se traduz mais pela sua condição de autonomia e independência do que pela presença ou ausência de doença orgânica; a necessidade de buscar a qualidade da atenção aos indivíduos idosos por meio de ações fundamentadas no paradigma da promoção da saúde; o compromisso brasileiro com a Assembleia Mundial para o Envelhecimento de 2002, cujo resultado, o Plano de Madri, tem por base: a) a participação ativa dos idosos na sociedade, no desenvolvimento e na luta contra a pobreza; b) o fomento à saúde e ao bem-estar na velhice: promoção do envelhecimento saudável; e c) a criação de um entorno propício e favorável ao envelhecimento.

A referida política de saúde reconhece a necessidade de enfrentamento de desafios como:

> *a) a escassez de estruturas de cuidado intermediário ao idoso no SUS, ou seja, estruturas de suporte qualificado para idosos e seus familiares destinadas a promover intermediação segura entre a alta hospitalar e a ida para o domicílio;*

> *b) número insuficiente de serviços de cuidado domiciliar ao idoso frágil previsto no Estatuto do Idoso. Sendo a família, via de regra, a executora do cuidado ao idoso, evidencia-se a necessidade de se estabelecer um suporte qualificado e constante aos responsáveis por esses cuidados, tendo a atenção básica por meio da Estratégia Saúde da Família um papel fundamental;*
> *c) a escassez de equipes multiprofissionais e interdisciplinares com conhecimento em envelhecimento e saúde da pessoa idosa.*[4]

Seguindo a evolução cronológica dos marcos legislativos, em 2002 foi promulgado o atual Código Civil, Lei Federal n. 10.406/2002,[5] que trouxe elementos de proteção jurídica para idosos, principalmente no que se refere à capacidade civil e ao direito a alimentos (art. 1.696). A capacidade civil será tratada neste capítulo em um momento posterior e específico; e a regra do direito alimentar foi absorvida e consolidada pelo Estatuto da Pessoa Idosa, arts. 11 a 14.[6]

Após essas importantes iniciativas legislativas que foram precursoras do Direito do Idoso no Brasil, em 2003 foi promulgado o Estatuto do Idoso (atual Estatuto da Pessoa Idosa), que entrou em vigor em 1º de janeiro de 2004, por meio da Lei Federal n. 10.741/2003.[6]

O Estatuto, com sua linguagem acessível, veio para unificar grande parte da legislação técnica já existente, definir responsabilidades da família, da comunidade, da sociedade e do poder público em relação aos idosos e trazer elementos específicos de proteção à pessoa idosa, alterando inclusive artigos do Código Penal, no que se refere aos crimes cometidos contra essa população.

> **Art. 2º** *A pessoa idosa goza de todos os direitos fundamentais inerentes à pessoa humana, sem prejuízo da proteção integral de que trata esta Lei, assegurando-se-lhe, por lei ou por outros meios, todas as oportunidades e facilidades, para preservação de sua saúde física e mental e seu aperfeiçoamento moral, intelectual, espiritual e social, em condições de liberdade e dignidade.*
> **Art. 3º** *É obrigação da família, da comunidade, da sociedade e do poder público assegurar à pessoa idosa, com absoluta prioridade, a efetivação do direito à vida, à saúde, à alimentação, à educação, à cultura, ao esporte, ao lazer, ao trabalho, à cidadania, à liberdade, à dignidade, ao respeito e à convivência familiar e comunitária.*
> *§ 1º A garantia de prioridade compreende:*

I – atendimento preferencial imediato e individualizado junto aos órgãos públicos e privados prestadores de serviços à população;
II – preferência na formulação e na execução de políticas sociais públicas específicas;
III – destinação privilegiada de recursos públicos nas áreas relacionadas com a proteção à pessoa idosa;
IV – viabilização de formas alternativas de participação, ocupação e convívio da pessoa idosa com as demais gerações;
V – priorização do atendimento da pessoa idosa por sua própria família, em detrimento do atendimento asilar, exceto dos que não a possuam ou careçam de condições de manutenção da própria sobrevivência;
VI – capacitação e reciclagem dos recursos humanos nas áreas de geriatria e gerontologia e na prestação de serviços às pessoas idosas;
VII – estabelecimento de mecanismos que favoreçam a divulgação de informações de caráter educativo sobre os aspectos biopsicossociais de envelhecimento;
VIII – garantia de acesso à rede de serviços de saúde e de assistência social locais.
[...]
Art. 4º *Nenhuma pessoa idosa será objeto de qualquer tipo de negligência, discriminação, violência, crueldade ou opressão, e todo atentado aos seus direitos, por ação ou omissão, será punido na forma da lei.*
[...]
Art. 6º *Todo cidadão tem o dever de comunicar à autoridade competente qualquer forma de violação a esta Lei que tenha testemunhado ou de que tenha conhecimento.*
[...]
Art. 8º *O envelhecimento é um direito personalíssimo e a sua proteção um direito social, nos termos desta Lei e da legislação vigente.*
Art. 9º *É obrigação do Estado, garantir à pessoa idosa a proteção à vida e à saúde, mediante efetivação de políticas sociais públicas que permitam um envelhecimento saudável e em condições de dignidade.*
Art. 10. *É obrigação do Estado e da sociedade assegurar à pessoa idosa a liberdade, o respeito e a dignidade, como pessoa humana e sujeito de direitos civis, políticos, individuais e sociais, garantidos na Constituição e nas leis.*[6]

PROTEÇÕES JURÍDICAS ESPECÍFICAS

Em se tratando de pessoas idosas, o estudo da proteção jurídica ampla pode ser subdividido em: garantia de direitos para idosos lúcidos e com capacidade civil preservada; e proteção diferenciada para idosos não lúcidos, sem capacidade de expressão e/ou tomada de decisão.

Segundo Caldas,[7] o termo "dependência" liga-se a um conceito fundamental na prática geriátrica: a "fragilidade". Essa condição é observada em pessoas que apresentam uma combinação de doenças ou limitações funcionais que se subdividem em graus de dependência:

- **Grau I:** pessoa idosa sem comprometimentos físicos ou cognitivos, mesmo que requeira uso de equipamentos de autoajuda – grau básico (bengala, andador).
- **Grau II:** pessoa idosa com dependência em até três atividades de autocuidado para a vida diária, como alimentação, mobilidade, higiene; sem comprometimento cognitivo ou com alteração cognitiva controlada.
- **Grau III:** pessoa idosa com dependência que requeira assistência em todas as atividades de autocuidado para a vida diária e/ou com comprometimento cognitivo.

Portanto, em se tratando exclusivamente de dependência física, é possível afirmar que um indivíduo pode ter alguma(s) dependência(s) funcional(is) e mesmo assim manter a aptidão de tomada de decisão e expressão de vontade (autonomia e capacidade civil).

Nesse sentido, o conceito de independência tem relação direta com as habilidades físicas da pessoa e com sua capacidade de fazer suas atividades funcionais diárias sem precisar de apoio ou assistência de terceiros.

Já o conceito de autonomia está relacionado a sua capacidade civil, que significa sua aptidão de gerenciar a própria vida, tomar decisões, conduzir suas finanças e patrimônio, planejar seus objetivos e expressar suas vontades sem vícios de consentimento. A autonomia, portanto, tem vínculo direto com a aptidão mental do indivíduo, com sua capacidade cognitiva, de expressão, defesa de convicções e de determinações pessoais.

Idosos lúcidos e capazes

A jurídica para pessoas idosas lúcidas e capazes está completamente direcionada para a preservação da autonomia, o respeito à liberdade ampla, à autodeterminação do indivíduo, à vedação de preconceitos em razão da idade e à completa proibição de abusos ou institucionalização contra a vontade ou cárcere privado por asilamento institucional.

O Art. 5º da Constituição Federal dispõe que:

> *LIV – ninguém será privado da liberdade ou de seus bens sem o devido processo legal;*[1]

No mesmo sentido, o Estatuto da Pessoa Idosa:

> **Art. 10** *[...]*
> *§ 1º O direito à liberdade compreende, entre outros, os seguintes aspectos:*
> *I –* ***faculdade de ir, vir e estar*** *nos logradouros públicos e espaços comunitários, ressalvadas as restrições legais;*
> *II – opinião e expressão;*
> *III – crença e culto religioso;*
> *IV – prática de esportes e de diversões;*
> *V – participação na vida familiar e comunitária;*
> *VI – participação na vida política, na forma da lei;*
> *VII – faculdade de buscar refúgio, auxílio e orientação.*
> *§ 2º O direito ao respeito consiste na inviolabilidade da integridade física, psíquica e moral, abrangendo a preservação da imagem, da identidade, da autonomia, de valores, ideias e crenças, dos espaços e dos objetos pessoais.*
> *§ 3º É dever de todos zelar pela dignidade da pessoa idosa, colocando-a a salvo de qualquer tratamento desumano, violento, aterrorizante, vexatório ou constrangedor.*
> *[...]*
> **Art. 17**. *À pessoa idosa que esteja no domínio de suas faculdades mentais é assegurado o direito de optar pelo tratamento de saúde que lhe for reputado mais favorável.*
> *[...]*
> **Art. 43**. *As medidas de proteção à pessoa idosa são aplicáveis sempre que os direitos reconhecidos nesta Lei forem ameaçados ou violados:*
> *I – por ação ou omissão da sociedade ou do Estado;*
> *II – por falta,* ***omissão ou abuso*** *da família, curador ou entidade de atendimento;*
> *III – em razão de sua condição pessoal.*[6]

Idosos com incapacidade civil

Nos termos do Código Civil,[5] não existe presunção de incapacidade em razão da idade avançada; ao contrário, a lei civil estabelece apenas a presunção de capacidade a partir da maioridade (18 anos), ressalvada a possibilidade de interdição por comprovada condição incapacitante:

> **Código Civil**
> **Art. 4º** *São incapazes, relativamente a certos atos ou à maneira de os exercer:*
> *I – os maiores de dezesseis e menores de dezoito anos;*
> *II – os ébrios habituais e os viciados em tóxico;*
> *III – aqueles que, por causa transitória ou permanente, não puderem exprimir sua vontade;*
> *IV – os pródigos.*[5]

No Brasil, segundo dados coletados pela Fundação de Amparo à Pesquisa do Estado de São Paulo (FAPESP),[8] ao menos 1,76 milhão de pessoas com mais de 60 anos têm alguma forma de demência. Essa estimativa está em um relatório encaminhado ao Ministério da Saúde com o intuito de mobilizar o Governo Federal e contribuir para a criação de uma estratégia de ação nacional para lidar com o tema.

Segundo o relatório da FAPESP, a maior parte dos afetados – uma fração ainda não bem conhecida que, segundo especialistas, pode superar 70% do total – nem sequer têm diagnóstico, o que os impede de receber tratamento precoce adequado para ajudar a controlar as alterações de memória, raciocínio, humor e comportamento que surgem com a progressão da doença.

Essa projeção indica que daqui a três décadas cerca de metade das pessoas idosas brasileiras poderá desenvolver algum tipo de doença que lhe prejudique a autonomia de vontade e a capacidade de gestão da própria vida.

Nesse aspecto, a proteção jurídica de pessoas idosas com incapacidade comprovada pelo processo judicial de interdição é direcionada para a suplementação civil por meio de assistência para a tomada de decisões e/ou curatela, quando essa incapacidade for permanente e substancial.

Como demonstrado anteriormente, pelo Código Civil toda pessoa é capaz de direitos e deveres na ordem civil; essa é a regra geral. A incapacidade é sempre a exceção. O Código Civil foi alterado pela Lei n. 13.146/2015 (Estatuto da Pessoa com Deficiência)[9] para restringir a **incapacidade total** apenas aos menores de 16 anos, sendo certo que, por lei, essa condição termina com a maioridade (18 anos).

Assim, a partir da Lei n. 13.146/2015, o Código Civil passou a considerar apenas como **parcialmente incapazes**: os maiores de 16 e menores de 18 anos; os ébrios habituais e os viciados em tóxico; os pródigos e aqueles que, **por causa transitória ou permanente, não puderem exprimir sua vontade**.

Portanto, as pessoas adultas de qualquer idade que, por causa transitória ou permanente, não puderem exprimir sua vontade devem ter a proteção do processo de interdição. Durante esse tipo de processo judicial, essas pessoas são chamadas de interditandas(os) e, terminado o processo, sendo realmente necessária a nomeação de um curador, de interditas(os).

Nesse sentido, pessoas idosas com doenças neurodegenerativas que estejam apresentando deterioração cognitiva intermediária ou avançada, perda da memória ou uma variedade de sintomas neuropsiquiátricos e de alterações comportamentais que se agravam ao longo do tempo e que estejam afetando sua capacidade de entendimento, de autoproteção, de autocuidado e de expressão de vontade devem ser interditadas, como modo de evitar que sejam enganadas, expropriadas de seus bens ou negligenciadas em suas necessidades (já que perdem a capacidade de denunciar possíveis omissões de cuidado ou abusos de várias ordens).

Ressalta-se que não é o diagnóstico da doença em si que gera a necessidade de interdição, e sim a análise concreta dos sintomas e vulnerabilidades do paciente e de como esses sintomas afetam a gestão de sua vida.

O processo de interdição é uma medida de proteção extraordinária para pessoas adultas (de qualquer idade) que não tenham capacidade de entendimento, de discernimento ou que tenham expressivo comprometimento para a clara expressão de suas vontades. Dessa maneira, uma pessoa pode ter 100 anos e não precisar de interdição. Outra pode ter 50 e precisar. A interdição de pessoas idosas não decorre objetivamente da idade avançada, e sim da existência ou não de uma causa incapacitante que gere a necessidade de proteção judicial.

Interdição é sempre um procedimento exclusivamente judicial (não pode ser feito em cartórios ou de forma particular) e só deve ocorrer em casos comprovados de incapacidade de gestão da vida civil, sendo que a Lei n. 13.146/2015 restringiu seus limites ao estabelecer que o procedimento deve ser sempre proporcional às necessidades concretas, às circunstâncias de cada caso, e somente afetará os atos relacionados aos direitos patrimonial e negocial, não alcançando o direito ao próprio corpo, à sexualidade, ao matrimônio, à privacidade, à educação, à saúde, ao trabalho e ao voto.

O processo de interdição está previsto a partir do art. 747 do Código de Processo Civil[10] e tem estrutura rígida para evitar irregularidades e cerceamento de defesa. Pode ser proposto pelo cônjuge ou companheiro, por parentes, pelo representante da entidade em que se encontra abrigado o interditando e pelo Ministério Público.

O autor da ação precisa especificar os fatos que demonstram a incapacidade do interditando para administrar seus bens e, se for o caso, para praticar atos da vida civil, bem como o momento em que a incapacidade começou. O Código de Processo Civil, em seu art. 750,[10] determina que o autor da ação deverá juntar laudo médico para fazer prova de suas alegações ou informar a impossibilidade de fazê-lo. Nos casos de urgência justificada, o juiz poderá nomear um curador provisório ao interditando, para a prática de determinados atos enquanto o processo continua. Sua decisão se baseará nos documentos apresentados, de modo especial na declaração médica trazida ao processo, que deve apresentar o maior número de detalhes possível e, principalmente, a data do início do tratamento ou do diagnóstico da doença que causou a incapacidade. Esse documento pode ser emitido por qualquer médico, preferencialmente pelo especialista que já assiste o paciente e conhece seu histórico.

Posteriormente, o juiz determinará a produção de prova pericial para avaliação da capacidade do interditando para praticar atos da vida civil. Essa perícia pode ser realizada por médicos e/ou equipe composta por especialistas com formação multidisciplinar. São profissionais peritos, de confiança do juiz, nomeados no processo. Esse laudo é pericial, diferentemente do primeiro (trazido pelo autor da ação), e é o que indicará especificadamente, se for o caso, os atos para os quais haverá necessidade de curatela e se ela será definitiva ou temporária.

Para evitar ilegalidades, o(a) interditando(a) tem sempre o direito de se defender, de contratar advogados, de juntar laudos que comprovem sua capacidade e de se comunicar diretamente com o juiz em entrevista; é assegurada a nomeação de um defensor, bem como o emprego de recursos tecnológicos capazes de permitir ou de auxiliar essa pessoa para expressar suas vontades e preferências e para responder às perguntas formuladas.

Quando a pessoa interditanda estiver acamada, hospitalizada ou institucionalizada, o juiz deverá ir até ela em diligência. Se houver Testamento Vital ou declaração previamente formulada (Diretiva Antecipada de Vontade) informando quem ela gostaria ou não que a representasse em caso de incapacidade, esse documento também será considerado.

Portanto, o processo judicial se chama Interdição; o resultado dele gera a Curatela (tipo de representação legal para pessoas adultas com incapacidade); e o representante da pessoa parcialmente incapaz, nomeado pelo juiz e fiscalizado pela Ministério Público em suas ações, chama-se Curador.

Curador não se confunde com procurador. O curador é o representante legal de pessoas incapazes, nomeado pelo juiz do processo de interdição. Sua autoridade se estende à pessoa e aos bens do incapaz que se encontrar sob sua responsabilidade. Ele presta contas (de maneira periódica e contínua) de suas ações ao mesmo juízo que o nomeou e ao Ministério Público e só pode vender bens do incapaz por meio de alvará judicial. Cabe a ele buscar tratamento e apoio apropriados ao interdito, pois existem situações reversíveis, de modo que se o interdito recuperar sua autonomia, ainda que de forma parcial, a curatela pode ser alterada, diminuída ou até eliminada. Já o procurador[11] é aquele que representa pessoas totalmente lúcidas e capazes por uma procuração com poderes específicos. A pessoa escolhida age em nome do mandante, ou seja, teoricamente faz o que o outro (mandante/outorgante) pediu que fizesse em seu nome. A procuração assinada por pessoa incapaz não tem validade e não deve ser aceita por terceiros, pois pode configurar fraude e gerar anulação dos atos praticados. No caso de pessoas idosas incapazes, é totalmente proibido o uso de procurações e a representação só pode ocorrer por meio da Curatela.

O Estatuto da Pessoa com Deficiência também trouxe outro caminho de proteção, chamado Tomada de Decisão Apoiada (art. 1.783-A do Código Civil[5]). Enquanto a Interdição gera a Curatela, que é uma forma de representação legal, a Tomada de Decisão Apoiada gera uma forma de assistência. É um mecanismo por meio do qual a pessoa com deficiência pode escolher duas ou mais pessoas de sua confiança para ajudá-la a tomar algumas decisões. Esse procedimento, também exclusivamente judicial, é indicado nos casos em que o interessado é capaz de manifestar a sua vontade, mas reconhece alguma dificuldade para conduzir sozinho determinados atos da vida civil.

No caso de pessoa idosa com deficiência (p. ex., aquela na fase inicial de Alzheimer), mas com capacidade cognitiva ainda preservada ou relativa, ela escolhe duas ou mais pessoas de sua confiança que possam lhe prestar apoio para a tomada de decisões nos atos da vida civil. A pessoa com deficiência e os apoiadores devem apresentar termo em que constem os limites do apoio a ser oferecido e os compromissos dos apoiadores, inclusive o prazo de vigência do acordo e o respeito à vontade, aos direitos e aos interesses da pessoa que devem apoiar.

CONSIDERAÇÕES FINAIS

O processo de envelhecimento no Brasil ainda está em fase de assimilação e reconhecimento. A sociedade brasileira se interessa por todo tipo de promessa, procedimento ou produto *antiaging* e constantemente usa expressões etaristas de "combate" ao envelhecimento, de maneira a sempre conectar o processo de envelhecimento a doenças, finitude ou desvalorização do indivíduo idoso.

Segundo estimativas do Instituto Brasileiro de Geografia e Estatística (IBGE),[12] em 2060, 25% da população brasileira terá 60 anos ou mais, percentual que será maior que o da população de crianças (pouco mais de 14% para o ano citado). Esse dado vem evoluindo nas últimas décadas. Em 2010, o percentual de idosos na população brasileira era de 7,38%. Em 2000, o percentual era de 5,85%. Por essa demanda crescente, a previsão legal de destinação privilegiada de recursos públicos e prioridade absoluta na formulação de políticas públicas nas áreas relacionadas com a proteção à pessoa idosa é completamente oportuna e vital (art. 3º, § 1º, incisos II e III, da Lei n. 10.741/2003).[6]

Portanto, a proteção jurídica da pessoa idosa no Brasil é absolutamente necessária para a construção e a consolidação de uma identidade cidadã[13] durante todo o processo de envelhecimento e nas inúmeras representações sociais de velhice.

É possível afirmar que processo de envelhecimento é mundial, constante e ininterrupto, contudo cada velhice é um resultado individual que, no entanto, reflete a maneira como cada país conduz, protege, valoriza e assiste seu envelhecimento populacional e seus idosos.

Para que a sociedade brasileira reconheça a importância do envelhecimento de sua população, é preciso educá-la e condicioná-la a efetivar comportamentos com base na dignidade da pessoa humana, na coexistência multigeracional pacífica e na vedação legal de preconceitos ou desvalorizações em razão do avanço da idade de seus membros. A proteção jurídica de pessoas idosas tem primordialmente esse papel de consolidação de garantia de direitos-deveres e de mudança de paradigmas.

Um país evoluído é necessariamente um país envelhecido. Não existe civilização desenvolvida que tenha sido construída somente por membros jovens. As pessoas idosas precisam ser reconhecidas enquanto protagonistas do desenvolvimento social brasileiro e protegidas enquanto membros valiosos que têm direito de existir, de manter sua importância, sua saúde e sua dignidade ao longo de todas as fases de suas vidas, inclusive durante o processo de finitude e morte.

Por fim, o sistema legislativo de um país sempre reflete suas demandas sociais. A proteção jurídica da pessoa idosa no Brasil é completa, detalhada e robusta justamente porque a sociedade e, principalmente, o poder público precisam dessa estrutura normativa para efetivamente assumir suas responsabilidades e atuar de maneira concreta, reconhecendo as necessidades e características dessa população para elaborar, implementar e manter ativas políticas públicas específicas que realmente atendam a pessoa idosa de maneira digna e ampla, assumindo o papel principal nessa assistência holística que atualmente sobrecarrega famílias, comunidade e sociedade e mantém o Estado em um papel apenas coadjuvante e suplementar que não lhe pertence.

Referências bibliográficas

1. Brasil. Constituição da República Federativa do Brasil de 1988. Disponível em: https://www.planalto.gov.br/ccivil_03/constituicao/constituicao.htm.
2. Brasil. Lei n. 8.842, de 4 de janeiro de 1994. Dispõe sobre a Política Nacional do Idoso. Disponível em: https://legislacao.presidencia.gov.br/atos/?tipo=LEI&numero=8842&ano=1994&ato=253oXRE50dJpWT4d4.
3. Brasil. Ministério da Saúde. Portaria n. 1.395, de 10 de dezembro de 1999. Política Nacional de Saúde do Idoso. Disponível em: https://www2.mppa.mp.br/sistemas/gcsubsites/upload/37/Portaria%20NR%201395-99%20Politica%20Nac%20Saude%20Idoso.pdf.
4. Brasil. Ministério da Saúde. Portaria n. 2.528, de 19 de outubro de 2006. Aprova a Política Nacional de Saúde da Pessoa Idosa. Disponível em: https://bvsms.saude.gov.br/bvs/saudelegis/gm/2006/prt2528_19_10_2006.html.
5. Brasil. Lei Federal n. 10.406, de 10 de janeiro de 2002. Institui o Código Civil Brasileiro. Disponível em: https://www.planalto.gov.br/ccivil_03/leis/2002/l10406compilada.htm.
6. Brasil. Lei Federal n. 10.471, de 1º de outubro de 2003. Dispõe sobre o Estatuto da Pessoa Idosa e dá outras providências. Redação dada pela Lei n. 14.423, de 2022. Disponível em: https://www.planalto.gov.br/ccivil_03/leis/2003/l10.741.htm.
7. Caldas CP. Envelhecimento com dependência. Caderno de Saúde Pública. Jun. 2003;19(3) [acesso em 20 jul. 2024]. Disponível em: https://doi.org/10.1590/S0102-311X2003000300009.
8. Fundação de Amparo à Pesquisa do Estado de São Paulo (FAPESP). Revista Pesquisa FAPESP [ed. impressa]. Jul. 2023;329:13-9.
9. Brasil. Lei Federal n. 13.146, de 6 de julho de 2015. Institui a Lei Brasileira de Inclusão da Pessoa com Deficiência (Estatuto da Pessoa com Deficiência). Disponível em: https://www.planalto.gov.br/ccivil_03/_ato2015-2018/2015/lei/l13146.htm.
10. Brasil. Lei n. 13.105, de 16 de março de 2015. Código de Processo Civil. Disponível em: https://www.planalto.gov.br/ccivil_03/_ato2015-2018/2015/lei/l13105.htm.
11. Braga PMV. O contrato de mandato. In: Mendes GF, organizador. Manual dos direitos da pessoa idosa. São Paulo: Saraiva; 2017. p. 304.
12. Instituto Brasileiro de Geografia e Estatística (IBGE). Base de dados: população por idade. [acesso em 20 jul. 2024]. Disponível em: https://basedosdados.org/dataset/08a1546e-251f-4546-9fe0-b1e6ab2b203d?table=ebd0f0fd-73f1-4295-848a-52666ad31757.
13. Braga PMV. Curso de direitos da pessoa idosa. São Paulo: Atlas; 2011. p. 47.

45 Mediação familiar para pessoas idosas em situação de risco

Alessandra Negrão Elias Martins

A arte de narrar é uma relação alma, olho e mão, assim transforma o narrador sua matéria, a vida humana. [...] Seu talento de narrar lhe vem da experiência; sua lição, ele extraiu da própria dor; sua dignidade é a de contá-la até o fim, sem medo. Uma atmosfera sagrada circunda o narrador.

Bosi, 1994[1]

MEDIAÇÃO DE CONFLITOS – CONCEITO E MODELOS

Os conflitos acontecem naturalmente nas relações cotidianas, sendo o grande desafio a sua administração. Conforme a moderna teoria do conflito defendida por Deutsch,[2] os conflitos apresentam consequências destrutivas ou construtivas, as quais podem proporcionar resultados satisfatórios quando todos os interesses dos envolvidos são contemplados.

Entre os métodos de resolução de conflitos, está a mediação, de origem milenar. Tartuce[3] a conceitua como um método consensual para abordar controvérsias, com a atuação de um terceiro imparcial facilitador da comunicação dos participantes para que estes busquem, "a partir da percepção ampliada dos meandros da situação controvertida, protagonizar saídas produtivas" aos impasses que vivenciam.

Em 2010, o Conselho Nacional de Justiça (CNJ) ampliou o acesso à justiça, por meio da Resolução n. 125,[4] como Política Judiciária Nacional de tratamento adequado dos conflitos de interesse no âmbito do Poder Judiciário, com a criação em todo o país dos Centros Judiciários de

Solução de Conflitos e Cidadania (CEJUSC) para a realização da mediação e da conciliação, bem como serviços voltados à cidadania (art. 8º da Resolução n. 125/2010 do CNJ).[4]

A Lei de Mediação brasileira (Lei n. 13.140/2015),[5] aprovada em 2015, elenca os princípios da mediação. Entre os princípios éticos do mediador, estão: imparcialidade, isonomia, boa-fé e busca do consenso; confidencialidade; e, com relação aos princípios de desenvolvimento do procedimento, a oralidade, a informalidade e o respeito à autonomia de vontade dos participantes (art. 2º).

Diversos modelos são utilizados nas práticas das mediações, com características comuns e específicas, como os modelos de Harvard, Circular Narrativo e Transformativo.

O modelo de Harvard, conforme Fisher, Ury e Patton,[6] volta-se para o acordo, fundamentado na negociação baseada em princípios centrados nos elementos da negociação: "separar as pessoas do problema, concentrar nos interesses, criar variedade de opções e utilizar critérios objetivos".

O modelo Circular Narrativo foi idealizado por Sara Cobb. Conforme ensinamentos de Suares,[7] é centrado na comunicação circular e na causalidade circular. É um modelo que amplia as narrativas, em busca de histórias alternativas e contextos diversos para serem trabalhados, os quais podem resultar em composições (tradução livre).

Segundo os estudiosos do modelo transformativo Bush e Folger,[8] entre os seus fundamentos está a busca de uma relação interpessoal a partir da revalorização presente no empoderamento e do mútuo reconhecimento para uma oportunidade de se alcançar uma nova visão relacional (tradução livre).

O mediador é um terceiro imparcial técnico com capacitação para facilitar a comunicação. Segundo Six,[9] a ética da atuação do mediador consiste em "coragem, prudência e justeza": coragem para desenvolver a mediação no tempo e com o distanciamento necessários; prudência para avançar sem intervir; justeza em respeitar a autonomia dos próprios mediandos, para encontrem por si mesmos as justas soluções.

MEDIAÇÃO FAMILIAR EM DIREITOS DA PESSOA IDOSA

A mediação voltada aos direitos da pessoa idosa, entre outros fundamentos, deve contemplar os princípios fundamentais dos direitos humanos expressos nas legislações internacionais e espelhados nas legislados nacionais. Dessa maneira, os Princípios das Nações Unidas para as Pessoas Idosas, adotados pela Resolução n. 46/1991,[10] da Assembleia Geral das Nações Unidas, voltados "à independência, à participação, à assistência, à autorrealização e à dignidade", direcionam as legislações nacionais e internacionais relacionadas à pessoa idosa.

A comunicação humana, promovida pelo diálogo e pela convivência intergeracional, contribui para o bem-estar, a longevidade e a promoção da saúde, alicerces do envelhecimento ativo, composto por idosos saudáveis e ativos, mas também por idosos frágeis, com deficiência e que dependem de cuidados, com base nos eixos: "saúde, aprendizagem ao longo da vida, segurança e participação". Assim, o envelhecimento ativo compõe-se, por exemplo, de autonomia, independência da pessoa idosa e solidariedade intergeracional, em abordagem fundamentada em direitos.[11]

A mediação voltada aos direitos da pessoa idosa centra-se:

1. Na Lei de Mediação (Lei n. 13.140/2015).[5]
2. Nos princípios constitucionais da dignidade humana, da proibição de qualquer forma de discriminação, da assistência, da solidariedade geracional, da proteção e do amparo familiar, do Estado, da sociedade e da comunidade aos direitos da pessoa idosa (arts. 1º, 3º inciso IV, 229 e 230 da Constituição Federal de 1988).[12]
3. No Estatuto do Idoso (Lei n. 10.741/2003),[13] direcionado para a proteção integral e a prioridade absoluta das pessoas com 60 anos ou mais, voltada ao direito personalíssimo de cada envelhecer, com atenção especial "ao respeito, à convivência familiar e comunitária".[14]

Em conflitos familiares, a mediação pode envolver todos os integrantes da família, nas diversas funções, gerações e intergerações; e envolve diferentes ciclos da vida familiar.[9] No decorrer da vida familiar, múltiplas gerações convivem e coabitam, com pais idosos sendo cuidadores e provedores multigeracionais ou que passam a depender do cuidado intergeracional.[15,16] A mediação pode colaborar em decisões consensuais, em negociação de cuidados necessários e em gestão da propriedade e dos bens,[17] bem como nos cuidados de quem cuida.

Como procedimento, a mediação familiar se desenvolve em encontros conjuntos ou separados (*caucus*), que acontecem presencialmente, *online* ou de forma híbrida. Com a pandemia de Covid-19, a forma *online* passou a ser amplamente utilizada. Segundo Grossi,[18] a mediação *online* assistida sincrônica diminui obstáculos geográficos e temporais em busca do consenso voltado aos interesses e às necessidades dos participantes.

MEDIAÇÃO FAMILIAR PARA PESSOAS IDOSAS EM SITUAÇÃO DE RISCO – RELATO DE EXPERIÊNCIA

Desde 2011, vem sendo desenvolvido o Projeto Mediação para Idosos, do Ministério Público do Estado de São Paulo, inicialmente na Promotoria de Justiça Cível do Foro Regional de Santo Amaro e, desde 2020, em ampliação e em aplicação na Promotoria de Justiça de Direitos Humanos – Área do Idoso – da Capital, com práticas idealizadas e coordenadas por Promotores de Justiça e contando com equipe de mediadores voluntários.

O Projeto de Mediação para Idosos é a possibilidade de utilização da mediação para trabalhar a comunicação familiar de idosos que estejam em situações de risco, agravadas por conflitos familiares presentes e identificadas nos Procedimentos Administrativos. Mesmo em mediação, os Procedimentos Administrativos continuam a ser acompanhados pelo Promotor de Justiça.[18]

A Mediação para Idosos é uma prática que segue aportes do Modelo Transformativo. Baseia-se no enfoque interdisciplinar da Gerontologia e do Direito e visa auxiliar o Ministério Público no apoio ao idoso,[19] conforme o art. 3º do Estatuto do Idoso (Lei n. 10.741/2003).[13] Entre seus fundamentos, está a Resolução n. 118/2014, do Conselho Nacional do Ministério Público,[19] que dispõe sobre a Política Nacional de Incentivo à Autocomposição no âmbito do Ministério Público e recomenda a criação de Núcleos Permanentes de Incentivo à Autocomposição e, entre os métodos consensuais, a mediação.[20]

Dessa maneira, são trabalhados os eixos transformadores, segundo reforçam Bush e Folger,[8] pelo enfoque transformador da mediação em buscar o empoderamento e o mútuo reconhecimento. A mediação para idosos é um procedimento voluntário, em regra confidencial para o mediador; como exceção, se houver comunicação de crime e/ou aumento da situação de risco vivenciada pelo familiar idoso, o mediador deverá comunicar o agravamento da situação, com o encerramento da mediação.[4,21]

Em geral, os riscos para os idosos envolvem abandono moral ou material, quando há violação ou ameaça aos direitos fundamentais previstos no Estatuto do Idoso (Lei n. 10.741/2003, arts. 6º e 19).[13] Devem ser comunicados às Promotorias de Justiça pelo Disque 100, por delegacias de polícia, pelo Conselho Municipal do Idoso, por profissionais que atuam com comunicações diretas dos familiares, pelo próprio idoso pessoalmente nas Promotorias de Justiça, entre outras formas de comunicação.[21]

Os casos encaminhados para as mediações por conflitos familiares englobam questões relacionadas aos direitos, afetos, convivências; apresentam conflitos sobre questões objetivas envoltas em negociação de cuidados relacionados, por exemplo, a divisões de tarefas, contratação de cuidador, acompanhamento de consultas médicas e administração de medicações, organização de despesas domésticas, administração de benefício previdenciário e questões subjetivas relacionadas às dificuldades relacionais e de convivência, conflitos que podem ser geracionais e intergeracionais.

Com relação à dinâmica, a mediação de conflitos[18,21] se desenvolve em etapas, conforme o Quadro 45.1. Em geral, as mediações acontecem com encontros presenciais (de quatro a seis em média) de até duas horas cada, podendo haver encontros de pós-mediação para acompanhamento. No primeiro encontro de mediação, é desenvolvida a etapa da pré-mediação, com a explicação do método e dos objetivos voltados aos cuidados da pessoa idosa em situação de risco, entre outras questões.

Quadro 45.1 – Etapas da mediação.

	Etapa
I	Pré-mediação
II	Relato das histórias
III	Construção da agenda
IV	Fechamento do processo
V	Acompanhamento pós-mediação

Fonte: Adaptado de Grossi, 2017;[18] e Martins, 2017.[21]

Na sequência, os mediadores iniciam a fase de relatos, com as narrativas dos mediados: escuta das histórias de vida, dos diferentes pontos de vista, identificação de questões relacionadas ao sistema familiar, dos conflitos, de como os cuidados acontecem ou não acontecem etc. Os mediadores mapeiam o conflito, retornam brevemente ao passado e focam no presente e no futuro.

No terceiro e quarto encontros, inicia-se a construção da agenda, etapa em que a comunicação começa a fluir melhor e passa-se ao estabelecimento de possíveis acordos (Quadro 45.1). Nessa fase, são utilizadas ferramentas de negociação para integrar os interesses comuns:[6]

I. Separar as pessoas do problema, ocasião em que os mediados se voltam às questões que necessitam resolver.
II. Concentrar-se nos interesses, e não nas posições, na busca por pontos que sejam comuns.
III. Criar uma variedade de opções antes de decidir, uma vez que é importante a escuta das diversas construções para se chegar a soluções.
IV. Insistir para que o resultado tenha por base um padrão objetivo, de maneira que as soluções alcançadas pelos familiares sejam concretas e efetivas.

No quinto e sexto encontros, passa-se para a fase de encerramento do processo. Quando se chega a uma resolução, são feitos arranjos, que podem resultar em um termo de acordo ou de convivência a ser acompanhado pelo Promotor de Justiça responsável, com a possibilidade de se constituir um título executivo extrajudicial.

Finalizados os encontros da mediação, os familiares continuam a ser acompanhados pelo Promotor de Justiça até que se constate a ausência de risco, com consequente arquivamento do Procedimento Administrativo. Em casos mais graves ou quando há descumprimento de acordos, podem ocorrer mais dois encontros para acompanhamento na mediação, os quais são solicitados pelo Promotor de Justiça ou pelos mediadores.

Em pesquisa de Mestrado em Gerontologia[22] sobre o mapeamento da prática de mediação para idosos, foram analisados 47 casos, de junho de 2011 a junho de 2015, encaminhados à Promotoria de Justiça Cível do Foro Regional de Santo Amaro, São Paulo, SP. Dos casos encaminhados naquele período, 20 apresentaram resultados significativos: houve melhora nos cuidados em 70%; restabelecimento ou melhora da comunicação em 50%; acordo ou termo de entendimento em 50%. Com a Lei da Mediação (Lei n. 13.140/2015),[5] houve divulgação e maior conhecimento do método, com fortalecimento das adesões e ampliação dos resultados.

Em 2017, a Resolução n. 1.062/2017,[23] da Procuradoria-Geral de Justiça, criou o Núcleo de Incentivo em Práticas Autocompositivas (NUIPA), no Ministério Público do Estado de São Paulo, para a criação de Núcleos Permanentes de Incentivo à solução consensual de conflitos integrados por servidores, conciliadores, mediadores e/ou facilitadores voluntários, organizados por áreas de atuação. Como exemplo, o NUIPA-Regional de Direitos Humanos da Capital foi criado pela Resolução n. 1.201/2020,[24] da Procuradoria-Geral de Justiça (Resolução PGJ n. 1.201/2020). No ano de 2021, entre as mediações realizadas, foram agendadas em direitos individuais da pessoa idosa mediações *online* assistidas síncronas, conforme as conceitua Grossi.[18]

As mediações *online* seguem com vantagens e desafios observadas pelos mediadores voluntários. Com relação às vantagens, foram identificadas: melhoras na adesão dos familiares, maior utilização da ferramenta de agendamento de encontro individual (*caucus*), ampliação e participação da rede de apoio social formal e informal. Entre os desafios, foram observados: dificuldades tecnológicas; e menor privacidade e menor envolvimento do que nas mediações presenciais. Os casos com adesão, em geral, caminham para resultados satisfatórios, quando possíveis.

CONSIDERAÇÕES FINAIS

A mediação de conflitos familiares para as pessoas idosas que se encontram em situações de risco, conforme relato de experiência descrito, tem se mostrado uma ferramenta dialógica colaborativa para os familiares construírem, por eles próprios, arranjos possíveis, conforme cada realidade e velhice vivenciada, em contribuição à efetivação dos direitos fundamentais da pessoa idosa.

A Mediação de Conflitos é uma prática de prevenção e resolução do conflito, com o cuidado com a comunicação familiar a fundamentar políticas públicas, a colaborar com o sistema de proteção e garantia de direitos[25] e a contribuir com as redes de apoio formal e informal já existentes, para a promoção da pessoa idosa em seu envelhecimento ativo. Envelhecer de maneira digna e ativa é envelhecer sem riscos e com todos os direitos contemplados.

Referências bibliográficas

1. Bosi E. Memória e sociedade: lembranças dos velhos. 3. ed. São Paulo: Companhia das Letras; 1994.
2. Deutsch M. A resolução de conflito – parte um: ensaios teóricos. In: De Azevedo AG, organizador. Estudos em arbitragem, mediação e negociação. Brasília: Universidade de Brasília, Faculdade de Direito; 2004. p. 30-44.
3. Tartuce F. Mediação nos conflitos civis. 3. ed. Rio de Janeiro: Método; 2018.
4. Brasil. Conselho Nacional de Justiça. Resolução n. 125, de 29 de novembro de 2010. Disponível em: https://www.cnj.jus.br/wp-content/uploads/2016/03/resolucao_125_29112010_11032016150808.pdf.
5. Brasil. Lei Federal n. 13.140, de 26 de junho de 2015. Diário Oficial da União, 2015. Disponível em: http://www.planalto.gov.br/ccivil_03/_ato2015-2018/2015/lei/L13140.htm.
6. Fisher R, Ury W, Patton B. In: Ribeiro V, organizador. Como chegar ao sim: como negociar acordos sem fazer concessão. 2. ed. Rio de Janeiro: Imago; 2005.
7. Suares M. Mediación: conducción de disputas, comunicación y técnicas. Buenos Aires: Paidós; 2012.
8. Bush RAB, Folger JP. La promesa de mediación. Buenos Aires: Ediciones Granica; 1996.
9. Six JF. Dinâmica da mediação. Belo Horizonte: Del Rey; 2001.
10. Organização das Nações Unidas (ONU). Resolução n. 46, de 1991. Aprovada na Assembleia Geral das Nações Unidas de 16 de dezembro de 1991. Direitos dos Idosos: Princípios das Nações Unidas para o Idoso. ONU; 1991.
11. Centro Internacional de Longevidade Brasil (ILC-Brasil). Envelhecimento ativo: um marco político em resposta a revolução da longevidade. São Paulo: ILC-Brasil; 2015.
12. Brasil. Constituição da República Federativa do Brasil de 1988.

13. Brasil. Secretaria Municipal de Direitos Humanos. Lei n. 10.741, de 1º de outubro de 2003. Dispõe sobre o estatuto do idoso e dá outras providências.
14. Nóbrega M. Artigo 3º: prioridade absoluta. In: Pinheiro NM, Ribeiro GC, editores. Estatuto do idoso comentado. 4. ed. Campinas: Servanda; 2016.
15. Alves LF, Markovits JR, Marioni M. et al. Fundamentos e práticas transformativas em mediação de conflitos. São Paulo: Dash; 2018.
16. Duarte YAO, Domingues MARC. Rede de suporte social e envelhecimento: instrumento de avaliação. São Paulo: Blucher; 2020.
17. Parkinson L. Mediação familiar. Belo Horizonte: Del Rey; 2016.
18. Grossi H. Mediação online assistida sincrônica: tecnologia e acesso à justiça nos conflitos que envolvem relações continuadas. In: Marodin M, Molinari F, organizadores. Procedimentos em mediação familiar. Porto Alegre: Imprensa Livre; 2017.
19. Martins ANE. Mediação familiar para idosos em situação de risco. São Paulo: Blucher; 2017. doi: 10.5151/9788580392456.
20. Brasil. Conselho Nacional do Ministério Público. Resolução n. 118, de 2014. Dispõe sobre a política nacional de incentivo à autocomposição no âmbito do Ministério Público e dá outras providências.
21. Martins AM. A prática da mediação familiar: idosos em situação de risco. In: Marodin M, Molinari F, organizadores. Procedimentos em mediação familiar. Porto Alegre: Imprensa Livre; 2017.
22. Martins ANE. Mediação familiar para idosos em risco: mapeamento de uma prática da promotoria de justiça cível do Foro Regional de Santo Amaro São Paulo (SP) [dissertação de Mestrado em Gerontologia]. De Almeida VLV, primeiro orientador. São Paulo: Pontifícia Universidade Católica de São Paulo (PUC-SP); 2016.
23. Ministério Público de São Paulo. Subprocuradoria-Geral de Justiça Jurídica. Resolução n. 1.062, de 2017. Cria o Núcleo de Incentivo em Práticas Autocompositivas no âmbito do Ministério Público do Estado de São Paulo, define a sua estrutura e atribuições, estabelecendo providências correlatas.
24. Ministério Público de São Paulo. Procuradoria-Geral de Justiça. Resolução PGJ n. 1.201, de 28 de abril de 2020. Cria o Núcleo de Incentivo em Práticas Autocompositivas (NUIPA) – Regional de Direitos Humanos – Capital.
25. Ramos PRB. Rede de proteção e garantia dos direitos das pessoas idosas no Maranhão. Associação Nacional do Ministério Público de Defesa dos Direitos dos Idosos e Pessoas com Deficiência; 2012.

46 Envelhecimento LGBT

Milton Roberto Furst Crenitte

INTRODUÇÃO

O envelhecimento de lésbicas, *gays*, bissexuais e transexuais (LGBT) tem "saído do armário" nos últimos anos. Havia (e ainda há em alguns cenários de prática) uma invisibilidade e negligência para as demandas de saúde dessa população.[1]

Entretanto, estimulado pela participação social e pela percepção de que os modelos baseados principalmente no envelhecimento heterossexual e cisgênero são insuficientes para entender as particularidades de experiências no envelhecimento de minorias sexuais e de gênero, já é possível visualizar um novo campo de estudos em outros países e no Brasil, com a constituição da "gerontologia LGBT", espaço da ciência que estuda o envelhecimento abrangendo o gênero e a orientação sexual como possíveis determinantes de saúde.[2]

Entretanto, mesmo com o avanço dessa área do saber, as pessoas idosas LGBT permanecem subjugadas: sofrem com os etarismos da sociedade, por diversas formas de discriminação e pela presunção de que todos são heterossexuais e cisgêneros, sem mencionar as intersecções relacionadas à cor da pele.[3,4]

Ademais, estudos observacionais evidenciam uma rede de suporte social mais frágil entre a comunidade LGBT mais velha. Informações norte-americanas, por exemplo, mostram que 80% desses indivíduos são solteiros, 90% não têm filhos e 75% vivem sozinhos. Na população geral, esses números chegam a 40%, 20% e 33%, respectivamente.[5]

Assim, como muitos desses indivíduos viveram sob contextos de violência estrutural, cerceados pela hetero/cisnormatividade ao longo da vida, não é incomum que a sua rede de suporte social seja feita por pessoas com quem não apresentam relações consanguíneas, as chamadas "famílias de escolha",[6] as quais podem ser representadas por um amigo, um companheiro, um vizinho ou até mesmo por um líder religioso ou comunitário.

Por esses motivos, os profissionais que atuam com pessoas idosas podem se deparar com situações desafiadoras em suas práticas ao assistirem uma pessoa idosa LGBT em situação de vulnerabilidade social em moradias, em contextos de doenças ameaçadoras da vida ou até mesmo em estratégias de promoção da saúde.

Dessa maneira, o objetivo deste capítulo será a incorporação do conceito de vulnerabilidade social na promoção do envelhecimento ativo e a discussão de potenciais desafios e ameaças enfrentados por pessoas idosas LGBT em contextos como o acesso à moradia, a promoção da saúde, a proteção contra violências e a abordagem em cuidados paliativos e síndromes demenciais.

CONCEITO DAS VULNERABILIDADES E SUA APLICAÇÃO NO ENVELHECIMENTO

Desde a década de 1990, há a expansão do conceito de vulnerabilidade em saúde, numa visão além de questões individuais. Sob esse prisma, aspectos como pobreza, opressão sexual, racismo e exclusão social participam como potenciais variáveis no risco de uma pessoa adoecer, por exemplo. Assim, haveria não só a dimensão individual de vulnerabilidade, mas também a social, mencionada anteriormente, e a programática, que compreende os serviços de saúde e como eles atuam para proteger os indivíduos e promover o seu bem-estar biopsicossocial.[7]

Estudiosos do campo de saber gerontológico já têm utilizado esse referencial para entender desafios relacionados ao envelhecimento populacional. Por exemplo, em um estudo de corte transversal envolvendo 688 idosos da cidade de Campinas (SP), Rodrigues e Neri[8] verificaram a hipótese de que variáveis indicadoras de vulnerabilidade programática se combinariam às vulnerabilidades social e individual; e encontraram uma maior prevalência de incontinência urinária, perda de apetite, quedas, problemas de memória e distúrbios do sono entre idosos de menor renda.

No caso das pessoas idosas LGBT, a hipótese levantada seria de que as desigualdades no acesso aos serviços de saúde associadas a um pior controle de doenças crônicas e maior incidência de transtornos mentais motivados por questões sociais e pelo "estresse de minorias" poderiam influenciar negativamente o processo de envelhecimento desses indivíduos, motivo pelo qual ainda é preciso buscar mais informações em nosso país sobre esse tema.[9-11]

DIFICULDADES EM INSTITUIÇÕES DE LONGA PERMANÊNCIA PARA IDOSOS

O cenário que estabelece como norma a ser seguida a heterossexualidade e a cisgeneridade compulsórias tende a ser ainda pior em Instituições de Longa Permanência para Idosos (ILPIs), onde até mesmo debates relacionados à sexualidade hegemônica precisam avançar.[1]

Além disso, dados observacionais mostram que uma parcela considerável de pessoas LGBT já sofreu alguma forma de discriminação por parte dos outros residentes dessas instituições, ou até mesmo vivenciou comportamentos inadequados praticados pela equipe de saúde,[12] a qual demonstra, em algumas pesquisas, um maior preparo para aceitar e respeitar relações heterossexuais do que entre duas mulheres ou dois homens.[13]

Em 2017, o jornalista Neto Lucon pesquisou sobre idosos *gays* inseridos em ILPIs, por meio de ligações telefônicas a mais de 100 instituições na cidade de São Paulo,[14] e constatou o que as pesquisas anteriores já mostraram fora do Brasil: que os profissionais desses serviços não estão preparados para lidar com a diversidade e com a sexualidade das pessoas idosas.

Por essas razões, o processo de institucionalização de um idoso LGBT é acompanhado por um medo fundamentado de ter que esconder a própria sexualidade, sendo a nossa tarefa principal a busca e a construção de locais onde essas pessoas sejam queridas, respeitadas e incluídas.

Para tanto, é fundamental um processo educacional problematizador para treinar os profissionais que atuam nesses locais, a fim de garantir o apoio à diversidade e à expressão da sexualidade dos residentes. Aos gestores dessas entidades, cabe a mensagem para que não silenciem ou se omitam em casos das violências citadas.

DESAFIOS EM CUIDADOS PALIATIVOS

Diversos manuais de cuidados paliativos já incluem a abordagem de aspectos relacionados à sexualidade humana nas diretrizes para o alívio do sofrimento biopsicossocial. Nesse sentido, é preciso resgatar que sexualidade não se refere apenas ao ato sexual, mas também ao contato íntimo, à proximidade, à conexão emocional e espiritual, pontos que ganham importância nessa fase da vida.

Entretanto, o medo de sofrer discriminação e a limitação de competências dos funcionários para lidarem com a diversidade podem justificar, entre outros motivos, consideráveis relatos de indivíduos LGBT sobre o temor de morrerem sozinhos, com dor ou até mesmo a preocupação de serem discriminados no fim da vida.[15]

Outro ponto que merece destaque se refere à rede de suporte social, condição fundamental para a assistência e o alívio do sofrimento na finitude. Como mencionado anteriormente, pessoas idosas LGBT apresentam maiores chances de morarem sozinhas, de não terem filhos e de não apresentarem ninguém para as auxiliarem em caso de emergências.

Assim, o profissional que assiste pessoas idosas deve reconhecer a importância das "famílias de escolha"[6] no suporte social e nas principais decisões frente a doenças graves, incuráveis e ameaçadoras da vida. E, caso haja algum litígio envolvendo essas pessoas e seus familiares consanguíneos, a confecção de algum documento legal, como o Testamento Vital ou a Procuração para cuidados de saúde, pode garantir as vontades expressas da pessoa idosa LGBT.

CONTEXTO DAS SÍNDROMES DEMENCIAIS

Informações internacionais corroboram que a população LGBT apresenta uma prevalência maior de fatores de risco modificáveis para o surgimento de demências, como obesidade, diabetes, hipertensão, baixa escolaridade, déficit auditivo não tratado, tabagismo, depressão, inatividade física e isolamento social.[10,16] Ademais, seu diagnóstico pode ser atrasado pela falta de socialização, suporte social precário e/ou medo de visitas aos profissionais de saúde.

Nesse cenário, são necessárias iniciativas para a prevenção de demências para as gerações futuras, como uma redução nas desigualdades no acesso à saúde e medidas para o fortalecimento da saúde física e mental. Além disso, para as pessoas idosas LGBT que vivem com essa síndrome, há a discussão sobre o apoio para que se sintam à vontade em expressar sua sexualidade, mesmo com a fragilidade cognitiva, e o reforço novamente à voz e ao papel no cuidado da "família de escolha".

DIVERSAS FACES DA VIOLÊNCIA

O fenômeno da violência contra a pessoa idosa é um problema complexo de saúde pública, com consequências em saúde física, mental e na morbimortalidade. Todas as suas manifestações devem ser analisadas, como abuso físico, psicológico, sexual, financeiro, institucional e negligência.

Uma publicação de 2020 evidenciou que idade, estado civil, escolaridade, renda, situação e relação familiar, suporte social, solidão, demências, depressão e dependência seriam seus principais fatores de risco.[17] Por isso, a hipótese levantada seria a de que pessoas idosas LGBT estariam sob maior ameaça em sofrer violências,[18] ao mesmo tempo que teriam menores chances ou maiores dificuldades em denunciar essas agressões às autoridades.

Dessa maneira, a efetivação das políticas públicas e das legislações protetoras das pessoas idosas é importante para reduzir essas vulnerabilidades e desigualdades.

CONSIDERAÇÕES FINAIS

Tornar visível uma realidade invisível não é uma tarefa fácil. Instrumentos legais e normativos foram conquistas do movimento LGBT e são importantes para a garantia de direitos de populações vulneráveis, mas não são suficientes para mudanças reais. É fundamental que esse debate ocupe o poder executivo, inclusive com financiamento e equipe técnica qualificada, em nível federal, estadual e municipal e na micropolítica dos corredores dos serviços e do interior dos consultórios para que se tornem ações concretas de cuidado.

Em outras palavras, o desafio vai muito além da superação de preconceitos e discriminações contra pessoas LGBT. Envolve, inicialmente, o reconhecimento delas como seres humanos, detentoras de direitos e com demandas de saúde específicas.

Além de refletir sobre as barreiras organizacionais dos serviços de saúde, as escolas de formação dessa área devem reconhecer essa matéria e promover o treinamento de trabalhadores capacitados e inclusivos, fazendo com que o seu cuidado geriátrico e gerontológico seja cada vez melhor.

Referências bibliográficas

1. Crenitte MRF, Miguel DF, Filho WJ. Abordagem das particularidades da velhice de lésbicas, gays, bissexuais e transgêneros. Geriatr Gerontol Aging [Internet]. 2019 Mar. [acesso em 24 jul. 2019];13(1):50-6. Disponível em: http://www.ggaging.com/details/515/pt-BR/abordagem-das-particularidades-da-velhice-de-lesbicas--gays--bissexuais-e-transgeneros.
2. Henning CE. Gerontologia LGBT: velhice, gênero, sexualidade e a constituição dos "idosos LGBT." Horizontes Antropológicos [Internet]. 2017 Apr. [acesso em 24 jul. 2019];23(47):283-323. Disponível em: http://www.scielo.br/scielo.php?script=sci_arttext&pid=S0104-71832017000100283&lng=pt&tlng=pt.

3. Debert GG, Simões JA, Henning CE. Entrelaçando gênero, sexualidade e curso da vida: apresentação e contextualização. Sociedade e Cultura. 2016.
4. Henning CE. Paizões, tiozões, tias e cacuras: envelhecimento, meia-idade, velhice e homoerotismo masculino na cidade de São Paulo [Internet]. Campinas: Universidade Estadual de Campinas; 2014. Disponível em: chrome-extension://oemmndcbldboiebfnladdacbdfmadadm/http://repositorio.unicamp.br/bitstream/REPOSIP/281147/1/Henning_CarlosEduardo_D.pdf.
5. SAGE social isolation. [Internet]. [acesso em 8 jan. 2020]. Disponível em: www.sageusa.org/issues/isolation.cfm.
6. Strathern M, Weston K. Families we choose: lesbians, gays, kinship. man [Internet]. 1993 Mar.;28(1):195. Disponível em: https://www.jstor.org/stable/2804469?origin=crossref.
7. Ayres JRCM et al. Risco, vulnerabilidade e práticas de prevenção e promoção da saúde. In: Campos G, Minayo MCS, Akerman M, Drumond Jr M, Carvalho YM, organizadores, editores. Tratado de saúde coletiva. São Paulo: Editora Fiocruz; 2006. p. 375-417.
8. Rodrigues NO, Neri AL. Vulnerabilidade social, individual e programática em idosos da comunidade: dados do estudo FIBRA, Campinas, SP, Brasil. Cien Saude Colet [Internet]. 2012 Aug.;17(8):2129-39. Disponível em: http://www.scielo.br/scielo.php?script=sci_arttext&pid=S1413-81232012000800023&lng=pt&tlng=pt.
9. Fredriksen-Goldsen KI. Resilience and disparities among lesbian, gay, bisexual, and transgender older adults. Public Policy Aging Rep [Internet]. 2011 Jun. 1;21(3):3-7. Disponível em: https://academic.oup.com/ppar/article-lookup/doi/10.1093/ppar/21.3.3.
10. Cunningham TJ, Xu F, Town M. Prevalence of five health-related behaviors for chronic disease prevention among sexual and gender minority adults – 25 U.S. States and Guam, 2016. MMWR Morb Mortal Wkly Rep [Internet]. 2018 Aug. 17;67(32):888-93. Disponível em: http://www.cdc.gov/mmwr/volumes/67/wr/mm6732a4.htm?s_cid=mm6732a4_w.
11. Blosnich JR, Farmer GW, Lee JGL, Silenzio VMB, Bowen DJ. Health Inequalities among sexual minority adults. Am J Prev Med [Internet]. 2014 Apr.;46(4):337-49. Disponível em: https://linkinghub.elsevier.com/retrieve/pii/S0749379713006326.
12. Fredriksen-Goldsen KI. The future of LGBT+ aging: a blueprint for action in services, policies, and research. Generations. American Society on Aging. 2016;40:6-15.
13. Hinrichs KLM, Vacha-Haase T. Staff perceptions of same-gender sexual contacts in long-term care facilities. J Homosex [Internet]. 2010 Jun. 30;57(6):776-89. Disponível em: http://www.tandfonline.com/doi/abs/10.1080/00918369.2010.485877.
14. Lucon N. O duplo sofrimento de idosos gays em asilos: abandono e preconceito [Internet]. Pragmatismo Político. 2017 [acesso em 10 maio 2021]. Disponível em: https://www.pragmatismopolitico.com.br/2017/01/sofrimento-idosos-gays-asilos--abandono-preconceito.html.
15. Kcomt L, Gorey KM. End-of-life preparations among lesbian, gay, bisexual, and transgender people: integrative review of prevalent behaviors. J Soc Work End Life Palliat Care [Internet]. 2017 Oct. 2 [acesso em 9 jul. 2019];13(4):284-301. Disponível em: https://www.tandfonline.com/doi/full/10.1080/15524256.2017.1387214.

16. Fredriksen-Goldsen KI, Jen S, Bryan AEB, Goldsen J. Cognitive impairment, Alzheimer's disease, and other dementias in the lives of lesbian, gay, bisexual and transgender (LGBT) older adults and their caregivers: needs and competencies. J Appl Gerontol [Internet]. 2018 May 10;37(5):545-69. Disponível em: http://journals.sagepub.com/doi/10.1177/0733464816672047.
17. Santos MAB, Moreira RS, Faccio PF, Gomes GC, Silva VL. Fatores associados à violência contra o idoso: uma revisão sistemática da literatura. Cien Saude Colet [Internet]. 2020 Jun.;25(6):2153-75. Disponível em: http://www.scielo.br/scielo.php?script=sci_arttext&pid=S1413-81232020000602153&tlng=pt.
18. Bloemen EM, Rosen T, LoFaso VM, Lasky A, Church S, Hall P et al. Lesbian, gay, bisexual, and transgender older adults' experiences with elder abuse and neglect. J Am Geriatr Soc [Internet]. 2019 Nov 21;67(11):2338-45. Disponível em: https://onlinelibrary.wiley.com/doi/10.1111/jgs.16101.

47 Aspectos psicológicos da aposentadoria e do planejamento pós-carreira

Letícia Ferreira da Mota
Elyse Soares Ribeiro

INTRODUÇÃO

- A transição para a aposentadoria é individual, complexa e heterogênea, cada pessoa a vivencia de maneira diferente.
- No aspecto psicológico, o trabalho é central na estruturação da subjetividade e na construção da identidade pessoal e profissional do indivíduo.[1]
- Existem fatores de risco e de proteção que podem dificultar ou favorecer a adaptação do indivíduo à aposentadoria.[2]
- Estereótipos relacionados à aposentadoria: no passado, seu significado tinha uma conotação negativa, como finitude e inutilidade. Hoje, não necessariamente significa sair do mercado de trabalho; pode haver uma continuidade, como montar seu próprio negócio, começar uma nova carreira de modo parcial ou até mesmo integral, ou simplesmente voltar a estudar, buscar uma forma de ocupação, manter-se ativo.
- Alguns indivíduos criaram uma identidade somente com o trabalho e não desenvolveram papéis sociais, familiares, ocupacionais, por exemplo.
- Ter saúde psicológica na aposentadoria está atrelado a desvencilhar-se da identidade profissional e a fortalecer a identidade pessoal.[3]
- A falta de planejamento para a aposentadoria pode gerar crises, principalmente porque o indivíduo não se preparou com relação à saúde física, psicológica e financeira.
- Indivíduos que se aposentam por problemas de saúde têm uma piora maior da memória episódica, verbal e de fluência do que indivíduos que se aposentam por outros motivos.[4]

ASPECTOS PSICOLÓGICOS DA APOSENTADORIA (FIGURA 47.1)

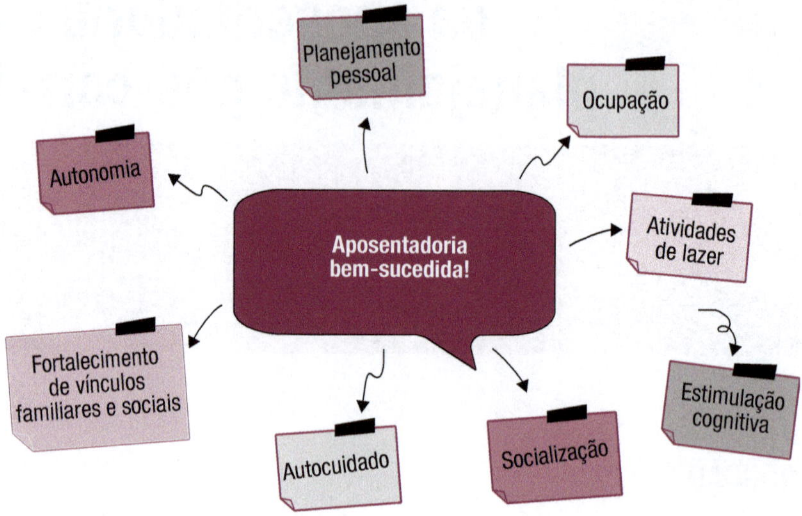

Figura 47.1 – Aspectos psicológicos da aposentadoria.
Fonte: Adaptada de Seidl *et al.*, 2014.[5]

Fatores de proteção (Figura 47.2)

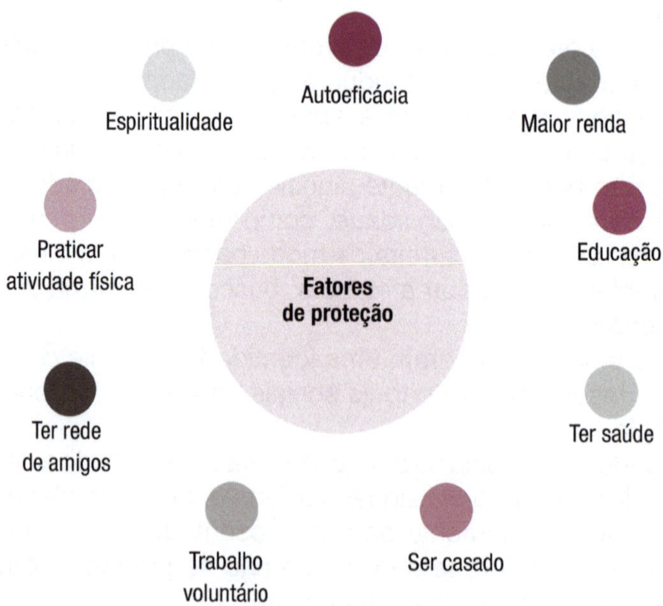

Figura 47.2 – Fatores de proteção.
Fonte: Adaptada de Leandro-França e Murta, 2014.[2]

Fatores de risco (Figura 47.3)

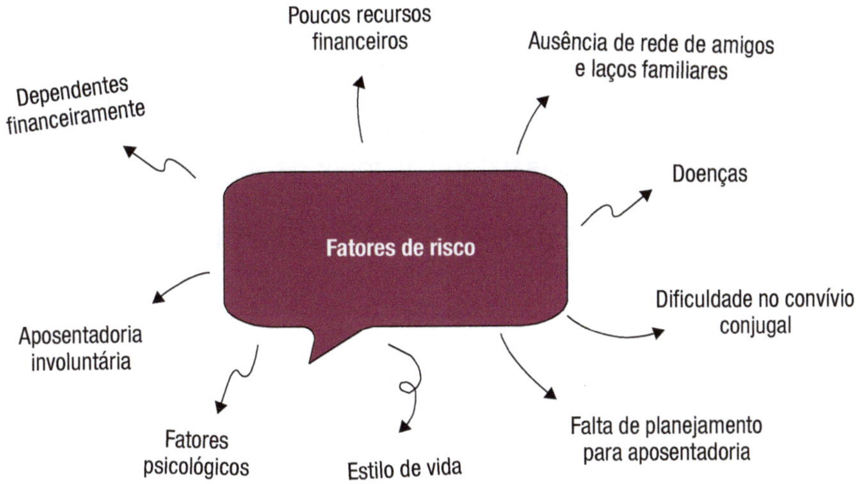

Figura 47.3 – Fatores de risco.
Fonte: Adaptada de Leandro-França e Murta, 2014.[2]

- O planejamento com antecedência promove atitudes saudáveis, aumenta a satisfação e o bem-estar; além disso, os indivíduos gerenciam melhor o tempo.[6,7]
- Indivíduos que não se preparam apresentam comportamento de não aceitação da condição de aposentado, isto é, não há projetos. Associam essa fase aos estereótipos do passado, como velhice e inatividade.[8]
- Além disso, esses indivíduos que não têm projetos apresentam sentimentos de ansiedade, depressão, angústia, vazio, baixa autoestima.[8] Algumas pessoas apresentam apego psicológico, apego ao título e ao papel profissional.
- Com a aposentadoria, ocorre uma perda do convívio com os colegas de trabalho e mudança de rotina.
- As expectativas e sentimentos com relação à aposentadoria é diferente para cada pessoa.
- A dinâmica conjugal pode trazer impactos na decisão de se aposentar.
- Para aqueles indivíduos que tiveram grandes ausências no ambiente familiar, em razão do trabalho, a relação pode ser conflituosa.

MINDSET PARA O PÓS-CARREIRA

É o conjunto de pensamentos e crenças que moldam a mente das pessoas, determinando a maneira como se comportam. O *mindset* é influenciado diretamente por tudo aquilo que vivenciam, veem e ouvem, bem como pelo que acreditam ser verdade – suas crenças. *Mindset* fixo são aqueles indivíduos que apresentam uma mentalidade fixa, acreditam que inteligência e talento são traços fixos e que não podem ser alterados. Já o *mindset* de crescimento são aqueles indivíduos que acreditam que é possível desenvolver novas habilidades, talentos e dons ao longo do tempo, como resultado da força de vontade, do empenho e da dedicação.

Pensando no *mindset* para o pós-carreira, Letícia Ferreira da Mota, uma das autoras deste capítulo, observou esses aspectos ao longo dos projetos e cursos que ministrou sobre o tema (Figura 47.4).

Mindset para o pós-carreira

***Mindset* fixo**

Planejamento de curto prazo

Falta de planejamento

Age com emoção

Escolhas para o agora

Desejo

Ageless

Crenças limitantes

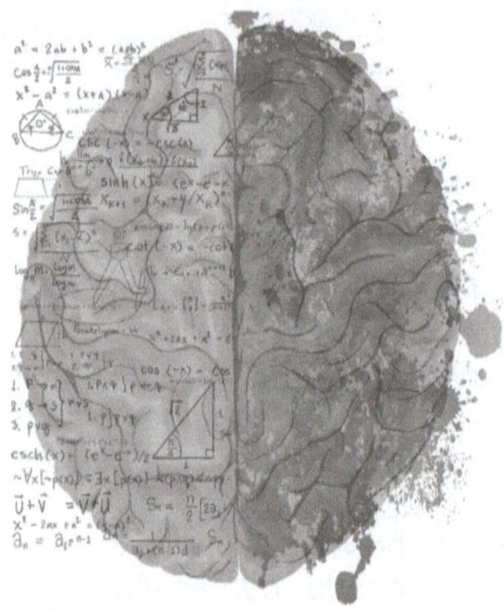

***Mindset* de crescimento**

Pensamento de longo prazo

Planejamento

Tem autocontrole

Escolhas para o futuro

Necessidade

Ageful

Flexibilidade cognitiva

Figura 47.4 – *Mindset* para o pós-carreira.
Fonte: Adaptada de Zanelli JC, 2012.[9]

PLANEJAMENTO PARA O PÓS-CARREIRA

> **O planejamento para o pós-carreira deve ser feito**
> antes, durante e após a aposentadoria,
> levando-se em consideração as três saúdes:
> física, psicológica e financeira.

- **Saúde física:** fazer atividade física regular, fazer exames e *check-up* de rotina, alimentação saudável, ioga, Pilates, atividades esportivas e de lazer.

- **Saúde psicológica:** identificar quais são as crenças limitantes relacionadas à aposentadoria, necessidades e expectativas, qual deve ser o momento da saída do mercado de trabalho, construção de uma nova identidade, convívio familiar, organização do tempo e, principalmente, busca do autoconhecimento. Esses são alguns tópicos importantes que devem ser trabalhados com pré-aposentados ou pessoas aposentadas.
- **Saúde financeira:** ter autocontrole (desejo *versus* necessidade), planejamento de longo prazo; investimento tem a ver com postergar recompensas, ter uma previdência privada, ter independência e autonomia financeira. A falta de autocontrole deve-se ao fato de o indivíduo desconsiderar o futuro, por não estar emocionalmente ligado a ele, e à falta de força de vontade para superar as tentações do presente às quais está sujeito a todo momento.[10]
- O indivíduo deve buscar cursos de orientação, educação, preparar-se em várias fases da vida. É importante a pessoa identificar quais são suas necessidades e expectativas.[11]
- Encontros grupais favorecem as trocas de experiências, reflexões, aprendizados; auxiliam na tomada de consciência sobre a aposentadoria; além disso, podem ser uma ótima oportunidade para se fazer amizades, obter apoio mútuo e, principalmente, ampliar as redes de suporte.[11]
- Deve-se buscar novas fontes de satisfação. Uma dica: trata-se de uma oportunidade para voltar a sonhos antigos, que não foram possíveis de concretizar em razão do trabalho.[12]
- É um processo de contínuo aprendizado. É necessário se reinventar a todo momento, ter flexibilidade cognitiva e ser resiliente.
- É importante colocar no papel quais são seus objetivos, pois fica mais fácil a visualização deles, tornam-se concretos.
- Ter muita clareza do que se quer, do que não se quer fazer e do que se está disposto a abrir mão.
- Fatores de proteção: ter metas, objetivos, projetos de vida auxilia na promoção do envelhecimento saudável.

PROVOCAÇÕES

Éramos questionados: O que você vai ser quando crescer? Hoje, é necessário fazer o paciente pensar em como quer viver o pós-carreira. Perguntar-lhe: Você está preparado para essa etapa? (Figura 47.5).

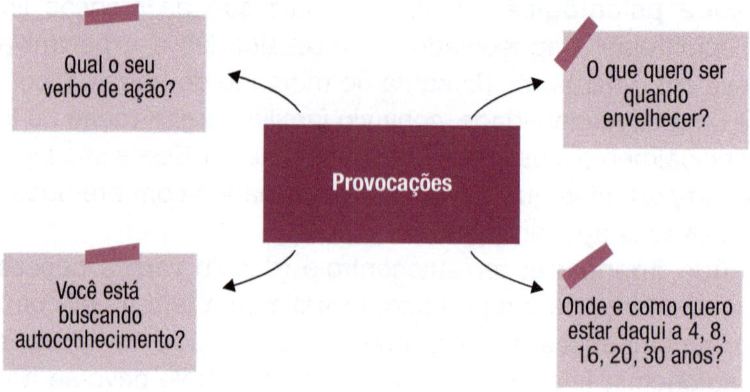

Figura 47.5 – Provocações.

PROJETO DE VIDA

- A Roda da Vida é um ótimo instrumento para ajudar o paciente a elaborar o seu projeto de vida, tendo em vista que a felicidade resulta do equilíbrio obtido pela pessoa que consegue dar atenção às diferentes dimensões da vida, como relacionamento conjugal e familiar, aspectos profissionais, espirituais, emocionais, de saúde física, psíquica, financeira e aspectos da vida social (Figura 47.6).

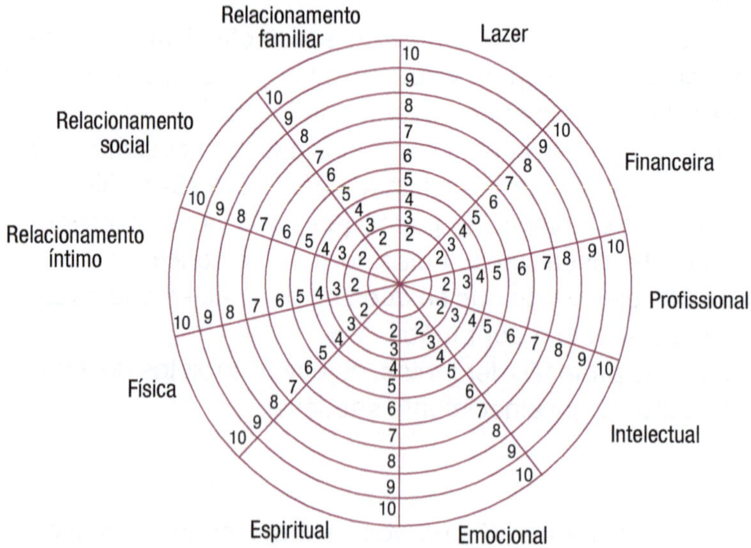

Figura 47.6 – Roda da vida.

Fonte: Adaptada de imagem disponível em: triways.blogspot.com.

- É importante ter uma meta específica, tangível e com data de início e término.
- Estar aberto ao novo, praticar constantemente a flexibilidade cognitiva, reinventar-se e ressignificar-se constantemente.
- Esse pode ser um projeto de vida (Figura 47.7).

Projeto de vida

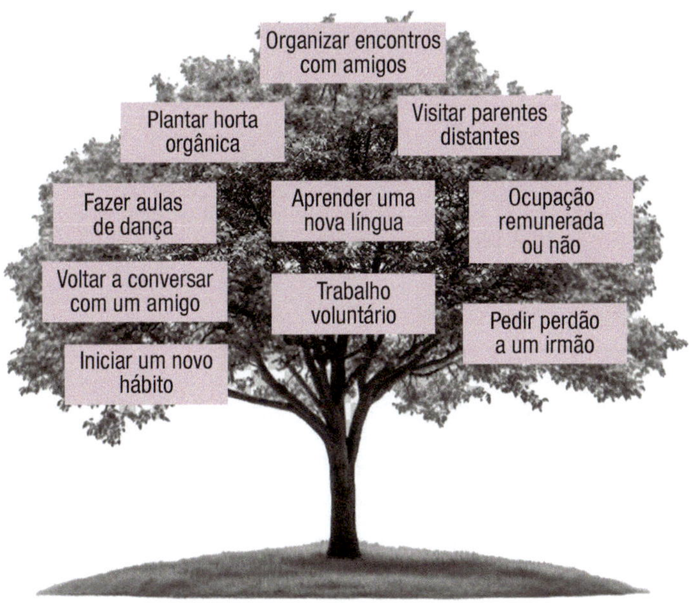

Figura 47.7 – Projeto de vida.
Fonte: Adaptada de França, Barbosa e Murta, 2014.[13]

ESCALA DE MUDANÇA EM COMPORTAMENTO DE PLANEJAMENTO DA APOSENTADORIA

Elaborada por França e colaboradores,[14] a Escala de mudança em comportamento de planejamento da aposentadoria (EMCPA) é um instrumento autoaplicável que tem como objetivo avaliar o estágio de mudança em comportamentos de planejamento para a aposentadoria. É fundamentada no Modelo Transteórico de Mudança,[15] que compreende a ausência de interesse pela mudança, a tomada da consciência acerca da relevância de se mudar, a decisão de engajamento na ação, a ação propriamente dita e a manutenção da mudança, com ou sem recaída (Quadro 47.1).

Quadro 47.1 – Escala de mudança em comportamento de planejamento da aposentadoria (EMCPA).

	Atividades	Não estou interessado nisto	Venho pensando em fazer algo sobre isto	Estou decidido a fazer algo neste sentido	Comecei a fazer, mas parei	Comecei a fazer há pouco tempo (1 mês)	Já faço isto há bastante tempo (6 meses)
1	Praticar atividade física regularmente						
2	Ter uma alimentação mais saudável						
3	Fazer consultas e exames médicos de *check-up*						
4	Ter investimentos financeiros para o futuro (p. ex., previdência privada, imóveis, ações etc.)						
5	Investir tempo na convivência familiar (p. ex., com pais, filhos, irmãos, sobrinhos ou outros)						
6	Dedicar-me à relação com o(a) meu(minha) parceiro(a)						
7	Cultivar minhas amizades						
8	Dedicar-me a práticas espirituais ou religiosas (p. ex., oração, meditação, cultos, missas, rituais em grupo etc.)						
9	Participar de grupos na comunidade (p. ex., artísticos, políticos, esportivos, clubes, associações etc.)						

(Continua)

Quadro 47.1 – Escala de mudança em comportamento de planejamento da aposentadoria (EMCPA) (continuação).

	Atividades	Não estou interessado nisto	Venho pensando em fazer algo sobre isto	Estou decidido a fazer algo neste sentido	Comecei a fazer, mas parei	Comecei a fazer há pouco tempo (1 mês)	Já faço isto há bastante tempo (6 meses)
10	Praticar atividades de lazer (p. ex., futebol, cinema, vôlei, academia, viagens, leitura)						
11	Ter um *hobby* (p. ex., pintura, fotografia, pescaria, coleção)						
12	Fazer cursos de aperfeiçoamento em minha área						
13	Investir em projetos que podem ser adaptados/executados a partir da aposentadoria						
14	Fazer cursos de aprimoramento em outra área com vistas a uma segunda carreira						
15	Realizar trabalhos voluntários na comunidade						

Fonte: Adaptado de França, 2012.[16]

A EMCPA pode ser o projeto de vida do indivíduo, seu ponto de partida para a transição para a aposentadoria, que deve ser bem-sucedida, assim como foram as fases anteriores.

CASO CLÍNICO

Heloísa, 63 anos, divorciada, católica, uma filha, ensino superior em Contabilidade. Atuava há aproximadamente 35 anos em órgão do Governo Federal. Seu processo de aposentadoria ocorreu durante o início da pandemia por Covid-19 e foi motivado pela dificuldade para se adaptar às novas demandas do trabalho remoto. Tem três irmãs que residem na mesma cidade, entretanto mantinha pouco contato com elas, em decorrência de relacionamento familiar conturbado após o falecimento dos genitores. O convívio com sua filha era esporádico em virtude dos compromissos laborais de ambas, com encontros restritos aos finais de semana e sem adentrar em assuntos de conteúdo pessoal. Seu ciclo de amizades era formado por pessoas que conhecera no ambiente de trabalho e os encontros sociais geralmente ocorriam após o expediente de trabalho, nas sextas-feiras. Realizava atividade física (dança) anteriormente à pandemia. Considerava que, no momento de sua aposentadoria, estava financeiramente estável, com boa reserva financeira.

A procura por atendimento psicológico ocorreu em virtude da dificuldade de adaptação com a nova rotina após a aposentadoria e com limitações adicionais em razão do período de isolamento social decorrente da pandemia de Covid-19. Naquele período, Heloísa se deparou com a falta de engajamento em atividades que poderiam ser consideradas prazerosas, em *hobbies* ou relações sociais.

As intervenções com Heloísa foram focadas no fortalecimento de aspectos sociais, familiares e na busca de novas fontes de satisfação. Desde o início dos atendimentos, não demonstrava interesse em se manter no mercado de trabalho ou de se engajar em outra carreira.

No início dos atendimentos, sempre que possível, Heloísa explanava sobre a complexidade de suas tarefas laborais prévias, denotando dificuldade para se desprender de sua identidade profissional. Discorria sobre sentimentos de inutilidade e verbalizava se incomodar com o fato de ficar em casa assistindo televisão e cuidando das tarefas do lar.

Inicialmente, Heloísa começou aulas *online* com professor de informática, visando ter mais independência com o manejo de computador e celular, para diminuir seu sentimento de exclusão digital e favorecer seu engajamento em demais tarefas que pudessem ocorrer de modo *online*, em virtude da situação de confinamento.

Enquanto Heloísa realizava aulas de informática, também foram trabalhadas as demais atividades que poderiam ser feitas de modo *online* e que seriam consideradas fontes de prazer. Ela manifestou interesse antigo em aprender uma nova língua e tocar um instrumento musical – tinha tentado tocar piano anteriormente, inclusive tinha um piano em sua casa, mas, por causa da rotina de trabalho, não tinha conseguido se comprometer com o aprendizado. Desse modo, iniciou aulas de piano e de língua inglesa duas vezes por semana.

Foram realizadas intervenções relacionadas às crenças limitantes sobre a aposentadoria, visando traçar a modificação de pensamentos disfuncionais de que aquele momento estaria relacionado a improdutividade e ociosidade. Em contrapartida, quanto aos aspectos sociais, buscou-se fortalecer sua rede de suporte familiar por meio de maior contato com sua filha e interesse por sua vida pessoal, bem como a manutenção de vínculos sociais do trabalho e tentativas de retomar contato com amizades antigas que estavam afastadas.

Assim, pode-se evidenciar que Heloísa apresentava dificuldade em diversas áreas de sua vida (familiar, social e ocupacional), as quais foram intensificadas em virtude da falta de planejamento para vivenciar o processo de aposentadoria. Desse modo, foram alcançadas metas específicas de engajamento em novas atividades, estabelecimento de uma nova rotina, escolhas para o futuro e a manutenção desses projetos.

CONSIDERAÇÕES FINAIS

O planejamento feito com antecedência promove atitudes positivas e aumenta a satisfação com o Pós-Carreira em comparação ao que ocorre com indivíduos que não fizeram nenhum tipo de planejamento. Aqueles que se preparam para a aposentadoria a entendem como um acontecimento positivo, desenvolveram projetos de vida antes e após a aposentadoria (p. ex., realizam atividades de lazer, atividades intelectuais, cuidados com a saúde, planejamento financeiro, tendo liberdade para dedicar-se a atividades que dão prazer, sem a rigidez de horários). A aposentadoria não precisa ser um rompimento com a vida profissional, pode ser uma etapa de continuação de projetos antigos; além disso, pode ser tão prazerosa e bem-sucedida quanto o período do trabalho; para isso, a preparação é fundamental.

Referências bibliográficas

1. Morin E. Os sentidos do trabalho. Revista de Administração de Empresas (São Paulo). Jul./set. 2001;41(3) [acesso em 17 jan. 2016]. Disponível em: http://www.scielo.br/pdf/rae/v41n3/v41n3a02.pdf.
2. Leandro-França C, Murta SG. Fatores de risco e de proteção na adaptação à aposentadoria. Psicologia Argumento (Curitiba). Jan./mar. 2014;32(76):33-43.
3. Boehs STM et al. Revista da literatura latino-americana sobre aposentadoria e trabalho: perspectivas psicológicas. Revista Psicologia Organizações e Trabalho. 2017;17(1):54-61. doi: 10.17652/rpot2017.1.11598.
4. Livingston G et al. Dementia prevention, intervention, and care: 2020 report of the Lancet Commission. Division of Psychiatry. Lancet. 2020;396:413-46. Disponível em: https://doi.org/10.1016/S0140-6736(20)30367-6.
5. Seidl J, Leandro-França C, Murta S. Formatos de programas de educação para aposentadoria. In: Murta S, Leandro-França C, Seidl J, editores. Programas de educação para aposentadoria: como planejar, implementar e avaliar. Novo Hamburgo: Sinopsys; 2014. p. 84-113.
6. Noone JH, Stephens C, Alpass FM. Preretirement planning and well-being in later life: a prospective study. Research on Aging. 2009;31(3):295-317. doi: 10.1177/0164027508330718.

7. Yeung DY, & Zhou X. Planning for retirement: Longitudinal effect on retirement resources and post-retirement well-being. Frontiers in Psychology, 8,1300. doi: 10.3389/fpsyg.2017.01300. 2017.
8. Rodrigues M et al. A preparação para a aposentadoria: o papel do psicólogo frente a essa questão. Revista Brasileira de Orientação Profissional. 2005;6(1): 53-62 [acesso em 4 jan. 2016]. Disponível em: http://pepsic.bvsalud.org/scielo.php?script=sci_arttext&pid=S1679-33902005000100006&lng=pt&nrm=iso.
9. Zanelli JC. Processos psicossociais, bem-estar e estresse na aposentadoria. Revista Psicologia: Organizações e Trabalho, 12(3), set-dez 2012, p. 329-340 ISSN 1984-6657. http://submission-pepsic.sci lo.br/index.php/rpot/index; 2012.
10. Ariely D, Kreisler J. A psicologia do dinheiro. Tradução de Ivo Korytowski. Rio de Janeiro: Sextante; 2019.
11. Zanelli JC, Silva N, Soares DHP. Orientação para aposentadoria nas organizações de trabalho: construção de projetos para o pós-carreira. Porto Alegre: Artmed; 2010.
12. Mazzaferro D, Bernhoeft R. Longevidade: os desafios e as oportunidades de se reinventar. São Paulo: Évora; 2016.
13. França LHFP, Barbosa LM & Murta SG. Projetos de vida, valores e ação comprometida na aposentadoria. In S. G. Murta, C. Leandro-França, & J. Seidl (Eds.), Programas de Educação para Aposentadoria. Novo Hamburgo, RS: Sinopsys. p. 267-287; 2014.
14. Leandro-França C, Murta SG & Iglesias F. Planejamento da aposentadoria: uma escala de mudança de comportamento. Rev. bras. orientac. prof [online]. 2014, v. 15, n. 1, p. 75-84. ISSN 1679-3390.
15. Prochaska JO & DiClemente CC. Transtheoretical therapy: toward a more integrative model of change. Psychoterapy: Theory, Research and Practice, 19(3), 276-288. doi: 10.1037/h0088437; 1982.
16. França CL. Modelo de intervenção breve para planejamento da aposentadoria: desenvolvimento e avaliação [dissertação]. Brasília: Universidade de Brasília; 2012.

48 *Design* de ambientes – diretrizes básicas de projeto

Flavia Ranieri

INTRODUÇÃO

Pare o que está fazendo e olhe ao seu redor. Como é o móvel ao qual está sentado(a)? A iluminação está fraca? Tem muito barulho no ambiente?

As experiências vividas estão sempre inseridas em um contexto físico, seja ele construído ou não. A forma como esse ambiente se apresenta e todas as suas variáveis impactam e moldam de alguma maneira as experiências dos seres humanos desde a tenra idade. Neste capítulo, será falado sobre isso: sobre os aspectos extrínsecos que impactam o processo de envelhecimento.

A arquitetura e o *design* de interiores são mais que meramente decorativos; são ferramentas de **conexão** entre o usuário e a atividade que ele pretende realizar. Quando se trata de ambientes para pessoas idosas, esse desafio se intensifica, em função dos declínios naturais do processo de envelhecimento.

Segurança e acessibilidade são dois pontos básicos e indispensáveis, mas neste capítulo será expandido o olhar e entendido que um ambiente bem projetado traz consigo a valorização do **passado**, a praticidade do **presente** e a visualização de um **futuro** digno. O desafio está justamente no equilíbrio entre eles. Uma casa presa no passado, por exemplo, pode não ser prática no presente; assim como uma Instituição de Longa Permanência presa na praticidade do presente, sem a valorização da história da pessoa e sem perspectivas de futuro, também é um peso para quem a frequentar.

DESENVOLVIMENTO

O passado

O que pode significar o passado para nós?
As pessoas olham para trás por várias razões, mas uma é comum a todas: a necessidade de adquirir um sentido do eu e da identidade.
Yi-Fu Tuan, 2013[1]

O sentido de identidade é algo construído ao longo de toda a vida. Ao envelhecer, isso se encontra consolidado e materializado por meio das memórias expostas em fotos, objetos, texturas. O ambiente ao seu redor, quando recheado de itens desse tipo, acorda o sentido de enraizamento[2] e territorialidade[3] do usuário, trazendo-lhe a sensação de conforto, segurança emocional e estabilidade. Os que permanecem em casa rodeados de seus itens quase não percebem a importância deles; mas, uma vez retirados desse contexto, o vazio se faz presente, trazendo junto a sensação de não pertencimento ao local em questão. Isso vale para o reconhecimento do entorno na escala urbana. Mudar de cidade, ou apenas de bairro, tira as referências de comércio, lazer e até mesmo de ruas e pessoas. Todos esses itens contribuem para a formação da identidade. Quando retirados, é necessária uma nova construção. Novas lembranças, novos locais, novas pessoas contribuem para que o senso de identidade e reconhecimento seja adquirido novamente (Figura 48.1).

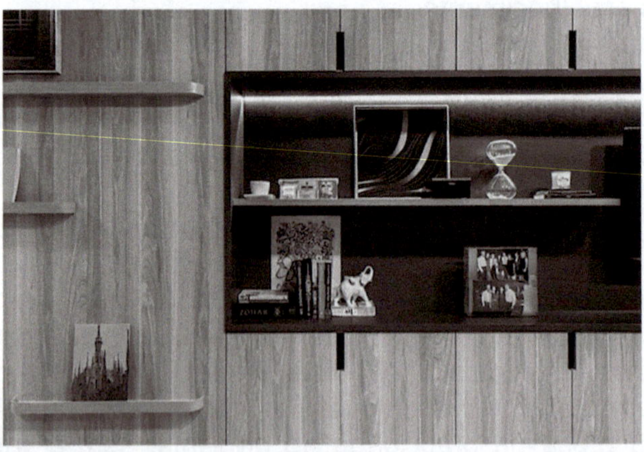

Figura 48.1 – Elissa Village (casa de repouso para idosos, localizada em Campina Grande do Sul, PR) – no quarto da ILPI foram projetados nichos e prateleiras para acolher os objetos e memórias dos moradores. As quinas são arredondadas e há iluminação complementar para valorizar os itens.
Fonte: Acervo da autoria do capítulo.

O presente

Nessa etapa, analisa-se se o ambiente construído permite, de maneira segura e confortável,[4] a conexão entre o usuário e a atividade que ele se propõe a fazer. As atividades que devem ser consideradas são: as atividades de vida diária (AVDs), as atividades instrumentais de vida diária (AIVDs), o descanso e o sono, a educação, o trabalho, o brincar, o lazer e a participação social.[4]

Independentemente da escala, do local ou da situação, todas essas atividades devem ser consideradas. Uma pessoa acamada deve ser capaz, em algum grau, de ter a possibilidade de realizá-las, assim como as pessoas que moram em suas próprias casas ou em Instituições de Longa Permanência para Idosos. Esse raciocínio também se expande para o contexto urbano, que deve ser considerado, uma vez que faz parte da estrutura de comunidade em que todos estão inseridos.

O futuro

Para trazer o futuro para o presente, o indivíduo tem que ter, ou desenvolver, a capacidade de planejar suas atividades.
Gerard H. Seijts, 1998[5]

Conexão volta a ser a palavra-chave nessa etapa. Se ela foi rompida nas fases anteriores, automaticamente a percepção de futuro é reduzida. Cortar a conexão com as atividades a que o usuário se propõe ou deseja resulta em uma restrição imediata do alcance da própria vida. Do ponto de vista arquitetônico, estar limitado a um espaço por estar acamado, a apenas alguns objetos por não conseguir alcançá-los, a um local por não ter acesso seguro ou viável são questões que reduzem a percepção de futuro.

Outra abordagem em relação ao futuro é a da **prevenção** e do **planejamento**. Inúmeros estudos e pesquisas apontam o aumento da expectativa de vida quando se trabalha a prevenção na saúde. No ambiente físico, não é diferente. Ambientes adequados reduzem quedas,[6] ajudam na qualidade de vida de pessoas com demência[7] e diminuem o isolamento social de idosos com perdas auditivas,[8] por exemplo.

Uma vez que o usuário se conscientiza da importância de um ambiente e se prepara para um envelhecimento como um processo natural de vida, automaticamente está aumentando sua expectativa de vida e garantindo uma velhice com mais qualidade.

ORIENTAÇÕES PRÁTICAS

Em todos os aspectos biopsicossociais, considerações em relação ao ambiente físico são necessárias. Neste capítulo, serão abordados os pontos mais básicos e fundamentais para que a conexão entre o usuário e seus desejos seja realizada de maneira segura e confortável.

MOBILIDADE

Tirando coisas do caminho

Mobiliário e objetos que estejam abaixo do nível da visão são uma armadilha para quedas e tropeços. O cone visual do ser humano só lhe permite perceber objetos que estejam a menos de 30 cm de altura do piso a uma distância mínima de 2 m.[9] Se for somada a isso a perda de visão natural da idade, mesas de centro, pufes, enfeites no chão, animais e objetos baixos representam alto risco de queda. Uma boa estratégia é fazer o percurso junto com a pessoa idosa, observar os itens que possam ser obstáculos e retirá-los ou movê-los do caminho.

Colocando coisas no caminho

No intuito de retirar os obstáculos, muitas pessoas se esquecem de que muitos dos objetos existentes pela casa são usados como apoios e a retirada deles pode aumentar a insegurança no caminhar. A mesma estratégia de fazer o percurso pode ser usada aqui. Ao observar o uso de um objeto como apoio, deve-se observar se ele é estável e não vira com o peso pontual sob ele. Se for esse o caso, em vez de simplesmente retirá-lo, deve-se optar por trocá-lo por uma peça mais firme e confiável.

Medidas

As circulações devem sempre ser pensadas para garantir não somente a passagem da cadeira de rodas, mas também o caminhar de duas pessoas lado a lado, como é o caso de um idoso e um cuidador, por exemplo. A medida mínima da circulação para atender a essa situação é de 1,2 m.[9] Apesar de a norma de acessibilidade[9] permitir portas com largura de 80 cm, se levada em consideração a mesma norma para passar andadores, muletas bilaterais e outros auxiliares de marcha, o ideal é que elas tenham no mínimo 90 cm de largura. Outras medidas importantes para se atentar são a do giro de cadeira de rodas (que toma 1,5 m de diâmetro), a altura do assento do vaso sanitário (que deve ter 46 cm) e a altura de instalação de barras de apoio horizontais no banheiro (que devem seguir 75 cm do piso ao seu eixo) (Figura 48.2). Mais medidas podem ser consultadas na NBR 9050/2020.[9]

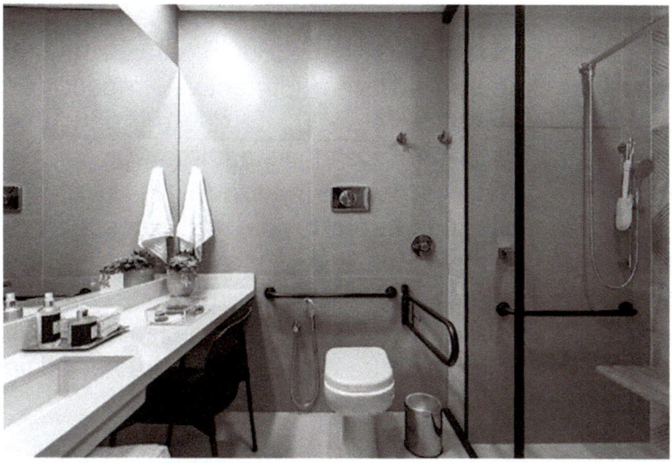

Figura 48.2 – Elissa Village – banheiro com bancada com altura adequada para ser usada por cadeira de rodas ou cadeira. Barras de apoio em contraste com a parede, banco articulado no box.
Fonte: Acervo da autoria do capítulo.

VISÃO

Monocromáticos e contrastes

Os ambientes devem ter contraste entre o piso e a parede, demarcando-lhes bem os limites. Não precisa ser gritante, mas evitar ambientes monocromáticos é o ideal. O que não se vê não existe. No entanto, pode-se tirar partido desse artifício justamente quando se quiser camuflar algo. Quando se convive com indivíduos com Alzheimer e eles são do tipo andarilhos, uma entrada de funcionários, uma porta para uma área perigosa ou até mesmo uma porta de saída podem ser pintadas da mesma cor ou serem revestidas do mesmo material da parede adjacente.[10]

Superfícies acetinadas e foscas

As cores devem ser consideradas juntamente com o acabamento que a superfície e o material recebem. Uma cor neutra, mas com superfície brilhante, pode ser tanto ou mais prejudicial que uma cor forte de superfície opaca. Evitar superfícies brilhantes que causem reflexo, assim como translúcidas que causem confusão visual, é uma das boas práticas de projeto.[11,12]

Luz

A luz é outro grande contribuidor para favorecer a acuidade visual e, consequentemente, propiciar uma boa percepção do espaço e dos detalhes. O índice de reprodução de cor (IRC) das lâmpadas garante a qualidade da luz e deve ser acima de 80[12] para assegurar a correta percepção das cores, como a de um alimento estragado, por exemplo. Já para se garantir a quantidade de luz correta em ambientes frequentados por idosos, deve-se considerar no mínimo 200 lux em áreas de circulação, 400 lux em áreas onde é realizado algum tipo de atividade e 600 lux se essas atividades forem focais.[13] O excesso de luz também pode ser prejudicial,[11] então o ideal é que se tenha uma luz uniforme, com os valores já mencionados, e complementá-la com iluminação pontual e focada para atividades específicas, como superfícies de trabalho de risco (p. ex., cozinha e banheiro) ou que dependam de maior acuidade visual (p. ex., leitura) (Figuras 48.3 e 48.4).

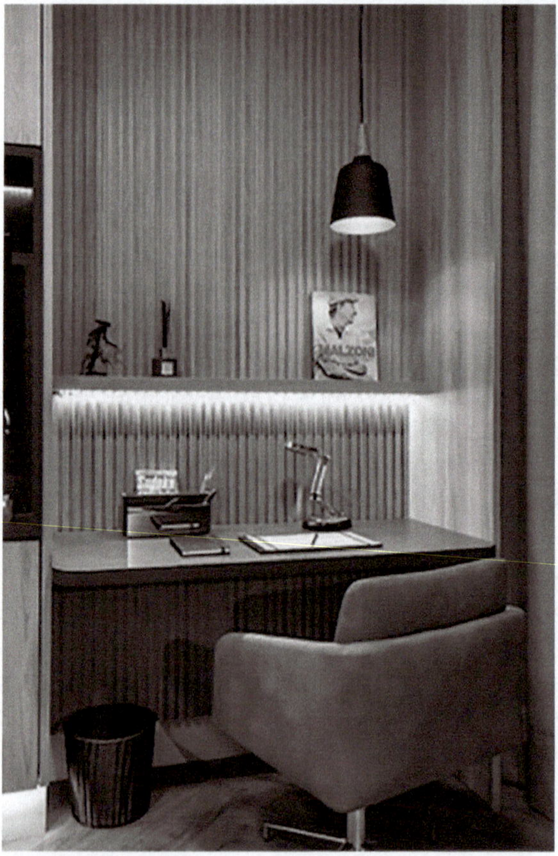

Figura 48.3 – Elissa Village – escrivaninha no quarto com iluminação complementar na área da bancada. Poltrona com braços e em tecido impermeável. Quina arredondada no tampo.
Fonte: Acervo da autoria do capítulo.

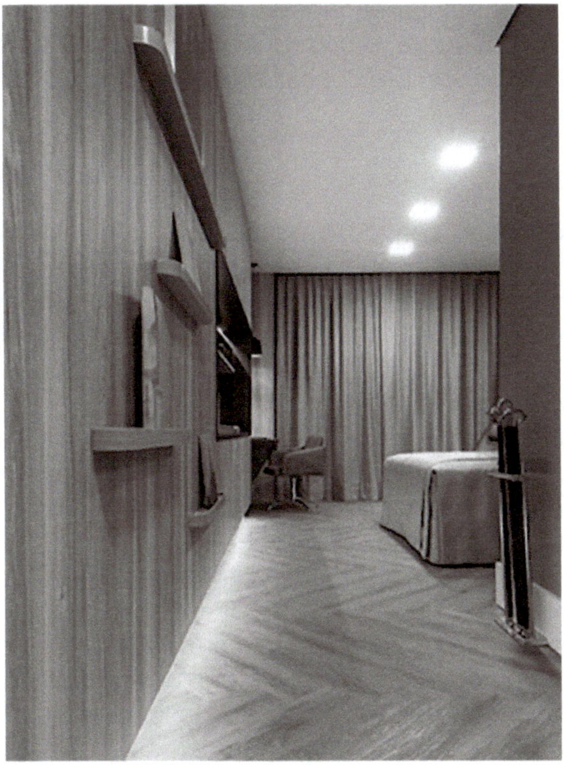

Figura 48.4 – Elissa Village – Iluminação de vigília embutida no rodapé.
Fonte: Acervo da autoria do capítulo.

AUDIÇÃO

O ideal é manter o nível sonoro do ambiente em 60 dB.[14] Para checar essa informação, é necessário ter um aparelho chamado decibelímetro; no entanto, alguns aplicativos de celular têm se mostrado úteis como parâmetros de checagem de menor precisão. Caso o valor esteja acima do número indicado, é sugerido fazer o uso de materiais que absorvam o som. Isso também contribui para uma menor reflexão das ondas sonoras, reduzindo-se a sensação de burburinho no ambiente. Um projetista de acústica é o profissional ideal para calcular corretamente o modo como o som deve ser comportar em um ambiente.

OLFATO

A maior preocupação deve ser preservar a boa qualidade do ar. Para isso, a troca frequente por meio de ventilação cruzada e natural é o ideal.

Se não for possível manter as janelas abertas em função do barulho ou até mesmo da temperatura, o uso do ar-condicionado pode ser indicado. Nesse caso, deve-se sempre checar se a manutenção está em dia, com os filtros limpos.

TATO

Muitas vezes, esse sentido é desprezado injustamente. É por meio dele que o ser humano se conecta com texturas, sensações e até mesmo temperaturas. Pode-se tirar partido das texturas para atrair ou repelir as pessoas conforme a necessidade do espaço. Almofadas e mantas atraem o usuário, enquanto muros e plantas com texturas agressivas e espinhos repelem a passagem pelo local.

Já a sensação de conforto térmico varia de pessoa para pessoa em função do seu metabolismo, da atividade que está exercendo, de suas roupas, da velocidade do vento, da umidade, entre outros fatores. A temperatura do ar é apenas um deles, sendo que várias normas buscam suas referências.[15] A ISO 9241 define a temperatura entre 20 e 24 °C como confortável.

Para manter a temperatura constante e evitar picos de calor ou de frio, pode-se lançar mão do aparelho de ar-condicionado. Nesse caso, o ideal é fazer o uso de um termostato em locais de longa permanência.

A água quente do chuveiro pode parecer inofensiva; porém, em uma revisão bibiográfica, foi constatado que queimaduras em idosos ocorrem em até 98% das vezes em sua própria residência, sendo a escaldadura pela água quente do chuveiro considerada a segunda maior causa.[16] Para evitá-las, são indicadas estratégias como usar torneira do tipo monocomando e um termostato para manter a temperatura máxima da água fixada.

COGNITIVO

Esse é um dos pontos em que a arquitetura pode fazer mais diferença na qualidade de vida das pessoas. Quando o cérebro falha, no caso de demência, por exemplo, o ambiente físico pode ajudá-lo a fazer essas conexões por meio de símbolos e informações. Muitas são as estratégias, mas as oito sugeridas no estudo[10] de Zeisel, Hyde e Levkoff permanecem atuais:

1. Saídas discretas e com controle.
2. Caminhos com continuidade, comunicação e sinalização.
3. Lugares individualizados com opções de privacidade e personalização.
4. Estrutura de áreas comuns em quantidade e variedade adequadas.

5. Liberdade para acesso à area externa com suporte.
6. Escala residencial.
7. Suporte à autonomia.
8. Compreensão sensorial com administração de barulho.

CONSIDERAÇÕES FINAIS

Projetar, analisar e fazer as adequações em um ambiente físico pensando nas especificidades e necessidades requeridas nessa etapa de vida garante uma melhora na qualidade de vida das pessoas idosas, mas não se pode esquecer de por que isso é feito. Não se pode ficar tão preso aos números a ponto de esquecer a pessoa no centro. Deve-se lembrar que a arquitetura é uma ferramenta a ser usada a favor do usuário e que o objetivo final é sua felicidade. Ser infeliz em um ambiente tecnicamente perfeito não faz sentido algum.

Referências bibliográficas

1. Tuan Y-F. Espaço e lugar: a perspectiva da experiência. São Paulo: Eduel; 2013.
2. Massola G, Svartman B. Enraizamento. In: Carneiro A, Pasini E, Oleniki M, Marchini W, editores. Psicologia ambiental: conceitos para a leitura da relação pessoa--ambiente. Petrópolis: Vozes; 2021. p. 75-88.
3. Higuchi MI, Theodorovitz I. Territorialidade(s). In: Carneiro A, Pasini E, Oleniki M, Marchini W, editores. Psicologia ambiental: conceitos para a leitura da relação pessoa-ambiente. Petrópolis: Vozes; 2021. p. 228-36.
4. American Occupational Therapy Association. A estrutura da prática da terapia ocupacional: domínio & processo. 3. ed. traduzida. Rev Ter Ocup Univ São Paulo (Online) [Internet]. 24 abr. 2015 [acesso em 24 ago. 2022];26(esp):1-49. Disponível em: https://www.revistas.usp.br/rto/article/view/97496.
5. Seijts GH. The importance of future time perspective in theories of work motivation. The Journal of Psychology [Internet]. 1998 Mar. [acesso em 20 mar. 2019];132(2): 154-68. Disponível em: https://www.researchgate.net/publication/240241388_The_Importance_of_Future_Time_Perspective_in_Theories_of_Work_Motivation/citation/download.
6. Oliveira AS, Trevizan PF, Bestetti MLT, Melo RC. Fatores ambientais e risco de quedas em idosos: revisão sistemática. Revista Brasileira de Geriatria e Gerontologia [Internet]. Set. 2014 [acesso em 21 abr. 2021];17(3):637-45. Disponível em: https://www.scielo.br/pdf/rbgg/v17n3/1809-9823-rbgg-17-03-00637.pdf.
7. Willatt J. Design as therapy: facilitating the lives of those with Alzheimer's disease through environmental design. AUS. 2011;9(9):4-9.
8. Buss LH, Graciolli LS, Rossi AG. Processamento auditivo em idosos: implicações e soluções. Revista CEFAC. 18 dez. 2009;12(1):146-51.
9. Associação Brasileira de Normas Técnicas (ABNT). NBR 9050/2020. Acessibilidade a edificações, mobiliário, espaços e equipamentos urbanos. São Paulo: ABNT; 2020.

10. Zeisel J, Hyde J, Levkoff S. Best practices: an environment behavior (E-B) model for Alzheimer special care units. American Journal of Alzheimer's Care and Related Disorders & Research. 1994 Mar.;9(2):4-21.
11. Costa G. Iluminação econômica: cálculo e avaliação. Porto Alegre: ediPUCRS; 2005. ISSBN-10: 8574305383.
12. Ribeiro CSO. Iluminação e design de interiores em residências de pessoas da terceira idade [Internet] [monografia]. Goiânia: Universidade Católica de Brasília (UCB); 2006. Disponível em: https://hosting.iar.unicamp.br/lab/luz/ld/Pesquisa/design%20de%20interiores.pdf.
13. Associação Brasileira de Normas Técnicas (ABNT). NBR 8995-1/2013. Iluminação de ambientes de trabalho Parte 1: Interior. São Paulo: ABNT; 2013.
14. Costa EC. Acústica técnica. São Paulo: Blucher; 2003. ISBN-10: 8521203349.
15. Campos ACPSF. Parâmetros de conforto e desempenho térmico em lares de idosos: um estudo na sede da Santa Casa de Misericórdia de Castelo Branco. Repositório IPCB pt [Internet]. 8 fev. 2017 [acesso em 4 abr. 2022]. Disponível em: http://hdl.handle.net/10400.11/5450.
16. Silva RV, Reis CMS, Novaes MRCG. Risk factors of burn injury and prevention methods in the elderly. Revista Brasileira de Cirurgia Plástica (RBCP) – Brazilian Journal of Plastic Sugery. 2015;30(3).

49

Gerontecnologia – custos e valores da inovação

Jéssica Maria Ribeiro Bacha

INTRODUÇÃO

O envelhecimento populacional é um fenômeno de caráter universal que envolve tópicos relacionados a saúde, seguridade financeira e distribuição dos recursos financeiros das famílias para o cuidado com a pessoa idosa. A década do envelhecimento saudável (2021 a 2030) foi declarada pela Assembleia Geral da Organização das Nações Unidas (ONU) em maio de 2020, com o objetivo principal de melhorar a vida das pessoas idosas, de suas famílias e da comunidade.[1]

No Brasil, o Ministério da Saúde traz, entre seus objetivos, a busca da atenção integral à saúde da pessoa idosa e dos portadores de doenças crônicas em todos os níveis de atenção à saúde (primário, secundário e terciário).[2] Busca atender às demandas ocasionadas pelo processo de envelhecimento populacional, que demonstra ser um grande desafio para o sistema de saúde, pois assistir a esse público específico exige uma nova forma de atenção à saúde e humanização do cuidado prestado.[2,3]

O cuidado integral à saúde da pessoa idosa tem como objetivos a manutenção da sua capacidade funcional e a promoção da sua autonomia, da sua independência e, consequentemente, da sua qualidade de vida. É necessário destacar que envelhecer nem sempre significa perder a funcionalidade (autonomia e independência), o que depende muito do tipo de envelhecimento que o ser humano enfrenta. Toda a assistência prestada à pessoa idosa deve levar em consideração a sua capacidade em geral (cognitiva, motora e sensorial).[4] Dessa maneira, existem as Gerontecnologias, que têm como objetivo auxiliá-las em suas atividades cotidianas.[5] Trata-se de um campo de estudo multidisciplinar e interdisciplinar que envolve a tecnologia, a gerontologia e o envelhecimento humano, englobando o desenvolvimento de técnicas, produtos e serviços com base no conhecimento do processo de envelhecimento.[6] As Gerontecnologias apresentam uma ampla área de atuação, incluindo a investigação, a concepção e o desenvolvimento de diversas tecnologias voltadas à promoção da qualidade de vida das pessoas idosas. A possibilidade de atuação é diversa, como na saúde, segurança, assistência, comunicação e estímulo.[5]

GERONTECNOLOGIA E SEUS FUNDAMENTOS CIENTÍFICOS

A Gerontecnologia é definida como uma área de conhecimento interdisciplinar e multiprofissional que tem como principal objetivo compreender e facilitar a interação de dois fenômenos atuais: o envelhecimento populacional e o desenvolvimento tecnológico, buscando-se todo o potencial dessa ferramenta para melhorar a qualidade de vida das pessoas idosas. Seus principais eixos de estudos são: prevenção, engajamento, compensação, assistência, suporte e organização do cuidado.[7-10] Seu campo de conhecimento envolve pesquisa, concepção, desenvolvimento e aperfeiçoamento de novas técnicas, produtos e serviços voltados para o público idoso.[11]

Várias categorias de Gerontecnologias podem ser desenvolvidas para expandir as possibilidades dos profissionais de saúde na realização de práticas inovadoras e produtoras de cuidado. Dentre elas, destacam-se as Gerontecnologias Cuidativo-Educacionais (GTECs), conhecidas como recursos de grande importância para complementar a assistência à saúde e incentivar a participação do paciente (por meio do estímulo ao autocuidado) e da família no processo de cuidado. Alguns exemplos são os manuais, cartilhas, jogos, oficinas, programas e *softwares* educativos.[12-14]

As GTECs permitem a ampliação do conhecimento, provocam mudanças e influenciam no padrão de saúde das pessoas idosas, além de aumentarem as possibilidades de utilização de novos recursos para as práticas do cuidado e para o ensino de saúde em geral. A partir da construção colaborativa de conhecimento e do desenvolvimento de habilidades motoras cognitivas, sensoriais e afetivas, despertam o paciente para utilizar os seus sentidos, a fim de pensar e relacionar essas atividades à sua realidade.[12-15] O conhecimento sobre como são construídas e validadas as GTECs apresenta-se útil para profissionais que buscam desenvolvê-las ou que as utilizam para subsidiar o cuidado prestado à pessoa idosa, utilizando-se de materiais com base científica e com resultados reais e promissores.[13,14]

Os cinco pontos essenciais da Gerontecnologia, de acordo com Maciel e colaboradores (2013),[16] são: melhorar as ferramentas tecnológicas para o estudo do processo de envelhecimento; prevenir os efeitos do declínio da força, da flexibilidade e da resistência associadas à idade; aumentar a realização de novas funções; compensar o declínio das capacidades associado ao envelhecimento; e apoiar os cuidadores.

De acordo com o estudo de Van Bronswijk e colaboradores (2009),[17] existem quatro objetivos de intervenção em Gerontecnologia: enriquecimento e satisfação por meio do uso das tecnologias para alcançar melhor qualidade de vida; prevenção e envolvimento relacionados às tecnologias que visam diminuir as alterações fisiológicas e comportamentais que restringem o funcionamento humano; compensação e substituição, que dizem respeito às tecnologias que contribuem para o desenvolvimento associado à perda de força, défices motores ou cognitivos; e suporte ao cuidado e organização do cuidado, que englobam tecnologias utilizadas pelos cuidadores formais e informais para apoiar pessoas com limitações (p. ex., mecanismos para a mobilidade, para monitorizar sinais vitais e uso de medicamentos).

Outro ponto muito questionado nesse universo da tecnologia em prol da pessoa idosa são os custos financeiros. É importante destacar que há uma variabilidade muito grande em relação a valores no meio da Gerontecnologia. Existem ferramentas na área que são de baixo custo, podendo ser acessíveis a grande parte da população mundial, como também existem *softwares* e programas tecnológicos que podem ser de altíssimo custo (porém, estudiosos na área destacam que a tendência desses equipamentos de alto custo é ir barateando de acordo com as novas opções que estão surgindo em quesito universal).[12-15]

O fundamento científico nessa área apoia-se na demografia, economia, política, fisiologia, genômica, psicologia, sociologia, ergonomia, tecnologia assistiva, saúde, autoestima, habitação e vida, mobilidade e transportes, tecnologias de informação, comunicação, governança, trabalho, lazer e educação.[11] Pesquisadores da área de Gerontecnologia destacam que os profissionais envolvidos nessa área devem pensar que os recursos tecnológicos são muito mais que simples equipamentos, mas métodos, estratégias e práticas que possam promover mudanças na maneira com que os indivíduos fazem suas tarefas, sempre buscando funcionalidade no que foi proposto.[12-15]

Com relação à produtividade científica com foco no cuidado e na educação, segundo a revisão integrativa "Construção e validação de gerontecnologias cuidativo-educacionais", o Brasil se destacou e a profissão com número mais substancial de publicações foi a Enfermagem.[18] Prevaleceram os estudos com foco qualitativo e construção de tecnologias materiais. As tecnologias foram construídas após o diagnóstico situacional e a revisão de literatura, respeitando-se recomendações importantes para as particularidades da população idosa. Grande parte dos estudos efetuou o processo de validação somente com o público-alvo. É importante lembrar que o Brasil foi o país onde quase todas as produções analisadas ocorreram, o que pode ser explicado pelo fato de a busca da revisão citada ter sido realizada majoritariamente em bases eletrônicas da América do Latina e do Caribe.

Os resultados evidenciaram que os estudos na área da enfermagem contribuíram para o desenvolvimento das GTECs. Esses achados podem estar relacionados às competências características desses profissionais, por serem responsáveis por orientar e educar, incentivando o autocuidado, desde a comunicação e o empoderamento das pessoas idosas até a criação de *softwares* específicos e materiais em geral.[18,19]

Quanto ao nível de evidência dos estudos citados nessa revisão integrativa, as pesquisas analisadas são categorizadas como descritivas ou qualitativas, sendo consideradas, pela ferramenta utilizada, como de baixo nível. Entretanto, essa classificação não deve ser associada a má qualidade do método empregado, mas sim à natureza dos estudos de construção e validação. É extremamente importante que, para o desenvolvimento das GTECs, os estudiosos levem em consideração o nível de evidência do método empregado, desenvolvendo estudos que de fato possam subvencionar a prática clínica de qualquer profissional de saúde, considerando a segurança e a ética das ações envolvidas em geral.[18]

COMO SURGIU A GERONTECNOLOGIA

Surgiu a partir de dois campos de saberes que se constituíram durante o século XX: a constatação de que novas tecnologias, principalmente as tecnologias digitais, entraram em todas as esferas da vida, com ênfase na população idosa; e a questão de como lidar no futuro com o grande número de pessoas idosas no mundo. Em 1996, foi formada a International Society for Gerontechnology, com o objetivo de criar uma área para cientistas se reunirem, discutirem e compartilharem seus pontos de vista como *designers* de produtos tecnológicos.[11] Já no Brasil, em 2017, foi fundada a Sociedade Brasileira de Gerontecnologia (SBGTec), na cidade de Ribeirão Preto, localizada no interior do Estado de São Paulo. A SBGTec é caracterizada por ser uma associação científica de natureza civil, sem fins lucrativos, que tem como finalidade desenvolver o conhecimento sobre a tecnologia de apoio à vida da pessoa idosa. Atualmente, dela participam diversos profissionais, pesquisadores, estudantes, empresários, gestores públicos e pessoas interessadas na temática.[20]

COMO A GERONTECNOLOGIA É VISTA PELA POPULAÇÃO IDOSA

O uso da tecnologia por pessoas idosas pode ser influenciado por vários fatores, como acesso, custo, nível de escolaridade/instrução, nível socioeconômico, funções orgânicas (cognitivas, motoras e sensoriais), atitude e aceitação.[21] O engajamento e a motivação para usar a tecnologia nessa fase representam uma questão importante para melhor compreensão da aceitação da tecnologia. Um estudo sugere que o processo de aceitação das tecnologias pelas pessoas idosas pode ser influenciado por variáveis intrínsecas e extrínsecas ao indivíduo. As variáveis intrínsecas incluem capacidade funcional, comportamento, autonomia, competência, percepção da utilidade, interesse, prazer, dificuldades e facilidades encontradas nos recursos tecnológicos. As variáveis extrínsecas que interferem na aceitação das tecnologias dizem respeito às características sociodemográficas do indivíduo, nomeadamente gênero, idade e ocupação.[22] Além do mais, existem inúmeras teorias e modelos desenvolvidos para tentar explicar o processo de aceitação de tecnologias, como o modelo de aceitação de tecnologias (TAM), o único que centra a sua atenção na comunidade dos sistemas de informação. Nesse modelo, afirma-se que a intenção comportamental para usar um produto é determinada pela utilidade percebida e pela facilidade de utilização. Trata-se de um dos modelos de investigação mais influentes em estudos sobre os sistemas de informação, aceitação de tecnologia e intenção de uso por parte dos indivíduos. Nele, existem dois determinantes: a percepção da facilidade do uso (quando um indivíduo acredita que, usando um sistema tecnológico de informação e comunicação, estará livre de esforços); e a percepção da utilidade (quando um indivíduo acredita que, usando um sistema tecnológico de informação e comunicação, poderá melhorar o seu desempenho pessoal ou profissional). Esses determinantes afetam positivamente a atitude do sujeito para com um sistema de informação que posteriormente poderá afetar seu uso e sua aceitação.[23-26]

Já a teoria da ação racional (TRA) tem como foco explicar o comportamento voluntário.[27] Comportamentos voluntários são influenciados diretamente por intenções comportamentais, sendo estas o resultado das atitudes para realizar o mesmo comportamento.[28] Existem dois fatores principais que determinam as intenções comportamentais: o interesse por predizer e entender o comportamento, sendo este fruto de escolhas conscientes por parte do indivíduo; a necessidade de intenção para realizá-lo.[27] Essa teoria destaca considerações sobre as crenças dos indivíduos, avaliação das consequências do comportamento, motivação para concordar com outros indivíduos que lhe são importantes e algumas variáveis externas, como variáveis demográficas, atitudes gerais e traços de personalidade.[29]

A teoria do comportamento planejado (TPB) baseia-se no pressuposto de que os indivíduos tomam as suas decisões de modo eminentemente racional e utilizam sistematicamente as informações que estão disponíveis, considerando as implicações das suas ações antes de decidirem se devem ou não se comportar de determinada maneira.[30,31] A TPB é uma extensão da TRA. Assim, o que a distingue da TRA é a inclusão do controle comportamental percebido (um determinante adicional da intenção e do comportamento, ou seja, a percepção do indivíduo do quão fácil ou difícil é a realização do comportamento).[32]

Outra teoria é a da difusão da inovação (IDT), que define cinco características percebidas da inovação: o avanço relativo: grau em que uma inovação é percebida como melhor do que a ideia que ela substitui; a complexidade: o grau em que o uso de um sistema particular liberta o indivíduo de esforço; a compatibilidade: o grau em que a adoção de uma inovação é compatível com valores, práticas, necessidades e interesses pessoais, sistemas presentes, procedimentos, entre outros; a observação: grau em que os resultados de uma inovação estão visíveis para outras pessoas; e o teste: o grau em que uma inovação pode ser usada experimentalmente antes de ser tomada a decisão de adotá-la ou rejeitá-la.[33] Essas características modificaram e expandiram a IDT por meio da incorporação de fatores, como a formação de atitudes e intenções de indivíduos quanto à adoção e ao uso de inovações.[34] Essa teoria traz conceitos bem desenvolvidos e resultados empíricos aplicáveis ao estudo da adoção, da avaliação e da implementação da tecnologia. Fornece ainda ferramentas, quantitativas e qualitativas, para avaliar a taxa de probabilidade de difusão de uma tecnologia. Para além disso, identifica fatores que facilitam ou dificultam a adoção da tecnologia e sua implementação.[35]

Por fim, a teoria social cognitiva é uma das mais poderosas teorias sobre o comportamento humano.[32,36-38] Nela, destaca-se que os indivíduos também aprendem sobre a utilidade e a adequação de comportamentos por observação de modelos e das consequências dos comportamentos, agindo de acordo com suas crenças sobre os resultados esperados das suas ações. Aqui, o ser é visto como completamente integrado ao ambiente de aprendizagem, sendo que as suas respostas cognitivas, o seu comportamento e o ambiente trabalham em conjunto para favorecer a sua aprendizagem.[39]

PERSPECTIVAS DE INOVAÇÕES PARA O FUTURO

- Integrar recursos tecnológicos por meio de alta e baixa tecnologia, incentivando o uso de tecnologias digitais.
- Promover a ampliação do uso de tecnologias assistivas por meio de recursos com foco nas atividades em geral (motora, cognitiva e sensorial) e *design* de ambientes.
- Aperfeiçoar o desenvolvimento de sensoriamento para monitorar ambientes com foco na prevenção, no risco e na detecção de quedas.
- Ampliar o uso de teleassistência por meio de sensores de monitoramento ou de serviços, propondo alternativas com o uso de tecnologia *mobile* para a área de saúde.
- Investir cada vez mais em robótica, tendo como objetivos principais a companhia e serviço gerais ao público idoso.
- Continuar estudando e aprimorando a Realidade Virtual por meio dos *exergames*, que são recursos com grande importância para incentivar a realização de atividade física, gerando benefícios motores, cognitivos e sensoriais ao público idoso.
- Aprimorar a Inteligência Artificial, principalmente na construção de residência inteligente mais acessível e robôs em geral.

CONSIDERAÇÕES FINAIS

É incontestável que a Gerontecnologia reúne potencial para exercer melhorias significativas na vida das pessoas idosas que a utilizam, contribuindo para o envelhecimento bem-sucedido. É uma área promissora, com implicações muito relevantes para a intervenção no sentido de desenvolver políticas, programas e ferramentas que contribuam para melhorar o modo como as pessoas se desenvolvem e envelhecem.

A maneira com que as pessoas idosas lidam com as tecnologias, as percepções e as crenças que desenvolvem relativamente a esse tipo de ferramentas e as experiências prévias com elas parecem desempenhar um papel muito relevante no dia a dia desses indivíduos, facilitando ou limitando as suas vivências, as suas capacidades e competências, bem como o seu nível de capacidade funcional (independência e autonomia).

A Gerontecnologia vem desempenhando um papel de suma valia na vida do ser idoso, porém ainda tem um futuro de grandes conquistas promissoras. Mas é importante lembrar que a tecnologia é para ser usada em prol da saúde dessa população em pauta, mas jamais os conhecimentos e a ação de humanização serão substituídos.

Referências bibliográficas

1. Organização Panamericana da Saúde (OPAS). Década do envelhecimento saudável nas américas (2021-2030) [Internet]. Brasília, DF: OPAS; 2021 [acesso em 4 jan. 2022]. Disponível em: https://www.paho. org/pt/decada-do-envelhecimento-saudavel-nas americas-2021-2030.
2. Brasil. Ministério da Saúde. Diretrizes para o cuidado das pessoas idosas no SUS: proposta de modelo de atenção integral [Internet]. Brasília, DF: MS; 2014 [acesso em 15 jul. 2020]. Disponível em: https://bvsms. saude.gov.br/bvs/publicacoes/diretrizes_cuidado_ pessoa_idosa_sus.pdf.
3. Borba EL, Medonça FM, Torres KA, Martins PL. A política Nacional da Saúde do Idoso em perspectiva. Rev Adm Soc Inov. 2019;5(1):41-56. Disponível em: https://doi.org/10.20401/rasi.5.1.266.
4. Paranhos DGAM, Albuquerque A. A autonomia do paciente idoso no contexto dos cuidados em saúde e seu aspecto relacional. Rev Direito Sanit. 2018;19(1):32-49. Disponível em: http://dx.doi.org/10.11606/issn.2316-9044.v19i1p32-49.
5. Antunes MD, Santos AJ, Oliveira DV, Bertolini SMMG, Nishida FS, Oliveira LP et al. Gerontecnologia: o que mostra a produção científica nos últimos 20 anos? Bol Inf Unimotrisaúde Sociogerontol. 2019;13(6):1-10. Disponível em: https://www.periodicos.ufam.edu.br/index.php/ BIUS/article/view/6517.
6. Olympio PCAP, Alvim NAT. Jogo de tabuleiro: uma gerontecnologia na clínica do cuidado de enfermagem. Rev Bras Enferm. 2018;71:871-9. Disponível em: https://doi.org/10.1590/0034-7167-2017-0365.
7. Bourlès J, Corvers F, Duchêne V, Hullmann A, Husso K, Paasi M et al. Towards a European research area. Science, Technology and Innovation. Key Figures 2002. Luxembourg: Office for Official Publications of the European Communities; 2002.
8. Fozard JL. Gerontechnology: beyond ergonomics and universal design (editorial). Gerontechnology. 2002;1(3):137-39.
9. Bouma H. Creating adaptive technological environments (editorial). Gerontechnology. 2001;1(1):1-3.
10. Charness N, Czaja S, Fisk AD, Rogers WA, editors. Gerontechnology 2002: creative use of technology for better aging. Gerontechnology. 2002;2(1):1-166.
11. International Society for Gerontechnology. Gerontechnology: designing technology and environment for independent living and social participation of older persons in good health, comfort and safety. [date unknown] [acesso em 16 jun. 2024]. Disponível em: https://www.gerontechnology.org/about/.
12. Benevides JL, Coutinho JFV, Pascoal LC, Joventino ES, Martins MC, Gubert FA et al. Construção e validação de tecnologia educativa sobre cuidados com úlcera venosa. Rev Esc Enferm USP. 2016;50(2):309-16. Disponível em: https://doi.org/10.1590/S0080-623420160000200018.

13. D'Avilla CG, Puggina AC, Fernandes RAQ. Construção e validação de jogo educativo para gestantes. Esc Anna Nery. Ref Enferm. 2018;22(3):1-8. Disponível em: https://doi.org/10.1590/2177-9465-EAN-2017-0300.
14. Linard LLP, Silva RCR, Alves SSS, Fernandes MC, Freitas FFQ. Tecnologia educativa como estratégia de incentivo cognitivo ao idoso. In: Moreira TMM, Pinheiro JAM, Florêncio RS, Cestari VRF. Tecnologias para a promoção e o cuidado em saúde [Internet]. Fortaleza: EdUECE; 2018 [acesso em 15 jul. 2020]. p. 178-90. Disponível em: http://www.uece.br/eduece/dmdocuments/TECNOLOGIAS_PARA_A_PROMOCAO_E_O_CUIDADO_EM_SAUDE.pdf.
15. Costa NP, Polaro SHI, Vahl EAC, Gonçalves LHT. Storytelling: a care technology in continuing education for active ageing. Rev Bras Enferm. 2016;69(6):1068-75. Disponível em: http://dx.doi.org/10.1590/0034-7167-2016-0390.
16. Maciel P, Pessin G, Istoe R, Souza C. Envelhecimento bem-sucedido: a reconstrução das crenças de autoeficácia a partir da inclusão digital de idosos. In: II Congresso Internacional Interdisciplinar em Sociais e Humanidades. Belo Horizonte: Universidade Federal de Minas Gerais; 2013. p. 8-11.
17. Van Bronswijk JE, Bouma H, Fozard JL, Kearns WD, Davison GC, Tuan PC. Defining gerontechnology for R&D purposes. Gerontechnology. 2009;8(1):3-10.
18. Rodrigues VES et al. Construção e validação de gerontecnologias cuidativo-educacionais: revisão integrativa. Rev Bras Geriatr Gerontol. 2021;24(4):e210144.
19. Odebrecht CO, Gonçalves LO, Sell I. Da gerontologia a gerontecnologia. Blumenau, SC: Portal do envelhecimento; 2000. Disponível em: http://www.portaldoenvelhecimento.com/acervo/artieop/Geral/artigo140.htm.
20. Sociedade Brasileira de Gerontecnologia (SBGTec). Nossa história. [data desconhecida] [acesso em 16 jun. 2024]. Disponível em: https://www.sbgtec.org.br/nossa-historia/.
21. Raymundo TM. Aceitação de tecnologias por idosos [dissertação]. São Paulo: Universidade de São Paulo (USP); 2013.
22. Deci EL, Ryan RM. The "what" and "why" of goal pursuits: human needs and the self-determination of behavior. Psychological Inquiry. 2000;11(4):227-68.
23. Davis FD, Bagozzi RP, Warshaw PR. User acceptance of computer technology: a comparison of two theoretical models. Management Science. 1989;35(8):982-1003.
24. Chuttur MY. Overview of the technology acceptance model: origins, developments and future directions. Working Papers on Information Systems. 2009;9(37):9-37.
25. Bouma H, Fozard JL, Bouwhuis DG, Taipale VT. Gerontechnology in perspective. Gerontechnology. 2007;6(4):190-216.
26. Chen K, Chan AH. A review of technology acceptance by older adults. Gerontechnology. 2011;10(1):1-12.
27. Fishbein M, Ajzen I. Belief, attitude intention and behavior: an introduction to theory and research. Massachusetts: Addison-Wesley; 1975.
28. Hale JL, Householder BJ, Greene KL. The theory of reasoned action: developments in theory and practice. Thousand Oaks, CA: Sage; 2003.
29. Moutinho K, Roazzi A. As teorias da ação racional e da ação planejada: relações entre intenções e comportamentos. Avaliação Psicológica. 2010;9(2):279-87.
30. Ajzen I. The theory of planned behavior. Organizational Behavior and Human Decision Processes. 1991;50(2):179-211.

31. Ajzen I. Residual effects of past on later behavior: habituation and reasoned action perspectives. Personality and Social Psychology Review. 2002;6(2):107-22.
32. Venkatesh V, Morris MG, Davis GB, Davis FD. User acceptance of information technology: toward a unified view. MIS Quarterly. 2003:425-78.
33. Rogers EM. Diffusion of innovations. 3. ed. New York: Free Press; 2003.
34. Machado PDA, Bellini CGP, Leite JCDL. Adoção de inovação tecnológica em educação a distância. Gestão & Planejamento (G&P). 2012;13(2).
35. Fichman RG. Information technology diffusion: a review of empirical research. In: ICIS. 1992. p. 195-206.
36. Bandura A. Social foundations of thought and action: a social cognitive theory. New Jersey: Prentice-Hall; 1986.
37. Compeau DR, Higgins CA. Computer self-efficacy: development of a measure and initial test. MIS Quarterly. 1995;189-211.
38. Compeau D, Higgins CA, Huff S. Social cognitive theory and individual reactions to computing technology: a longitudinal study. MIS Quarterly. 1999;145-58.
39. Inman J. Social cognitive theory, a synthesis. 2001. Disponível em: http://www.wetherhaven.com/Documents/socialcognitivetheory.pdf.

50 Tecnologia assistiva e o usuário idoso – uma perspectiva do *design* de produto

Fausto Orsi Medola

INTRODUÇÃO

O processo de envelhecimento está associado a um declínio funcional sistêmico que afeta as capacidades físicas,[1,2] cognitivas[3] e sensoriais,[4,5] o que, de distintas maneiras, frequentemente causa dificuldades funcionais na realização de diversas atividades diárias, desde atividades instrumentais, de lazer e trabalho até as mais básicas, como vestir-se, alimentar-se, locomover-se e realizar a higiene pessoal.

Diversos produtos, sistemas e serviços promovem auxílio funcional que, no caso da pessoa com comprometimento de suas capacidades físicas, cognitivas e sensoriais, pode representar um fator decisivo para a manutenção da sua independência nas atividades da vida diária. Em última análise, essas soluções podem favorecer o envelhecimento com qualidade e participação social, estando compreendidas dentro da tecnologia assistiva (TA), definida como:

> *área do conhecimento, de característica interdisciplinar, que engloba produtos, recursos, metodologias, estratégias, práticas e serviços que objetivam promover a funcionalidade, relacionada à atividade e participação, de pessoas com deficiência, incapacidades ou mobilidade reduzida, visando sua autonomia, independência, qualidade de vida e inclusão social.*[6]

Com o aumento progressivo da proporção de pessoas idosas na população, as TAs serão cada vez mais necessárias para promover, a mais pessoas, condições para um envelhecimento com independência, efetiva participação social e qualidade de vida. Essa perspectiva pode ser mais bem compreendida analisando-se a Razão de Suporte Potencial (Figura 50.1), representada pela relação entre o número de pessoas em idade de 15 a 59 anos e o número de pessoas acima dos 60 anos. Em 1950, essa proporção no Brasil era de aproximadamente 11 jovens e adultos para cada pessoa acima dos 60 anos.[7] Em 2020, foi reduzida a menos da metade, e a perspectiva é que no ano de 2050 esteja próximo de 2. Portanto, cada vez mais as tecnologias para a vida independente serão necessárias.

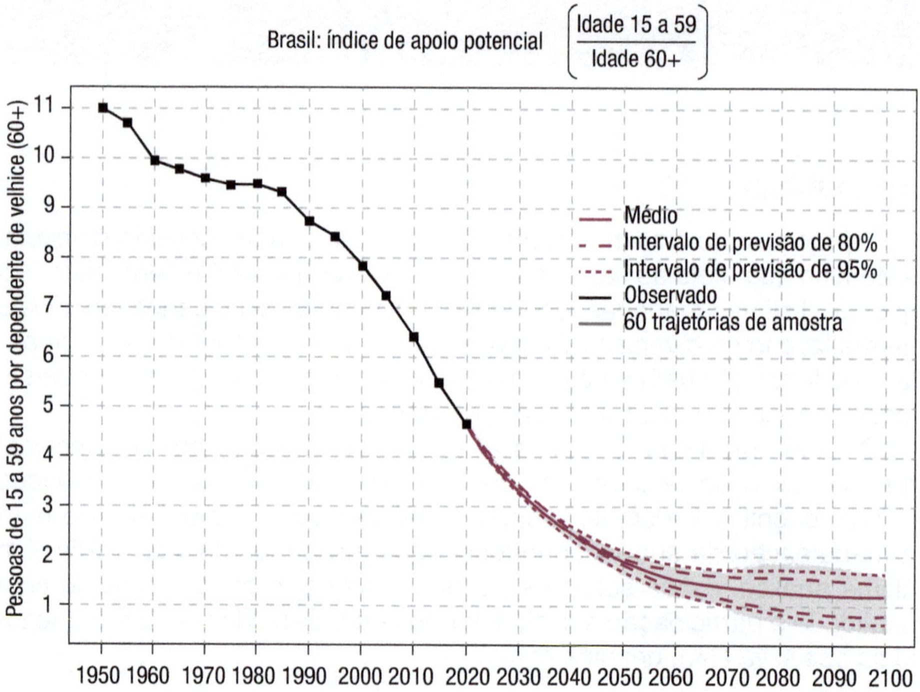

Figura 50.1 – Razão de suporte potencial no Brasil.
Fonte: United Nations, 2019.[7]

Os idosos estão entre os grupos de pessoas que mais podem se beneficiar do uso de TAs. A relação entre envelhecimento e potencial dependência é estabelecida por meio das dificuldades ou incapacidades funcionais que podem resultar do declínio funcional decorrente do processo de envelhecimento. Nesse contexto, os dispositivos assistivos atuam na redução da incapacidade por meio da assistência funcional, visando promover a independência, a participação social e a qualidade de vida.

O *DESIGN* DE PRODUTOS ASSISTIVOS E O USUÁRIO IDOSO

No processo de desenvolvimento de produtos, é fundamental a definição das características que resumem o potencial grupo de usuários. Essa caracterização do usuário é frequentemente realizada nas fases iniciais de projeto (fases de análise e criatividade) por meio da geração de personas, com a descrição das características, necessidades e desejos do usuário.[8] Mas, considerando-se o contexto da pessoa idosa, quais são as características que melhor representam esse grupo tão grande e diversificado de pessoas? Não é tarefa simples responder a essa pergunta de maneira definitiva. Entretanto, uma estratégia razoável é considerar as características de um usuário com dificuldades funcionais decorrentes do declínio das capacidades físicas, cognitivas e sensoriais. Alternativamente, pode-se desenvolver mais de uma persona, possibilitando, por exemplo, a caracterização de usuários idosos com diferentes condições funcionais.

A participação dos usuários pode contribuir em diversas etapas do processo de desenvolvimento de produtos. Por usuários, entende-se não apenas a pessoa que necessita do dispositivo assistivo, mas também familiares e cuidadores, os quais também são usuários, considerando-se que podem interagir com o dispositivo em diversas atividades da rotina diária do usuário imediato. Por exemplo: a família de uma pessoa que faz uso de uma cadeira de rodas interage com o dispositivo ao auxiliá-la em transferências, transposição de obstáculos durante a mobilidade, montagem/desmontagem e transporte. Nessa perspectiva, conhecer a visão de familiares e cuidadores acerca de sua experiência com o dispositivo pode favorecer decisões no processo de *design*, de modo a conceber produtos que atendam às necessidades e facilitem a utilização de todos que interagem com o produto. Igualmente, a experiência dos profissionais de saúde também pode trazer importantes contribuições para o processo.

Sob a perspectiva do *design* inclusivo, direcionar a ação de projeto considerando como potenciais usuários aqueles com maiores dificuldades pode favorecer o desenvolvimento de produtos que ofereçam melhores condições de uso a um maior número de pessoas. Em outras palavras, ao facilitar para quem apresenta maiores dificuldades, promove-se uma melhor experiência geral de uso; afinal, todos são beneficiados com produtos simplesmente mais fáceis de serem utilizados.[9]

Na prática, como esse conhecimento é aplicado no processo de *design* de produtos?

Inicialmente, é necessário analisar a relação entre as capacidades do usuário e a demanda de habilidades que o produto impõe para seu uso, ou seja, as habilidades (físicas, cognitivas e sensoriais) necessárias para que seja utilizado. Alguns exemplos, a partir de produtos utilizados na rotina diária, são: um aspirador de pó exige, principalmente, habilidades motoras relacionadas ao equilíbrio postural, alcance e coordenação motora; uma embalagem de *shampoo* demanda habilidades motoras relacionadas a destreza e coordenação em atividades bimanuais; um aplicativo de *smartphone* pode exigir do usuário habilidades sensoriais (visuais), cognitivas (compreensão do *layout*, organização e acesso aos menus/opções de tarefas) e também motoras (destreza manual para interface com tela sensível ao toque). Enfim, os mais diversos produtos presentes em nossa rotina diária exigem habilidades para seu uso efetivo e bem-sucedido.

Quando as habilidades que os produtos exigem dos usuários excedem suas capacidades, há uma condição de potencial insucesso. Em contrapartida, quando as capacidades dos usuários são suficientes para o uso deles, tem-se a condição adequada para o bom desempenho. Portanto, do ponto de vista de projeto, a meta deve ser a redução da demanda de habilidades, tornando os produtos mais simples, de fácil aprendizagem e utilização. Essa perspectiva se aplica também ao contexto das tecnologias assistivas. Entretanto, é necessário considerar outros aspectos igualmente relevantes.[10-12]

USO BEM-SUCEDIDO DE PRODUTOS ASSISTIVOS

De maneira geral, o sucesso de uma tecnologia assistiva resulta de uma condução adequada do processo de avaliação, prescrição, dispensação, treinamento, acompanhamento e manutenção do dispositivo. Diversos aspectos devem ser considerados nesse processo, destacando-se os fatores:

- **Do usuário:** como idade, condições gerais de saúde, aspectos socioeconômicos, capacidades físicas, cognitivas e sensoriais, experiência com o produto e atividade, necessidades, expectativas e preferências.
- **Do ambiente e do contexto:** espaços e atividades em que a tecnologia será utilizada, características, frequência, intensidade e duração das atividades.
- **Do dispositivo:** tamanho, peso, forma, materiais, textura, organização do *layout*, informações (textos e símbolos), cores e contraste, ajustes, opções de personalização, modalidade de utilização/acionamento.

Esses fatores, considerados durante o processo de prescrição e dispensação do produto assistivo, podem contribuir para que o usuário tenha acesso a um dispositivo adequado às suas características, necessidades, preferências e que o habilite a desempenhar suas atividades com independência nos diversos ambientes e contextos de uso da rotina diária. Entretanto, diversos problemas podem comprometer o uso bem-sucedido desses produtos, causando problemas de satisfação e – até mesmo – não uso e abandono. Estudos têm relatado níveis importantes de abandono de dispositivos assistivos.[13,14] Em última análise, o abandono do produto faz com que o usuário não usufrua da assistência funcional e, dessa maneira, possa ter sua independência comprometida.

Além das questões práticas, como baixa eficiência, dificuldade e esforço excessivo para o uso do dispositivo, fatores pessoais também contribuem para o não uso e o abandono de produtos de Tecnologia Assistiva. Diversos estudos têm abordado o estigma associado ao uso de produtos assistivos,[15-17] o qual pode representar uma barreira para a aceitação e o engajamento com o uso dos produtos. Portanto, embora as funções práticas sejam destacadas nos dispositivos assistivos pela própria natureza de suporte funcional dessa categoria de produtos, é importante considerar também os aspectos simbólicos, os quais se relacionam à percepção sobre o produto e seu significado. É importante, portanto, que o *design* de dispositivos assistivos ofereça variedade de modelos que possam atender às diferentes capacidades, necessidades e preferências dos usuários. Nesse contexto, possibilitar meios de personalização estética dos dispositivos é também importante na medida em que pode favorecer a identificação do usuário com o produto e seu engajamento ao uso, minimizando assim a possibilidade de abandono.

Algumas qualidades e compromissos do *design* são esperados para o uso bem-sucedido dos dispositivos assistivos (Quadro 50.1). Para que essas qualidades sejam alcançadas, é positivo que uma abordagem interdisciplinar oriente todo o processo da tecnologia assistiva, desde o projeto até a dispensação, treinamento e acompanhamento de uso. Igualmente importante é a participação do usuário, bem como de seus familiares e cuidadores.

Quadro 50.1 – Qualidades e compromissos do *design* de produtos assistivos.

Qualidades	Compromissos
Universais	Que os dispositivos possam ser utilizados por usuários de uma ampla diversidade de capacidades
Utilizáveis	Que os produtos promovam desempenho satisfatório nas atividades e sejam de fácil utilização e aprendizagem
Adaptáveis e ajustáveis	Que o dispositivo ofereça possibilidades de adequação às características, necessidades e preferências de diferentes usuários em diferentes contextos de atividades e ambientes de uso
Atrativos, desejáveis e significativos	Que os dispositivos ofereçam *designs* com diferentes propostas estéticas e possibilidade de personalização, de modo a favorecer a identificação e atender às preferências de uma maior diversidade de usuários

Fonte: Desenvolvido pela autoria do capítulo.

CONSIDERAÇÕES FINAIS

O processo do envelhecimento está associado a um declínio das capacidades físicas, sensoriais e cognitivas que pode resultar em dificuldades na realização de atividades da rotina diária e comprometer a participação social e a qualidade de vida. Dispositivos assistivos podem favorecer o envelhecimento com qualidade, pois promovem meios para a manutenção da independência funcional da pessoa idosa.

O sucesso de uma tecnologia assistiva impacta positivamente a vida do usuário e resulta, em grande medida, de uma boa condução e colaboração entre os diversos profissionais que atuam no processo de projeto, prescrição, dispensação, adequação, treinamento, acompanhamento e manutenção. A integração de conhecimentos de diversas áreas é necessária para compreender os diferentes fatores relacionados aos usuários, produtos, ambientes e contextos em que os dispositivos são utilizados, reforçando assim a característica interdisciplinar da área de tecnologia assistiva.

Referências bibliográficas

1. Cruz-Jimenez M. Normal changes in gait and mobility problems in the elderly. Physical Medicine and Rehabilitation Clinics of North America. 2017;28(4):713-25. doi: 10.1016/j.pmr.2017.06.005.
2. Goodpaster BH, Park SW, Harris TB, Kritchevsky SB, Nevitt M, Schwartz AV et al. The loss of skeletal muscle strength, mass, and quality in older adults: the health, aging and body composition study. The Journals of Gerontology. Series A, A Biological Sciences and Medical Sciences. 2006;61(10):1059-64.
3. Harada CN, Natelson LMC, Triebel KL. Normal cognitive aging. Clinics in Geriatric Medicine. 2013;29(4):737-52. doi: 10.1016/j.cger.2013.07.002.
4. Davis A, McMahon CM, Pichora-Fuller KM, Russ S, Lin F, Olusanya BO et al. Aging and hearing health: the life-course approach. Gerontologist. 2016;56(Suppl 2):S256-67. doi: 10.1093/geront/gnw033.
5. Owsley C. Vision and aging. Annual Review of Vision Science. 2016;14(2):255-71. doi: 10.1146/annurev-vision-111815-114550.
6. Brasil. Secretaria Especial dos Direitos Humanos. Subsecretaria Nacional de Promoção dos Direitos da Pessoa com Deficiência. Comitê de Ajudas Técnicas. Coordenadoria Nacional para Integração da Pessoa Portadora de Deficiência (CORDE). Tecnologia assistiva. Brasília: CORDE; 2009.
7. United Nations. World population prospects 2019 [acesso em 18 maio 2022]. Disponível em: https://population.un.org/wpp/Graphs/Probabilistic/PSR/20-64/65plus/76.
8. Pazmino AV. Como se cria: 40 métodos para design de produtos. São Paulo: Blucher; 2015. p. 108-13.
9. Yelding D. Power to people. In: Clarkson J, Coleman R, Keates S, Lebbon C, editors. Inclusive design: design for the whole population. London: Springer-Verlag; 2003. p. 110-1.

10. Clarkson J, Dong H, Keates S. The prevalence of functional impairment in Great Britain. In: Clarkson J, Coleman R, Keates S, Lebbon C, editors. Inclusive design: design for the whole population. London: Springer-Verlag; 2003. p. 365-6.
11. Keates S, Clarkson J. Design exclusion. In: Clarkson J, Coleman R, Keates S, Lebbon C, editors. Inclusive design: design for the whole population. London: Springer-Verlag; 2003. p. 93.
12. Douglas H, Georgiou A, Westbrook J. Social participation as an indicator of successful aging: an overview of concepts and their associations with health. Australian Health Review. 2017;41(4):455-62. doi: 10.1071/AH16038.
13. Sugawara AT, Ramos VD, Alfieri FM, Battistella LR. Abandonment of assistive products: assessing abandonment levels and factors that impact on it. Disability and Rehabilitation: Assistive Technology. 2018;13(7):716-23. doi: 10.1080/17483107.2018.1425748.
14. Phillips B, Zhao H. Predictors of assistive technology abandonment. Assistive Technology. 1993;5(1):36-45. doi: 10.1080/10400435.1993.10132205.
15. Santos ADP, Ferrari ALM, Medola FO, Sandnes FE. Aesthetics and the perceived stigma of assistive technology for visual impairment, disability and rehabilitation. Assistive Technology. 2020;17(2):152-8. doi: 10.1080/17483107.2020.1768308.
16. Faucett HA, Ringland KE, Cullen ALL, Hayes GR. (In)Visibility in disability and assistive technology. ACM Transactions on Accessible Computing. 2017;10(4):Article 14, 1-17. doi: 10.1145/3132040.
17. Parette P, Scherer M. Assistive technology use and stigma. Education and Training in Developmental Disabilities. 2004;39(3):217-26.

51

Gerontologia na mídia – fato ou *fake*

Lina Menezes

O que há de novo no mundo hoje é que podemos escolher sobre em que realidade queremos acreditar [...]. Sempre que você escolhe, você decide a favor de acreditar numa realidade – o que significa desacreditar em outras. Seja lá o que você vier a escolher, você está decidindo uma verdade particularizada. Esta é a essência do novo meio.

Farhad Manjoo, trecho do Epílogo[1]

A essência dessa constatação condiz com a Era da Desinformação, na qual as chamadas *fake news* – notícias falsas – passaram a ganhar destaque entre a população e a se fazer presente nos mais diversos segmentos. Aqui, particularmente nos interessa o campo da saúde e, especialmente, o que afeta as pessoas idosas.

Desinformação é a informação falsa deliberadamente criada ou disseminada com o objetivo expresso de causar dano. Produtores de desinformação têm motivações políticas, financeiras, psicológicas ou sociais.[2]

Cabe lembrar algumas outras definições para nos auxiliar nessa reflexão:

- **Verdade:**[3] propriedade de estar conforme os fatos ou a realidade; coisa, fato ou evento real.
- **Mentira:**[4] ato ou efeito de mentir; engano, falsidade, fraude.
- **Fato:**[5] algo cuja existência é inquestionável; realidade, verdade.
- ***Fake news*:**[6] eleita a palavra do ano em 2017, pelo *Dicionário Collins*, significa literalmente notícias falsas, muitas vezes sensacionalistas, divulgadas sob o disfarce de notícia; são disseminadas pela internet ou por outras mídias.

As *fake news* caracterizam conteúdos digitais falsos (quando se referem a inverdades), tóxicos (quando podem causar danos à vida de uma pessoa, impactando sua dignidade e/ou reputação) e nocivos (quando podem causar problemas sociais e/ou influenciar, negativamente, na tomada de decisões que impactam a vida em sociedade).

Vale ainda mencionar outro termo cunhado nesses tempos modernos em função da descrença e da falta de parâmetros de informação objetiva:

- **Pós-verdade:**[7] eleito a palavra do ano em 2016, pelo *Dicionário Oxford*, esse termo é definido como: relativo ou denotativo de circunstâncias em que os fatos objetivos são menos influentes na formação da opinião pública do que aquilo que atrai a emoção e a crença pessoal.

Com a chegada da internet – surgida nos anos 1960 nos Estados Unidos e nos anos 1980 no Brasil –, a qual possibilitou o incremento das redes sociais, o acesso à informação foi democratizado, ao mesmo tempo em que sua produção também o foi. Isso tornou mais fácil produzir conteúdos maldosos, disseminá-los sem fiscalização a um grande número de pessoas, numa velocidade antes desconhecida.

Atualmente, quase 5 bilhões de pessoas estão conectadas no mundo.[8] E uma notícia pode viralizar em minutos, ou seja, ser vista nos quatro cantos do planeta por ser compartilhada por muitas pessoas, especialmente em redes sociais ou aplicativos de compartilhamento de mensagens.

No universo da Gerontologia, a preocupação recai sobre o público atendido, especialmente, pessoas acima de 60 anos de idade. As pessoas idosas costumam ter menos familiaridade com as novas tecnologias e, em geral, são mais crentes às notícias, que, antigamente, lhes chegavam somente pelos veículos de massa, como televisão, jornais, rádio e revista, que detinham o poder da comunicação. Atualmente, porém, são exibidas em mídias digitais, como Instagram, Facebook, Twitter, LinkedIn, Telegram e YouTube.

Nos últimos anos, houve forte avanço do número de pessoas idosas com acesso à internet: o percentual de pessoas com mais de 60 anos no Brasil navegando na rede mundial de computadores cresceu de 68%, em 2018, para 97%, em 2021. E estão presentes nas diversas conexões digitais. Entre as redes sociais, as mais utilizadas pelos 60+ são o WhatsApp (92%), seguida pelo Facebook (85%) e pelo YouTube (77%).[9]

Claro que a inclusão digital acarreta benefícios: contribui para a maior integração da pessoa idosa à sociedade, motiva o aprendizado ao longo da vida, além de que o uso dos dispositivos eletrônicos também estimula o cérebro. E no intenso período da pandemia de Covid-19, que implicou no isolamento social, a internet facilitou a vida doméstica com as compras *online*.

Dentre os produtos que as pessoas idosas mais compram pelo *delivery*, segundo dados de 2021, destacam-se: eletroeletrônicos (58%), remédios (49%, com aumento de 21 pontos percentuais em relação a 2018) e eletrodomésticos (47%).[9]

O problema – além do idadismo (preconceito etário, principalmente contra os mais velhos) – é que são também as pessoas idosas as mais suscetíveis a fraudes conhecidas como *phishing*,[10] método que se baseia na tentativa de obter dados pessoais, inclusive bancários, por meio do envio de *links* falsos ou mensagens mal-intencionadas.

E são as pessoas idosas as que mais tendem a compartilhar *fake news*: segundo pesquisa[11] da Universidade de Nova York e Princenton, adultos com mais de 65 anos compartilham quase 7 vezes mais notícias falsas do que jovens entre 18 e 29 anos, por não saberem identificar fontes confiáveis na internet.

As *fake news* movimentam um mercado lucrativo que pode envolver a compra ilegal de endereços de e-mail e de números de celular para disparar o conteúdo falso. Nas redes sociais, podem ser criados perfis falsos que passam a interagir com outras pessoas para dar veracidade, a fim de, após determinado tempo, espalharem textos e vídeos falsos, incentivando seus contatos a fazerem o mesmo. E quanto mais compartilhada uma notícia, mais ganha relevância em sites de busca, enganando um contingente maior de pessoas.

As estratégias para a disseminação de *fake news* são engenhosas e, lamentavelmente, ainda desconhecidas da maioria.

Os *bots*, por exemplo, popularmente chamados de robôs, são mecanismos muito utilizados para espalhar desinformação. Por meio da aplicação de um *software* concebido para simular ações humanas repetidas vezes de maneira padrão, uma notícia falsa viraliza. E os ciborgues, contas de usuários operadas conjuntamente por robôs e humanos, são outro instrumento comum.

Quanto mais uma pessoa navega e faz interações pelas redes sociais e pelos sites, mais passa a receber, automaticamente, conteúdo semelhante. Isso ocorre em função dos algoritmos, que constituem uma série de passos fixos que um computador desempenha para identificar e resolver um problema ou equacionar uma tarefa complexa. O mesmo princípio é o que ocorre nas mídias sociais: usam algoritmos para compilar o conteúdo que os usuários veem e, em função do engajamento, destinam conteúdos semelhantes aos anteriores.

Em geral, a tendência de maior engajamento se dá por conteúdos que provocam reações emocionais, como medo ou raiva, e por afinidade de crenças pessoais. Isso amplia o espaço para o negacionismo: atitude ou comportamento de negação ou não aceitação de um fato cientificamente comprovado e documentado.

Produtores de *fake news* se aproveitam do ambiente propício da desinformação que circula nas redes sociais para obter vantagens. Vender produtos enganosos como se fossem inovadores, propagar discurso de ódio, comercializar receitas que prometem a cura para todos os males.

Segundo levantamento feito por veículos de comunicação, como a *Folha de S.Paulo*, as páginas de *fake news* têm maior participação dos usuários de redes sociais do que as de conteúdo jornalístico real. De 2017 a 2018, os veículos de comunicação tradicionais apresentaram queda de 17% em seu engajamento (interação), enquanto os propagadores de *fake news* tiveram um aumento de 61%.[12]

A repercussão das notícias falsas causa sérios problemas. Por exemplo, o câncer de mama é o de maior incidência entre as mulheres brasileiras, que têm na informação uma arma importante para o diagnóstico precoce. No entanto, notícias falsas, como cremes e chás milagrosos e até plantas que prometem curar esse tipo de câncer, podem comprometer o tratamento contra a doença.[13]

No auge da pandemia do coronavírus, quando foi crucial a informação ética e confiável para salvar vidas, houve uma enxurrada de *fake news* invadindo as mídias sociais.

É o caso do boato sobre vitamina C e água quente com limão para combater o coronavírus que se espalhou em grupos de WhatsApp e em *posts* no Facebook.[14]

Essa e outras informações falsas e distorcidas constituem um problema de saúde pública e podem até mesmo levar à morte.[15]

A pessoa idosa tem sido alvo constante das *fake news*, não somente na área da saúde. Em período eleitoral, espalha-se nas redes sociais alerta falso, como se fosse de autoria do próprio Tribunal Superior Eleitoral (TSE), sobre o cancelamento do título de eleitor dos maiores de 70 anos.[16]

Parte da população brasileira tem acreditado nesse tipo de mensagens e, às vezes, mesmo em dúvida quanto à veracidade dos conteúdos, retransmite-as para seus contatos, que adotam a mesma prática e contribuem para que a desinformação prospere.

É fato, contudo, que a roupagem que se dá à notícia falsa, tóxica e nociva vem se sofisticando, a ponto de dificultar sua detecção, mesmo aos olhos mais atentos.

Tanto que sete em cada dez brasileiros acreditam em informações falsas sobre vacinação, segundo dados da Sociedade Brasileira de Imunizações (SBIm).[17] Para o Ministério da Saúde, as *fake news* estão entre as principais causas para a diminuição da cobertura vacinal, o que aumenta o risco do retorno de doenças como sarampo e poliomielite.[18]

Os profissionais da saúde também correm o risco de se tornarem vítimas das *fake news*. Caso do conhecido médico Drauzio Varella: diversas publicações falsas já foram atribuídas a ele.

Uma imagem (divulgada em janeiro de 2022) mostra uma suposta coluna, que teria sido escrita pelo dr. Drauzio na *Folha de S.Paulo*, com o título: "Como socorrer seu filho pequeno caso ele tenha um mal súbito". A coluna e a imagem não são verdadeiras e não estão no site oficial da *Folha de S.Paulo* nem no Portal Drauzio Varella.[19]

Por fim, cabe lembrar que a crise da desinformação é tão grave que não atinge apenas as notícias ou boatos, mas a própria ciência, com a proliferação de sites duvidosos que publicam artigos e trabalhos acadêmicos sem o devido processo de análise, como alerta artigo publicado na *Nature*.[20] Eis a importância, portanto, de os pesquisadores, médicos e profissionais da saúde estarem atentos e contribuírem para o combate também à *fake science*.

Todos nós podemos receber uma notícia falsa, mas, antes de compartilhar a informação, devemos verificá-la. Para finalizar, algumas orientações para ajudar a identificar uma *fake news*:

- **Leia a notícia inteira:** nem sempre o título reflete o conteúdo do artigo. Em *fake news*, as manchetes costumam ser chamativas, mas são enganosas.
- **Verifique a fonte:** tem autoria? Verifique se é confiável. O veículo de imprensa ou origem da publicação tem credibilidade?
- **Faça buscas:** tem embasamento científico? Verifique em outros sites. Uma opção é verificar nas diversas agências de checagem *online* existentes.
- **Observe a data:** quando a notícia foi publicada? Às vezes, é notícia antiga ou não corresponde ao contexto atual.
- **Atente-se aos exageros:** promessa de cura milagrosa, muitos erros de português, uso excessivo de pontos de exclamação ou interrogação, títulos polêmicos e sensacionalistas, tom de denúncia ou conspiração e pedidos de compartilhamento urgente são sinais de alerta para *fake news*.
- **Redobre o cuidado com o viés de confirmação:** o risco é maior de acreditar numa notícia, mesmo que não pareça verdade, por

combinar com nosso jeito de ser ou pensar. Suas próprias crenças não podem interferir em seu julgamento.

- **Não deixe de checar a veracidade** de uma informação suspeita.
- **Teve dúvida?** Pergunte à pessoa que compartilhou de quem recebeu a notícia e se ela checou a informação. Na dúvida, não compartilhe. E se identificar que se trata de *fake news* avise também quem compartilhou.

A pessoa idosa, a inclusão digital e a internet estão contempladas no Estatuto do Idoso – Lei n. 10.741, de 1º de outubro de 2003 –, no artigo 21, § 1º, ao mencionar que "os cursos especiais para idosos incluirão conteúdo relativo às técnicas de comunicação, computação e demais avanços tecnológicos, para sua integração à vida moderna".[21]

CONSIDERAÇÕES FINAIS

O mundo digital tem conferido à pessoa idosa mais acesso a informações; e as repercussões são variadas, para o bem e para o mal: o indivíduo melhor informado pode ajudar a gerir o próprio tratamento; o idoso empoderado passa a questionar mais a equipe de saúde; mas pode, em função do crescente ataque das *fake news*, abandonar as orientações médicas por falsas soluções milagrosas, o que impõe risco à saúde e à vida.

Trata-se de um sério problema de saúde pública que requer, cada dia mais, que geriatras, gerontólogos e demais profissionais da saúde incorporem em suas práticas mais uma conduta: a orientação de seus pacientes no combate às *fake news*.

Referências bibliográficas

1. Manjoo F. True enough: learning to live in a post-fact society. New York: John Wiley & Sons; 2008.
2. Organização Pan-Americana da Saúde (OPA); Organização Mundial da Saúde (OMS). Entenda a infodemia e a desinformação na luta contra a Covid-19: kit de ferramentas de transformação digital. 2020 [acesso em 30 jan. 2025]. Disponível em: https://iris.paho.org/bitstream/handle/10665.2/52054/Factsheet-Infodemic_por.pdf?sequence=16.
3. Dicionário Oxford. Verdade. [acesso em 30 jan. 2025]. Disponível em: https://www.google.com/search?q=defini%C3%A7ao+do+dicionario+de+verdade&oq=defini%C3%A7ao+do+dicionario+de+verdade&aqs=chrome..69i57j33i160l2j33i15i22i29i30.6293j0j7&sourceid=chrome&ie=UTF-8.
4. Dicionário Oxford. Mentira. [acesso em 30 jan. 2025]. Disponível em: https://www.google.com/search?q=definicao+de+mentira&oq=definicao+de+mentira&aqs=chrome..69i57j0i512j0i22i30l3j0i15i22i30l5.4217j1j7&sourceid=chrome&ie=UTF-8.

5. Dicionário Michaelis. Fato. [acesso em 30 jan. 2025]. Disponível em: https://michaelis.uol.com.br/busca?id=pAxp#:~:text=Dicion%C3%A1rio%20Brasileiro%20da%20L%C3%ADngua%20Portuguesa&text=2%20Tudo%20aquilo%20que%20acontece,%C3%A9%20inquestion%C3%A1vel%3B%20realidade%2C%20verdade.
6. Dicionário Collins. Fake News. [acesso em 30 jan. 2025]. Disponível em: https://www.collinsdictionary.com/woty.
7. Dicionário Oxford. Pós-verdade. [acesso em 30 jan. 2025]. Disponível em: https://en.oxforddictionaries.com/definition/post-truth.
8. Instituto de Ensino e Pesquisa Insper. Mundo se aproxima da marca de 5 bilhões de usuários de internet, 63% da população. 2022 [acesso em 30 jan. 2025]. Disponível em: https://www.insper.edu.br/noticias/mundo-se-aproxima-da-marca-de-5-bilhoes-de-usuarios-de-internet-63-da-populacao/#:~:text=%E2%A0%80%E2%A0%80%E2%A0%80-,Mundo%20se%20aproxima%20da%20marca%20de%205%20bilh%C3%B5es,de%20internet%2C%2063%25%20da%20popula%C3%A7%C3%A3o&text=O%20n%C3%BAmero%20de%20usu%C3%A1rios%20ativos,Report%2C%20publicado%20pelo%20site%20Datareportal.
9. Confederação Nacional de Dirigentes Lojistas (CNDL). 97% dos idosos acessam a internet, aponta pesquisa da CNDL/SPC Brasil. 2021 [acesso em 30 jan. 2025]. Disponível em: https://cndl.org.br/varejosa/numero-de-idosos-que-acessam-a-internet-cresce-de-68-para-97-aponta-pesquisa-cndl-spc-brasil/.
10. Serasa. O que é phishing e como se proteger de golpes virtuais. [data desconhecida] [acesso em 30 jan. 2025]. Disponível em: https://www.serasa.com.br/premium/blog/o-que-e-phishing.
11. Idosos compartilham sete vezes mais notícias falsas do que jovens no Facebook, diz pesquisa. O Estado de São Paulo [internet]. 10 jan. 2019 [acesso em 30 jan. 2025]. Disponível em: https://politica.estadao.com.br/blogs/estadao-verifica/idosos-compartilham-sete-vezes-mais-noticias-falsas-do-que-usuarios-mais-jovens-no-facebook-diz-pesquisa/.
12. Fake News ganha espaço no Facebook e jornalismo profissional perde. Folha de S.Paulo. 2018 [acesso em 30 jan. 2025]. Disponível em: https://www1.folha.uol.com.br/poder/2018/02/fake-news-ganha-espaco-no-facebook-e-jornalismo-profissional-perde.shtml.
13. Sociedade Brasileira de Mastologia (SBM). Comunicado à sociedade - notícias falsas a respeito do tratamento e da prevenção do câncer de mama. 29 out. 2024 [acesso em 30 jan. 2025]. Disponível em: https://sbmastologia.com.br/para-o-medico/comunicado-a-sociedade-noticias-falsas-a-respeito-do-tratamento-e-da-prevencao-do-cancer-de-mama/.
14. Corrente engana ao indicar vitamina C e água quente com limão contra coronavírus. Aos Fatos. 2020 [acesso em 13 abr. 2022]. Disponível em: https://www.aosfatos.org/noticias/corrente-engana-ao-indicar-vitamina-c-e-agua-quente-com-limao-contra-coronavirus/.
15. Fake News são uma questão de saúde pública, diz David Uip. Veja. 2018 [acesso em 30 jan. 2025]. Disponível em: https://veja.abril.com.br/brasil/david-uip-fake-news-tambem-sao-um-problema-de-saude-publica/.

16. Idosos são foco de desinformação sobre título de eleitor em grupos de WhatsApp. Aos Fatos-Radar. 2022 [acesso em 30 jan. 2025]. Acessível em: https://www.aosfatos.org/noticias/idosos-desinformacao-titulo-eleitor-whatsapp/.
17. Sociedade Brasileira de Imunizações (SBIm). Sete a cada dez brasileiros acreditam em informações falsas sobre vacinação. 2019 [acesso em 30 jan. 2025]. Disponível em: https://sbim.org.br/noticias/1139-sete-a-cada-dez-brasileiros-acreditam-em-informacoes-falsas-sobre-vacinacao.
18. As razões da queda na vacinação. Revista FAPESP. 2018 [acesso em 30 jan. 2025]. Disponível em: https://revistapesquisa.fapesp.br/as-razoes-da-queda-na-vacinacao/.
19. Fake News: imagem de suposta coluna do dr. Drauzio para Folha de S.Paulo é falsa. Portal Drauzio. 2022 [acesso em 30 jan. 2025. Disponível em: https://drauziovarella.uol.com.br/pediatria/fake-news-imagem-de-suposta-coluna-do-dr-drauzio-para-folha-de-s-paulo-e-falsa/.
20. The fight against fake-paper factories that churn out sham science. Nature. 2021 [acesso em 30 jan. 2025]. Disponível em: https://www.nature.com/articles/d41586-021-00733-5.
21. Brasil. Ministério da Saúde. Lei n. 10.741, de 1º de outubro de 2003. Estatuto do Idoso. Brasília: Ministério da Saúde; 2003 [acesso em 30 jan. 2025]. Disponível em: https://bvsms.saude.gov.br/bvs/publicacoes/estatuto_idoso_3edicao.pdf.

52

Como lidar com a imprensa – abordagem assertiva evitando o ageísmo

Lilian Liang

CONCEITO DE JORNALISMO E SEU PAPEL NA SOCIEDADE

Muito se tem discutido sobre o papel do jornalismo na manutenção e no fortalecimento de democracias ao redor do mundo. Mas o que é o jornalismo, afinal?

O jornalismo é a atividade relacionada a reunir, apurar, organizar e apresentar as notícias e as informações. Seus propósitos e princípios são definidos por algo extremamente básico: o papel que as notícias têm na vida das pessoas.[1]

As notícias são a parte da comunicação que mantém os cidadãos informados sobre eventos, transformações e pessoas no mundo que os cerca, fornecendo ferramentas para que as decisões sobre suas vidas, suas comunidades, suas sociedades e seus governos sejam tomadas de maneira consciente e empoderada.[2] A reunião dos veículos dedicados à prática jornalística é chamada de imprensa.

O jornalismo tem uma série de características bastante particulares e que o separam de outras áreas da comunicação, como a publicidade e a propaganda.

A primeira e mais importante é o seu compromisso com a verdade. Não se trata da verdade absoluta ou filosófica, mas da verdade tanto quanto seja possível alcançá-la, por meio de um trabalho intenso de apuração e checagem das informações, aliado à independência e à transparência dos jornalistas.[3]

Outra qualidade intrínseca do jornalismo é sua lealdade para com os cidadãos. O interesse público sempre se sobrepõe ao interesse privado e, por isso, é essencial que as matérias tragam um retrato representativo dos diferentes grupos que compõem a sociedade. Deve ficar claro, no entanto, que essa lealdade ao cidadão não exime esse mesmo leitor de sua responsabilidade no processo jornalístico. Com a tecnologia e as mídias sociais, o repórter, antes responsável por todo o processo de verificação e produção de notícias, perdeu seu *status* de *gatekeeper* e agora divide com o próprio leitor a tarefa de decidir o que é notícia e o que deve circular. Essa ressignificação do papel do leitor vem com certas atribuições, como a verificação do que é verdade e se é passível de compartilhamento.[3]

O terceiro e último aspecto a ser explorado neste capítulo é o fato de o jornalismo servir como fórum para o debate público. Como tal, é imprescindível que ele se dedique a trazer uma multiplicidade de vozes e pontos de vista à mesa de discussão, sempre procurando colocá-los em contexto. Esse cuidado melhora a qualidade do debate e, por consequência, a consolidação de democracias.[3]

São esses elementos, entre outros, que norteiam as finalidades do jornalismo. E quais seriam elas? Uma pesquisa com 85 jornalistas e 250 leitores publicada em 2018 na *Revista FAMECOS*, publicação do Programa de Pós-Graduação em Comunicação Social da Pontifícia Universidade Católica do Rio Grande do Sul (PUCRS), identificou 12 objetivos principais do jornalismo:

1. Informar de modo qualificado.
2. Investigar.
3. Verificar a veracidade das informações.
4. Interpretar e analisar a realidade.
5. Fazer a mediação entre os fatos e o leitor.
6. Selecionar o que é relevante.
7. Registrar a história e construir memória.
8. Ajudar a entender o mundo contemporâneo.
9. Integrar e mobilizar as pessoas.
10. Defender o cidadão.
11. Fiscalizar o poder e fortalecer a democracia.
12. Esclarecer o cidadão e apresentar a pluralidade da sociedade.[4]

Os propósitos destacados têm um papel ainda mais importante se considerado o momento de profundas transformações por que passa o mundo, com uma bem-vinda ênfase na inclusão e na representatividade de grupos que são historicamente vítimas de preconceito, como mulheres, negros, pessoas LGBTQIAPN+, pessoas com deficiência e também pessoas idosas. A imprensa tem o papel de questionar o senso comum, proporcionando contextos, análises detalhadas e reflexões que extrapolem o pensamento corrente. A partir desses questionamentos, o jornalismo ajuda a construir novos "sujeitos e subjetividades, produzindo saberes e ensinando às pessoas modos de ser e estar na cultura".[5] Soma-se a essa tarefa também o dever de "fiscalizar diferentes interpretações da realidade e investigar ações que tenham condições de corrigir distorções sociais".[5]

Entretanto, implementar essas mudanças torna-se tarefa impossível sem, antes, a sensibilização e a conscientização – a respeito da relevância dos temas, do uso de termos corretos, do enfoque empático e representativo – de todos os envolvidos no processo jornalístico, a começar pelos próprios profissionais de comunicação.

Uma pesquisa feita entre jornalistas esportivos em 2019 sobre a falta de cobertura da homossexualidade masculina no futebol goiano deixou clara a importância da educação do jornalista. Os entrevistados destacaram duas razões principais para a ausência do tema na pauta: a) a falta de noticiabilidade: não haveria personagens famosos que ilustrassem a temática e, portanto, não haveria possibilidade de personalização das dificuldades e preconceitos sofridos por jogadores homossexuais; e b) a falta de importância do tema na editoria de esportes: alguns entrevistados na pesquisa inclusive sugeriram que o assunto fosse abordado em outras editorias.[6]

A miopia dos jornalistas para essa pauta acaba por alimentar um ciclo que se perpetua: os repórteres não veem relevância na temática da homossexualidade entre jogadores de futebol e, portanto, não dão espaço para que os jogadores exponham suas experiências e pontos de vista. Essa dinâmica vai na direção completamente oposta do que busca o jornalismo; ela apenas reforça o silêncio e o preconceito contra esse grupo no esporte. Os jornalistas, infelizmente, atêm-se apenas ao que acontece dentro das quatro linhas do campo.

Outro exemplo da importância da sensibilização do repórter foi apontado num trabalho sobre jornalistas com deficiência na imprensa brasileira. A pesquisa, apresentada em 2020, mostrou que, embora muito se fale sobre jornalismo inclusivo, ele não é uma prática dentro das redações. A conclusão, portanto, é que a inclusão profissional do jornalista com deficiência nos veículos de comunicação é o primeiro passo para a construção de um jornalismo inclusivo. "Enquanto os profissionais de imprensa não forem pautados e sensibilizados pelos seus órgãos reguladores e nas iniciativas de inclusão profissional, a diversidade e o espaço democrático que o jornalismo tanto defende não poderão, de fato, reger a profissão".[7]

A cobertura do envelhecimento pela grande imprensa também deixa clara a necessidade de se sensibilizar o jornalista para esse tema. Uma matéria do programa *Câmera Record* de 2020,[8] por exemplo, traz o uso da expressão "creche para idosos" como sinônimo de centro-dia para idosos. O uso de palavras no diminutivo, como "vovozinho", ou abordagens condescendentes ou infantilizadas da população 60+ têm um impacto direto no modo como o leitor constrói a sua percepção da velhice. Por isso, é fundamental que o profissional de comunicação esteja atento aos conceitos e vocabulários corretos na cobertura da longevidade.[9]

Nos exemplos citados, a falta de preparo e de conscientização dos jornalistas sobre os temas acaba por gerar uma cadeia de desinformação e repetição de estereótipos que é reproduzida de maneira ampla e rápida. Felizmente, o contrário também é verdadeiro. Quanto mais conhecimento e conscientização do profissional acerca do tema, mais detalhada e precisa sua cobertura e maior o impacto sobre os leitores. A abordagem equilibrada, representativa e empática gera mais visibilidade e interesse por parte do público e, por consequência, maior empenho e espaço na cobertura por parte de jornalistas e veículos.

As fontes de informação são a outra parte do processo jornalístico que precisa passar por um exercício de sensibilização e reflexão para que o jornalismo consiga cumprir suas atribuições. As fontes são as pessoas ou as instituições que têm uma informação a fornecer e que acumulam reputação, credibilidade e sensibilidade.[10]

> *São não só os que querem, mas os que necessitam se manifestar... empresas, escolas, igrejas, sindicatos, partidos políticos, grupos culturais, associações de todos os tipos, entidades e pessoas com aptidão para produzir fatos, atos, falas, bens, serviços e saberes que influenciam a atualidade; logo, com potencialidade maior ou menor de desorganizar, reorganizar ou explicar o mundo presente das pessoas.*[11]

Os jornalistas dependem das fontes para confeccionar seus artigos – são elas que fornecem a matéria-prima para essa produção. A relação jornalista-fonte é dinâmica e regida por uma série de princípios profissionais e éticos, exatamente para que se mantenham a isenção e a objetividade jornalística, focando sempre no leitor. O valor de boas fontes é inestimável: elas ajudam a contextualizar, explicar e destrinchar ao leitor a notícia que se apresenta. Por isso, os conteúdos estão diretamente relacionados a quais fontes são consultadas e o que elas transmitem. A perspectiva da fonte tem influência direta no enfoque, na relevância, no impacto e no alcance do que será publicado ou transmitido.[12]

O jornalismo pode gerar um enorme impacto no reconhecimento e na valorização de minorias, na redução de preconceitos, no aumento da empatia e na diminuição de desigualdades sociais. É essencial, no entanto, que haja reflexão e conscientização por parte de profissionais de comunicação e fontes acerca de seu papel para que esse cenário se torne, enfim, uma realidade.

O PROFISSIONAL DE GERONTOLOGIA COMO FONTE NA COBERTURA DO ENVELHECIMENTO

A gerontologia, como ciência que estuda o envelhecimento, deixou de ser um termo completamente desconhecido para se tornar um vocábulo corrente. Um número crescente de pessoas vem se dedicando a essa área de conhecimento e é responsabilidade delas, como fontes, dar visibilidade ao tema, destacar as falhas no discurso predominante e ajudar na compreensão da velhice e do idoso. Cabe aos profissionais de gerontologia – sejam eles da área da saúde ou não – redirecionar a sociedade, por meio de linguagem e conceitos corretos, para uma visão mais positiva e menos preconceituosa do envelhecimento.

A longevidade segue o caminho aberto por outros movimentos sociais e tem muito a aprender com eles. Vale destacar o trabalho valioso e incessante de representantes de grupos minoritários e oprimidos, como mulheres, negros e pessoas LGBTQIAPN+, que usam todas as oportunidades que lhes são oferecidas como fontes para corrigir, ensinar e estimular as pessoas a usarem os conceitos e os vocabulários apropriados, para não incorrerem em preconceitos ou estereótipos. É uma ação constante, que acontece nos mais diversos âmbitos, das mais variadas maneiras, com objetivos claros: combater o preconceito e dar voz a essas populações.

Quando esse trabalho de educação desempenhado pelas fontes encontra jornalistas preparados e conscientes de seu papel, cria-se um entendimento coletivo do que é conceitualmente correto e chega-se, finalmente, a uma mudança cultural. As velhas ideias e o senso comum não encontram mais espaço. As matérias passam a refletir a nova realidade e os leitores são convidados a rever suas próprias visões de mundo, sendo desafiados a atualizá-las sob uma perspectiva mais inclusiva, representativa e empática. Com isso, as minorias não apenas saem da invisibilidade como também passam a fazer parte do diálogo rumo a uma sociedade mais justa e equânime. Trata-se de um processo árduo, mas absolutamente necessário.

A causa do envelhecimento vai na mesma direção. O idadismo não é um conceito novo: o termo foi cunhado em 1968 pelo psiquiatra e gerontólogo norte-americano Robert Butler,[13] mas somente agora ganha força e atenção da sociedade e da mídia de maneira mais ampla. Isso acontece em função do rápido envelhecimento por que passam os países e do crescimento exponencial da população idosa no mundo.[14] Também conhecido como preconceito etário, o idadismo é a discriminação por causa da idade e atinge principalmente idosos.

Os efeitos da discriminação contra os idosos tem gerado tanta repercussão que a própria Organização Mundial da Saúde (OMS) considerou importante lançar em março de 2021 o Relatório Mundial sobre o Idadismo. A publicação traz um panorama completo da prática ao redor do globo, com definições, exemplos e formas de mitigar o problema. A mídia, tanto a tradicional quanto as mídias sociais, foi considerada um dos atores que podem transformar esse cenário.[15]

Como fontes de informação, os profissionais de gerontologia têm um papel preponderante para a mudança no tom da cobertura do envelhecimento no Brasil. Muitos já entenderam sua responsabilidade, tendo sido fundamentais para que veículos de comunicação percebessem a cobertura condescendente e superficial dessa pauta durante o pico da pandemia de Covid-19. Ao utilizar em sua entrevista os termos e conceitos apropriados, explicados em detalhes para o jornalista, cria-se um efeito cascata, em que o conhecimento é assimilado pelo repórter e disseminado pelo veículo, finalmente gerando uma mudança cultural entre os leitores e na sociedade em geral.

COMO LIDAR COM A IMPRENSA

A próxima pergunta, portanto, é: como ser uma boa fonte?

Embora o primeiro passo seja a ciência de sua responsabilidade, como profissional de gerontologia, na melhora da cobertura do envelhecimento pela imprensa, existem métodos e estratégias que podem otimizar esses resultados.

O ciclo do jornalismo começa quando o jornalista busca informação sobre um assunto específico e procura a fonte – seja de modo independente, seja via assessoria de imprensa, caso o profissional/instituição tenha uma – para entrevistá-la e entender melhor a notícia. A entrevista é um momento crucial e o entrevistado deve estar preparado para a conversa com o jornalista.

- **Formato da entrevista:** inicialmente, é preciso definir de que maneira a entrevista será realizada: se pessoalmente, por vídeo, telefone, WhatsApp ou e-mail – cada formato tem seus prós e contras, mas o ideal, embora nem sempre possível, é que a entrevista aconteça pessoalmente. O encontro com o jornalista dá espaço para interação e esclarecimento de dúvidas de maneira mais direta, que não deixa margem para interpretações erradas. Se a entrevista for em vídeo, preste atenção aos seus trajes – certifique-se de que eles sejam neutros e apropriados para seu cargo. Se a ideia é que ela aconteça por videoconferência, teste a câmera e o microfone e procure um lugar silencioso e iluminado para a gravação.

Preparo: uma vez determinado o modo da entrevista, é imprescindível que a fonte se prepare para a conversa. Não é possível enfatizar o suficiente a importância desse preparo prévio, pois é ele que vai definir o desenrolar da conversa. Essa preparação envolve definir as principais mensagens que o especialista quer transmitir e reunir as informações necessárias para que isso aconteça sem sustos. Por fim, procure saber o nome do repórter e do veículo antes da entrevista. Isso vai ajudá-lo a saber que tipo de linguagem usar na conversa – se mais técnica ou específica, ou mais ampla e voltada para o público leigo.

- **No dia da entrevista:** chegue no horário combinado para a conversa – se a entrevista acontecer por WhatsApp ou e-mail, fique atento aos prazos do repórter. Durante o encontro, seja fiel ao tema da entrevista, sempre usando a mensagem-chave como norte. Ela não precisa estar explícita na resposta dada ao jornalista, mas deve servir de guia. Os dados e as informações reunidos durante o preparo servem como auxílio para construir a narrativa, juntamente com as mensagens-chave. Casos e histórias podem ser usados para ilustrar e dar cor à matéria, mas apenas se pertinentes para a situação. Ajude o repórter a entender a temática e, se necessário, faça correções durante a entrevista, sempre com cordialidade e respeito. Se você não souber a resposta para a pergunta, contorne ou se comprometa a verificar a informação – nunca dê uma resposta sobre a qual você não tem certeza.

  Jornalista não é amigo: é importante lembrar que o jornalista não é seu amigo. O papel do repórter é esclarecer o assunto e conseguir o máximo de informações para cobrir o tema da maneira mais completa e objetiva. Ele tem a obrigação de ser sempre educado, mas sua função não é agradar o entrevistado. Sua responsabilidade é fazer as perguntas que sejam pertinentes para a matéria, mesmo que polêmicas ou incômodas. Aqui vale destacar o conceito de *off the record*, que são informações reveladas com o "gravador desligado", portanto sem identificar a fonte. O *off* é geralmente usado em situações de denúncia e serve como gancho para que o repórter continue sua apuração. Se houver interesse em compartilhar uma informação em *off*, é preciso avisar o repórter de que se trata de *off* antes de revelá-la. A prática é protegida por lei e o jornalista que revelar sua fonte numa situação de *off* pode ser processado.

Depois da entrevista: coloque-se à disposição para esclarecer eventuais dúvidas e não peça para ver a matéria antes de ser publicada – as redações têm sistemas em vigor que garantem que as informações publicadas sejam o mais precisas possível. Tenha em mente também que o jornalismo é dinâmico; portanto, pautas podem cair ou ser adiadas e o material pode ser editado em função de tempo e espaço – uma entrevista de uma hora pode render apenas uma declaração. Isso não quer dizer, no entanto, que seu tempo tenha sido desperdiçado. Em caso de erros, avalie se vale a pena entrar em contato com o repórter e pedir correção – lembrando que as chances de ajustes em veículos *on-line* é bem maior do que em veículos impressos.

- **Próximos passos:** uma entrevista bem-sucedida é aquela em que as mensagens-chave foram passadas e entendidas, em que o respeito entre a fonte e o jornalista foi mantido e o repórter identificou uma próxima pauta de interesse.

CONSIDERAÇÕES FINAIS

O jornalismo pode ser um valioso aliado nas transformações tão necessárias na sociedade, principalmente quando se fala de envelhecimento. Em parceria com profissionais conscientes de seu papel, é possível gerar as mudanças que melhorarão de maneira significativa a percepção sobre os idosos e, por consequência, a qualidade de vida dessa parcela crescente da população.

Referências bibliográficas

1. Kovach B, Rosenstiel T. The elements of journalism: what newspeople should know and the public should expect. New York: Three Rivers Press; 2007.
2. AmericanPress Institute. What is journalism. Arlington, VA: AmericanPress Institute; 2021 [acesso em 23 nov. 2021]. Disponível em: https://www.americanpressinstitute.org/journalism-essentials/what-is-journalism/purpose-journalism/.
3. AmericanPress Institute. The elements of journalism. Arlington VA: AmericanPress Institute; 2021 [acesso em 23 nov. 2021]. Disponível em: https://www.americanpressinstitute.org/journalism-essentials/what-is-journalism/elements-journalism/.
4. Reginato GD. As finalidades do jornalismo: percepções de veículos, jornalistas e leitores. Rev FAMECOS. Set.-dez. 2018;25(3):1-18. doi: https://doi.org/10.15448/1980-3729.2018.3.29349.
5. Belisário K, Reis ACM. A cobertura midiática dos crimes de violência contra a mulher: preconceito e silenciamentos. Communic Technol Développ. 2019;7:1-18. doi: https://doi.org/10.4000/ctd.2172.

6. Lemes LFR. O preconceito dentro e fora das quatro linhas: o papel dos jornalistas goianos no debate sobre a homossexualidade masculina no futebol [dissertação]. Goiânia: Universidade Federal de Goiás, Faculdade de Informação e Comunicação; 2019 [acesso em 23 out. 2021]. Disponível em: https://repositorio.bc.ufg.br/tede/bitstream/tede/9298/5/Disserta%c3%a7%c3%a3o%20-%20Luiz%20Fernando%20 Rodrigues%20Lemes%20-%202019.pdf.
7. Juliotti RE, Victor C. Do jornalismo inclusive à inclusão do jornalista com deficiência na imprensa brasileira. 43º Congresso Brasileiro de Ciências da Comunicação – Virtual; 1-10 dez. 2020; Salvador, SP, Brasil. São Paulo: Intercom; 2020 [acesso em 23 out 2021]. Disponível em: https://portalintercom.org.br/anais/nacional2020/resumos/R15-2786-1.pdf.
8. Câmera Record. Câmera Record mostra a rotina de centenária em uma creche para idosos. YouTube, 2020 [acesso em 24 out. 2021]. Disponível em: https://www.youtube.com/watch?v=qhPg_h531gM.
9. Sociedade Brasileira de Geriatria e Gerontologia (SBGG). Guia para jornalistas na cobertura do envelhecimento. São Paulo: Dínamo; 2018 [acesso em 25 out. 2021]. Disponível em: https://sbgg.org.br/wp-content/uploads/2018/11/Guia_para_jornalistas_na_cobertura_do_envelhecimento.pdf.
10. Barbeiro H. Mídia training: como usar as mídias sociais a seu favor. 4. ed. Coimbra: Actual; 2019.
11. Alcântara NS, Chaparro MC, Garcia W. Fontes e jornalistas, razões de ser e agir. Observatório Imprensa. Jul. 2005 [acesso em 27 out. 2021];339. Disponível em: http://www.observatoriodaimprensa.com.br/armazem-literario/fontes-e-jornalistas-razoes-de-ser-e-agir/.
12. Durães TRV. As fontes de informação no jornalismo online: o caso do Jornal de Notícias [dissertação]. Porto: Universidade do Porto, Faculdade de Letras; 2017 [acesso em 23 out. 2021]. Disponível em: https://repositorio-aberto.up.pt/bitstream/10216/108737/2/229262.pdf.
13. Butler RN. Age-ism: another form of bigotry. Gerontol. 1969 Winter;9(4):243-6. doi: https://doi.org/10.1093/geront/9.4_Part_1.243.
14. World Health Organization (WHO). World report on ageing and health. Geneva: WHO; 2015 [acesso em 28 out. 2021]. Disponível em: http://apps.who.int/iris/bitstream/handle/10665/186463/9789240694811_eng.pdf.
15. World Health Organization (WHO). World report on ageing. Geneva: WHO; [2021] [acesso em 28 out. 2021]. Disponível em: https://www.who.int/teams/social-determinants-of-health/demographic-change-and-healthy-ageing/combatting-ageism/global-report-on-ageism.

ÍNDICE REMISSIVO

D

E

L

M

N

Q

R

T